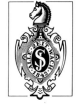

K. Reinhart   K. Eyrich (Hrsg.)

Sepsis
Eine interdisziplinäre
Herausforderung

Mit 101 Abbildungen und 73 Tabellen

Springer-Verlag
Berlin Heidelberg New York
London Paris Tokyo

Priv.-Doz. Dr. K. Reinhart
Prof. Dr. med. K. Eyrich

Freie Universität Berlin, Universitätsklinikum Steglitz
Klinik für Anästhesiologie und operative Intensivmedizin
Hindenburgdamm 30, D-1000 Berlin 45

ISBN 3-540-17772-8 Springer-Verlag Berlin Heidelberg New York
ISBN 0-387-17772-8 Springer-Verlag New York Berlin Heidelberg

CIP-Titelaufnahme der Deutschen Bibliothek
Sepsis : e. interdisziplinäre Herausforderung / K. Reinhart ; K. Eyrich (Hrsg.). –
Berlin ; Heidelberg ; New York ; London ; Paris ; Tokyo : Springer, 1989
ISBN 3-540-17772-8 (Berlin ...) brosch.
ISBN 0-387-17772-8 (New York ...) brosch.
NE: Reinhart, Konrad [Hrsg.]

Dieses Werk ist urheberrechtlich geschützt. Die dadurch begründeten Rechte, insbesondere die der Übersetzung, des Nachdrucks, des Vortrags, der Entnahme von Abbildungen und Tabellen, der Funksendung, der Mikroverfilmung oder der Vervielfältigung auf anderen Wegen und der Speicherung in Datenverarbeitungsanlagen, bleiben, auch bei nur auszugsweiser Verwertung, vorbehalten. Eine Vervielfältigung dieses Werkes oder von Teilen dieses Werkes ist auch im Einzelfall nur in den Grenzen der gesetzlichen Bestimmungen des Urheberrechtsgesetzes der Bundesrepublik Deutschland vom 9. September 1965 in der Fassung vom 24. Juni 1985 zulässig. Sie ist grundsätzlich vergütungspflichtig. Zuwiderhandlungen unterliegen den Strafbestimmungen des Urheberrechtsgesetzes.

© Springer-Verlag Berlin Heidelberg 1989
Printed in Germany

Die Wiedergabe von Gebrauchsnamen, Handelsnamen, Warenbezeichnungen usw. in diesem Werk berechtigt auch ohne besondere Kennzeichnung nicht zu der Annahme, daß solche Namen im Sinne der Warenzeichen- und Markenschutz-Gesetzgebung als frei zu betrachten wären und daher von jedermann benutzt werden dürften.

Produkthaftung: Für Angaben über Dosierungsanweisungen und Applikationsformen kann vom Verlag keine Gewähr übernommen werden. Derartige Angaben müssen vom jeweiligen Anwender im Einzelfall anhand anderer Literaturstellen auf ihre Richtigkeit überprüft werden.

Satz: K. Triltsch, Würzburg; Druck: Saladruck, Berlin
Bindearbeiten: Lüderitz & Bauer, Berlin
2119/3020-543210 – Gedruckt auf säurefreiem Papier

Vorwort

Sepsis und septischer Schock haben nach wie vor einen hohen Anteil an der Morbidität und v. a. Mortalität unserer Krankenhauspatienten. Das Verständnis dieses komplexen Krankheitsbildes ist immer noch lückenhaft, obwohl sich in den vergangenen Jahren das Wissen um diese Krankheit beträchtlich erweitert hat.

Auf der Basis eines verbesserten pathophysiologischen Verständnisses haben sich neue therapeutische Ansätze entwickelt, die allerdings teilweise noch ihre Bestätigung in der klinischen Praxis finden müssen. Vielen der am Krankenbett mit Sepsis bzw. septischem Schock konfrontierten Kliniker fällt es schwer, Gesichertes über Krankheitsverlauf und therapeutische Konzepte von Spekulativem zu unterscheiden, vielerorts ist selbst der heute gesicherte Kenntnisstand noch unvollständig.

Ziel des vorliegenden Bandes ist es, dem Kliniker, aber auch dem wissenschaftlich an der weiteren Erforschung dieses Krankheitsbildes Interessierten eine Basis bezüglich der Ätiologie, Pathophysiologie, Prävention und Therapie dieses Krankheitsbildes zu vermitteln. Dieses Buch entstand in der Folge unseres 2. Internationalen Steglitzer Symposiums, das im Oktober 1987 in Berlin stattfand. Die international anerkannten Autoren haben für ihre Beiträge die aktuelle Diskussion auf der Tagung berücksichtigt. Jedes Kapitel gibt einen Überblick über den derzeitigen Wissensstand in dem jeweiligen Arbeitsgebiet. Wir glauben, daß es mit der vorliegenden Monographie gelungen ist, einen umfassenden Überblick zu geben, der dem Kliniker helfen kann, dieses Krankheitsbild besser zu verstehen und zu therapieren, und eine Orientierung für die weitere Forschungsarbeit zu geben.

Berlin, im Januar 1989
K. Eyrich
K. Reinhart

Mitarbeiterverzeichnis

Armistead, Jr., C. W.
Departement de Soins-Inténsif Chir., Erasme Hopital, Université Libre
de Bruxelles, Rue de Lennik 808, 1070 Bruxelles, Belgium

Baue, A. E.
Department of Surgery, St. Louis University Medical Center, School of Medicine,
3556 Caroline St., St. Louis, MO 63104, USA

Baumgartner, J. D.
Department of Infectious Disease, Universitaire Vaudois, 1011 Lausanne,
Switzerland

Beger, H. G.
Abteilung für Allgemeine Chirurgie, Klinikum der Universität Ulm,
Steinhövelstr. 9, 7900 Ulm, FRG

Berger, D.
Abteilung für Allgemeine Chirurgie, Klinikum der Universität Ulm,
Steinhövelstr. 9, 7900 Ulm, FRG

Bersten, A. D.
Critical Care/Trauma Unit, Victoria Hospital, 375 South Street, London, Ontario
N6A 4G5, Canada

v. Bülow, J.
Institut für Klinische Chemie, Klinikum Steglitz der Freien Universität Berlin,
Hindenburgdamm 30, 1000 Berlin 45, FRG

Cain, S. M.
Department of Physiology and Biophysics, University of Alabama, Birmingham,
AL 35294, USA

Calandra, T.
Department of Infectious Disease, Universitaire Vaudois, 1011 Lausanne,
Switzerland

Cerra, F. B.
Department of Surgery, Medical School, University of Minnesota,
516 Delaware St. SE, Minneapolis, MN 55455, USA

Chernow, B.
Massachusetts General Hospital, Fruit Street, Boston, MA 02114, USA

Daeschlein, G.
Institut für Medizinische Mikrobiologie der Freien Universität Berlin,
Hindenburgdamm 30, 1000 Berlin 45, FRG

Daschner, F.
Klinikum der Albert-Ludwigs-Universität, Hugstetter Str. 55, 7800 Freiburg, FRG

Dennhardt, R.
Anaesthesieabteilung, Krankenhaus Nordwest der Stiftung zum Heiligen Geist,
Steinbacher Hohl 2–26, 6000 Frankfurt am Main, FRG

Dietrich, A.
Institut für Theoretische Chirurgie, Zentrum für Operative Medizin I,
Klinikum der Philippsuniversität, Baldingerstraße, 3550 Marburg, FRG

Fangmann, B.
Abteilung für Innere Medizin, Klinikum Steglitz der Freien Universität Berlin,
Hindenburgdamm 30, 1000 Berlin 45, FRG

Glauser, M. P.
Department of Infectious Disease, Universitaire Vaudois, 1011 Lausanne,
Switzerland

Goecke, J.
Klinik für Anaesthesiologie und Operative Intensivmedizin, Klinikum Steglitz
der Freien Universität Berlin, Hindenburgdamm 30, 1000 Berlin 45, FRG

Gramm, H.-J.
Klinik für Anaesthesiologie und Operative Intensivmedizin, Klinikum Steglitz
der Freien Universität Berlin, Hindenburgdamm 30, 1000 Berlin 45, FRG

Griffiss, M. J.
Department of Medicine, School of Medicine, VA Medical Center,
113A/4150 Clement Street, San Francisco, CA 94121, USA

Hahn, H.
Institut für Medizinische Mikrobiologie der Freien Universität Berlin,
Hindenburgdamm 27, 1000 Berlin 45, FRG

Häring, R.
Abteilung für Allgemein-, Thorax- und Gefäßchirurgie, Klinikum Steglitz
der Freien Universität Berlin, Hindenburgdamm 30, 1000 Berlin 45, FRG

Hammersen, F.
Abteilung für Experimentelle Chirurgie, Chirurgisches Zentrum, Ruprecht-Karls-
Universität, Im Neuenheimer Feld 347, 6900 Heidelberg, FRG

Higgins, T. L.
Department of Cardiothoracic Anaesthesia, The Clinic Foundation,
9500 Euclid Avenue, Cleveland, OH 44106, USA

Hirner, A.
Abteilung für Allgemein-, Thorax- und Gefäßchirurgie, Klinikum Steglitz
der Freien Universität Berlin, Hindenburgdamm 30, 1000 Berlin 45, FRG

Holaday, J. W.
Department of Medical Neurosciences, Walter Reed Army Institute of Research,
Washington, DC 20307, USA

Hund, M.
Abteilung für Innere Medizin, Klinikum Steglitz der Freien Universität Berlin,
Hindenburgdamm 30, 1000 Berlin 45, FRG

Kappstein, I.
Klinikum der Albert-Ludwigs-Universität, Hugstetter Str. 55, 7800 Freiburg, FRG

Kemmerich, B.
Abteilung für Innere Medizin, Klinikum Steglitz der Freien Universität Berlin,
Hindenburgdamm 30, 1000 Berlin 45, FRG

Kreimeier, U.
Abteilung für Experimentelle Chirurgie, Chirurgisches Zentrum, Ruprecht-Karls-
Universität, Im Neuenheimer Feld 347, 6900 Heidelberg, FRG

Lode, H.
Abteilung für Innere Medizin, Klinikum Steglitz der Freien Universität Berlin,
Hindenburgdamm 30, 1000 Berlin 45, FRG

Löhr, A.
Abteilung für Innere Medizin, Klinikum Steglitz der Freien Universität Berlin,
Hindenburgdamm 30, 1000 Berlin 45, FRG

Long, W. M.
Internal Medicine and Intensive Care, University of Miami, Veterans Station
Medical Center, 1201 NW 16th Street, Miami, FL 33125, USA

Lorenz, W.
Institut für Theoretische Chirurgie, Zentrum für Operative Medizin I,
Klinikum der Philippsuniversität, Baldingerstraße, 3550 Marburg, FRG

Meakins, J. L.
Department of Surgery, McGill University, Montreal, Quebec PQ-H3A IAI,
Canada

Meinhold, H.
Abteilung für Nuklearmedizin, Klinikum Steglitz der Freien Universität Berlin,
Hindenburgdamm 30, 1000 Berlin 45, FRG

Messmer, K.
Abteilung für Experimentelle Chirurgie, Chirurgisches Zentrum, Ruprecht-Karls-
Universität, Im Neuenheimer Feld 347, 6900 Heidelberg, FRG

Müller, F.
Abteilung für Innere Medizin, Klinikum Steglitz der Freien Universität Berlin,
Hindenburgdamm 30, 1000 Berlin 45, FRG

Neugebauer, E.
Institut für Theoretische Chirurgie, Zentrum für Operative Medizin I,
Klinikum der Philippsuniversität, Baldingerstraße, 3550 Marburg, FRG

Oettinger, W.
Abteilung für Allgemeine Chirurgie, Klinikum der Universität Ulm,
Steinhövelstr. 9, 7900 Ulm, FRG

Parrillo, J. E.
Critical Care Medicine Department, National Institutes of Health, Bethesda,
MD 20892, USA

Parker, M. M.
Critical Care Medicine Department, National Institutes of Health, Bethesda,
MD 20892, USA

Peter, F.
Abteilung für Allgemein-, Thorax- und Gefäßchirurgie, Klinikum Steglitz
der Freien Universität Berlin, Hindenburgdamm 30, 1000 Berlin 45, FRG

Raper, R. F.
Critical Care/Trauma Unit, Victoria Hospital, 375 South Street, London, Ontario
N6A 4G5, Canada

Reinhart, K.
Klinik für Anästhesiologie und operative Intensivmedizin, Klinikum Steglitz
der Freien Universität Berlin, Hindenburgdamm 30, 1000 Berlin 45, FRG

Schein, R. M. H.
Internal Medicine and Intensive Care, University of Miami, Veterans Station
Medical Center, 1201 NW 16th Street, Miami, FL 33125, USA

Schirren, J.
Institut für Theoretische Chirurgie, Zentrum für Operative Medizin I, Klinikum
der Philippsuniversität, Baldingerstraße, 3550 Marburg, FRG

Schuster, H.-P.
Medizinische Klinik I, Städtisches Krankenhaus, Weinberg 1, 3200 Hildesheim,
FRG

Sheagren, J. N.
Department of Internal Medicine, Medical School, University of Michigan,
M7300 Medical Science Building, Ann Arbor, MI 48109, USA

Sibbald, W. J.
Critical Care/Trauma Unit, Victoria Hospital, 375 South Street, London, Ontario
N6A 4G5, Canada

Sprung, C. L.
Internal Medicine and Intensive Care, University of Miami, Veterans Station
Medical Center, 1201 NW 16th Street, Miami, FL 33125, USA

Storm, W.
Säuglings- und Kinderklinik, St. Vincenz-Krankenhaus, Am Busdorf 2–4a,
4790 Paderborn, FRG

Suter, P. M.
Departement d'Anesthesiologie, Division de Soins – Inténsifs Chir.,
Hopital Cantonal Universitaire, 1211 Geneve 4, Switzerland

Vincent J. L.
Departement de Soins – Inténsif Chir., Erasme Hopital, Université Libre
de Bruxelles, Rue de Lennik 808, 1070 Bruxelles, Belgium

Voigt, K.
Institut für normale und pathologische Physiologie der Philippsuniversität,
Boldingerstraße, 3550 Marburg, FRG

Wagner, J.
Abteilung für Innere Medizin, Klinikum Steglitz der Freien Universität Berlin,
Hindenburgdamm 30, 1000 Berlin 45, FRG

Watters, J.
Department of Surgery, Ottawa Civic Hospital, 1053 Carling Avenue, Ottawa,
Ontario KIY 4E9, Canada

Wilmore, D. W.
Department of Surgery, Ottawa Civic Hospital, 1053 Carling Avenue, Ottawa, Ontario KIY 4E9, Canada

Wilson, R. F.
Department of Surgery, School of Medicine, Wayne State University, 4201 St. Antoine, Detroit, MI 48201, USA

Wittmann, H. G.
Max-Planck-Institut für Molekulare Genetik, Ihnestr. 73, 1000 Berlin 33, FRG

Zimmerman, J. J.
Department of Pediatrics, School of Medicine, University of Wisconsin, 600 Highland Avenue, Madison, WI 53792, USA

Inhaltsverzeichnis

Sepsis – klinische Definition und Inzidenz
H. P. Schuster 1

Epidemiologie, Klinik und Prognose der Sepsis bei 691 Patienten
H. Lode, J. Wagner, F. Müller, M. Hund, B. Fangmann, A. Löhr 8

Prädisponierende Faktoren und körpereigene Abwehr bei Sepsis
und septischem Schock
J. L. Meakins 14

Pathophysiologie der Sepsis und des septischen Schocks
J. N. Sheagren 26

Neue Methoden der mikrobiologischen Diagnostik bei der Sepsis
H. Hahn, G. Daeschlein, J. Wagner 41

Symptome und Befunde zur Frühdiagnose des Sepsissyndroms
H. J. Gramm, K. Reinhart, J. Goecke, J. v. Bülow 53

Nützliche und nutzlose Maßnahmen zur Verhinderung von Infektionen
und Sepsis bei Intensivpatienten
F. Daschner, I. Kappstein 66

Endokrine Sekretionsmuster bei Sepsis
R. Dennhardt, H.-J. Gramm, H. Meinhold, K. Voigt 82

Behandlungsmöglichkeiten des akuten Atemnotsyndroms (ARDS) bei Sepsis
P. M. Suter 91

Kortikosteroide und nichtsteroidale antiinflammatorische Substanzen
beim Sepsissyndrom
C. L. Sprung, R. M. H. Schrein, W. M. Long 97

Kreislaufveränderungen beim septischen Syndrom
W. J. Sibbald, R. F. Raper, A. D. Bersten 108

Sepsis und Herzfunktion
M. M. Parker, J. E. Parrillo 124

Sauerstofftransport und Gewebeoxygenierung bei Sepsis
und septischem Schock
K. Reinhart 137

Mechanismen des eingeschränkten Sauerstoffangebots bei Sepsis und ARDS
S. M. Cain 153

Veränderungen im Bereich der Mikrozirkulation bei Sepsis
und septischem Schock
K. Meßmer, U. Kreimeier, F. Hammersen 162

Zelluläre und subzelluläre Funktionen der vitalen Organe bei Sepsis
und Multiorganversagen
A. E. Baue 176

Sepsis und Leukozytenfunktion – Schaden und Nutzen
J. J. Zimmerman 198

Mediatoren in der Pathogenese des septischen Schocks –
eine Standortbestimmung
E. Neugebauer, W. Lorenz, J. Schirren, A. Dietrich 222

Probleme der Sepsis beim Neugeborenen
W. Storm 236

Kolloide versus Kristalloide beim septischen Schock
J.-L. Vincent, C. W. Armistead Jr. 252

Ernährungstherapie bei Sepsis: Gesichertes und Perspektiven
F. B. Cerra 261

Prävention und Therapie der Sepsis bei operativen Risikopatienten
R. F. Wilson 269

Indikation zur Relaparotomie bei postoperativer Sepsis
A. Hirner, R. Häring, F. Peter 314

Klinische Relevanz von Endotoxin und Eicosanoiden bei schwerer Sepsis
W. Oettinger, D. Berger, H. G. Beger 329

Die Rolle der Antikörper bei bakterieller Sepsis
J. M. Griffiss 339

Immunotherapie und Immunoprophylaxe bei Sepsis
J. D. Baumgartner, M. P. Glauser 350

Die Wirkung von Antibiotika auf die Biosynthese von Proteinen
H. G. Wittmann 362

Antimikrobielle Therapie der Sepsis
H. Lode, B. Kemmerich 371

Metabolische Veränderungen bei Sepsis und septischem Schock
J. M. Watters, D. W. Wilmore 379

Die Bedeutung der Opiatantagonisten bei der Behandlung
des septischen Schocks
J. W. Holaday 401

Neue Konzepte bei der pharmakologischen Behandlung
des Herz-Kreislaufversagens im septischen Schock
T. L. Higgins, B. Chernow 414

Sachverzeichnis 425

Sepsis – klinische Definition und Inzidenz

H. P. Schuster

Die klinische Definition der Sepsis ist nach wie vor problematisch wenn es darum geht, allgemein gültige und zugleich auf den Einzelpatienten anwendbare Kriterien für die Diagnose einer Sepsis festzulegen. Beim Versuch einer klinischen Sepsisdefinition gehe ich aus vom klinischen Bild und den aktuellen Vorstellungen über den pathophysiologischen Ablauf des septischen Prozesses, welcher die biologische Grundlage für das klinische Bild der Sepsis darstellt:

Pathogenese	Symptome und Zeichen
Bakterielle Invasion	Verschlechterung des AZ anhaltendes Fieber Schüttelfrost (Leukozytose, Leukopenie) (positive Blutkulturen)
Zirkulation	Herzfrequenzbeschleunigung rote, heiße, trockene Haut blasse, kühle, feuchte Haut Blutdruckabfall
Blutgerinnung	(Thrombozytenzahl ↘) (Gerinnungsfaktoren ↘)
Metabolismus	(Hyperglykämie) (Laktat ↗) (negative N-Bilanz)
Organfunktionsstörungen	Dyspnoe, Tachypnoe (p_aCO_2 ↘, p_aO_2 ↘) Diureserückgang (C_{Kreat} ↘, S_{Kreat} ↗) Unruhe, Verwirrtheit, Bewußtseinstrübung
Multiorganversagen	akutes Lungenversagen akutes Nierenversagen septische Enzephalopathie

Klinisches Bild der Sepsis [4, 6, 11, 16]

Am Anfang des septischen Prozesses steht die bakterielle Invasion, die klinisch einhergeht mit einer akuten Verschlechterung des Allgemeinzustandes, anhaltendem Fieber über 39 °C und Schüttelfrost bei jedem dritten bis vierten Patienten. Im Blutbild findet sich eine Leukozytose in etwas mehr als der Hälfte der Fälle, in einer kleinen Untergruppe eine Leukopenie. Positive Blutkulturen sind naturgemäß häufig, werden aber nicht von allen Kliniken als obligater Nachweis für die Sepsisdiagnose gefordert. Der bakteriellen Invasion folgen frühzeitig eine Reihe von Veränderungen der Zirkulation, der Blutgerinnung und des Zellmetabolismus. Entsprechende klinische Äußerungen sind Herzfrequenzbeschleunigung, Hautveränderungen und Blutdruckabfall. Der Blutgerinnungsstatus ergibt eine Verminderung der Thrombozytenzahl, eine initiale Aktivierung des Gerinnungssystems und im weiteren Verlauf eine Abnahme der Aktivitäten der Gerinnungsfaktoren als Folge von deren Verbrauch. Die am häufigsten kontrollierten metabolischen Meßwerte sind eine meist nur geringe Erhöhung der Blutlaktatkonzentration, Hyperglykämie, Disbalancen im Aminosäureplasmamuster und vermehrte Stickstoffausscheidung im Urin.

Zirkulatorische und metabolische Veränderungen führen früh zu Störungen der Funktion vitaler Organsysteme. Klinisch finden sich Dyspnoe und Tachypnoe mit Verminderung der CO_2- und O_2-Partialdrücke im arteriellen Blut, Diureserückgang mit Abnahme der Kreatininclearance und Anstieg des Serumkreatinins, zerebrale Symptome wie Unruhe, Verwirrtheit, Bewußtseinstrübung. Die Störung jedes Organsystems kann bis zum Organversagen fortschreiten: akutes Lungenversagen, akutes Nierenversagen, septische Enzephalopathie. Das Multiorganversagen ist der Endpunkt des septischen Prozesses.

Wo ist nun in diesem klinischen Ablauf die Sepsisdefinition anzusiedeln? Sind die Allgemeinsymptome der bakteriellen Invasion ausreichend oder ist eine positive Blutkultur obligat? Sind Versagen der Blutgerinnung oder allgemeine metabolische Veränderungen signifikant? Ist die klinische Diagnose einer Sepsis erst dann erfüllt, wenn Zeichen von Organfunktionsstörungen nachweisbar sind oder gar ein Multiorganversagen sich manifestiert?

In Anbetracht der Vielfalt und Variabilität der klinischen Symptome und Zeichen wollen wir überprüfen, ob eine mehr pathophysiologisch orientierte Beschreibung des septischen Prozesses die Sepsisdefinition auf eine einfachere Grundlage stellt.

Pathophysiologie der Sepsis

In einer ersten Annäherung kann die Entstehung des Sepsissyndroms auf wenige grundlegende Schritte zurückgeführt werden (Abb. 1). Pathogene Bakterien aus einem Sepsisherd überwinden die körpereigenen Abwehrmechanismen und es kommt zu einer kontinuierlichen bakteriellen Invasion in den Organismus, der zugleich mit Endotoxin überflutet wird. Dies wird möglich entweder weil der Organismus einer Überzahl von Keimen exponiert wird oder aber weil die körpereigenen Abwehrmechanismen defekt sind. Bei Intensivpatienten spielen in der Regel beide Mechanismen eine Rolle. Die bakterielle Invasion und Überflutung mit Endotoxin oder anderen bakteriellen Produkten initiieren eine metabolische Explosion, die vermittelt wird durch Endotoxin selbst sowie durch die Freisetzung von Mediatorsubstanzen. Diese

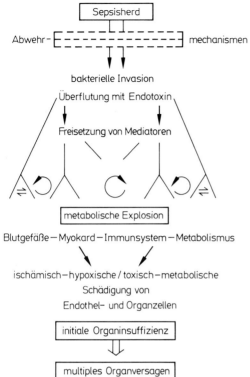

Abb. 1. Pathophysiologische Grundlagen des Sepsissyndroms

metabolische Explosion verläuft ausgesprochen komplex und ist charakterisiert durch zahlreiche Interaktionen, die sich teilweise zu Circuli vitiosi schließen. Endotoxin und Mediatoren wirken auf Blutgefäße, Myokard, Immunsystem und Metabolismus. Sie wirken in der Bilanz vasodilatorisch, lokal auch vasokonstriktiv, sie sind wahrscheinlich kardiodepressiv, sie interferieren mit dem Immunsystem und mit basalen metabolischen Reaktionen.

Es resultieren Dysfunktionen des zirkulatorischen und respiratorischen Systems, des Intermediärstoffwechsels und der Blutgerinnung, die den biologischen Hintergrund dessen darstellen, was wir als klinisches Bild der Sepsis bezeichnen. Zugrunde liegt eine ischämisch-hypoxische und toxisch-metabolische Schädigung von Endothel und verschiedenen Organzellen, die potentiell bis zur Zellzerstörung fortschreitet. Die klinische Folge ist eine initiale Organinsuffizienz, die ihrerseits bis zum späten multiplen Organversagen fortschreiten kann.

Eine umfassende Definition der Sepsis müßte alle Charakteristika des septischen Syndroms in Pathophysiologie und klinischer Phänomenologie erfassen: den Nachweis des Sepsisherdes, der mikrobiellen Invasion, die Endotoxinämie, den Nachweis der Reaktion der Abwehrmechanismen, den Nachweis wesentlicher Mediatorsubstanzen und ihrer Auswirkungen, der charakteristischen Umstellung des Metabolismus, den Nachweis der Gewebshypoxie als Folge von Maldistribution und Hypoperfusion in der Mikrozirkulation und schließlich den Nachweis der Dysfunktion vitaler Organsysteme.

Infektiologische Sepsisdefinition

Die klassischen Sepsisdefinitionen genügen diesem generellen Anspruch im grundsätzlichen. Die klinischen Auswirkungen der Sepsis ebenso wie die pathogenetisch-pathophysiologischen Abläufe, die diese bedingen, werden durch die infektiologischen Sepsisdefinitionen durchaus erfaßt.

Die klassische Sepsisdefinition in der Infektiologie stammt von Schottmüller [18] und wurde auf der Jahrestagung der Deutschen Gesellschaft für Innere Medizin 1914 vorgetragen:

> Eine Sepsis liegt dann vor, wenn sich innerhalb des Körpers ein Herd gebildet hat, von dem kontinuierlich oder periodisch pathogene Bakterien in den Blutkreislauf gelangen, und zwar derart, daß durch diese Invasion subjektive und objektive Krankheitserscheinungen ausgelöst werden.

Die jüngste infektiologische Definition der Sepsis erfolgte nach Angaben von Lode im Jahre 1981 durch Höring u. Pohle [9] in der Klinik der Gegenwart:

> Sepsis ist der pathogenetische Sammelbegriff für alle Infektionszustände, bei denen, ausgehend von einem Herd, kontinuierlich oder kurzfristig-periodisch Erreger in den Blutkreislauf gelangen, und bei dem die klinischen Folgen dieses Vorganges das Krankheitsbild auf die Dauer bestimmen.

Klinische Sepsisdefinition

Das eigentliche Problem für den Intensivmediziner ist die klinische Umsetzung dieser infektiologischen Sepsisdefinitionen, d. h. die Definition konkreter und objektivierbarer Kriterien, die einer einheitlichen Sepsisdiagnose gerecht werden und zugleich im Einzelfall sicher anwendbar sind. Dieses Problem ist bisher nicht zufriedenstellend gelöst. Um darzustellen, wie die klinische Sepsisdefinition tatsächlich gehandhabt wird, sollen beispielhaft die jeweils angewendeten Kriterien aus Sepsispublikationen der Zeitschrift *Critical Care Medicine* aus einem Jahreszeitraum zitiert werden.

Nishijima et al. [13]:

> Infectious focus, WBC above $15\,000/mm^3$ with a marked shift to the left, acute fever, positive limulis lysate test, and/or positive blood culture.

Deutschmann et al. [3]:

> Definitive cultures, fever, leucocytosis, negative nitrogen balance, increased CO_2 production or O_2 consumption.

Ludger et al. [12]:

> Temperature greater than $38.5\,°C$ and at least four of the following symptoms: positive blood culture, endotoxemia, leukocyte count less than 5000 or greater than $15\,000/mm^3$, thrombocytes less than $100\,000/mm^3$, disseminated intravascular coagulation, organ failure, mean arterial pressure not greater than 60 mmHg, wedge pressure at least 15 mmHg.

Sprung et al. [19]:

> The final criterion of septic shock was bacteremia or an identified source of infection. Bacteremia was defined as a positive blood culture for microorganisms, and a source of

infection was identified by a body fluid (e.g. urine, sputum, cerebrospinal fluid) containing white blood cells bacteria believed to be causing the patient's infection.

Groeger u. Inturrisi [7]:

Evidence of a focus of infection, a history of positive blood cultures, a recent fever greater than 38.5 °C, or an absolute WBC of less than 500/mm^3 associated with shaking chills.

Überblickt man diese Angaben, so muß man daraus schließen, daß es nicht einmal innerhalb einer Zeitschrift in 5 verschiedenen Zitaten einheitliche klinische Definitionskriterien für die Sepsis gibt. Jede Arbeitsgruppe verwendet offensichtlich ihre eigenen Kriterien, obwohl es natürlich Gemeinsamkeiten gibt. Offenbar ist es derzeit nicht möglich, allgemein akzeptierte, objektive Kriterien für die klinische Diagnose einer Sepsis anzugeben.

Lediglich der septische Schock wird ziemlich einheitlich definiert:

Hypotension:
– $RR_{syst.}$ < 90 mmHg
   < 50 mmHg des Ausgangswertes bei Hypertonie;

Oligurie:
– Urinvolumen < 20 ml/h;

Minderperfusion:
– Bewußtseinsstörung,
– Dyspnoe.

Bezüglich der Sepsis selbst haben wir zunächst mit den allgemeinen „Rahmenrichtlinien" zu leben, so wünschenswert eine Einigung auf einheitliche Kriterien ist. Eine Konsensuskonferenz wäre aufgerufen, solche Kriterien zu entwickeln.

Unter Sepsis oder Septikämie verstehen wir eine bakterielle Allgemeininfektion mit ausgeprägten Krankheitserscheinungen, die das Ergebnis einer dauernden oder intermittierenden Einschwemmung von Bakterien aus einem Sepsisherd in die Blutbahn darstellt (Lode [10]).

Inzidenz der Sepsis

Nach Angaben von Lode [10, 11] ist in unseren Bereichen im Mittel mit 5 Erkrankungen an Sepsis auf 1000 Krankenhauspatienten zu rechnen. Bei Patienten der Intensivstationen liegt wegen der bekannten Infektgefährdung kritisch Kranker die Sepsisinzidenz um etwa das 10fache höher. Dabei macht die Sepsis ¼ aller nosokomialen Infektionen aus [2, 5]. Die Sepsisrate ist naturgemäß auch von der Art des Grundleidens abhängig. Daschner [1] hat prospektiv bei Patienten mit Polytrauma eine Sepsishäufigkeit von 9% gefunden. Hennemann [8] berichtet bei 339 Patienten mit Leukämien und malignen Lymphomen über das Auftreten einer Sepsis in 24% der Fälle. In einzelnen Intensivstationen wurde von besonders hohen Sepsisraten berichtet. So fanden Domingues de Villota et al. [4] bei 574 Patienten einer medizinischen Intensivstation eine Septikämie in 19%. Methodisch wurde in dieser Studie so vorgegangen, daß bei allen Patienten mit anhaltend hohem Fieber, aber auch bei afebrilen Patienten mit Verdacht auf einen septischen Prozeß, Blutkulturen entnommen wurden.

Tabelle 1. Sepsis auf Intensivstationen

Autor	Bereich	Patienten gesamt	% Sepsis
Nolte et al. 1975 [14]	medizinische Intensivstation	3273	3,3
Schäfer et al. 1978 [17]	medizinische Intensivstation	6338	5,4
Daschner et al. 1982 [2]	medizinische Intensivstation	2093	1,4
Schuster (in diesem Band)	medizinische Intensivstation	341	5,2
Potgieter et al. 1987 [15]	Beatmungsintensivstation	250	3,0
Daschner et al. 1982 [2]	Operationsintensivstation	2664	3,6

Tabelle 2. Bakteriämien in der Intensivstation. (Aus Wenzel et al. 1983 [20])

Art der Intensivstation	Aufnahmen	Erregernachweis im Blut/ 100 Aufnahmen
Verbrennungen	170	28,5
Operativ	6206	1,5
Neugeborene	2218	1,5
Medizinisch	2912	1,0
Interdisziplinär	13454	1,0
Kardiologisch	9688	0,5

In Tabelle 1 sind einige Angaben zur Inzidenz der Sepsis auf Intensivstationen zusammengestellt. In die eigene Beobachtung sind 341 Patienten einer allgemeinen internen Intensiveinheit mit einer Verweildauer auf der Intensivstation von mindestens 3 Tagen und einer Durchschnittsrate an Langzeitbeatmung von 31% eingeschlossen. Eine Sepsis bestand bei 5,2% dieser Patienten, diagnostiziert anhand der folgenden Kriterien:

1) akute Verschlechterung des Allgemeinzustandes, insbesondere des mentalen Status unter Respiration;
2) anhaltend hohes Fieber über 38,8 °C;
3) Leukozytose, abgesehen von wenigen Patienten mit vorbestehender Leukopenie;
4) Nachweis eines Infektionsherdes;
5) positive Blutkulturen zur Sicherung, nicht aber als obligate Voraussetzung für die Diagnose.

In Tabelle 2 ist nach Untersuchung von Wenzel et al. [20] die Abhängigkeit der Sepsishäufigkeit von der Art des Krankengutes dargestellt.

Zusammenfassung

Allgemein infektiologisch ist die Sepsis definiert als schwere Allgemeininfektion mit Störung multipler Organfunktionen als Folge der Invasion von Keimen in die Blutstrombahn.

Spezielle Krierien zur objektiven Diagnose einer Sepsis sind nicht allgemein gültig festgelegt. Kriterien zur definitiven Diagnose einer Sepsis sollten konsent formuliert werden. Sie sollten klinische, mikrobiologische und metabolische Parameter beinhalten. Eine Konsensuskonferenz zur Klärung dieses Problems wäre erwünscht.

Die Inzidenz einer Sepsis bei kritisch Kranken beträgt im Durchschnitt 3–5%. Sie hängt ab von der Zusammensetzung des Krankengutes.

Literatur

1. Daschner FD (1985) Nosocomial infections in intensive care units. Intensive Care Med 11:284
2. Daschner FD, Frey P, Wolff G, Baumann PC, Suter P (1982) Nosocomial infections in intensive care wards: Multicenter prospective study. Intensive Care Med 8:5
3. Deutschman CS, Wilton P, Sinow J, Dibbel D, Konstantinides FN, Cerra FB (1986) Paranasal sinusitis associated with nasotracheal intubation: frequently unrecognized and treatable source of sepsis. Crit Care Med 14:111
4. Dominguez de Villota E, Algora A, Rubio JJ, Roid M, Mosquera JM, Galdos P, Diez-Balda V (1983) Septicaemia in a medical intensive care unit. Clinical, biochemical and microbiological data of 109 cases. Intensive Care Med 9:109
5. Donowitz LG, Wenzel RP, Hoyt JW (1982) High risk of hospital-acquired infection in the ICU patient. Crit Care Med 10:355
6. Elebute EA, Stoner HB (1983) The grading of sepsis. Br J Surg 70:29–31
7. Groeger JS, Inturrisi CE (1987) High-dose naloxone: pharmacokinetics in patients in septic shock. Crit Care Med 15:751
8. Hennemann HH (1985) Septikämien bei Leukämien und malignen Lymphomen. Klin Wochenschr 63:821–826
9. Höring FO, Pohle HD (1981) Sepsis. In: Bock HE, Gerok W, Hartmann F (eds) Klinik der Gegenwart, vol 1, E 115. Urban and Schwarzenberg, Baltimore
10. Lode H (1983) Therapie der Sepsis. Arzneimitteltherapie 1:82–89
11. Lode H, Harnoß CM, Fangmann B, Loehr A, Wagner J (1983) Sepsis. Dtsch Med Wochenschr 108:1908–1914
12. Ludger A, Graf H, Schwarz HP, Stummvoll HK, Luger TA (1986) Decreased serum interleukin 1 activity and monocyte interleukin 1 production in patients with fatal sepsis. Crit Care Med 14:458
13. Nishijima MK, Tunkezaea J, Hosotsubo KK, Takahashi H, Shimada Y, Yoshiya I (1986) Serial changes in cellular immunity of septic patients with multiple organ-system failure. Crit Care Med 14:87
14. Nolte J, Auwärter W, Böttcher D, Gerok W, Heinze V, Herkel L, Hoppe-Seyler G, Koll E, Maurer H, Pabst K, Schollmeyer P (1975) Septische Infektion einer internistischen Intensivstation. Verh Dtsch Ges Inn Med 81:721
15. Potgieter PD, Linton DM, Oliver S, Forder AA (1987) Nosocomial infections in a respiratory intensive care unit. Crit Care Med 15:495–498
16. Ritz R (1975) Septisch-toxischer Schock. Dtsch Med Wochenschr 33:1667–1672
17. Schäfer JH, Boytscheff C, Thimme W (1978) Die Prognose von Patienten mit bedrohlichen Infektionen. Verh Dtsch Ges Inn Med 84:939
18. Schottmüller H (1914) Wesen und Behandlung der Sepsis. Verh Dtsch Ges Inn Med 31:257
19. Sprung CL, Schultz DR, Marcial E, Caralis V, Gelbard MA, Arnold PI, Long WM (1986) Complement activation in septic shock patients. Crit Care Med 14:525
20. Wenzel RP, Thompson RL, Landry SM, Russel BS, Miller PJ, Ponce de Leon S, Miller GB (1983) Hospital-acquired infections in intensive care unit patients: an overview with emphasis in epidemics. Infect Control 4:371

Epidemiologie, Klinik und Prognose der Sepsis bei 691 Patienten

H. Lode, J. Wagner, F. Müller, M. Hund, B. Fangmann, A. Löhr

Ätiologie und Pathogenese der Sepsis sind einem ständigen Wandel unterworfen. An die Stelle der Streptokokken und Pneumokokken als Erreger in der vorantibiotischen Ära sind heute vermehrt gramnegative Stäbchenbakterien und Staphylokokken getreten [1–6].

Die Verschiebung des Erregerspektrums steht im Zusammenhang mit der Änderung des Patientengutes – insbesondere mit der Zunahme immungestörter Patienten – mit Art und Umfang der Antibiotikatherapie sowie mit den invasiven aggressiven diagnostischen und therapeutischen Methoden der modernen Medizin.

Hintergrund unserer Sepsisstudien waren neben der Erfassung von Patienten mit einer bakteriologisch und klinisch gesicherten Sepsis folgende Fragen:

1) Ist über einen Zeitraum von 8 Jahren eine Änderung der Ätiologie und Epidemiologie nachweisbar?
2) Ändert sich die Charakteristik der Patienten und deren Risikofaktoren?
3) Gibt es Änderungen im klinischen Erscheinungsbild und im Verlauf?
4) Kommt es zu einer Veränderung der Prognose?

In 3 prospektiven Einjahresstudien jeweils vom 1.01. bis zum 31.12.1979, 1982 und 1986 wurden im Universitätsklinikum Steglitz, einem 1300 Bettenkrankenhaus mit sämtlichen klinischen Fachabteilungen mit Ausnahme der konservativen Pädiatrie, alle Patienten erfaßt, bei denen in Blutkulturen ein Keimnachweis gelang.

Bei sämtlichen Patienten wurden klinische, bakteriologische und klinisch-chemische Daten zu Beginn ihrer Erkrankung und während des Verlaufs registriert, insbesondere wurden Grundkrankheiten wie Diabetes mellitus, Leberzirrhose, Hämoblastosen, Malignome sowie kardiale, pulmonale, zerebrale oder renale Erkrankungen erfaßt. Weiterhin wurden vorangegangene Operationen und invasive Eingriffe sowie immunschwächende Faktoren registriert. Zu den klinischen Befunden wurden Herzfrequenz, Blutdruck, Temperaturverlauf, Schüttelfrost, Urinproduktion, Ventilation, Hautfarbe, Bewußtseins-, Allgemein- und Ernährungszustand vermerkt. Besonders wurde auf Milzvergrößerung, Lymphome, Ikterus, Emboliephänomene, Phlebitis, Meningismus sowie Blutungszeichen geachtet.

Mögliche Ausgangsherde wurden sehr sorgfältig anamnestisch und klinisch identifiziert. Blutkulturen wurden nach klinischer Indikation zumeist aus Armvenen entnommen. Es erfolgte jeweils die Anlage in typischer Weise von aeroben und anaeroben Kulturen. Die mikrobiologische Aufarbeitung der Blutkulturen erfolgte nach üblichen Standardverfahren.

Als gesicherte Sepsis galten ein 2maliger identischer Keimnachweis im Blut und zusätzlich mindestens drei Kriterien einer schweren Allgemeininfektion: Temperaturen über 38,5 °C, Schüttelfrost, Somnolenz, Nierenversagen, Splenomegalie, Schock, Emboliephänomene, Leukozytose (über 10000/µl) bzw. Leukopenie (<4000 µl), Linksverschiebung im Differentialblutbild bei normalen Leukozytenzahlen, Verbrauchskoagulopathie, prädisponierende Grundkrankheiten oder der Nachweis einer eindeutigen Eintrittspforte bzw. eines Ausgangsherdes mit identischem Keimnachweis. – Ein einmaliger blutkultureller Keimnachweis wurde nur dann als gesicherte Diagnose gewertet, wenn die Blutentnahme während einer antibiotischen Behandlung vorgenommen oder/und die klinische Symptomatik (mindestens 4 positive Kriterien) absolut eindeutig war. Als Kontamination wurde der alleinige Keimnachweis in Blutkulturen ohne klinische Symptomatik definiert.

Als septischer Schock wurde eines der folgenden Symptome gewertet: systolischer Blutdruck <90 mmHg, die Notwendigkeit von Vasopression für mehr als 4 h, Urinproduktion <20 ml/h für mehr als 4 h oder <80 ml Urinproduktion innerhalb 4 h. Als nosokomiale Sepsis wurden alle Infektionen gewertet, die sich später als 48 h nach der Hospitalaufnahme manifestierten.

Insgesamt 691 Patienten, davon 220 im Jahr 1979, 226 im Jahr 1982 und 245 im Jahr 1986 wurden mit den Kriterien einer Sepsis erfaßt. Von diesen Patienten waren 51,5% Männer, 48,5% Frauen. Im Gesamtklinikum Steglitz ergab sich eine Sepsisfrequenz von 8,4 auf 1000 eingewiesene Patienten; in der medizinischen Klinik lag diese Frequenz bei 59 auf 1000 und in der chirurgischen Klinik bei 13 auf 1000.

Die Altersverteilung zeigte eine deutliche Dominanz der über 60jährigen Patienten mit 53,2% aller Sepsisfälle.

In der Tabelle 1 sind die wesentlichen Grunderkrankungen und immunologisch bedeutsamen Behandlungsformen dargestellt. Nur 22,4% der Patienten wiesen keine disponierenden Erkrankungen oder Risikofaktoren auf. Dominierend waren hämatologische und Tumorerkrankungen.

Unter den Erregern (Tabelle 2) fanden sich in etwa gleicher Häufigkeit grampositive und gramnegative Keime. Diese Verteilung war über den Zeitraum von 1979 bis 1986 relativ gleichmäßig; bei den polymikrobiellen Sepsiserkrankungen wie auch insbesondere bei den Pilzseptikämien war eine deutliche Steigerung derartiger Sepsisformen nachweisbar. So stieg der Anteil der Pilzinfektionen von 1,4% im Jahr 1979 auf 6,5% im Jahr 1986.

Unter den 314 grampositiven Keimen (Tabelle 3) dominierten Staphylococcusaureus-Stämme. Auffällig war die Häufigkeit von Staphylococcus-epidermidis-Infektionen, die in jedem Einzelfall ebenso wie die Infektion durch Korynebakterien

Tabelle 1. Grunderkrankungen bei 691 Sepsispatienten

Grunderkrankung	1979	1982	1986	Gesamt [%]
Hämatologische Erkrankung	32	8	39	79 (11,4)
Andere Tumorerkrankung	38	35	34	107 (15,5)
Diabetes mellitus	46	20	42	106 (15,3)
Urologische Erkrankung	18	38	61	117 (16,9)
Leberzirrhose	22	23	19	64 (9,3)
Immunsuppressorische zytostatische Therapie	23	8	46	77 (11,1)
Keine Grunderkrankung	73	55	27	155 (22,4)

Tabelle 2. Mikrobielle Erreger bei 691 Sepsispatienten

Erregerart	1979	1982	1986	Gesamt [%] n
Grampositive Erreger	104	103	107	314 (45,4)
Gramnegative Erreger	99	101	101	301 (43,5)
Mehr als ein Erreger	14	19	21	54 (7,8)
Pilze	3	3	16	22 (3,2)
Gesamt	220	226	245	691 (100)

Tabelle 3. Nachgewiesene Erreger bei 314 Patienten mit grampositiver Sepsis

Erreger	1979	1982	1986	Gesamt [%] n
Staphylococcus aureus	50	44	41	135 (43,0)
Staphylococcus epidermidis	18	17	20	55 (17,5)
Streptokokken				
– Gruppe A	3	5	4	12 (3,8)
– Gruppe B	3	4	2	9
– Gruppe D	16	8	9	33 (10,5)
– Gruppe G	–	–	3	3
– *viridans*	3	12	14	29 (9,2)
– *pneumoniae*	6	11	11	28 (8,9)
Sarcina	1	1	–	2
Clostridium perfringens	–	1	1	2
Anaerobe Korynebakterien	4	–	2	6
Gesamt	104	103	107	314 (100)

hinsichtlich ihrer Pathogenität sorgfältig geprüft wurden. Werden Staphylococcus aureus und Staphylococcus epidermidis als eine gemeinsame grampositive Keimspezies zusammengefaßt, so ist dieser Keim mit 190 Nachweisen der am häufigsten isolierte Erreger.

Unter den 200 gramnegativen Sepsiserregern (Tabelle 4) stand E. coli mit 152 Isolierungen eindeutig an der Spitze, gefolgt von Klebsiellen, Pseudomonas aeruginosa, Proteus spezies, Salmonella spezies und Enterobacter spezies. Von der epidemiologischen Analyse her war auffällig eine Abnahme von Klebsiellen auf etwa die Hälfte von 1979 bis 1986 und eine Zunahme von Pseudomonas aeruginosa und auch Pseudomonas spezies von 1979 bis 1986.

Nur bei 115 Patienten (16,6%) gelang es nicht, die Eintrittspforte zu lokalisieren. Im Vordergrund der Infektionsquellen standen der Urogenitaltrakt sowie der Gastrointestinaltrakt einschließlich Peritoneum, intravaskuläre Katheter und der Respirationstrakt. Bemerkenswert war der relativ hohe Anteil der septischen Infektionen im Rahmen von intravasalen Fremdkörpern mit 16,2% und auch der nicht unbeträchtliche Anteil der bakteriellen Endokarditis mit 2,6% als Sonderform der Sepsis (Tabelle 5).

Tabelle 4. Nachgewiesene Erreger bei 301 Patienten mit gramnegativer Sepsis

Erreger	1979	1982	1986	Gesamt [%] n
Escherichia coli	50	58	64	172 (57,1)
Klebsiellae spp.	15	9	8	32 (10,6)
Enterobacter spp.	4	7	3	14 (4,6)
Serratia	–	–	1	1
Proteus	6	6	6	18 (6,0)
Morganella	3	–	1	4
Salmonella spp.	8	6	2	16 (5,3)
Citrobacter	1	–	–	1
Acinetobacter	1	3	1	5
Pseudomonas aeruginosa	4	6	8	18 (6,0)
Pseudomonas fluorescens	–	1	1	2
Pseudomonas maltophilia	–	–	2	2
Pseudomonas stutzeri	–	–	1	1
Bacteroides fragilis	3	2	–	5
Andere *Bacteroides* spp.	3	2	–	5
Aeromonas hydria	–	1	–	1
Pasteurella	–	–	1	1
Haemophilus influenzae	1	–	–	1
Neisseria meningitidis			2	2
Gesamt	99	101	101	301 (100)

Tabelle 5. Eintrittspforte der Erreger bei 691 Patienten mit Sepsis

	1979	1982	1986	Gesamt [%] n
Urogenitaltrakt	57	41	83	181 (26,2)
Gastrointestinaltrakt	50	46	34	130 (18,8)
Intravaskuläre Katheter	33	40	39	112 (16,2)
Respirationstrakt	27	27	15	69 (10,0)
Haut	16	22	11	49 (7,1)
Endokarditis	3	6	9	18 (2,6)
Osteomyelitis	2	2	1	5 (0,7)
Unbekannt	30	43	42	115 (16,6)

Schwerwiegende Komplikationen sind in der Tabelle 6 zusammengefaßt. Eine wesentliche Veränderung der respiratorischen und renalen Insuffizienz sowie des septischen Schocks konnte hinsichtlich ihrer Manifestationsfrequenzen nicht gesehen werden. Lediglich eine geringe Zunahme des septischen Schocks war von 1979–1986 nachweisbar.

Von unseren Patienten sind 26,8% verstorben (Tabelle 7). Auffällig war hierbei die Verminderung der Letalitätsrate von 33,6% im Jahr 1979 auf nur noch 22,4% im Jahr 1986. Sowohl die Infektionen durch grampositive wie auch durch gramnegative Erreger lagen deutlich unter der mittleren Todesrate von 26,8%. Deutlich darüber lagen

Tabelle 6. Komplikationen bei 691 Patienten mit Sepsis

	1979	1982	1986	Gesamt [%] n
Respiratorische Insuffizienz	26	20	20	66 (9,6)
Nierenversagen	25	21	25	71 (10,3)
Septischer Schock	17	18	21	56 (8,1)
DIC	16	20	14	50 (7,2)

Tabelle 7. Anzahl der Todesfälle bei 691 Patienten mit Sepsis

Erregerart	n	Todesfälle			Gesamt [%] n
		1979	1982	1986	
Grampositive Erreger	314	40	26	21	87 (27,7)
Gramnegative Erreger	301	24	16	18	58 (19,3)
Polymikrobielle	54	9	12	4	25 (46,3)
Pilze	27	1	2	11	14 (51,8)
Gesamt [%]	696	74 (33,6)	56 (24,8)	55 (22,4)	185 (26,8)

hingegen die polymikrobiellen und die mykotischen Septikämien. Hinsichtlich der Grunderkrankungen waren besonders gefährdet Patienten mit Leberzirrhose und mit neoplastischen Grundkrankheiten. Auch Infektionen durch Staph. aureus, Enterokokken sowie Pseudomonas aeruginosa wiesen eine deutlich über dem Durchschnitt liegende Letalität auf.

Als Schlußfolgerung aus den dargestellten und erhobenen Daten ergibt sich folgendes Resümee:

1) Zwischen 1979 und 1986 ist es zu einer Zunahme von septischen Patienten mit schweren Grunderkrankungen gekommen.
2) Bezüglich der Ätiologie war eine gleiche Häufigkeitsverteilung während des 7jährigen Zeitraums zwischen grampositiven und gramnegativen Erregern zu registrieren.
3) Auffällig war die Zunahme polymikrobieller und v.a. auch mykotischer Infektionen, was mit der Änderung der Patientencharakteristik in Richtung auf mehr Immunstörungen zusammenhängen dürfte.
4) Trotz dieser unter Punkt 3 skizzierten ungünstigen Erregerentwicklung fällt eine deutliche Abnahme der Letalität um ⅓ vom Jahr 1979–1986 auf. Die Ursachen hierfür sind nicht klar ersichtlich.
5) Die Letalität hat nicht bei den polymikrobiellen und mykotischen Infektionen abgenommen, sondern liegt bei beiden Sepsisformen weit über dem Durchschnitt.

Zusammenfassung

In 3 prospektiven Studien wurden während der Jahre 1979, 1982 und 1986 in einem Universitätsklinikum mit 1300 Betten 691 Patienten mit einer klinisch und bakteriologisch gesicherten Sepsis erfaßt. Nur 22,4% der Patienten litten nicht an einer schweren Grunderkrankung. Unter den isolierten mikrobiologischen Erregern war auffällig die etwa gleiche Häufigkeit grampositiver und gramnegativer Erreger. Eine deutliche Zunahme war bei den polymikrobiellen und mykotischen Infektionen nachweisbar. Die häufigsten isolierten Bakterienspezies waren E. coli (24,9%), Staphylococcus aureus (19,5%), Staphylococcus epidermidis (8%), Enterokokken (4,8%) und Klebsiellen (4,6%). 26,8% der Patienten starben, wobei eine deutliche Abnahme der Letalität von 33,6% im Jahr 1979 bis auf 22,4% im Jahr 1986 auffällig war.

Literatur

1. Finland MM, Barnes W (1978) Bacteremic superinfection of patients with bacteremia. Occurrence, bacteriology, mortality, and duration of hospitalisation at Boston City Hospital during 12 selected years between 1935 and 1972. J Infect Dis 138:829
2. Knothe H (1979) Septische Erkrankungen: Erregerspektrum. Diagn Intensivther 4:68
3. Kreger BE, Craven DE, Carling PC, McCabe WR (1980) Gram-negative bacteremia. III. Reassessment of etiology, epidemiology, and ecology in 612 patients. Am J Med 68:332
4. Lode H, Harnoss CM, Fangmann B, Löhr A, Wagner J (1983) Sepsis – Ätiologie, Epidemiologie, Klinik und Prognose bei 446 Patienten. Dtsch Med Wochenschr 108:1908–1914
5. Michel MT, Priem CC (1981) Positive blood culture in a university hospital in the Netherlands. Infection 9:283
6. Shah PM, Helm EB, Stille W (1981) Erregerspektrum der Septikämien 1974–1980. Dtsch Med Wochenschr 106:445

Prädisponierende Faktoren und körpereigene Abwehr bei Sepsis und septischem Schock

J. L. Meakins

Trotz großer Forschritte auf allen Gebieten der Chirurgie und der Intensivmedizin bleibt die Infektion ein noch ungelöstes Problem. Die Zahlenangaben variieren zwar, dennoch können etwa 30% der postoperativen Todesfälle in der Klinik mit einem infektiösen Prozeß in Verbindung gebracht werden. Auf Intensivstationen, wo die schwerkranken, operativen Patienten betreut werden, liegt die Infektionsrate sogar noch höher, und die Inzidenz eines lebensbedrohenden, septischen Krankheitsbildes mit Organversagen liegt bei etwa 30%.

Die klassischen Infektionen des 19. Jahrhunderts sind mittlerweile auf viele Arten zu beherrschen, ebenso die der vorantibiotischen Ära. Dennoch ist es für weitere Fortschritte in der Senkung von Morbidität und Mortalität der Infektionen unerläßlich, die Biologie der Sepsis zu untersuchen und geeignete Behandlungskonzepte zu entwickeln. Nur wer mit der Sichtweise des Biologen an das Problem der Sepsis herantritt, kann erkennen, daß körpereigene Abwehrmechanismen oder die Resistenz gegenüber Infektionen tatsächlich therapeutische Möglichkeiten mit großer Bedeutung für die Zukunft eröffnen.

Prädisponierende Faktoren

Es gibt mannigfache Risikofaktoren für die Entwicklung eines infektiösen Prozesses. Viele davon sind in diesem Buch aufgezeigt oder wurden schon früher beschrieben [28]. Wegen des begrenzten Umfangs wird sich dieses Kapitel nur mit den körpereigenen Abwehrmechanismen und einigen Aspekten des kritisch kranken, infizierten oder traumatisierten Patienten befassen, die einen Einblick in das Wesen der Sepsis bei diesen Kranken erlauben.

Anergie

Von unserer und anderen Arbeitsgruppen konnte mittels Hauttestungen gezeigt werden, daß die Anergie mit einem erhöhten Risiko für Infektionen und Sepsis einhergeht [8, 22, 24]. Die Daten zeigen, daß anhand präoperativer Hauttestungen Patienten mit höherem Sepsisrisiko und höherer postoperativer Mortalität erkannt werden können. Bei den hierbei untersuchten Patienten wurden keine Herniotomien oder Cholezystektomien durchgeführt, sondern schwere Operationen, vergleichbar einer Explo-

---

* Ich danke Fiorella Delcampe für ihre Unterstützung beim Erstellen dieses Manuskripts.

ration des Ductus choledochus, einer Gastrektomie oder noch größeren Eingriffen. Nicht alle Patienten benötigen eine präoperative Hauttestung oder profitieren von dieser. Die Indikation hierzu sollte streng gestellt werden, und auch dann gibt es noch andere Kriterien, die – wie später beschrieben wird – zur Abschätzung des Risikos herangezogen werden können.

Verlaufsbeobachtungen anhand von Intrakutantestungen [32] zeigen, daß Patienten, die eine anerge Reaktionslage entwickeln und sich im folgenden wieder erholen, während der anergen Phase zwar häufiger eine Sepsis ausbilden, im Vergleich zu Patienten, die anerg bleiben, aber eine deutlich geringere Mortalität haben. Ähnliche Ergebnisse finden sich auch, wenn die Hauttestung sowohl prä- als auch postoperativ durchgeführt wird (Tabelle 1). Wenn die Reaktionslage nicht normalisiert werden kann, ist die Prognose schlecht.

Unabhängig vom untersuchten Patientenkollektiv – präoperativ, postoperativ, intensivmedizinisch, traumatologisch, allgemeinchirurgisch, nichtoperativ-chirurgisch, Patienten mit Karzinomen oder gastrointestinalen Blutungen – zeigt eine verminderte Reaktion auf die Hauttestung mit Recallantigenen stets eine erhöhte Anfälligkeit für schwere Infektionen, z.B. Sepsis oder Ausbildung von Abszessen, und erhöhte Mortalität [24].

Dabei handelt es sich nicht um vereinzelte Beobachtungen, sie wurden vielmehr von Untersuchern in aller Welt bestätigt: in Boston von Johnson et al. [19] bei Patienten mit präoperativer Anergie und von McLoughlin et al. [23] für Patienten mit Anergie nach großen Eingriffen; in Paris von George et al. [17] und von Chambault u. Pantel [7] bei intensivmedizinischen Patienten mit präoperativer Anergie. Alle Untersucher konnten zeigen, daß die anerge Reaktionslage mit erhöhter Morbidität und Mortalität einhergeht.

In diesen Studien wurde allerdings auch deutlich, daß es nicht immer möglich ist, die Entwicklung einer anergen Reaktionslage vorauszusagen. Viele Kliniker behaupten, sie könnten allein aufgrund der äußeren Erscheinung Patienten mit erhöhtem Infektionsrisiko erkennen. Wir haben dies versucht, waren aber bei präoperativen Patienten mit der Vorhersage einer späteren Anergie genausowenig erfolgreich, als wären wir nach dem Zufallsprinzip vorgegangen. In einem postoperativen Kollektiv ist die Identifizierung von Patienten, die wahrscheinlich immunsupprimiert sind, etwas leichter, aber auch nicht immer eindeutig. Die anerge Reaktionslage ist Zeichen für eine erhöhte Gefährdung des Patienten und für die Möglichkeit der Entwicklung oder eines bereits bestehenden septischen Prozesses. Sehr wahrscheinlich ist bei anergen Patienten die körpereigene Infektabwehr gestört.

Tabelle 1. Hauttests vor und eine Woche nach Operation (*N* normale Hautreaktion; *A* anerg)

	Prä-operativ	Post-operativ	Anzahl der Patienten	Sepsis Nr.	[%]	Verstorben Nr.	[%]
gleich	*N* →	*N*	108	6	(5)	2	(2)
	A →	*A*	20	9	(45)	11	(55)
schlechter	*N* →	*A*	28	18	(64)	14	(50)
besser	*A* →	*N*	45	10	(22)	2	(2)

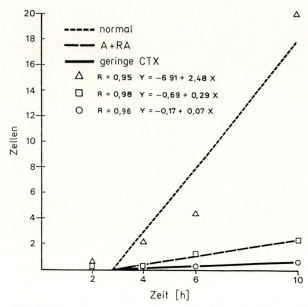

Abb. 1. Einwanderung von polymorphkernigen Leukozyten in ein definiertes Hautareal bei normalen Kontrollpersonen, anergen (*A*) oder relativ anergen (*RA*) Patienten und bei Patienten mit verminderter Chemotaxie (CTX)

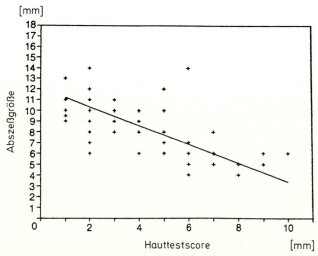

Abb. 2. Lineare Regressionsgerade, die eine negative Korrelation zwischen den Hauttestscores (Hautreaktion vom verzögerten Typ) und Abszeßgröße (bakterielle Schädigung) zeigt. Abszeßgröße = [12,07 − (0,87 · Hauttestscore)]. $r = 0,73$ ($p \leq 0,001$); geringere Hautreaktionen entsprachen größeren bakteriellen Schädigungen

Immunologische Untersuchungen bei anergen, operativen Patienten

Die Hautreaktionen auf Recallantigene–Überempfindlichkeitsreaktionen vom verzögerten Typ (DHR) – werden für gewöhnlich als Ausdruck der zellvermittelten Immunität (CMI) angesehen. Die Infektionen, bei denen diese Art der Abwehr eine Rolle spielt, werden verursacht durch intrazelluläre Parasiten wie Salmonellen, Mykobakterien, Listeria monocytogenes, Viren und Pilze. Dagegen sind die Organismen, die bei anergen Patienten eine Sepsis verursachen, in der Regel gramnegative und grampositive Bakterien. Die Abwehrreaktionen gegen diese Keime verlaufen über die humoralen und phagozytierenden Komponenten des Immunsystems. Dies legt nahe, daß bei verminderter DHR auch andere Aspekte der körpereigenen Abwehr gestört sind.

So wurde beispielsweise die Chemotaxie (CTX) der neutrophilen Granulozyten (PMN) untersucht. Die CTX ist bei Patienten mit verringerter Hautreaktion reduziert, kehrt aber mit Erholung dieser Reaktion auf normale Werte zurück. Diese Restitution der CTX kann am besten bei traumatisierten Patienten beobachtet werden. Nach schweren Verletzungen fällt die PMN-CTX innerhalb von Stunden bis hin zur anergen Reaktionslage. Die anschließende Erholungsphase kann sich über Wochen hinziehen und ist nicht mit spezifischen, metabolischen Laborparametern assoziiert [12, 27]. Das sofortige Auftreten einer gestörten PMN-CTX legt nahe, daß diese durch einen Serumfaktor vermittelt wird. Anerges Serum hemmt regelmäßig die CTX normaler Zellen [9, 25]. Die Adhärenz der neutrophilen Granulozyten ist signifikant erhöht und direkt mit der PMN-CTX korreliert [10].

Auch die CTX der Lymphozyten ist bei anergen Patienten gestört. Die Migrationsraten sind für Lymphozyten und auch für die neutrophilen Zellen linear. Der Defekt liegt sowohl in der CTX, d.h. in der Fähigkeit, den chemotaktischen Gradienten zu erkennen, als auch in der Chemokinese oder Zellwanderung. Dieser Defekt der Lymphozyten-CTX bei anergen Patienten ist, zusammen mit der reduzierten Neutrophilen-CTX (vermittelt durch zirkulierende Hemmstoffe im Serum), teilweise oder ganz verantwortlich für die verminderte Immunreaktion vom verzögerten Typ [11].

Es ist von großer Bedeutung, die Veränderungen im Organismus zu untersuchen, um die Stichhaltigkeit der obengenannten Laborbefunde überprüfen zu können. Eine Schlußfolgerung aus diesen Befunden ist, daß eine Beeinträchtigung des zugrundeliegenden Substratangebots und der Entzündungsreaktion besteht. Tatsächlich gibt es Hinweise, die dies zu bestätigen scheinen. Superina et al. [36] konnten zeigen, daß bei anergen Patienten und bei solchen mit geringer PMN-CTX die Einwanderung von Entzündungszellen in ein definiertes Hautareal vermindert ist. Diese Zellen scheinen mit den zirkulierenden PMN identisch zu sein. Das entzündliche Exsudat enthält Substanzen, welche die PMN-CTX hemmen und/oder inaktivieren.

Die Bedeutung der Entzündungsreaktion und deren Unterbrechung geht aus der Arbeit von Miles [29] hervor. Genauso bedeutsam ist die antibiotische Unterstützung [6]. Die obengenannte Arbeit von Superina wurde von Tchervenkov et al. [36] im Tierversuch fortgeführt. Dabei wurde das Ausmaß der Anergie bei Ratten mit Verbrennungen anhand von Hauttestungen gemessen und mit der Entwicklung intradermaler Abszesse, wie sie von Miles et al. [30] beschrieben wurden, verglichen. Der Durchmesser des reagierenden Hautbezirks nahm dabei von 9 mm in der Frühphase bis auf 2 mm ab und stieg dann bis zum 8.–10. Tag langsam wieder auf Werte von etwa 7 mm an. Jetzt wurde die Wunde infiziert, und die Hautreaktion nahm erneut ab. Dieser Verlauf macht deutlich, daß die Verletzung für die primäre, anergische Reaktionslage verantwortlich zu machen ist, daß aber die später auftretende Anergie von der klinischen Entwicklung, insbesondere von einer septischen Besiedlung der Verbrennungswunde, abhängt. Die Ausbildung eines intradermalen Abszesses mit Staphylococcus aureus wurde zur Messung der Resistenz gegen Infektionen herangezogen. Die Abszeßgröße war umgekehrt proportional zur Ausdehnung des reagierenden Hautbezirks. Je ausgeprägter die Hautreaktion, desto kleiner der Abszeß; je geringer die DTH-Antwort, desto ausgedehnter der Abszeß. Diese Befunde ergaben sich im gesamten Verlauf des Experiments, das seinerseits die klinische Situation simuliert. Es zeigten sich 2 Phasen der erworbenen Immunsuppression: die initiale direkt im Anschluß an ein Trauma, die sekundäre nach Superinfektion der Wunde.

Diese Veränderungen zeigen bei unterschiedlichen Patienten eine abgestufte Ausprägung. So haben gesunde Kontrollpersonen im Labor eine signifikant bessere Immunfunktion als normalreaktive Patienten in der Klinik (HR). HR-Patienten haben ihrerseits eine bessere Immunlage als Klinikpatienten mit Anergie (HA). Diese abgestufte Ausprägung der Immunschwäche zeigt sich in dem vorher beschriebenen und in den beiden folgenden Experimenten. Dieses Konzept hat große Bedeutung für kritisch Kranke und deren Widerstandsfähigkeit gegenüber Infektionen.

Wahrscheinlich ist die geringe DH-Reaktion bei chirurgischen Patienten nicht Ausdruck der klassischen CMI, sondern eher, in gewissem Maße, Zeichen einer abgeschwächten Entzündungsreaktion. Daneben bestehen aber auch gewisse Defekte der CMI. Detaillierte Untersuchungen der CMI bei chirurgischen Patienten haben als mögliche Ursache eine Einschränkung der Lymphozytenaktivierung ergeben [34]. Die lokale Applikation von Bruchstücken aktivierter Lymphozyten und Monozyten führte zu einer Verbesserung der Immunantwort [34]. Dies konnte erreicht werden, indem anergen Patienten der Überstand aktivierter Zellen intradermal injiziert und damit eine Hautreaktion ausgelöst wurde. Dadurch verbesserte sich nicht nur die lokale DTH; es kam auch zur systemischen Induktion einer primären Immunisierung gegenüber einem spezifischen Antigen. Werden zytokinreiche Überstände von aktivierten Makrophagen und Lymphozyten zusammen mit dem Antigen (KLH) intradermal injiziert, so läßt sich eine solche Primärantwort beobachten. Diejenigen Patienten, die mit einer solchen Kombination aus Zytokinen und KLH immunisiert werden, zeigen im Gegensatz zu den Patienten, die nur das Antigen erhalten, noch 14 Tage nach der Injektion eine gesteigerte DTH und verstärkte Blastogenese [33] (Abb. 3).

Nohr et al. [31] fanden sowohl bei normalreaktiven (HR) als auch bei anergen, hospitalisierten (HA) Patienten eine Störung der Produktion von gegen Tetanustoxoid gerichteten IgG-Antikörpern. Abbildung 4 zeigt einen Vergleich zwischen in-vivo und in-vitro-Reaktion dieser Tetanusantikörper. Daraus geht hervor, daß diejenigen Patienten, die in vivo nur eine geringe Bildung spezifischer IgG-Antikörper aufweisen, auch in vitro eine sehr kleine Produktionsrate zeigen (Abb. 4).

Große Aufmerksamkeit wurde in den letzten Jahren dem Gastrointestinaltrakt als Reservoir an infektiösen Mikroorganismen zuteil [15, 16]. Die antibiotische Behandlung hat sich hierbei als die eleganteste Methode zur Kontrolle dieses Reservoirs erwiesen. Dennoch ist es wichtig, die Zusammenhänge zu kennen. Untersuchungen

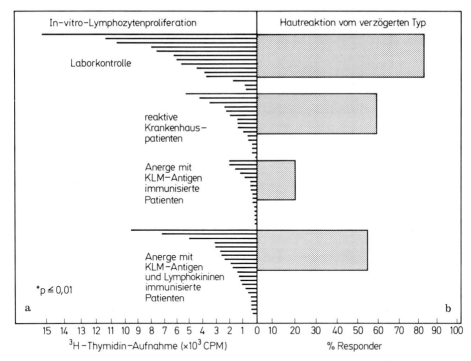

Abb. 3a,b. Immunantwort auf KLH bei chirurgischen Patienten. **a** 100 000 Zellen pro Entnahmeort wurden mit 25 µg/ml KLH über 6 Tage kultiviert. Dargestellt sind die jeweiligen Lymphozytenproliferationsraten (*Mann-Whitney-U-Test). **b** Prozentualer Anteil der Patienten, die auf KLH mit einer DTH-Antwort reagierten

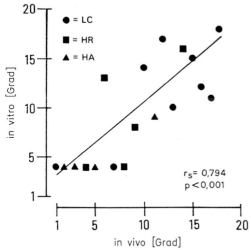

Abb. 4. Produktion gegen Tetanus gerichteter Antikörper in vivo und in vitro bei Laborkontrollen (*LA*), hospitalisierten reaktiven (*HR*) und hospitalisierten anergen Patienten (*HA*). In vivo: Antikörperantwort im Serum nach 14 Tagen; in vitro: Antikörperantwort in nichtstimuliertem Kulturmedium (*LC* Laborkontrollpersonen, *HR* reaktive Krankenhauspatienten, *HA* anerge Krankenhauspatienten)

von Marshall et al. ([21] unveröffentliche Daten 1986, 1987) ließen erkennen, daß ein überschießendes Wachstum von Bakterien im Dünndarm zu einer Modulation der Funktion von Kupffer-Zellen führt und damit zumindest für einige der bei kritisch Kranken beobachteten Fälle von systemischer Immunsuppression verantwortlich sein dürfte.

Die Entwicklung einer Peritonitis geht schon frühzeitig mit einer Zunahme der Darmflora, insbesondere von S. epidermidis und aureus, Enterokokken und Escherichia coli einher. Dies konnte am Tiermodell bei Ratten nach KLH-Sensibilisierung, Ligatur und Punktion des Zäkums und Gewinnung quantitativer Jejunumkulturen gezeigt werden. Es scheint ein Zusammenhang zwischen der verstärkten Darmflora, besonders der gramnegativen, und der Ausbildung einer abgeschwächten Hautreaktivität zu bestehen. Dieser ist direkt proportional zur Anzahl der Bakterien im Jejunum (Marshall, unveröffentlichte Daten). Wird die Dünndarmflora von Ratten durch Antibiotika weitgehend beseitigt und anschließend dieselbe Versuchsreihe, allerdings nach Gabe von $5 \cdot 10^9$ Keimen eines gegen diese Antibiotika resistenten E.-coli-Stammes über eine Darmsonde, durchgeführt, so findet sich in der Kontrollgruppe ohne Applikation von E. coli eine Verkleinerung des reagierenden Hautbezirks von 10 auf 4,4 mm; bei den mit E. coli behandelten Tieren nimmt dieses Areal auf 2,7 mm ab ($p \geq 0,005$). Besteht eine Ileostomie, wobei der proximale Darmabschnitt (Jejunum) noch E. coli enthalten kann, so findet sich nach Applikation von E. coli via Darmsonde immer noch ein signifikanter Unterschied in den Hautreaktionen. Daraus kann abgeleitet werden, daß das Vorhandensein von Bakterien im Jejunum den entscheidenden Faktor darstellt.

Um den Mechanismus dieser Beeinflussung der Hautreaktion zu klären, wurde die Aktivität der Kupffer-Zellen und deren Modulation unter Berücksichtigung der systemischen Immunreaktion untersucht. Dazu wurden Ratten mit KLH sensibilisiert und anschließend die Hautreaktion auf KLH getestet. Die Messung der systemischen Immunreaktion erfolgte über die Fähigkeit der Ratten, einer intradermalen Inokulation von S. aureus zu begegnen (s. oben). Drei verschiedene Versuchsanordnungen wurden gewählt. Zum einen wurden die Kupffer-Zellen durch intraportale Injektion lebender Colibakterien (10^8) aktiviert; als Kontrolle diente die i. v.-Injektion (V. cava) derselben Keime. Zum anderen wurden die Kupffer-Zellen durch intraportale Injektion von 2,5 ml/kg Carrageenan, das zur Kontrolle ebenfalls in die V. cava appliziert wurde, inaktiviert. Zur weiteren Kontrolle wurde über beide Wege Kochsalzlösung injiziert. Die systemische Applikation der genannten Substanzen ergab keinen Unterschied bezüglich der Hautreaktivität. Die intraportale Injektion von Carrageenan mit Inaktivierung der Kupffer-Zellen führte zu einem signifikanten Anstieg der Hautreaktivität; intraportale Zufuhr von E. coli erzeugte im Gegensatz dazu einen signifikanten Abfall der Reagibilität. Der Staphylokokkenabszeß war nach Anwendung von Carrageenan deutlich kleiner. Nach intraportaler Injektion von E. coli ergaben sich in dieser Hinsicht keine statistisch signifikanten Unterschiede, allerdings konnte eine Tendenz zur Größenzunahme beobachtet werden. Ein globaler Leberschaden nach Anwendung von Tetrachlorkohlenstoff (CCl_4) blieb bei geringen Dosen CCl_4 ohne Folgen, führte aber nach Gabe massiver Dosen zu einer deutlichen Verringerung der Hautreaktivität. Aus diesen Befunden kann mit ziemlicher Sicherheit geschlossen werden, daß die Kupffer-Zellen auf systemische Reaktionen, insbesondere die DTH, einwirken. Aktivatoren dieser Reaktionen waren in den beschriebenen Experimenten

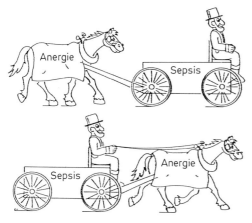

Abb. 5. Die Sepsis ist nicht nur eine Folge, sondern auch eine Ursache der anergen Reaktionslage

zwar gramnegative Mikroorganismen; dennoch läßt sich vermuten, daß diese Vorgänge in gleicher Weise durch andere Substanzen ausgelöst werden können.

Es ist offensichtlich, daß bei schwerkranken Patienten sowohl die unspezifische als auch die spezifische Immunität beeinträchtigt ist. Diese Einschränkungen beeinflussen ihrerseits die Entwicklung oder den Verlauf von Infektionen. Infektion und Bakterientoxine tragen zur Ausbildung des Immundefizits bei und führen damit in einen Teufelskreis, der nur schwer zu durchbrechen ist (Abb. 5).

Veränderungen der körpereigenen Abwehr bei Infektionen

Es gibt ein historisch gewachsenes und intuitives Verständnis dafür, daß das Vorhandensein eines infektiösen Prozesses des Patienten für die Entwicklung einer zweiten Infektion empfänglich macht. Dies kann bei Masernepidemien beobachtet werden, wenn es zu deutlichen Anstiegen der Inzidenz von Pneumonien und besonders der Tuberkulose kommt. Auch kann die Vakzine zur Ausbildung einer Anergie, allerdings mit kurzer Dauer, führen [5]. Der Herpes labialis, eine virale Infektion, manifestiert sich oft in Verbindung mit Erkältungskrankheiten und/oder mit Pneumonien. Die Malaria kann in ihrem Verlauf mit einer bakteriellen Sepsis einhergehen. Es scheint, daß sogar Erschöpfungszustände nach Überarbeitung, Streß, emotionale Aufregung etc. mit einer erhöhten Inzidenz von viralen Infekten und Herpeserkrankungen in Verbindung gebracht werden können. Das Centre for Disease Control überwacht seit Jahren die Inzidenz der Grippe über die Anzahl von Todesfällen aufgrund von Pneumonien. Die Pneumonie im Gefolge einer Grippe ist sowohl auf das Versagen der lokalen Abwehrmechanismen als auch auf die systemisch immunsuppressiven Wirkungen der viralen Infektion zurückzuführen.

Der Einfluß einer bestehenden Infektion auf das Angehen einer zweiten beruht auf Veränderungen sowohl der lokalen als auch der systemischen Abwehrreaktionen. Die lokale Abwehr im Tracheobronchialbaum wird durch akute virale und chronische bakterielle Infekte schwer geschädigt. Die chronische Salpingitis kann Folge einer Zerstörung lokaler Immunmechanismen durch eine akute Gonokokkeninfektion sein. Dekubitalulzera, diabetische Veränderungen, ruhende Lungentuberkulose, chronische Sinusitis und Fremdkörper können zur Ausbildung schwerer, akuter Infektionen führen. Diese können dabei noch lange Zeit nach der Ausbildung eines biologischen Gleichgewichts zwischen Organismus und Herd auftreten. Zu einem solchen Aufflammen kommt es meistens in Verbindung mit einem weiteren infektiösen Prozeß an anderer Stelle, der wahrscheinlich die lokalen und systemischen Abwehrmechanismen schädigt und das Gleichgewicht zugunsten der Infektion verschiebt. Die Bedeutung dieser Vorgänge für die Intensivstation liegt auf der Hand. Auf der Basis akuter oder chronischer Infekte haben sekundär eindringende Keime eine höhere Chance, zur Infektion zu führen. Für den Wirtsorganismus ist bei bestehender Infektionskrankheit die Wahrscheinlichkeit, eine solche Superinfektion über das retikuloendotheliale System abfangen zu können, geringer. Viele der primären Infekte sind viraler Genese, obwohl auch Bakterien, Pilze und Parasiten dafür verantwortlich sein können [20]. Die Erkenntnis aus der Untersuchung dieser relativ schnell und geradlinig verlaufenden Infektionen ist die, daß eine systemische Reaktion in diesen Fällen nicht in dem Maße erfolgt, wie man es im Zusammenhang mit Sepsis und septischem Schock erwarten würde. Um so mehr wird deutlich, daß tiefgreifende Störungen vieler Teilaspekte des Immunsystems bestehen. Auf die komplexeren Infektionen, die bei Patienten auf der Intensivstation zu beobachten sind, wird in einem späteren Abschnitt eingegangen.

Die Veränderungen der Hautreaktion sind, solange diese als unspezifisch angesehen werden, ein ausgezeichnetes Beispiel. Es ist bekannt, daß die Masern zu einer Einschränkung der Hautreaktion auf unterschiedliche Antigene, insbesondere der Tuberkulose, führen. Außerdem kann bei Patienten mit generalisierter Tuberkulose die Reaktion auf PPD vollständig verschwinden, auch wenn sie zu einem früheren Zeitpunkt eine völlig normale Reizantwort zeigten. Bohnen et al. [3] konnten zeigen, daß eine Peritonitis auf der Basis von Mischinfektionen bei manchen Ratten zur Anergie führt und daß es sich dabei um dieselben Tiere handelt, die Abszesse entwickeln und sterben.

Einige der Daten bei Mackowiak [20] stammen von Beobachtungen am Menschen, die meisten wurden aber am Tiermodell gewonnen. Aus ihnen geht hervor, daß verschiedene Infektionskrankheiten, wie beispielsweise die Zytomegalie (CMV), bei Mäusen die Letalität nach Pseudomonas-, Staphylokokken- und Candidainfektionen erhöhen. Es gibt keinen Grund für die Annahme, daß bakterielle Superinfektionen bei CMV-infizierten Patienten, v.a. Transplantationspatienten, andere Auswirkungen haben könnten. Es ist eine in der Transplantationsmedizin häufig gemachte Beobachtung, daß eine bestehende Virusinfektion wie CMV oder Coxsackie B oft mit einem erheblich reduzierten Bedarf an immunsuppressiven Medikamenten einhergeht. Klingt diese Infektion ab, so verschwindet auch die Immunsuppression durch das Virus und es kommt zur Transplantatabstoßung, falls die Behandlung mit immunsuppressiven Substanzen nicht wieder aufgenommen wird. Eine aktive CMV-Infektion ist genausogut wie ein immunsuppressives Regime aus Imuran und Prednison. Natürlich verändert diese Infektion auch die Immunantwort auf andere Infektionen.

Sepsis und körpereigene Abwehr

Der chirurgische Intensivpatient hat fast immer einen infektiösen Herd und eine stark reduzierte Immunreaktion [28]. Daß es Zusammenhänge zwischen der Sepsis und Veränderungen des Immunsystems gibt, kann aus Beobachtungen geschlossen werden, die an chirurgischen Patienten vor und nach Drainage eines infektiösen Herdes gemacht wurden. Die Zeit bis zur Wiederherstellung der Hautreaktivität nach Drainage eines Abszesses, eines infizierten Ductus choledochus oder eines anderen entzündlichen Prozesses wurde in Tagen gemessen [27]. Auch die Funktion PMN, gemessen an der CTX und der Adhärenz, kehrte bei diesen Patienten auf normale Werte zurück. Der Ablauf dieser Restitution war dem nach größeren Eingriffen sehr ähnlich [14].

In gleicher Weise zeigte Heideman [18], daß die Drainage intraabdomineller Abszesse oder die Exzision nekrotischen Materials in direkter Verbindung zu einem Anstieg der Komplementspiegel auf normale Werte steht. Bei denjenigen Patienten, bei denen solche Maßnahmen nicht getroffen wurden, persistierte die geringe Serumkonzentration am Komplement.

Die Plasmaspiegel an opsonierendem Fibronektin sind bei Patienten mit intraabdominellen Infektionen deutlich erniedrigt. Bei Patienten, die kein Multiorganversagen (MOF) entwickelten, waren am 5. postoperativen Tag wieder normale Serumspiegel erreicht. Diejenigen, bei denen die Spiegel niedrig blieben, entwickelten ein MOF, vermutlich aufgrund von persistierenden oder nicht-drainierten Infektionen. Unsere eigenen Daten [27] zeigen, daß sich die Hautreaktion und die CTX der PNM solange nicht normalisieren, solange nicht alle Abszesse oder die letzten Spuren einer Infektion unter Kontrolle sind. Superina et al. (unveröffentlichte Daten) zeigten bei Patienten mit M. Crohn, daß die Aktivität dieser Erkrankung zu Veränderungen der Immunitätslage führt. Hierbei ist ein größerer entzündlicher, gelegentlich infizierter Herd für Veränderungen der Hautreaktion, der Funktion neutrophiler Zellen und der Zellmigration verantwortlich.

Der septische Schock ist eine Ausweitung des an sich schon bedrohlichen septischen Zustands. Hierbei müssen v.a. die hinzukommenden, ausgeprägten Veränderungen der Perfusion beachtet werden. Diese Perfusionsanomalien beeinträchtigen die lokale Resistenz gegenüber Kontamination und Invasion von Bakterien bei gleichzeitig geschwächter Abwehrlage und verbinden damit immunologische Anomalien mit ausgeprägten Veränderungen der lokalen Immunantwort.

Zusammenfassung

Als Schlußfolgerung ergibt sich, daß Infektionen und die dadurch im Wirt hervorgerufenen Veränderungen unabhängig voneinander für die veränderte Abwehrlage verantwortlich sind (Abb. 5). Je massiver die Verletzung, je schwerer die Infektion, desto ausgeprägter diese Anomalien. Die Ausprägung einer erworbenen Immunschwäche hängt von der Stärke der zugrundeliegenden Einflußfaktoren ab.

Literatur

1. Akiyoshi T, Koba S, Arinaga S, et al. (1985) Impaired production of interleukin-2 after surgery. Clin Exp Immunol 59:45–49
2. Alexander JM, Meakins JL (1972) A physiologic basis for opportunistic infection. Ann Surg 176:273
3. Bohnen JM, Christou NV, Devoe IW, Chiasson L, Meakins JL (1984) Anergy secondary to sepsis in rats: relation to outcome. Arch Surg 119:117–120
4. Bubenik O, Meakins JL (1976) Neutrophil chemotaxis in surgical patients: effect of cardiopulmonary bypass. Surg Forum 27:267–269
5. Bullock WM (1979) Mechanisms of anergy in infectious disease. In: Dick G (ed) Immunological aspects of infectious diseases, chap 8. MTP Press, Lancaster
6. Burke JF (1961) The effective period of preventive antibiotic action in experimental incisions and dermal lesions. Surgery 50:161
7. Champault G, Patel JC (1979) Le risque infectieux en chirurgie digestive. Evaluation par les réactions immunitaires d'hypersensibilité retardée. Influence de la dénutrition et de sa correction. Chirurgie 105:751
8. Christou NV (1985) Host-defense mechanisms in surgical patients: a correlative study of the delayed hypersensitivity skin-test response, granulocyte function and sepsis. Can J Surg 28:39–46
9. Christou NV, Meakins JL (1979) Neutrophil function in surgical patients: two inhibitors of granulocyte chemotaxis associated with sepsis. J Surg Res 26:335
10. Christou NV, Meakins JL (1979) Neutrophil function in surgical patients: neutrophil adherence and chemotaxis and cutaneous anergy. Ann Surg 190:557
11. Christou NV, Meakins JL (1979) Delayed hypersensitivity: a mechanism for anergy in surgical patients. Surgery 86:78
12. Christou NV, McLean APH, Meakins JL (1980) Host defense in blunt trauma: interrelationships of kinetics of anergy and depressed neutrophil function, nutritional status and sepsis. J Trauma 10:833–841
13. Christou NV, Meakins JL, MacLean LD (1981) The predictive role of delayed hypersensitivity in preoperative surgical patients. Surg Gynecol Obstet 152:297–301
14. Christou NV, Superina RA, Broadhead M, Meakins JL (1982) Postoperative depression of host resistance: determinants and effect of peripheral protein sparing therapy. Surgery 92:786–792
15. Drilhs MR, Craven DE, Celli BR et al. (1987) Nosocomial pneumonia in intubated patients given sucralfate as compared with antacids of histamine type 2 blockers: the role of gastric colonization. New Engl J Med 317:1376–1382
16. Du Moulin GC, Paterson DG, Hedley-Whyte J et al. (1982) Aspiration of gastric bacteria in antacid-treated patients: a frequent cause of postoperative colonization of the airway. Lancet I:242–245
17. George C, Robin M, Carlet J et al. (1978) Tests cutanés explorant l'immunité cellulaire chez les malades de réanimation. Relation entre les résultats et la mortalité. Nouv Presse Med 7:2541
18. Heideman M (1983) Bacteremia and multiple organ failure: the role of injured tissue and abscesses. In: Ninnemann JL (ed) Traumatic injury: infection and other immunologic sequelae. University Park Press, Baltimore
19. Johnson WC, Ulrich F, Meguid MM et al. (1979) Role of delayed hypersensitivity in predicting postoperative morbidity and mortality. Am J Surg 137:536
20. Mackowiak PA (1978) Microbial synergy in human infections. New Surg J Med 298:21–26
21. Marshall JC, Lee C, Meakins JL, Christou NV (1937) In vivo hepatic and Kupffer cell-mediated modulation of the system immune response. Arch Surg 122:191–196
22. McLean LD, Meakins JL, Taguchi K et al. (1975) Host resistance in sepsis and trauma. Ann Surg 182:207
23. McLoughlin GA, Wu A, Saporoshetz S et al. (1979) Correlation between anergy and a circulating immunosuppressive factor following surgical trauma. Ann Surg 190:297–306

24. Meakins JL (1981) Clinical importance of host resistance to infection in surgical patients. Adv Surg 15:225–255
25. Meakins JL, Pietsch JB, Bubenik O et al. (1977) Delayed hypersensitivity: indicator of acquired failure of host defenses in sepsis and trauma. Ann Surg 186:241–250
26. Meakins JL, McLean APH, Kelly R, et al. (1978) Delayed hypersensitivity and neutrophil chemotaxis: effect of trauma. J Trauma 18:240
27. Meakins JL, Christou NV, Shizgal HM, McLean LD (1979) Therapeutic approaches to anergy in surgical patients: surgery and levamisole. Ann Surg 190:285
28. Meakins JL, Wicklund B, Forse RA, et al. (1980) The surgical intensive care unit: current concepts in infection. Surg Clin North Am 60:117–132
29. Miles AA (1980) The inflammatory response in relation to local infection. Surg Clin North Am 60:93
30. Miles AA, Miles EM, Burke JF (1957) The value and duration of defense reactions of the skin to the primary lodgement of bacteria. Br J Exp Pathol 38:79
31. Nohr CW, Christou NV, Rode H, et al. (1984) In vivo and in vitro humoral immunity in surgical patients. Ann Surg 200:373–380
32. Pietsch JB, Meakins JL, McLean LD (1977) The delayed hypersensitivity response: application to clinical surgery. Surgery 82:349
33. Puyana JC, Rode HN, Meakins JL, et al. (1986) Restoration of primary immune response in anergic surgical patients by lymphokines. Surg Forum 37:103
34. Rode HN, Christou NV, Bubenik O, et al. (1982) Lymphocyte function in anergic patients. Clin Exp Immunol 47:155–161
35. Superina RA, Christou NV, Meakins JL (1980) Failure of neutrophil delivery into skin windows in anergic surgical patients. Surg Forum 31:68–70
36. Tchervenkov TI, Diano E, Meakins JL, Christou NV (1986) Susceptibility of bacterial sepsis: accurate measurement by delayed-type hypersensitivity skin test score. Arch Surg 121:37–40

Pathophysiologie der Sepsis und des septischen Schocks*

J. N. Sheagren

Einleitung

Ich definiere „Sepsis" als die klinische Situation, in der die unmittelbar verfügbaren Daten anzeigen, daß der Patient wahrscheinlich infiziert ist, und den septischen Schock als einen Hypotensionszustand im Verlauf der Sepsis, der refraktär gegen eine Flüssigkeitstherapie geworden ist. Diese Definition wird im nächsten Abschnitt noch erweitert (s. S. 27, „praktische Definition des septischen Schocks"), aber es ist wichtig zu verstehen, daß die Patienten, die einen septischen Schock wie oben definiert entwickeln, eine extrem schlechte Prognose haben. Speziell die Gruppen der Patienten, die einen septischen Schock entwickeln, erfahren eine Mortalität in der Größenordnung von 70–90% [25].

Das septische Ereignis *per se* ist nur bei einem kleinen Prozentsatz dieser Patienten direkt verantwortlich für den Tod: die meisten Patienten entwickeln den septischen Schock als Komplikation einer vorbestehenden ernsten Erkrankung, und das Schockereignis wirkt mit der zugrundeliegenden Krankheit zusammen, um den Tod zu verursachen [20]. Indem man also verhindert, daß septische Episoden chronische, auszehrende Krankheiten komplizieren, verhütet man den septischen Schock und vermindert die Zunahme der Mortalität der Grunderkrankung bedingt durch Sepsis. Auch aus Tiermodellen geht klar hervor: je *eher* man bei einer septischen Periode interveniert, um so niedriger liegt letztendlich die Mortalitätsrate [26]. Es ist daher sinnvoll, daß die Prävention der Infektion das primäre Ziel sein sollte und die frühe Intervention beim Erkennen der Infektion das sekundäre, aber ebenso wichtige Ziel. Schließlich kann eine peinlich genaue Behandlung des Patienten, der aus welchem Grund auch immer das voll ausgeprägte Bild des septischen Schocks entwickelt hat, einen zusätzlichen, wenn auch kleinen Prozentsatz der Patienten retten, überlicherweise jene ohne größere Dysfunktion der Organsysteme aufgrund von Vorerkrankungen.

Ungefähr 5% aller hospitalisierten Patienten entwickeln irgendeine Infektion [19], von denen die meisten nicht lebensbedrohlich sind, sondern fast sofort auf Lokalbehandlung und Antibiotikatherapie ansprechen.

Wenn man von der Tatsache ausgeht, daß gesellschaftlicher und ökonomischer Druck mittlerweile nur den Schwerstkranken erlaubt, ins Krankenhaus zu gehen, wird die Infektionsrate unter jenen, die krank genug zur Hospitalisierung sind, unzweifelhaft ansteigen. So ist es die Pflicht eines jeden Arztes, sich mit der Pathogenese

---

* Für die ausgezeichnete Assistenz danke ich Ms. Mary Ann Erlandson herzlich.

der Infektion (sowohl im häuslichen als auch im stationären Bereich), mit dem Erscheinungsbild infizierter Patienten (sowohl typisch als auch atypisch) und mit den unmittelbaren und längerfristigen Maßnahmen zu Diagnose und Therapie vertraut zu machen.

Die Ziele dieses Artikels sind daher folgende:

1. die Art, mit der sich Sepsis beim Patienten klinisch manifestieren kann, zu analysieren;
2. den klinischen Entscheidungsprozeß, der dem Erkennen eines vermutlich septischen Patienten folgen sollte, aufzuzeigen;
3. die pathophysiologischen Veränderungen, die der Entwicklung des septischen Schocks zugrundeliegen, zu erläutern;
4. hervorzuheben, wo in der pathogenetischen Sequenz der Ereignisse, die zum septischen Schock führen, therapeutische Interventionen stattfinden können;
5. den Leser von der Nützlichkeit des Konzeptes der „Präschocktherapie" zu überzeugen.

Praktische Definition des septischen Schocks

Wie oben festgestellt, ist der voll ausgeprägte septische Schock ein Zustand der Hypotension, der im Verlauf eines septischen Ereignisses auftritt und refraktär gegen Flüssigkeitszufuhr geworden ist. Auf einer mehr praktisch orientierten Basis ist die klinische Definition des septischen Schocks ein Zustand der Hypotension, der sich in einer klinischen Situation entwickelt, wo alle sofort verfügbaren Daten (aus der Anamnese, der körperlichen Untersuchung und dem Laboratorium) stark vermuten lassen, daß der Patient infiziert ist. Die endgültige Entscheidung, ob es sich wirklich um einen septischen Schock gehandelt hat oder nicht, ist eine retrospektive, gestützt auf die Verfügbarkeit von mikrobiologischen Daten, die zur Zeit des septischen Ereignisses gewonnen wurden.

Die praktische Definition des septischen Schocks hat daher 2 Phasen. Als erstes gibt es eine „Urteilsphase", in der die mutmaßliche Diagnose des septischen Schocks auf der Basis von sofort verfügbaren klinischen Daten gestellt werden muß. Als zweites gibt es die „definitive diagnostische Phase", die zwischen 12 und 72 h später geschieht, wenn die mikrobiologischen Daten das anfängliche Urteil entweder bestätigen oder verwerfen.

Klinische Erscheinungsform der Sepsis

Das klinische Bild eines septischen Patienten ist den meisten Ärzten vertraut [25]. Im klassischen Fall sind solche Patienten febril und zeigen Schüttelfröste. Eine unkomplizierte Sepsis besteht dann, wenn ein septisch erscheinender Patient Fieber und Schüttelfröste als einzige Manifestation einer zugrundeliegenden Infektion hat; solche Patienten zeigen keine Zeichen einer metabolischen oder Organsystemverschlechterung. So ist es außerordentlich hilfreich, zwischen dem „unkomplizierten" und dem „komplizierten" klinischen Bild des Syndroms Sepsis zu differenzieren.

Unkomplizierte Sepsis

Wie festgestellt, ist die Sepsis unkompliziert, wenn ein Patient Fieber mit oder ohne Schüttelfrost zeigt und ansonsten völlig stabil bleibt. Mäße man die arteriellen Blutgase, sähe man schlicht die erwartete respiratorische Streßalkalose. Die Serumlaktatspiegel sind normal. Die zellulären und Endorganfunktionen aus allen anderen Messungen (sowohl klinisch als auch laborchemisch) bleiben normal.

Komplizierte Sepsis

Mit dem Terminus „komplizierte Sepsis" beziehe ich mich auf einen Zustand, in dem zusätzlich zu Fieber und Schüttelfrost Anzeichen von metabolischer oder Endorganverschlechterung hinzukommen. Die häufigste Manifestation der komplizierten Sepsis ist die Veränderung des Geisteszustands; der Patient kann entweder verwirrt, agitiert oder sogar somnolent werden. Diese Patienten zeigen oft eine ziemlich friedliche und zurückgezogene Haltung, nehmen nach und nach ihre Umgebung und das Unbehagen des septischen Ereignisses immer weniger wahr. Diese Phase des alterierten Geisteszustands kann oder kann nicht von Hypotension begleitet sein, die zuerst orthostatisch und später anhaltend ist. Anfänglich spricht der hypotensive Zustand auf Volumenzufuhr an, wird aber später sogar gegen große intravasale Volumina refraktär. Andere Typen von Organbeeinträchtigung können das septische Ereignis komplizieren. Eine pulmonale Dysfunktion zeigt sich nicht nur durch Tachypnoe, sondern in der Blutgasanalyse durch einen fallenden pO_2 und eine metabolische Azidose, die nun mit der vorbestehenden respiratorischen Alkalose gemischt ist. Eine Beeinträchtigung der Nierenfunktion kann durch ansteigende Kreatinin- und Harnstoffwerte manifest werden. Die Differenzierung zwischen echter „septischer Nephropathie" und prärenalen Ursachen einer Nierenfunktionsstörung mag schwierig sein, und prärenale Ursachen müssen nachdrücklich ausgeschlossen werden. Andere Organsysteme, die beeinträchtigt sein können, sind der Gastrointestinaltrakt (Übelkeit, Erbrechen und Diarrhö) und die Leber (die sog. Hepatopathie der Sepsis mit Anstieg von Serumbilirubin und Transaminasen). Der schwerste Typ von Beeinträchtigung des hämatologischen Systems ist das Syndrom der disseminierten intravasalen Gerinnung: die Thrombozytenzahlen fallen begleitet vom Nachweis einer Verbrauchskoagulopathie und schließlich einer systemischen Blutung. Wenn solche Komplikationen der Sepsis in Erscheinung treten, ist der Patient fast immer im offenen septischen Schock und zeigt zum Beispiel eine refraktäre Hypotension.

Klinische Manifestationen der schweren Sepsis

Während ernste Infektionen systemisch manifest werden können ohne vorhergehende Anzeichen oder Symptome, ist es häufiger, daß bei dem Patienten vorher eine lokalisierte Infektion nachgewiesen wurde, die der Entwicklung der Sepsis vorausging.

Lokale Infektionszeichen

Der Nachweis einer Lokalinfektion enthält alle traditionellen Symptome und Zeichen der Entzündung (Rötung, Wärme, Schwellung und Schmerzen), die schließlich im Zusammenhang mit einem verursachenden Organismus gefunden werden. Die alleinige Anwesenheit eines Organismus, sogar in großer Anzahl (wie z. B. in einer Gramfärbung gut sichtbar und leicht angezüchtet), ist *nicht* ausreichend für die Diagnose einer Infektion. Zusätzlich zu einem Organismus müssen die Anzeichen und die Symptome einer Entzündung ebenfalls vorhanden sein. Die Anwesenheit eines Organismus allein wird Kolonisation genannt, und es ist sehr wichtig, zwischen Kolonisation und echter Infektion mittels der oben konstatierten Kriterien zu unterscheiden.

Die Haut ist das Organ, das traditionell die klassischen Befunde der Entzündung zeigt. Jedes innere Organ zeigt sein einmaliges Anzeichen oder Symptom der Entzündung: die Lungenentzündung bewirkt eine verstärkte Sputumproduktion, Rasselgeräusche, Anschoppung und Pleuritis. Die Nierenentzündung kann Flanken- oder seitliche Abdominalschmerzen und natürlich eine Pyurie verursachen. Eine abdominale Infektion kann Zeichen der Organvergrößerung und/oder Schmerzen, abgeschwächte Darmgeräusche etc. verursachen. Es ist wichtig, nicht nur nach den Anzeichen und Symptomen einer Entzündung zu suchen, sondern auch nach der Anwesenheit eines infizierenden Organismus; die Gramfärbung der Aspirate von potentiell infizierten Körperhöhlen, Organen oder anderen Stellen sollte Entzündungszellen gemischt mit den verantwortlichen Mikroben oder diese sogar einschließend, zeigen. Natürlich werden Kulturen von diesem Material den verantwortlichen Erreger hervorbringen.

Typische systemische Zeichen der Sepsis

Die systemischen Zeichen der Sepsis sind die gleichen wie oben dargestellt. Zusammengefaßt: Fieber und Schüttelfrost sind die häufigsten *typischen* Zeichen der systemischen Sepsis, und diese Symptome können impliziert werden durch Störungen des Geisteszustands, Hypoxie, metabolische Azidose, Verschlechterung der Nierenfunktion oder der gastrointestinalen Funktion und/oder disseminierte intravasale Gerinnung.

Atypische oder unübliche Manifestationen der Sepsis

Es ist extrem schwierig, bei einem Patienten eine Sepsis in Betracht zu ziehen und zu diagnostizieren, der *afebril* geblieben ist. Nichtdestoweniger ist es offenbar, daß chronisch kranke, ausgezehrte und sehr alte Patienten *kein* Fieber zu entwickeln brauchen, auch wenn sie schwer infiziert sind. Solche Patienten können nicht nur während der Bakteriämie afebril bleiben, sondern ein Teil kann sogar *hypo*therm werden. Die häufigste Ursache einer Hypothermie im Krankenhaus ist heute die Sepsis [21] und alle hypothermen Patienten sollten als septisch angesehen werden, bis die wahre Ätiologie geklärt ist.

1. Verwirrung. Eine plötzliche Veränderung im Geisteszustand bei einem vorher wachen und orientierten Patienten, wiewohl meistens auf einer primären ZNS-Erkrankung beruhend, kann die Manifestation einer systemischen Infektion sein. So kann ein Patient, der verwirrt geworden ist und weder Herd- noch Seitenzeichen zeigt, entweder eine primäre ZNS-Infektion oder einen alterierten Geisteszustand aufgrund einer systemischen Infektion haben. Eine Lumbalpunktion ist bei solchen Patienten offensichtlich erforderlich.

2. Tachypnoe. Während bei den meisten Patienten, die ohne offensichtlichen Grund tachypnoeisch geworden sind, ein kardiovaskuläres oder pulmonales Problem gefunden wird, muß die Möglichkeit einer Sepsis in Betracht gezogen werden, wenn keine andere spezifische Ätiologie sofort gesichert werden kann.

3. Hypotension unbestimmter Ursache. Solche Patienten sind oft afebril, aber zeigen überlicherweise andere unspezifische Symptome, speziell einen veränderten Geisteszustand. Solche Patienten entwickeln einfach einen stetig fallenden Blutdruck und Verwirrung. Der schnelle Ausschluß anderer Ursachen der Hypotension (kardiogen, hypovolämisch) ist wichtig; aber wenn auch nur geringe Zweifel an der exakten Ätiologie der hypotensiven Episode bestehen bleiben, muß die Sepsis in Betracht gezogen werden und Diagnose und Therapie begonnen werden.

4. Gastrointestinale Symptome. Der Gastrointestinaltrakt wird oft von der systemischen Sepsis beeinträchtigt, und ein kleiner Prozentsatz von Patienten tritt anfänglich nur mit unspezifischen gastrointestinalen Beschwerden wie Übelkeit, Erbrechen und/ oder vagen abdominalen Schmerzen in Erscheinung. Retrospektiv haben diese Symptome dann keinen anderen Grund als die Assoziation mit einer Bakteriämie.

5. Gerinnungsstörungen. Einige septische Patienten haben primär Blutungsmanifestationen, die extrem verwirrend sein können, speziell wenn kein Fieber besteht. Also sollten Patienten, die einen Thrombozytenabfall, eine Verbrauchskoagulopathie und/ oder systemische Blutungen entwickeln, als septisch angesehen werden, bis das Gegenteil bewiesen ist.

Hämodynamische Veränderungen während der Sepsis

Da das Finalstadium der schweren Sepsis mit schwerer Hypotension in Zusammenhang mit zunehmender Organdysfunktion assoziiert ist, ist es wichtig, die auftretenden sequentiellen hämodynamischen Veränderungen zu verstehen. Die hämodynamischen Veränderungen bei Sepsis wurden kürzlich von Shoemaker gut dokumentiert [6]. Patienten im Frühstadium des „unkomplizierten septischen Schocks" zeigen Hypotension, Tachykardie, ein *erhöhtes* Herzzeitvolumen, eine respiratorische Alkalose, einen verminderten Schlagindex, eine verminderte Schlagarbeit und einen erniedrigten totalen peripheren Widerstand. Der O_2-Verbrauch ist erniedrigt, steigt aber allmählich wieder in den Normalbereich und ist letztlich erhöht. Das Blutvolumen bleibt in diesem frühen Stadium relativ normal ebenso wie der zentrale Venendruck.

Später, speziell bei inadäquatem Volumenersatz, beginnt der periphere Widerstand zu steigen, das Herzzeitvolumen fällt, und der „voll ausgeprägte" Schock entwickelt sich. In diesem Stadium besteht kein Zweifel an der myokardialen Dysfunktion, gut bezeichnet als die „Kardiomyopathie" der Sepsis. Wenn Patienten in dieses Stadium der Sepsis eintreten, in dem das Herzzeitvolumen abfällt, wird die Prognose extrem schlecht.

Der nächste Abschnitt erläutert die Mechanismen, die diesen sequentiellen hämodynamischen Veränderungen zugrundeliegen, ebenso wie verschiedene andere systemische Manifestationen der schweren Sepsis und des septischen Schocks.

Pathogenetische Mechanismen, die zum septischen Schock beitragen

Während die Hypotension im Verlauf systemischer Infektionen am häufigsten auftritt [28], gibt es eine Reihe von Wegen, über die eine lokalisierte Infektion einen Schock verursachen kann [25]. Die nächsten beiden Abschnitte werden erstens erläutern, wie eine primäre (lokalisierte) Infektion einen Schock auslösen kann, und zweitens, wie der Schock während einer Septikämie entsteht (Invasion von Bakterien oder Pilzen in die Blutbahn).

Schocksyndrome in Verbindung mit primären/lokalisierten Infektionen

Lokalinfektionen können gelegentlich einen Schock verursachen, und es ist sehr nützlich, die verschiedenen Mechanismen des Blutdruckabfalls zu betrachten.

Hypovolämischer Schock

Ein schneller Verlust von intravasalem Volumen kann durch verschiedene Typen von Lokalinfektionen verursacht werden. Wie man gelegentlich bei Drogenabhängigen beobachten kann, kann ein Abszeß in der Nähe einer großen Arterie ein mykotisches Aneurysma verursachen, dessen Ruptur sehr schnell zur Ausblutung führen kann. Lokalisierte, aber ausgedehnte Haut- und Weichteilinfektionen können zum Einstrom von so viel Flüssigkeit in das infizierte Gewebe als „third space" führen, daß es zum Schock kommt. Zum Beispiel sind gasbildende, gangränöse Infektionen des Unterbauchs und der Dammregion mit gemischtem Erregerspektrum (sog. nekrotisierende Fasziitis, progressive synergistische Gangrän, Muskelnekrosen durch Clostridien) Infektionsbeispiele, bei denen sich der Schock aufgrund der Exsudation großer Serummengen in das lokale Infektionsgebiet entwickelt. Schließlich kann der massive Flüssigkeits- und Blutverlust aus dem Gastrointestinaltrakt bei Gastroenteritis oder Kolitis einen hypovolämischen Schock auslösen.

Kardiogener Schock

Das Unvermögen des linken Ventrikels, den Erfordernissen zu genügen, ist die Ursache des kardiogenen Schocks, und es gibt verschiedene Möglichkeiten, warum Lokalinfektionen verursachend sein können. Wenn auch nicht häufig, kann die direkte Ausbreitung einer pulmonalen, mediastinalen oder subdiaphragmatischen Infektion in das Perikard eine eitrige Perikarditis und Perikardtamponade auslösen, eine Form des kardiogenen Schocks. Obwohl anfänglich durch Erreger in der Blutbahn verursacht, können intramyokardiale Abszesse zusätzlich ein Linksherzversagen verursachen, eine Form der akuten Myokarditis. Ähnlich kann eine Endokarditis einen kardiogenen Schock auslösen, wenn eine der Klappen des linken Herzens, speziell die Aortenklappe, rupturiert.

Neurogener Schock

Patienten mit Lokalinfektionen, die streuen oder sich im ZNS absiedeln (z. B. primärer oder sekundärer Hirnabszeß), können einen Schock durch das zunehmende Hirnödem entwickeln. Die exakten Schockmechanismen in dieser Situation sind nicht völlig klar, betreffen aber die zentralen autonomen Kontrollmechanismen im Mittelhirn und in der Medulla.

Durch Septikämie ausgelöster Schock (Bakteriämie oder Fungämie)

Wie oben dargestellt, ist es wichtig, zu verstehen, daß es 2 getrennte Typen von Komplikationen durch die Anwesenheit von Erregern in der Blutbahn gibt. Erstens kann der Erreger sich in Organen im ganzen Körper absiedeln und sekundäre Abszesse verursachen, die sogenannte mikrobiologische Art der Septikämiekomplikation. Zweitens löst der physikalische Eintritt von Erregern und/oder Zellwandbestandteilen in die Blutbahn *per se* eine Abfolge von entzündlichen und endokrinen Ereignissen aus, die eine metabolische Verschlechterung während der Septikämie auslösen, deren Endstadium der septische Schock ist.

Mikrobiologische Schockursachen während der Septikämie

Wie oben erwähnt, kann eine Abszeßbildung im Myokard zum Linksherzversagen und zum kardiogenen Schock führen, und die Absiedlung im ZNS kann zur Hirnabszeßbildung und/oder zur Meningitis mit neurogenem Schock führen. Schließlich kann es durch multiple Absiedlung in der Peritonealhöhle zum Verlust von gastrointestinaler Flüssigkeit und/oder Blut zum hypovolämischen Schock in Verbindung mit dem Gastrointestinalsystem kommen.

Metabolische Ursachen des septischen Schocks

Eine Anzahl von Faktoren, die durch den Eintritt von Bakterien oder Pilzen (und gelegentlich sogar Rickettsien oder Viren) in die Blutbahn ausgelöst werden, tragen zu den metabolischen Veränderungen bei, die zum spetischen Schock führen. In Kürze: dieselben Entzündungssysteme, die im Gewebe zur Abwehr einer Lokalinfektion aktiviert werden, produzieren bei systemischer Stimulation die meisten hämodynamischen Effekte, aus denen der septische Schock resultiert. Ebenso tragen während einer Septikämie die durch Streß aktivierten endokrinen Reaktionen zur metabolischen Verschlechterung bei.

1. Aktivierung des Komplementsystems [9]

Das Komplementsystem wird intravasal aktiviert durch hochmolekulare Lipopolysaccharidsubstanzen in der Zellwand der gramnegativen Bakterien (Endotoxin), der grampositiven Bakterien (Teichoinsäure/Peptidoglykankomplex) und der Pilze, speziell Hefen (Zymosanähnliche Substanzen in der Zellwand der Hefen). Diese hochmolekularen Polysaccharidsubstanzen aktivieren Komplement primär über den alternativen Weg und triggern schließlich die terminalen Komplementkomponenten C_3-C_9. Der klassische Weg ist wahrscheinlich zu einem geringen Anteil beteiligt, bedingt durch die Interaktion dieser Polysaccharide mit zirkulierenden Antikörpern. Über beide Wege bringt die C_3-Aktivierung anaphylaktische Substanz hervor, die direkt Mastzellen degranulieren, Histamin freisetzen und zu Vasodilatation und erhöhter Kapillarpermeabilität führen. Die späteren Komplementkomponenten (speziell C_5) sind chemotaktisch, reizen, aggregieren und aktivieren zirkulierende Entzündungszellen (speziell polymorphkernige Leukozyten PMN) innerhalb der Blutbahn. Die aggregierten/aktivierten PMN akkumulieren im Kapillarbett, speziell in der Lunge; und indem sie ihre bakteriotoxischen Produkte freisetzen, schädigen sie direkt die Kapillaren. So wird eine dramatische Verstärkung des kapillaren Lecks geschaffen, das mit der erhöhten Permeabilität, ausgelöst sowohl durch die vasoaktiven Substanzen aus früheren Komplementkomponenten als auch aus dem Kallikrein-Kinin-System und dem ACTH-Endorphin-System, zusammenwirkt. Die aktivierten PMN beginnen auch, in großer Anzahl Produkte aus dem Arachidonsäureweg zu produzieren, die eine Reihe von zusätzlichen mikrovaskulären Effekten verursachen. Der Zyklooxygenaseweg führt zur Produktion von inflammatorischen Thromboxanen und anderen Prostaglandinmetaboliten, die wiederum PMN und Thrombozyten aggregieren und aktivieren. Die Gerinnung ist in diesem Prozeß auch gesteigert. Der Lipooxygenaseweg resultiert in der Produktion von proinflammatorischen Substanzen, von denen die am besten beschriebenen die Leukotriene sind. Die Leukotriene duplizieren im wesentlichen alles, was das Komplementsystem auch bewirkt, und produzieren so eine „zweite Welle" der Entzündung. Es ist daher offensichtlich, warum therapeutische Konzepte, die mit der Arachidonsäurekaskade interferieren, entzündungshemmende Effekte haben und eine positive Rolle in der Verhinderung der metabolischen Effekte der Bakteriämie haben könnten. Ausgedehnte experimentelle Daten unterstützen den Gebrauch von entzündungshemmenden Substanzen [26].

2. Gerinnung/Kallikrein-Kinin-Systeme

Die gleichen Zellwandmaterialien, die das Komplementsystem aktivieren, aktivieren auch das Gerinnungssystem. Es gibt ausgedehnte Interaktionen zwischen dem Komplement- und dem Gerinnungssystem sowohl bei der Lokalinfektion als auch bei der Aktivierung in der Blutbahn. Zum Beispiel ist der Hagemann-Faktor entscheidend für die Aktivierung des Kallikrein-Kinin-Systems [22]. Kinine produzieren ebenfalls Vasodilatation und erhöhen die Gefäßpermeabilität.

3. ACTH-Endorphin-System [18]

Systemischer Streß resultiert in der Ausschüttung von ACTH, damit der Stoffwechsel unterstützt und das Elektrolytgleichgewicht aufrechterhalten wird. Das Precursermolekül, das Proopiolipomelanocortin, das zur ACTH-Bildung führt, enthält ebenfalls die Peptide, die zur Bildung der Endorphine des körpereigenen Opiatsystems führen. So werden automatisch sowohl metabolische als auch psychologische Unterstützung (Schmerz- und Angsterleichterung) bei schwerem Streß oder Trauma bereitgehalten. Wie die synthetischen Opiate produzieren die Endorphine eine Reihe von mikrovaskulären Effekten, namentlich Vasodilatation und eine Steigerung des kapillaren Lecks.

Vollausgeprägtes Syndrom des septischen Schocks

Die Entwicklung von einer Bakteriämie zum vollausgeprägten septischen Schock verläuft in 2 Phasen, worauf vorher schon hingewiesen wurde. Zuerst entstehen hypermetabolische Veränderungen, die in diesem Prozeß Fieber, Schüttelfrost, Tachykardie und Tachypnoe auslösen [31]. Während dieser Phase entwickelt sich die Vasodilatation als ein direkter Effekt der oben diskutierten Substanzen (z. B. die Anaphylotoxine des Komplementsystems, die Kinine und die Endorphine). Also gibt es einen Abfall des systemischen vaskulären Widerstands (SVR) und einen Anstieg des Herzzeitvolumens. Solche hämodynamischen Veränderungen wurden bei den meisten Patienten im Frühstadium der schweren Sepsis gefunden, die ein adäquates intravasales Volumen und kardiale Reserven hatten.

Im folgenden führt das kapillare Leck zu einem Zustand der zunehmenden Hypoperfusion. Wenn die oben beschriebenen Ereignisse auftreten, werden die vom Komplement aktivierten PMN und Thrombozyten im Kapillarbett aggregiert [12], speziell in der Lunge, wo sie hohe Konzentrationen von vasoaktiven Substanzen (über den Arachidonsäureweg) und verschiedenen toxischen Produkten mit molekularem Sauerstoff und lysosomalen Enzymen hinzufügen, die wiederum die angrenzenden Endothelzellen direkt schädigen [11]. Das kapillare Leck wird dramatisch vergrößert. Nun fällt das intravasale Volumen ab, welches im Zusammenhang mit der Vasodilatation rapide zum offenkundigen Schock führt.

Zur direkten Zellverletzung scheint es auf in bisher wenig verstandenen Wegen zu kommen, so daß das Endorganversagen sowohl aufgrund der verminderten Perfusion als auch durch direkte Zellschädigung noch hinzukommt.

Rolle des Cachectin („tumour necrosis factor") im septischen Schock

Cachectin ist ein Makrophagenhormon, das eine wichtige Rolle in der Pathogenese des gramnegativen bakteriellen Schocks spielt. Durch Endotoxininfusionen wird es in großen Mengen produziert und bindet sich über eine hohe Rezeptorenaffinität an die verschiedensten Gewebe, die die mRNA-Bildung unterdrücken und so den Zellstoffwechsel schwer schädigen [3]. Tiere, die mit relativ kleinen Dosen in vitro synthetisierten humanen Cachectins behandelt werden, entwickeln eine metabolische Azidose und einen potentiell letalen Schockzustand [3]; die passive Immunisierung mit einem Cachectin-Antikörper wendet den Cachectin-induzierten Schock und den Tod ab [30]. Bestimmte Mausstämme sind gegen den endotoxininduzierten Schock völlig resistent, weil ihnen das genetische Material zur Cachectinbildung durch die Makrophagen fehlt; ebenso vermindert die Zufuhr von hoch dosierten Glukokortikoiden die Bildung von Cachectin durch Endotoxin, aber nur, wenn es *vor* der Endotoxinzufuhr appliziert wird [4]. Möglicherweise könnte das Cachectin bei den sepsis/endotoxininduzierten Defekten im oxidativen Stoffwechsel und in anderen Parametern der mitochondrialen Funktion, die bei endotoxämischen und bakteriämischen Tieren auftreten, eine größere Rolle spielen [3].

Endstadium des septischen Schocks und des Organsystemversagens

Schließlich wird der hypotensive Zustand zunehmend gegen Flüssigkeitszufuhr refraktär; vaso- und kardioaktive Medikamente werden notwendig, um den Kreislauf aufrechtzuerhalten, und das Syndrom des Multiorganversagens beginnt sich zu entwickeln. Das Syndrom des „Multiorgansystemversagens" nach Sepsis und nach anderen Schockursachen (z. B. kardiogener, hypovolämischer und traumatischer Schock) ist ähnlich und besteht aus einigen oder allen der folgenden Symptome: ARDS, akutes Nierenversagen, Enzephalopathie, gastrointestinale oder hepatische Abnormalitäten und eine zunehmend schwere Kardiomyopathie [6].

Therapeutische Verfahren im septischen Schock

Die Therapie muß sich natürlich gegen beide der oben beschriebenen Komplikationen des septischen Schocks richten, nämlich die mikrobielle und die metabolische. Die antibiotische Therapie zielt darauf hin, den Erreger lokal und an allen besiedelten Stellen zu halten und die Blutbahn zu klären. Die Antischocktherapie besteht in dem Versuch, die Kreislaufhomöostase wiederaufzubauen, indem Blutvolumen und Herzzeitvolumen verbessert werden, die Perfusion und als Wichtigstes das O_2-Angebot an die Organe gesteigert werden. Intuitiv: je eher man beim schwer septischen Patienten interveniert, um so besser ist der Ausgang; man muß den Patienten in der „Präschockphase" der schweren Sepsis behandeln, nach dem Konzept der „Präschocktherapie des septischen Schocks" [26].

Antimikrobielle/antibiotische Therapie [27]

Aus einer Vielzahl von Gründen verursachen gramnegative Erreger eher einen septischen Schock als grampositive, und ein Breitspektrumantibiotikum, das sich gegen die meisten Gruppen aerober gramnegativer Erreger richtet, ist der Grundstock der Therapie. Bis heute ist das Medikament der Wahl gegen gramnegative Keime ein Aminoglykosid; jedoch befinden sich einige neuere Medikamente in der Entwicklung, die bei geringer Toxizität die gleiche Wirkungsbreite haben können (z. B. die gelegentliche Nephro- und Ototoxizität). Zu dem Aminoglykosid sollte ein 2. Medikament hinzugefügt werden, wobei man sich nach früheren Kulturen oder Gramfärbungen, die das Vorliegen einer Erregerklasse wahrscheinlich machen, oder nach den folgenden individuellen Risikofaktoren des Patienten richtet.

Granulozytopenie

Patienten mit nicht adäquater Anzahl an PMN haben ein hohes Risiko, eine schwerste Infektion mit gramnegativen aeroben Stäbchen zu erleiden, besonders mit *Pseudomonas aeruginosa*. Also könnte ein Antipseudomonaspenicillin, ein Cephalosporin – oder falls multiresistente Bakterien vermutet werden –, ein neueres Medikament wie eins aus der Chinolonklasse oder Imipenem zum Aminoglykosid hinzugefügt werden. Das Aminoglykosid der Wahl sollte Gentamicin sein, wenn sich nicht bekannte resistente Erreger in der Umgebung befinden, in diesem Fall wäre es sicherer, Amikacin zu wählen.

Wahrscheinliche anaerobe Quelle

Wenn der Patient nicht granulozytopenisch ist, ist der nächste Schritt in der Antibiotikaentscheidung die Frage, ob es sehr wahrscheinlich oder nicht ist, daß aggressive Anaerobier vorliegen, besonders *Bacteroides fragilis*. Clindamycin ist nach wie vor das beste Medikament, was in dieser Situation zusammen mit dem Aminoglykosid gegeben werden kann, auch wenn es durch Cefoxitin ersetzt werden kann. Der Gebrauch von Metronidazol alleine mit dem Aminoglykosid ist unbefriedigend, weil es die grampositiven Erreger wesentlich schlechter abdeckt als das Clindamycin. Infektionen, bei denen *B. fragilis* wahrscheinlich ist, sind die des Abdomens und des weiblichen Urogenitaltrakts, Dekubitalgeschwüre und vaskuläre Gangräne der unteren Extremität.

Nichtgranulozytopenische Patienten mit Infektionsherden, bei denen eine Beteiligung von Anaerobiern nicht wahrscheinlich ist

Die pharmakokinetisch besten Cephalosporine der ersten Generation, besonders Cefazolin, bieten eine ausgezeichnete breite Abdeckung der meisten aeroben grampositiven und gramnegativen Erreger, wenn sie mit einem Aminoglykosid kombiniert werden. Bei jeglichem Zweifel ist diese Kombination immer noch eine exzellente Wahl.

Therapie bei der Anwesenheit von bekannten multiresistenten Erregern in der unmittelbaren Umgebung

Multiresistente Erreger etablieren sich häufig in Intensivstationen, Verbrennungsabteilungen etc. In solchen Situationen könnten frühere Routinekulturen eines Patienten eine Kolonisation mit einem multiresistenten Erreger aufgezeigt haben, dessen Empfindlichkeitstests dann verfügbar sind. Neuere Medikamente wie Piperacillin, Ceftazidim, ein Antibiotikum aus der Chinolongruppe oder Imipenem können erforderlich sein, und ich würde bis zum Eintreffen der Kulturergebnisse solche Medikamente in Kombination mit einem Aminoglykosid anwenden. Laufende Untersuchungen wollen herausfinden, ob andere Betalaktamantibiotika oder eines der neueren Medikamente allein das Aminoglykosid ersetzen können. Bis solche Ergebnisse vorliegen, sollte dem schwer septischen Patienten anfänglich immer ein Aminoglykosid gegeben werden.

Letztendliche Antibiotikawahl

Wenn Kulturen vorliegen, sollte alleine das effektivste, am wenigsten toxische und billigste Antibiotikum gegeben werden.

Antischocktherapie

Die Volumenzufuhr ist die wichtigste therapeutische Maßnahme bei der hämodynamischen Stabilisierung des schwer septischen Patienten [28]. Kristalloide Lösungen werden am Anfang genügen, aber es mehren sich die Erkenntnisse, daß kolloide Lösungen (5% Dextran oder 6% Hydroxyäthylstärke) effektiver sind, wenn die Multiorganschädigung beginnt [8]. Es scheint, daß Kolloide weniger zum Lungenödem beitragen. Das Ziel aller therapeutischen Maßnahmen ist es, das Herzzeitvolumen soweit aufrechtzuerhalten, daß das O_2-Angebot an die Gewebe gut ausreicht [28]. Entsprechende kardio- und vasoaktive Medikamente tragen ebenfalls dazu bei, die

Funktion vitaler Organsysteme im Schock zu unterstützen. Dopamin und Dobutamin werden bevorzugt. Zusätzlich zur Volumen- und Vasopressortherapie gibt es ein breites Spektrum untergeordneter Substanzen, die in der Theorie dem einen oder anderen Anteil des inflammatorischen oder endokrinen Systems, die zur metabolischen Verschlechterung beitragen, entgegenwirken könnten.

Endotoxinneutralisierende Substanzen

Ein Antiserum, das sich gegen den Lipopolysaccharidbestandteil des bakteriellen Endotoxins richtet – bei verschiedenen gramnegativen Spezies ähnlich – konnte im Tierexperiment die Mortalität sowohl der Endotoxämie als auch der gramnegativen Septikämie senken. Randomisierte, prospektive klinische Studien haben ebenfalls Effektivität gezeigt [1, 33]. Also wird ein Antiendotoxinantiserum in Kürze zur Verfügung stehen: die kommerzielle Entwicklung ist in Arbeit. Es besteht auch die Möglichkeit, daß die endotoxinähnlichen Zellwandbestandteile der grampositiven Bakterien und der Pilze durch spezifische Antisera neutralisiert werden. Für die Zukunft ist es wahrscheinlich, daß alle septisch erscheinenden Patienten mit solch einem „polyvalenten" Antiserum behandelt werden.

Entzündungshemmende Medikamente

Von diesen Medikamenten wurden die Glukokortikoide am breitesten angewendet; denn zahlreiche tierexperimentelle Studien haben gezeigt, daß Glukokortikoide in der Lage waren, die Überlebensrate zu verbessern, was durch Volumen- und Antibiotikatherapie alleine nicht erreichbar war [2, 10]. Im Experiment am Schimpansen konnte demonstriert werden, daß Methylprednisolon-Na-Succinat (MPSS) in extrem hoher Dosierung (anfangs 30 mg/kg), gefolgt von einer kontinuierlichen Infusion über mehrere Stunden, das Überleben dramatisch verbesserte [14, 15]. Eine verzögerte Steroidgabe erhöhte die Mortalität der Schimpansen [13]. Beim Menschen ist die hoch dosierte Glukokortikoidtherapie beim schweren Typhus hilfreich [24]. Sie stabilisiert die Patienten sogar im schweren voll ausgeprägten Schock [29]. Unglücklicherweise zeigten 2 kürzlich publizierte prospektive, randomisierte multizentrische Studien [5, 17] keinen klinischen Nutzen der hochdosierten Glukokortikoidtherapie beim Menschen. Diese beiden Studien schlossen über 600 Patienten ein, die prospektiv als potentiell septisch identifiziert wurden. Jeder Patient wurde mit einem initialen Bolus von 30 mg/kg Methylprednisolon (MPSS) oder Plazebo innerhalb von 2–4 h nach Identifikation der septischen Episode behandelt. Jede Patientengruppe wurde hinsichtlich Schock, Schockreversibilität und Mortalität beobachtet. Für keinen einzigen Parameter sah man zwischen den beiden Gruppen Unterschiede; in der einen Studie [5], in der 4 aufeinanderfolgende Dosen Methylprednisolon gegeben wurden, tendierte die Steroidgruppe zu einer höheren Mortalität. Trotz aller experimenteller Ergebnisse, die die Glukokortikoidtherapie bei der schweren Sepsis befürworten, können die Glukokortikoide einfach nicht früh genug gegeben werden, um von Nutzen zu sein, und die immunsuppressiven Langzeiteffekte können deletär sein.

Nichtsteroidale antiinflammatorische Medikamente sind im experimentellen Endotoxinschock nützlich [32]; und sobald parenteral applizierbares Iboprufen von der

FDA (Food and Drug Administration) für die Anwendung am Menschen zugelassen wird, wird eine prospektive Studie bei instabilen septischen Patienten initiiert werden.

Endorphinsystem-Antagonismus

Opiatantagonisten wie Naloxon konnten Tiere im bakteriellen Schock stabilisieren [18]. Primaten sind gegen die günstigen Effekte des Naloxon resistenter als Hunde [16]. Es gibt keine Studien, die eine Verbesserung der Überlebensrate beim Menschen durch den Gebrauch von Naloxon gezeigt hätten [7, 23].

Nichtsdestoweniger können hohe Dosen Naloxon bei Patienten, deren Hypotension weiterhin gegen Volumenzufuhr refraktär ist und die mit immer höheren Dosen kardio- und vasoaktiver Medikamente behandelt werden, gelegentlich helfen, den Patienten hämodynamisch zu stabilisieren. Naloxon muß hoch dosiert werden: z. B. kann man mit einer Dosierung von 1 mg/kg in 100 ml Kochsalzlösung die Infusionsrate so titrieren, bis man einen Blutdruckanstieg feststellen kann.

Zusammenfassung

Das Verständnis der Pathogenese der hämodynamischen Instabilität, die sich beim septischen Patienten entwickelt, ermöglicht es zu verstehen, wie man therapeutisch intervenieren kann. Während Bakterien am primären Infektionsort schwere Schäden verursachen können, können sich die schwersten Folgen einer Infektion erst entwickeln, wenn die Keime in die Blutbahn einbrechen. Es ist wichtig, sich daran zu erinnern, daß Antibiotika nur den mikrobiellen Anteil am Schocksyndrom stoppen können. Das Verständnis der metabolischen und nachfolgend hämodynamischen Abläufe während einer Bakteriämie, die zum septischen Schock führen, erlaubt es dem Kliniker zu verstehen, wie wichtig die Aufrechterhaltung von Volumen, Herzzeitvolumen und O_2-Transport zu den peripheren Geweben ist. Die Neutralisierung des Endotoxins mit Antiendotoxinantiserum und die Gabe von antiinflammatorischen Medikamenten in gut definierten Situationen könnten weitere hilfreiche therapeutische Maßnahmen sein.

Literatur

1. Baumgartner JD, McCutchang JA, Van Melle G, et al. (1985) Prevention of gram-negative shock and death in surgical patients by antibody to endotoxin core glycolipid. Lancet i:59–63
2. Beller BK, Archer LT, Passey RB, et al. (1983) Effectiveness of modified steroid-antibiotic therapies for lethal sepsis in the dog. Arch Surg 116:1293
3. Beutler B, Cerami A (1987) Cachectin – more than a tumor necrosis factor. N Engl J Med 316:379–385
4. Beutler B, Krochin N, Milsark IW, et al. (1986) Control of cachectin (tumor necrosis factor) synthesis: mechanisms of endotoxin resistance. Science 232:977–979

5. Bone RC, Risher CJ, Clemmer TP, Slotman GJ, Metz CA, Balk RA, Sheagren JN (as part of the Methylprednisolone Severe Sepsis Study Group) (1987) A controlled clinical trial of high-dose methylprednisolone in the treatment of severe sepsis and septic shock. N Engl J Med 317:653–658
6. Coalson JJ (1986) Pathology of sepsis, septic shock and multiple organ failure. In: Sibbald JW, Sprung DL (eds) New horizons: perspectives on sepsis and septic shock. Society of Critical Care Medicine, Fullterton, pp 27–59
7. DeMaria A, Heffernan JJ, Grindlinger GA et al. (1985) Naloxone versus placebo in treatment of septic shock. Lancet 2:1363–1365
8. Demling RH (1986) Colloid or crystalloid resuscitation in sepsis? In: Sibbald WJ, Sprung CL (eds) New horizons: prospectives on sepsis and septic shock. Society of Critical Care Medicine, Fullerton, pp 275–300
9. Goldstein IM (1985) Host factors in pathogenesis: the complement system – potential pathogenetic role in sepsis. In: Sande M, Root R (eds) Septic shock: newer concepts of pathophysiology and treatment. Churchill Livingston, New York, pp 41–60
10. Greisman SE (1982) Experimental gram-negative bacterial sepsis: optimal methylprednisolone requirements for prevention of mortality not prevented by antibiotics. Proc Soc Exp Biol Med 170:436–442
11. Harlan JM, Winn RK (1985) The role of phospholipase products in the pathogenesis of vascular injury in sepsis. In: Sande, Root R (eds) Septic shock: newer concepts of pathophysiology and treatment. Churchill Livingston, New York, pp 201–218
12. Hickstein DD, Root RK (1985) Polymorphonuclear leukocytes: function and role in septic shock. In: Sande M, Root R (eds) Septic Shock: newer concepts of pathophysiology and treatment. Churchill Livingston, New York, pp 61–82
13. Hinshaw LB, Archer LT, Beller-Todd BK, et al. (1980) Survival of primates in LD_{100} septic shock following steroid/antibiotic therapy. J Surg Res 28:100–118
14. Hinshaw LB, Archer LT, Beller-Todd BK, et al. (1981) Survival of primates in lethal septic shock following delayed treatment with steroid. Circ Shock 8:291–300
15. Hinshaw LB, Beller-Todd BK, Archer LT, et al. (1981) Effectiveness of steroid/antibiotic treatment in primates administered LD_{100} Escherichia coli. Ann Surg 194:51–56
16. Hinshaw LB, Beller BK, Chang ACK, et al. (1984) Evaluation of naloxone for therapy of E. coli shock: species differences. Arch Surg 119:1410–1418
17. Hinshaw L, Peduzzi P, Young E, Sprung C, Shatney C, Sheagren JN, Wilson M, Haakenson C (and the Veterans Administration Systemic Sepsis Cooperative Study Group) (1987) Effect of high-dose glucocorticoid therapy on mortality in patients with clinical signs of systemic sepsis. N Engl J Med 317:659–665
18. Holaday JW (1985) Opioid antagonists in septic shock. In: Sande M, Root R (eds) Septic shock: newer concepts of pathophysiology and treatment. Churchill Livingston, New York, pp 117–134
19. Jarvis WR, White JW, Munn VP et al. (1983) Nosocomial infection surveillance. MMWR [1985] 33:9SS–21SS
20. Kreeger BE, Craven DE, McCabe WR (1980) Gram-negative bacteremia. IV. Re-evaluation of clinical features and treatment of 612 patients. Am J Med 68:344–352
21. Morris DL, Chambers HF, Morris MG, Sande MA (1985) Hemodynamic characteristics of patients with hypothermia due to occult infection and other causes. Ann Intern Med 102:153–157
22. Murano G (1978) The "Hageman" connection: interrelationships of blood coagulation fibrino(geno)lysis, kinin generation and complement activation. Am J Hematol 4:409
23. Rock P, Silverman H, Plump D, et al. (1985) Efficacy and safety of naloxone in septic shock. Crit Care Med 13:28–33
24. Schonfeld SA, Polysonsang Y, DiLisio R, et al. (1983) Fat embolism prophylaxis with corticosteroids: a prospective study in high risk patients. Ann Intern Med 99:438–443
25. Sheagren JN (1985) Shock syndromes related to sepsis. In: Wyngaarden JB, Smith LH (eds) Cecil textbook of medicine, 18th edn. Saunders, Philadelphia
26. Sheagren JN (1985) Glucocorticoid therapy in the management of severe sepsis. In: Sande M, Root R (eds) Septic shock: newer concepts of pathophysiology and treatment. Livingston, New York, pp 201–218

27. Sheagren JN (1986) Controversies in the management of sepsis and septic shock: empiric and antimicrobial therapy. In: Sibbald WJ, Sprung CL (eds) New horizons: prospectives on sepsis and septic shock. Society of Critical Care Medicine, Fullerton, pp 257–274
28. Shoemaker WC (1986) Hemodynamic and oxygen transport patterns in septic shock: physiologic mechanisms and therapeutic implications. In: Sibbald JW, Sprung DL (eds) New horizons: perspectives on sepsis and septic shock. Society of Critical Care Medicine, Fullerton, pp 203–234
29. Sprung CL, Caralis PV, Marcial EH, et al. (1984) The effects of high-dose corticosteroids in patients with septic shock: a prospective controlled study. N Engl J Med 311:1137–1143
30. Tracey KJ, Beutler B, Lowry SF, et al. (1986) Shock and tissue injury induced by recombinant human cachectin. Science 234:470–474
31. Watters JM, Wilmore DW (1986) Metabolic responses to sepsis and septic shock. In: Sibbald JW, Sprung DL (eds) New horizons: perspectives on sepsis and septic shock. Society of Critical Care Medicine, Fullerton, pp 97–111
32. Wise WC, Halushka PV, Knapp RG, et al. (1985) Ibuprofen, methylprednisolone and gentamicin as conjoint therapy in septic shock. Circ Shock 17:59–71
33. Ziegler EJ, McCutchan JA, Fierer J, et al. (1982) Treatment of gram-negative bacteremia and shock with human antiserum to a mutant *Escherichia coli*. N Engl J Med 307:1225–1230

Neue Methoden der mikrobiologischen Diagnostik bei Sepsis

H. Hahn, G. Daeschlein, J. Wagner

Vorbemerkung

Nach Schottmüller [12] liegt dann eine Sepsis vor, wenn sich innerhalb des Körpers ein Herd gebildet hat, von dem aus konstant oder periodisch Bakterien in den Kreislauf gelangen, derart daß durch diese Invasion subjektive und objektive Krankheitserscheinungen ausgelöst werden. Sie stellt nach wie vor ein dringliches medizinisches Problem dar, das die enge Zusammenarbeit zwischen Klinik und Labor fordert. Trotz steigenden wissenschaftlichen Kenntnisstandes führt die Sepsis in immer noch 30 % – 50 % der Fälle zum Tode des Patienten. Dabei kommt der sog. gram-negativen Sepsis d. h. der Sepsis mit Beteiligung stäbchenförmiger gram-negativer Bakterien eine besondere Rolle zu. In einer großen amerikanischen Klinik wurden in 500 Fällen von Sepsis folgende Erreger aus Blutkulturen isoliert [16]:

Staphylococcus aureus	11%
E. coli	18%
Pneumokokken	7%
Klebsiella pneumoniae	6%
Proteus mirabilis	2%
Pseudomonas aeruginosa	6%
Andere Enterobacteriazeen	7%
Anaerobier	13%
Pilze	8%

Symptome bei Sepsis

Symptome, die auf eine Sepsis hindeuten, sind in erster Linie Fieber, Schüttelfrost, hypotone Kreislaufdekompensation bis hin zum Schock, Tachypnoe und Herzrhythmusstörungen. Im Blutbild zeigt sich meist eine Leukozytose mit Linksverschiebung, toxischer Granulation und Döhle-Einschlußkörperchen. Thrombozyten sind häufig vermindert, u. U. kommt es zur Bildung von Fragmentozyten und zur Verbrauchskoagulopathie (besonders bei Meningokokkensepsis).

Methodik der Probenentnahme

Bei entsprechendem Sepsisverdacht werden möglichst eine Stunde vor dem erwarteten Temperaturmaximum und dem Einsetzen der Schüttelfröste Blutproben unter sterilen

Kautelen entnommen. Mit einer einzigen Probenabnahme und anschließender Kultivierung werden die Erreger zu 80%, bei 2 Abnahmen zu 90% und bei 3 Proben zu 99% angezüchtet. Mit Ausnahme besonders dringender Fälle sollte zwischen 2 Abnahmen eine Stunde liegen. Pro Abnahme genügen in der Regel 10–20 ml Blut, bei Kleinkindern und Kindern 1–5 ml. Die Abnahmen sollten vor Therapiebeginn erfolgen; anderenfalls können die Blutkulturen negativ, in der Mehrzahl der Fälle jedoch mit verzögertem Erregerwachstum und -nachweis ausfallen.

Mit dem gewonnenen Blut werden in der Regel 2 Blutkulturflaschen, eine aerobe sowie eine anaerobe Kultur, beimpft. Gebräuchliche Kulturmedien sind Trypticase-Soja, Pepton broth, „brain heart infusion", Columbiaagar für die aerobe Kultur und Thioglycolat, Thiol und Anaerobier „brain heart infusion" für die anaerobe Bebrütung. Die meisten kommerziell erhältlichen Kulturmedien enthalten bis zu 0,05% SPS, eine polyanionische Verbindung mit antikoagulatorischem Effekt, die die Lysozym- und Komplementaktivität hemmt und außerdem die Wirkung von Aminoglykosiden aufhebt. Da auch einige Stämme von Neisseria meningitidis und N. gonorrhoeae, Gardnerella vaginalis und Peptostreptococcus anaerobius durch SPS im Wachstum gehemmt werden, wird meist bis zu 1,2% Gelatine zugesetzt, die diese Effekte verhindern soll. Trotzdem sollten die Blutproben von Patienten mit Verdacht auf Gonokokken- bzw. Meningokokkensepsis in SPS-freie Blutkulturmedien verimpft werden. An sich reicht für eine Aufhebung der antimikrobiellen Aktivität der verschiedenen Antibiotika der Verdünnungseffekt (1:10) der Blutprobe in der Nährlösung aus. Die üblichen Antibiotika liegen dann in einer das Bakterienwachstum nicht mehr einschränkenden Konzentrationen vor. Bei ungewöhnlich hohen Konzentrationen von β-Laktamantibiotika sollte trotzdem Penicillinase zugegeben werden (Menge je nach Herstellerangabe). Eine neuere Entwicklung bedeutet die Einführung von Harzzusätzen in die Kulturflaschen, wodurch antimikrobielle Chemotherapeutika gebunden und inaktiviert werden sollen. Das zuerst von Wallis et al. [15] beschriebene „Antimicrobial Removal Device System" (ARD) enthält kationische und polymerisierte Austauscherharze und zusätzlich Natriumpolyanetholsulfonat, dem eine penicillin- und aminoglykosidinaktivierende Wirkung zugeschrieben wird. Nach Inokulation der Blutprobe in das ARD-Medium wird zur Erzielung einer optimalen Adsorption der Antibiotika an das Austauscherharz das System 15 min lang in Bewegung gehalten. Eine Überlegenheit gegenüber dem herkömmlichen Verfahren ist bisher nicht sicher belegt. Weitere Medien mit Austauscherharzen sind das Bactec 16B- und 17D-Medium, über die ebenfalls noch keine hinreichenden Bewertungen vorliegen.

Vorgehen im Labor

Die Kulturen werden sowohl aerob als auch anaerob in der Regel 7 Tage lang bebrütet, wobei die Bebrütungstemperatur zwischen 35 und 37 °C gewählt werden soll. Täglich werden die Kulturen auf Trübung, Hämolyse und Gasbildung untersucht. Außerdem ist auf bakterielles oder Pilzwachstum auf den „slides" zu achten: bei den meisten Systemen sind die aeroben Flaschen mit einem „slide", einer auf die Flasche aufschraubbaren Bebrütungskammer mit meist 3 Festnährböden (Kochblutagar, Endoagar und Sabouraudagar), versehen. Durch Kippen der Flaschen mit Überspülung der „Slide"-Nährböden werden tägliche „Subkulturen" vorgenommen.

Neue Verfahren

Neue Verfahren zur schnellen Erregerisolierung aus Blutkulturen sind das Bactec-Verfahren und das Isolatorverfahren nebst zahlreichen klinisch weniger erprobten später zu besprechenden Systemen.

Bactec-System

Das Bactec-System gründet sich auf den Nachweis radioaktiver Stoffwechselprodukte nach Inkubation bakterienhaltiger Proben mit radioaktiv markiertem Nährsubstrat. Analysiert wird gasförmiges radioaktives CO_2 ($^{14}CO_2$), welches sich unter geeigneten Bedingungen (pH < 7, Unterdruck, ständiges Rühren) leicht aus dem Medium abscheidet, mittels eines Treibgases in die Ionisationskammer befördert und hier gemessen wird. Die Menge des entstehenden radioaktiven $^{14}CO_2$ hängt von der Nährstoffmenge und der Keimmenge ab. Bei konstanter Nährstoffmenge wird über die Zeitdauer des Erreichens einer bestimmten Radioaktivität die Keimkonzentration der Probe berechnet. Da $^{14}CO_2$ von nahezu allen Mikroorganismen aus den entsprechenden Substraten gebildet werden kann, kann die Bactec-Methode als globaler Keimnachweis gelten. Verschiedene Autoren berichten über eine klinische Anwendung des Systems mit im Vergleich zur herkömmlichen Methode schnellerer Erregernachweismöglichkeit. Inzwischen sind neue Versionen im Handel, Bactec 16B und 17D, sowie 2 neue anaerobe Versionen, Bactec 7D und 17D. Daneben gibt es das System 8B mit hypertonem Medium, das sich besonders zur Frühdiagnose von Haemophilus influenzae eignen soll. Zur Zeit wird eine weitere Bactec-Version diskutiert, die ohne radioaktive Substanzen auskommen soll. Haupthandicap der Methode ist die Entsorgung des anfallenden radioaktiven Materials.

Isolatorsystem

Beim Isolatorsystem, auch Lysiszentrifugationssystem genannt, bei dem sich in der Blutabnahmeflasche lysierende Substanzen befinden, wird nach einem Zentrifugationsschritt das Zentrifugat auf herkömmliche feste Nährböden verimpft. In verschiedenen Studien konnte eine Überlegenheit im Vergleich mit dem herkömmlichen Bebrütungssystem beschrieben werden. So fanden Kelly et al. [9] in einer Studie 89% der Isolate mit Hilfe des neuen Isolatorsystems im Vergleich zu 73% bei Verwendung der herkömmlichen Methode (154 Fälle). Bei der Lysiszentrifugationsmethode wurden die Erreger im Durchschnitt 30 h früher isoliert. Bei einer 6010 Blutkulturen umfassenden Studie an der Mayo-Klinik zeigte sich beim Lysiszentrifugationssystem im Vergleich zur herkömmlichen Methodik eine signifikant höhere Isolierungsfrequenz relevanter Keime, insbesondere von Staphylococcus aureus und Candidaspezies. Die Isolierung von Staphylococcus aureus, Pseudomonas aeruginosa und Candidaspezies gelang signifikant schneller [7]. Diese Vorteile hinsichtlich der Pilzisolierung werden auch von anderen Autoren hervorgehoben [2, 10]. Die anfänglich aufwendige Vorarbeit dieser Methode, v. a. das Hantieren mit einer speziellen Kanüle, wurde von der Herstellerfirma bedeutend vereinfacht. Problematisch bleibt das durch das Überimpfen bedingte Kontaminationsrisiko. Noch nicht hinreichend bewertet ist die in einer Untersuchung aufgefallene niedrigere Isolierungsrate für Pneumokokken und andere aerobe Bakterien [7].

Septichek-System

Eine weitere Neuheit ist das Septichek-System. Ähnlich wie beim herkömmlichen Verfahren besteht es aus einem auf eine Blutkulturflasche aufschraubbaren Festagarplatteneinsatz, der durch Kippen der Flasche beschickt wird. Als Nährlösung wird Trypticase-Soja-Bouillon verwendet. Das System kommt mit einer zu bebrütenden Blutkulturflasche aus, die nicht belüftet wird. Im Vergleich mit dem herkömmlichen Zweiflaschenverfahren zeigten sich bei Verwendung des Septichek-Systems Vorteile bei der Anzucht von gram-negativen Keimen, insbesondere von Enterobacteriazeen, weiterhin bei der Anzucht von Streptokokken und von Anerobiern [7, 11]. Umfassende Studien stehen hier noch aus.

Antigennachweis in Blutkulturen

Neben der Optimierung der Anzucht mikrobieller Organismen in dafür geeigneten Kultivierungssystemen kommt einer möglichst raschen qualitativen Analyse des betreffenden Erregers insbesondere in der Intensivmedizin besondere Bedeutung zu. Hierfür stehen verschiedene Methoden zur Verfügung, von denen die wichtigsten hier erörtert werden sollen: die direkte Antigensuche aus Blutkulturmaterial mittels gefärbter Ausstrichpräparate, der Antigennachweis mit Hilfe der Koagglutination, der Latexagglutination sowie der Gegenstromelektrophorese.

Akridinorangefärbung

Makroskopisch auffällig wird mikrobielles Wachstum in einer Blutkulturflasche ab einer Keimkonzentration von 10^6 Keimen/ml. Die Gram- und die Methylenblaufärbung bei makroskopisch (noch) unauffälligen Blutkulturen zeigt erst ab 10^5 Keimen/ml positive Resultate. Mit der Akridinorangefärbung steht eine sensitivere Methode zur Verfügung: Keimwachstum wird bereits bei Keimkonzentrationen von 10^4/ml mikroskopisch sichtbar. Bei saurem pH färbt Akridinorange Bakterien und Pilze rot-orange fluoreszierend, Leukozyten hellgrün, während Erythrozyten ungefärbt bleiben. Die Färbung eignet sich besonders zur Untersuchung makroskopisch unauffälliger Blutkulturen als Schnellmethode bei Risikopatienten.

Tabelle 1. Antigennachweismöglichkeiten in den verschiedenen Körperflüssigkeiten. (Mod. nach Fung u. Tilton 1987 [5])

Antigen	Körperflüssigkeit
Pneumokokken	Serum, Sputum, Liquor, Urin, Pleuraflüssigkeit, Synovialflüssigkeit
β-hämolysierende Streptokokken, Gruppe B	Serum, Liquor, Urin, Magensaft, Amnionflüssigkeit, Peritonealflüssigkeit
Haemophilus influenzae	Serum, Sputum, Liquor, Urin, Perikardexsudat, Pleuraexsudat, Gelenkflüssigkeit, Pleuraexsudat
Meningokokken	Serum, Liquor, Urin, Synovialflüssigkeit, Perikardexsudat
Candida albicans	Serum, Sputum, Urin, Liquor
Kryptokokken	Serum, Liquor

Koagglutination, Latexagglutination und Gegenstromelektrophorese

Der Nachweis bakterieller Antigene in klinischen Isolaten hängt von der Konzentration der Keime im Medium, der Antigenlokalisation, den Antigendeterminanten in der Zelle sowie der Sekretion der Antigene ins Medium ab. Zum schnellen Nachweis von Pneumokokken, Haemophilus influenzae, Neisserien, Staphylococcus aureus sowie Candida albicans und Kryptokokken sind Koagglutination, Latexagglutination und Gegenstromelektrophorese prinzipiell geeignete Untersuchungsverfahren. Tabelle 1 zeigt die Möglichkeiten des Keimnachweises in den verschiedenen Körperflüssigkeiten. Sollen Blutkulturen untersucht werden, gelingt der Antigennachweis am ehesten im Überstand, nachdem zentrifugiert wurde.

Koagglutination

Bei der Koagglutination fixieren formalinisierte Staphylokokken über ein Zellwandprotein A das F_c-Fragment von spezifischen Immunglobulinen. Am freien F_{ab}-Ende des Immunglobulins können nun die homologen Antigene gebunden werden, was optisch unter dem Bild einer Flockung (Koagglutination) sichtbar wird. Bei der Latexagglutination werden anstelle von Staphylococcus aureus Kunststoffkügelchen verwendet. Auch hierbei ist das Ergebnis ohne weitere optische Hilfsmittel direkt innerhalb weniger Minuten ablesbar.

Gegenstromelektrophorese

Bei der Gegenstromelektrophorese wird die unterschiedliche Polarität und damit verbundene unterschiedliche Wanderungsrichtung von Antigenen und Antikörpern in Agargelzubereitungen ausgenutzt. Im elektrischen Feld wandern in einem Agarosemedium unter definierten Bedingungen (Spannung, Stromstärke, gepuffertes Medium, spezielle Zusätze) die Antikörper zur Kathode, die Antigene zur Anode. Auf der Strecke zwischen Anode und Kathode kommt es beim Aufeinandertreffen von Antigen und Antikörper zur Präzipitatbildung. Die meisten Verfahren benötigen bis zum Ablesen der Präzipitate, die u. U. noch gefärbt werden, 30–60 min.

Bewertung der Antigennachweismethoden

Die Antigennachweise mittels der 3 beschriebenen Methoden besitzen im Vergleich zur Gramfärbung eine höhere Sensitivität. Dies wird bei der Untersuchung bei Meningitiden, verursacht durch Typ B Streptokokken, Meningokokken, Pneumokokken und Haemophilus influenzae, Typ B, im Liquor besonders deutlich. Die Methoden erweisen sich auch bei B-Streptokokkeninfekten bei Neugeborenen als hilfreich, wobei anstelle des meist schwierig zu entnehmenden Venenblutes die Untersuchung konzentrierten Urins mindestens gleich gute Resultate liefert. Weiterhin zeigen die Antigennachweisverfahren im Vergleich zur Sputumkultur und zur Gramfärbung eine höhere Sensitivität bei Pneumokokkenpneumonie. In bestimmten Fällen, insbesondere bei chemotherapeutisch vorbehandelten septischen Patienten, kann die Antigenanalyse den einzigen Hinweis auf die Natur des mikrobiellen Erregers geben. Dies gilt ebenso für immunkompromittierte, beispielsweise Aids-Patienten, bei denen darüber hinaus die Aussagekraft serologischer Antikörpernachweisreaktionen eingeschränkt ist.

Vergleicht man die beschriebenen Methoden miteinander, dann ergeben sich für die Agglutinationsreaktionen im Vergleich mit der Gegenstromelektrophorese Vorteile. Die Koagglutinationsreaktion und die Latexagglutination sind einfacher und zeitsparender zu handhaben und benötigen einen deutlich geringeren Materialaufwand. Die meisten der von den Herstellern angebotenen Systeme kommen mit weniger Probenmaterial aus und besitzen inzwischen meistens eine höhere Sensitivität (Tabelle 2) als die Gegenstromelektrophorese und haben diese bereits weitgehend ersetzt. Kürzlich wurde eine weitere Latexagglutinationsmethode entwickelt, die den direkten Nachweis von A-Streptokokken vom Rachenabstrichtupfer ermöglichen soll und derzeit klinisch geprüft wird.

Tabelle 2. Minimale Keimkonzentrationen, die mittels Koagglutination, Latexagglutination und Gegenstromelektrophorese (CIE) nachweisbar sind (ng/ml). (Nach Fung u. Tilton 1987 [5])

Antigen	CIE	Koagglutination	Latexagglutination
Pneumokokkenkapselantigen	24– 1 000	6	0,2–50
β-hämolysierende Streptokokken, Gruppe B	500–14 000		62
Haemophilus influenzae	1– 25	2–25	0,1–5
Meningokokken, Gruppen A, C, D, Y	24– 75	1,5	0,75–50

Methoden in Entwicklung

Folgende Methoden in der bakteriologischen Diagnostik sind gegenwärtig Gegenstand lebhafter Forschung und zumeist noch nicht als Routineverfahren eingeführt bzw. kommerziell erhältlich:

Biolumineszenzverfahren,
DNS-Hybridisierung,
chromatographische Verfahren,
massenspektrometrische Verfahren,
Mikrokalorimetrie,
Impedanzmessungsverfahren,
Fourier-Transform-Infrarot-Spektrometrie.

Biolumineszenzverfahren

Diese Methode beruht auf dem ATP-Nachweis aus Bakterien und Pilzen über eine enzymkatalysierte (Luziferase) Lichtreaktion, die photometrisch quantifiziert wird. Unter geeigneten Bedingungen ist die Lichtausbeute der eingesetzten Biomasse, d. h. der Keimkonzentration proportional. Methodisch müssen andere Zellen (ATP-Träger) eliminiert, z. B. mit Triton X lysiert, das freiwerdende ATP durch Apyrase hydrolysiert werden. Anschließend folgen Lysis der Keime selbst, Extraktion und Messung des freigesetzten ATP. Die Methode eignet sich zum quantiativen Erregernachweis, die meisten Keime zeigen nur geringfügige Unterschiede in ihrem ATP-Gehalt. Eine Anwendungsmöglichkeit sieht den Nachweis signifikanter Keimkonzentrationen, z. B. im Mittelstrahlurin vor, wofür ein Zeitaufwand von etwa 90 min erforderlich wird. Eine andere Zielsetzung ist die Messung von Antibiotikaspiegeln in Untersuchungsmaterial. Zusammenfassend betrachtet eignet sich das Biolumineszenzverfahren prinzipiell als schnelle und hochspezifische Methode zum Nachweis bakteriellen Wachstums. Entsprechende Untersuchungen über die Eignung als Schnellsuchtest beispielsweise in Blutkultursystemen stehen noch aus.

DNS-Hybridisierung

Die Nukleinsäurehybridisierung nutzt die Eigenschaft von Nukleinsäuren aus, unter geeigneten Bedingungen mit komplementären Sequenzen doppelsträngige komplexe Moleküle zu bilden. Diese Technik wird zum Nachweis von Genen überhaupt, zur Klärung des Zustandsbildes bestimmter Gene (frei, linear, zirkulär integriert), zur Lokalisation von Genen in bestimmten Geweben oder Zellen sowie zur Untersuchung der transkriptionalen Aktivität von Genen herangezogen.

Zunächst werden vom Probenmaterial durch Zugabe von Detergentien und Enzymen nichtnukleinsäurehaltige Beimengungen entfernt. Danach findet unter den Bedingungen eines alkalischen Milieus eine Trennung der Doppelhelix der zu untersuchenden DNS in 2 komplementäre Stränge statt. An ein festes Medium (Filter) gebunden, werden nun die Einzelstränge dieser Proben-DNS mit markierter DNS inkubiert, wobei sich komplementäre Sequenzen wieder zu Doppelsträngen verbinden

(Hybridisierung). Nach einem Waschvorgang mit Entfernung der ungebundenen Anteile kann der Anteil der gebundenen Probe über den Anteil der markierten (in der Regel mit radioaktivem ^{32}P) angelagerten DNS gemessen werden. Inzwischen wurde der Nachweis enterotoxinbildender Stämme von E. coli über den Nachweis spezifischer die Toxinbildung induzierender Gene direkt aus klinischem Untersuchungsmaterial beschrieben. Weiterhin gelang ebenso direkt aus Untersuchungsmaterial der Nachweis von Gonokokken und Chlamydien über den Nachweis spezifischer Plasmide.

Hinsichtlich klinischer Untersuchungen hat die Methode bisher wenig Verbreitung gefunden. Sie erfordert aufwendige Laborausrüstung und spezielle Erfahrung des Personals. Hinzu kommen die Probleme des Arbeitens mit radioaktivem Material. Diese Nachteile wurden z. T. durch die Entwicklung neuer Techniken, v. a. durch die Verwendung nichtradioaktiver Markierungsmethoden beseitigt. Prinzipiell erscheint die hochspezifische und sensitive Methode zum schnellen Keimnachweis, z. B. für Blutkultursysteme, geeignet. Entsprechende Studien liegen mit Ausnahme der oben angeführten Beispiele bisher noch nicht vor.

Gaschromatographie

Mit dem Begriff Gaschromatographie werden alle chromatographischen Trennverfahren bezeichnet, deren mobile Phase gasförmig ist. Grundlage der Methode ist die Verschiedenheit der chemischen Beschaffenheit der Erreger selbst, bzw. ihrer Metaboliten. Häufig müssen die Proben vor der eigentlichen chromatographischen Analyse in geeignete Derivate überführt werden: Methylester, Fluorazetate und -butyrate und andere. Diese werden mit einem Trägergasstrom in eine Trennsäule gespült. Hier erfolgt die Trennung des Stoffgemischs durch unterschiedliche Löslichkeit der einzelnen Substanzen in der Trennlösung, die auf einem festen Träger gebunden ist. Die so getrennten Stoffe werden mit dem Trägergasstrom in die Detektorkammer geschleust, wo sie ein elektrisches Signal erzeugen. Dies geschieht entweder durch einen Ionisationsstrom, der bei der Verbrennung im Trägergasstrom nach Zumischung von Luft und Wasserstoff entsteht (Flammenionisation), oder durch Veränderung eines gegebenen konstanten Ionisationsstromes (Elektronenanlagerungsverfahren). Das entstandene Signal wird verstärkt und über die Zeit aufgelöst mit einem Schreiber als Chromatogramm wiedergegeben.

Die Vorteile einer gaschromatographischen Analyse von klinischem Untersuchungsmaterial zur Identifizierung von mikrobiellem Wachstum liegen in der Möglichkeit einer frühen und schnellen Identifizierung der fraglichen Keime. In der Anaerobierdiagnostik hat die Methode bereits ihren festen Platz. Während aerobe Keime durch den ausschließlichen Nachweis von Essigsäure (keine kurzkettigen Fettsäuren!) chromatographisch auffallen, zeigt eine Mischung solcher kurzkettigen Fettsäuren das Vorhandensein von Anaerobiern allein oder in Kombination mit Aerobiern an. Eine genaue Erregeridentifikation direkt aus klinischem Untersuchungsmaterial, beispielsweise aus Blutkulturflaschen bei Sepsis ist bisher noch nicht gelungen. Möglich erscheint der Einsatz der Gaschromatographie als Schnelltest, der angibt, ob aerobes oder anaerobes Keimwachstum in klinischem Untersuchungsmaterial (Pleuraflüssigkeit, Gelenkflüssigkeit, Eiter, Blut, Sputum) vorliegt. In der Pilzdiagnostik scheint sich der Nachweis der extrazellulären Produkte Arabinitol und Mannose als frühe Markerreaktion bei Candidosen zu etablieren. Eine andere Anwendung betrifft den Nachweis von Clostridium difficile über den gaschromatographischen Nachweis von Isokapronsäure im Stuhl. Hierzu fehlen bislang größere klinische Studien. Für die Sepsisdiagnostik werden gegenwärtig chromatographische Methoden zum Nachweis von Endotoxinen untersucht. Hier gibt es erfolgversprechende Studien bezüglich der β-Hydroxy-Myristinsäure, eines Endotoxinbestandteiles gramnegativer Bakterien. Diese Säure kann direkt im Serum nachgewiesen werden. Die Bedeutung als schnelle Markerreaktion für gram-negative Sepsis werden weitere klinische Untersuchungen zeigen. Eine weitere gaschromatographische Markerreaktion ist der Nachweis von Mykobakterien über deren Bestandteil 10-Methyloktadekansäure direkt in Sputum oder Liquor bei Patienten mit offener Lungentuberkulose bzw. tuberkulöser Meningitis. Im Gegensatz zur herkömmlichen Wochen dauernden Kulturdiagnostik ist eine definitive Diagnosestellung schon nach Stunden möglich. Interessant ist dabei, daß das Ergebnis weitgehend unabhängig von einer vor der Probenabnahme erfolgten chemotherapeutischen Anbehandlung ist. Eine weitere Neuentwicklung ist der gaschromatographische Nachweis von Arachidonsäure sowie 3-(2'-ketohexyl)Indol im Liquor als Hinweis auf tuberkulöse Meningitis. Diese Substanzen sind keine Bestandteile der Mykobakterien.

Ein anderes chromatographisches Verfahren ist in der Lage, E. coli sowie Proteusbakterien über deren Stoffwechselprodukte nachzuweisen. E. coli produzieren aus Laktose in einem entsprechenden Medium Äthanol, Proteuskeime aus Methionin Dimethylsulfit. Ein Urinschnelltest, der diese beiden Reaktionen für die Analyse ausnutzt, ist bereits etabliert: nach 3–5 h Inkubationszeit und wenigen min Analysenzeit für die Gaschromatographie mit mindestens 5 ml Urin und mindestens 10^5 der entsprechenden Keime pro ml Untersuchungsmaterial kann trotz Vorliegens einer Mischflora (außer mit Klebsiella ozaenae, die auch Äthanol produziert) auf eine signifikante E. coli bzw. Proteusbakteriurie geschlossen werden. Bei Patienten mit weniger als der oben angegebenen Keimzahl im Urin muß entsprechend länger inkubiert werden.

Massenspektrometrie

Massenspektrometrische Verfahren dringen zunehmend in Bereiche der klinisch-technischen Diagnostik. Dies gründet sich auf ihre hohe Empfindlichkeit und Spezifität bei schneller Durchführbarkeit. Zur Analyse werden Probenmengen im Mikro- bis Pikogrammbereich benötigt. Prinzip der Massenspektrometrie ist die Überführung der zu analysierenden Substanzen in einen gasförmigen ionalen Zustand. Dies geschieht meistens durch Elektronenbeschuß oder ein starkes elektrisches Feld (Elektronenstoß- bzw. Feldionisation). Anschließend werden die entstandenen Ionen durch den Einfluß magnetischer oder elektrischer Felder nach Masse und Ladung, die registriert werden, getrennt. Eingeschleust in den eigentlichen Analysengang wird Pyrolysat, das durch thermische Auftrennung der Probe, beispielsweise einer Keimsuspension gewonnene Gemisch verschiedener flüchtiger Spaltprodukte. Zur Identifizierung beispielsweise eines bestimmten Erregers wird das erhaltene Massenspektrum mit Spektren von Referenzstämmen verglichen, was meist rechnergestützt geschieht.

Bisher wurden mit der Methode Untersuchungen zur Typendifferenzierung von Mykobakterien, Listerien und Klebsiellen vorgenommen. Zur Zeit wird die Methode hinsichtlich ihrer Eignung zur Intergenusunterscheidung überprüft.

Mikrokalorimetrie

Während der verschiedenen Wachstumsphasen im Entwicklungszyklus der Mikroorganismen finden verschiedene enzymatische Stoffwechselreaktionen statt, die z.T. mit einer Wärmeproduktion einhergehen. Diese Wärme, die im Mikrowattbereich meßbar ist, verhält sich direkt proportional zu einem von ihr in einem thermoelektrischen Element erzeugten Strom, der verstärkt und gemessen wird. Werden die von den Mikroorganismen erzeugten Wärmemengen gegen die Zeit aufgetragen, ergeben sich z.T. charakteristische Wärme-/Zeitprofile, die Thermogramme. Die Form der Thermogramme variiert mit den unterschiedlichen Stadien der Keimentwicklung, wobei Anstiege der Wärmebildung den Wachstumsphasen der Erreger entsprechen. Bei Studien mit dieser Methode bei Enterobakteriazeen zeigte sich, daß ab einer Testeinsaat zwischen 10^5 und 10^6 Keimen Wachstum innerhalb von 5–7 h nachweisbar war. Zum Teil konnten anhand charakteristischer Thermogramme einzelne Erregerarten voneinander unterschieden werden. Untersuchungen mit Urinkulturen zur Diagnosestellung einer signifikanten Bakteriurie verliefen erfolgversprechend, nach wenigen Stunden konnten die Ergebnisse abgelesen werden. Von 299 Urinuntersuchungen erbrachten 1% falsch-negative, allerdings 15% falsch-positive Ergebnisse [1]. Untersuchungen mit Blutkultursystemen liegen bisher nicht vor.

Vorteil der Methode ist u.a. die relativ schnelle Ablesezeit, die Nachteile liegen in der aufwendigen Methodik und in der Ermangelung einer Standardisierung bei Fehlen einer entsprechenden Automatisierung.

Impedanzmessung

Die mit mikrobiellem Wachstum verbundenen Stoffwechselvorgänge ändern die chemische Zusammensetzung des sie umgebenden Milieus. Eine Lösung mit veränderter chemischer Zusammensetzung setzt einem sie durchfließenden Wechselstrom einen veränderten Widerstand entgegen, d.h. es tritt eine Impedanzänderung auf. In der Regel sinkt in der Phase mikrobiellen Wachstums in flüssigen Medien die Impedanz ab. Ein kommerziell erhältliches Gerät, das mit der Impedanzmessung operiert, ist das Baktometer. Bakterielles Wachstum ist ab einer Änderung der Impedanz vom Ausgangswert um mindestens 0,8% nachweisbar, was einer Keimkonzentration zwischen 10^6 und 10^7 pro ml entspricht. Bisher liegen einige Vergleichsstudien mit etablierten Systemen vor, wobei beispielsweise bei der Untersuchung von Blutkulturen im Vergleich zum Bactec-System (Bactec 225) mit der Impedanzmethode vergleichbare Resultate erzielt wurden [13]. Andere Autoren fanden in ähnlichen Untersuchungen mit der Impedanzmethode eine deutlich verkürzte Untersuchungszeit [3]. Throm et al. [14] berichten über den 2–3 h benötigenden Nachweis einer signifikanten Bakteriurie (über 10^5 Keime/ml Urin). Mit einer anderen Impedanzmessungsmethode gelang der Nachweis von Mykoplasmen innerhalb von 2 h. Mehr positive Blutkulturnachweise mit der Kopplung der Lysisfiltrationsmethode mit Impedanzmessung im

Vergleich zu herkömmlichen Bebrütungsverfahren konnten Kagan et al. [8] bei ihren Untersuchungen feststellen; 30 ml der Blutkulturflüssigkeit wurden dazu lysiert und durch ein bakteriendichtes Filter passiert, welches erneut in Kulturmedien verbracht und inkubiert wurde. Hieran schloß sich die Impedanzmessung an.

Die gezeigten Anwendungen sprechen prinzipiell für eine Brauchbarkeit der Methode in der bakteriologischen Diagnostik. Um echte Vergleiche mit den herkömmlichen Methoden herzustellen zu können, insbesondere zur Bewertung des Zeitfaktors, ermangelt es bisher geeigneter automatisierter Auswertungssysteme für die Methode. Bisher ist die Impedanzmessung ein brauchbares Screeningverfahren für bakterielles Wachstum beispielsweise in Blutkultursystemen, das parallel durchgeführte Nachweis- und Identifizierungsverfahren herkömmlicher Art weiterhin erfordert. Die Untersuchungen zur Identifizierung der einzelnen Erreger mit den Methoden der Impedanzmessung stehen am Anfang.

Fourier-Transform-Infrarot-Spektroskopie

Nach der Vorstellung und Besprechung einiger neuer Methoden zur Erregerisolierung und -differenzierung in der mikrobiologischen Diagnostik insbesondere der Sepsisdiagnostik, wobei in den meisten Fällen das eigentlich Neue in der Anwendung moderner, automatisierter Techniken auf z. T. jahrzehntelang bekannte und erst durch diese „Modernisierung" klinisch-diagnostisch praktikabel gewordene Nachweisverfahren besteht, möchte ich abschließend auf eine „neue" Methode zu sprechen kommen, die allen wichtigen Anforderungen an eine solche gerecht zu werden verspricht: die Fourier-Transform-Infrarot-Spektroskopie. Bei den bisherigen Untersuchungen mit diesem in der chemischen Analytik schon länger bekannten Verfahren zeigten sich gegenüber den meisten besprochenen Nachweismethoden Vorteile hinsichtlich der Schnelligkeit und Sicherheit der Identifikation der Erreger, der Handhabung und Einfachheit der Probenvorbereitung sowie der bereits vollautomatisierten Auswertung. Das Verfahren beruht auf der Messung von Molekülspektren im infraroten Bereich und Vergleich dieser Spektren mit gespeicherten Referenzspektren.

Die benötigte Probenmenge liegt im Mikro- bis Nanogrammbereich, die Analysendauer beträgt ab der Kulturabnahme rund 15 min. Zur eigentlichen Analyse werden Einzelkolonien der Erreger in Reinkultur verwendet.

Ähnlich wie Atome können Moleküle durch Zufuhr von Energie in einen angeregten Zustand versetzt werden. Durch entsprechend langwellige Bestrahlung können jedoch bei Molekülen zusätzlich Vibrations- und Rotationszustände angeregt werden, die nach einer bestimmten Halbwertszeit wieder zerfallen, wobei die Energie in Form meßbarer Strahlung im infraroten Bereich frei wird. Es entstehen für jedes unterschiedliche Molekül charakteristische Rotations- und Vibrationsspektren, „fingerprints", die eine Identifizierung des Moleküls (Erregers) anhand von Referenzspektren ermöglichen.

Bisher wurden mit der beschriebenen Methode erfolgreich Typeneinteilungen von Salmonellen, Staphylokokken und Streptokokken vorgenommen. Studien zur Intergenusdifferenzierung sowie allgemein zur Übereinstimmung mit den Ergebnissen konventioneller Verfahren stehen noch aus.

Literatur

1. Beezer AE, Bettelheim KA, Al-Salihi S, Shaw EJ (1978) The enumeration of bacteria in culture media and clinical specimens of urine by microcalorimetry. Sci Tools 25:6–9
2. Bille J, Edson RS, Roberts GO (1984) Clinical evaluation of the lysis-centrifugation blood culture system for the detection of fungemia and comparison with a conventional biphasic broth blood culture system. J Clin Microbiol 19:126–128
3. Buckland A, Kessock-Philip S, Bascomb S (1983) Early detection of bacterial growth in blood culture by impedance monitoring with a Bactometer model 32. J Clin Pathol 36:823–828
4. Falkow S (1987) The use of DNA hybridization for the identification of pathogenic bacteria. In: Habermehl KO (ed) Rapid methods and automation in microbiology and immunology. Springer, Berlin Heidelberg New York Tokyo
5. Fung CJ, Tilton RC (1987) Detection of bacterial antigens by counterimmunelectrophoresis, coagglutination and latexagglutination. In: Lenette EH (ed) Manual of clinical microbiology, 4th edn. American Society for Microbiology, pp 883–889
6. Giesbrecht P, Naumann D, Labischinski H, Barnicke L (1987) A new method for rapid identification and differentiation of pathogenic microorganisms using Fourier transform infrared spectroscopy. In: Habermehl KO (ed) Rapid methods and automation in microbiology and immunology. Springer, Berlin Heidelberg New York Tokyo
7. Henry NK, McLimans CA, Wright AJ, Thompson RL, Wilson WR, Washinton JA II (1983) Microbiological and clinical evaluation of the isolator lysis-centrifugation blood culture tube. J Clin Microbiol 17:864–869
8. Kagan RL, Schuette WH, Zierdt CH, MacLowry JD (1977) Rapid automated diagnosis of bacteremia by impedance detection. J Clin Microbiol 5:51–57
9. Kelly MT, Fojtasek MF, Abbott TM, Hale DC, Dizikes JR, Boshard R, Buck GE, Martin WJ, Matsen JM (1983) Clinical evaluation of a lysis-centrifugation technique for the detection of septicemia. JAMA 250:2185–2188
10. Kiehn TE, Wong B, Edwards FF, Armstrong D (1983) Comparative recovery of bacteria and yeasts from lysis-centrifugation and a conventional blood culture system. J Clin Microbiol 18:300–304
11. Pfaller MA, Sibley TK, Westfall LM, Hoppe-Bauer JE, Keating MA, Murray PR (1982) Clinical laboratory comparison of a slide blood culture system with a conventional broth system. J Clin Microbiol 16:525–530
12. Schottmüller H (1914) Wesen und Behandlung der Sepsis. Verh Dtsch Ges Inn Med 31:257
13. Specter S, Throm R, Strauss R, Friedman H (1977) Rapid detection of bacterial growth in blood samples by a continuous-monitoring electrical impedance apparatus. J Clin Microbiol 6:489–493
14. Throm R, Specter S, Strauss R, Friedman H (1977) Detection of bacteriuria by automated electrical impedance monitoring in a clinical microbiology laboratory. J Clin Microbiol 6:271–273
15. Wallis C, Melnick JL, Wende RD, Riely PE (1980) Rapid isolation of bacteria from septicemic patients by use of an antimicrobial agent removal device. J Clin Microbiol 11:462–464
16. Weinstein MP (1983) The clinical significance of positive blood cultures: A comprehensive analysis of 500 episodes of bacteremia and fungemia in adults. Laboratory and epidemiologic observations. Rev Infect Dis 5:35

Symptome und Befunde zur Frühdiagnose des Sepsissyndroms

H.-J. Gramm, K. Reinhart, J. Goecke, J. v. Bülow

Im klinischen Alltag besteht ein krasser Widerspruch zwischen der inflationären und unbestimmten Verwendung der Begriffe septisch und Sepsis und klaren, eindeutigen Diagnosestellungen. Der ungenaue Umgang mit dem infektiologisch eindeutig definierten Begriff [48] – in seiner deutschen Wortbedeutung „Blutvergiftung" – macht das Mißverständnis deutlich, das zwischen der Häufigkeit des Krankheitsbildes, der klinischen Bedeutung der Diagnose und der Schwierigkeit ihres sicheren Nachweises besteht.

Anforderungen an diagnostische Kriterien

Die Sicherung der Diagnose ist aber die Voraussetzung für ein adäquates therapeutisches Handeln und Weiterungen des Monitorings bei einem Krankheitsbild, das einen rasch eskalierenden Verlauf nehmen kann. Morbidität und Mortalität der Sepsis werden v.a. von einer frühzeitigen Diagnosestellung bestimmt. An diagnostische Kriterien muß demnach der Anspruch gestellt werden, daß sie einen hohen Grad an Spezifität und Sensitivität besitzen und schnell verfügbar sind, um die Zeitspanne zwischen Verdacht und diagnostischer Sicherung möglichst kurz zu halten. Die Schwierigkeiten der Sepsisdiagnostik bestehen nun darin, daß weder Krankheitszeichen noch Befunde *einzeln* diesen Ansprüchen genügen.

Blutkulturen

Ist eine fehlerhafte Abnahmetechnik [26] und die Möglichkeit transitorischer Bakteriämien ausgeschlossen, beweist der kulturelle Nachweis von Mikroorganismen im Blut die Diagnose. Die Kenntnis des Erregers erlaubt vielfach Rückschlüsse auf in Frage kommende Sepsisausgangsherde. Umgekehrt gibt ein identifizierter Sepsisherd Hinweise auf das mögliche Erregerspektrum. Daher darf auf aerobe/anaerobe Blutkulturen bei Sepsisverdacht nicht verzichtet werden. Der kulturelle Erregernachweis besitzt aber nur eine geringe Sensitivität und ist erst nach 36–48 h verfügbar. Im Jahr 1986 ließ sich in unserer Klinik nur bei ⅓ der Patienten mit Sepsis die Diagnose mikrobiologisch sichern. Literaturangaben großer multizentrischer Sepsisstudien geben die Rate positiver Blutkulturen mit 30–50% an. Von 186 Blutkulturen gelang in unserer Klinik nur in 21% ein kultureller Erregernachweis; ⅔ der Patienten entwickelten die Sepsis unter einer laufenden antibiotischen Behandlung.

Von den weiteren Symptomen oder Befunden ist keiner für die Sepsis pathognomonisch. Die Diagnose muß sich daher auf die Bewertung eines Mosaiks von Krankheitszeichen stützen, das neben Zeichen der schweren Entzündung klinische Symptome, metabolische, hämodynamische und allgemeine Befunde umfaßt, die in der Folge einer Invasion von Mikroorganismen in die Blutbahn auftreten.

Frühe Symptome

Die frühen Symptome sind vieldeutig, doch können sie in Verbindung mit weiteren Befunden ein charakteristisches klinisches Bild ergeben, so daß die Verdachtsdiagnose mit hoher Wahrscheinlichkeit formuliert werden kann. Für die Bewertung der frühen Krankheitszeichen ist die Beachtung von Risikofaktoren von Bedeutung. Patienten mit Störungen der Infektabwehr, wie Karzinompatienten, Patienten mit einer hämatologischen Systemerkrankung, Leberzirrhose, Diabetes mellitus oder einer zytostatischen oder immunsuppressiven Therapie besitzen ein erhöhtes Sepsisrisiko.

Die Messung des Temperaturverlaufs gehört zu den ältesten Versuchen, das Krankheitsbild mit objektiven Parametern zu erfassen und hat dem klassischen Fieberanstieg seinen Namen gegeben. Der Verdacht einer septischen Komplikation entsteht in der Regel, wenn ein Patient mit einer nachgewiesenen Infektion, im postoperativen Krankheitsverlauf oder nach einer invasiven Maßnahme plötzlich Schüttelfrost und hohes Fieber entwickelt [30]. Aber auch episodische Hypothermien können ein Krankheitszeichen sein [34], bei immunsupprimierten Patienten kann eine Temperaturerhöhung fehlen. McCabe u. Jackson beobachteten bei 49% ihrer Patienten das Auftreten von Schüttelfrost, wobei der Schüttelfrost gewöhnlich der erste Hinweis auf eine Bakteriämie war und in der Regel dem Temperaturanstieg voranging [30]. Zu den klassischen Symptomen gehört weiter die Hyperventilation mit Hypokapnie [13, 30, 49]. Eine Tachykardie fehlt selten. Bewußtseinsstörungen wie Verwirrtheit, Unruhe, delirante Zustände und Vigilanzminderungen werden häufig verkannt und fehlinterpretiert [13, 49]. Episodische Hypotensionen, eine rückläufige Diurese, ein steigender Infusionsbedarf sowie eine neu aufgetretene Glukoseverwertungsstörung [52] und rezidivierende metabolische Azidosen sind weitere Alarmsignale.

Laborchemische Befunde

Von den laborchemischen Untersuchungen hat sich die Befundkonstellation von Leukozytendifferenzierung, Verlauf der Thrombozytenzahl und des anorganischen Serumphosphates als wertvolles Kriterium für die Diagnosestellung erwiesen.

Die Zählung der Leukozyten und ihre morphologische Beurteilung ist immer noch der wichtigste Entzündungsparameter. Zugänglich sind allerdings nur die Zellen des zirkulierenden Granulozytenpools, deren Zahl von der Größe des marginalen Leukozytenpools und der Ausschüttung aus dem Maturationskompartiment des Knochenmarks abhängt. Die Kinetik der neutrophilen Granulozyten kann in der Anfangsphase einer schweren Entzündung zu einem raschen Abfall der Leukozyten des zirkulierenden Granulozytenpools führen [23, 28]. Wichtiger als die absolute Zahl der Leukozyten ist diagnostisch deshalb der erhöhte Anteil von stabkernigen und unreifen Formen an der Gesamtzahl der neutrophilen Granulozyten, die sog. Linksverschiebung im Differentialblutbild [1, 6, 8, 38, 46, 60, 61]. Verschiedene Methoden zur quantitativen Beschreibung der Linksverschiebung wurden empfohlen. Nach Christensen et al. ist das Verhältnis der unreifen und stabkernigen zur Gesamtzahl der neutrophilen Granulozyten am besten in der Lage, die Entleerung der Neutrophilenreserve des Knochenmarks zu erfassen [8]. An morphologischen Veränderungen der Neutrophilen bei Septikämien finden sich toxische Granula [18], Vakuolisierungen des Zytoplasmas [27, 59] und Döhle-Körperchen [61]. Das Auftreten dieser unreifen Granulozyten aus dem Maturationskompartiment ist ein weiterer sensitiver Marker für den Schweregrad einer Infektion.

Bei etwa 80% der Sepsispatienten sind die Thrombozytenzahlen deutlich erniedrigt [4, 9, 10, 11, 33, 37, 43, 46]. Eine absolute Thrombozytopenie findet sich häufiger und ausgeprägter bei gram-negativen als bei gram-positiven Septikämien. Die Tiefstwerte werden in der Regel im septischen Schock erreicht. Extrem niedrige Thrombozytenzahlen sind nicht notwendigerweise ein schlechtes prognostisches Zeichen, die Zahl der Thrombozyten ist aber ein verläßlicher Monitoringparameter. Sie steigt unter einer effektiven Therapie an, bei prognostisch ungünstigen Krankheitsverläufen erholen sich die Thrombozyten in der Regel nicht. Der Verlauf der Thrombozytenzahlen ermöglicht eine diagnostische Bewertung auch bei niedrigen Absolutwerten, auch Sepsisrezidive lassen sich durch einen erneuten Thrombozytenabfall erkennen. Von 54 Patienten mit Sepsis haben wir bei 37% eine Thrombozytopenie < 100 G/l bei Sepsisbeginn beobachtet, die Thrombozytenzahl fiel im Mittel von 213 auf 136 G/l, d.h. auf 63% des Ausgangswertes am Tag der klinischen Diagnosestellung (Abb. 1 und 2). Die Pathogenese des septischen Thrombozytenabfalls ist nicht bekannt. Die Zerstörung der Blutplättchen durch Endotoxine, ihre Aggregation an freiliegenden Basalmembranen nach toxischer Gefäßendothelschädigung und IGG-vermittelte immunologische Vorgänge sind diskutiert worden [24]. Harker u. Slichter beschreiben in einer Turnoverstudie eine Verfünffachung des Thrombozytenumsatzes bei Sepsispatienten mit einer mittleren Überlebenszeit der Thrombozyten von weniger als einem Tag [21].

Von Scheitlin u. Frick u. Riedler u. Scheitlin wurde 1964 und 1969 der Abfall des anorganischen Serumphosphates als Befund in die Sepsisdiagnostik eingeführt [44, 47]. Die Hypophosphatämie als Frühzeichen der Sepsis wurde auch bei Neugeborenen, Säuglingen und Kindern bestätigt [55]. Es erstaunt, daß dieser Laborparameter trotz seiner einfachen Bestimmungsmöglichkeit und schnellen Verfügbarkeit keine weite Verbreitung gefunden hat. Im Unterschied zu den Thrombozyten reagiert das anorganische Phosphat auf verschiedene Sepsisformen unterschiedlich: es wird in 70% der gramnegativen aber nur in 20% der grampositiven Sepsisfälle subnormal gefunden [44]. In unserem eigenen Patientenkollektiv haben wir bei 61% der Patienten am Tag der Sepsisdiagnose eine Hypophosphatämie <0,8 mmol/l beobachtet (Abb. 3). Generell aussagekräftiger sind Verlaufsbeobachtungen. Der Phosphatwert fiel gegenüber einem mittleren Phosphatausgangsspiegel von $1,4 \pm 0,78$ innerhalb von 24 h auf $0,72 \pm 0,4$ mmol/l ab. Bei einer Kreatininclearance < 20 ml/min wird das anorganische Phosphat nicht mehr renal eliminiert. Die Ausgangswerte im akuten Nierenversagen sind daher eher erhöht, der Phosphatsturz um so dramatischer. Als

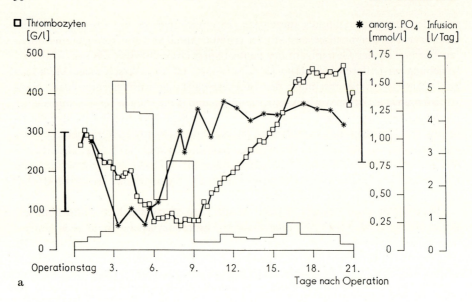

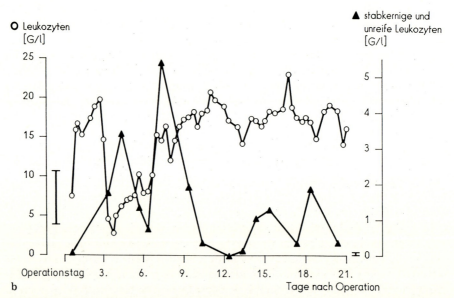

Abb. 1a, b. Thrombozytenzahl, Leukozytenzahl, anorganisches Serumphosphat und Infusionsmengen kolloidaler Volumenersatzmittel bei einem Patienten mit Sepsis nach transthorakaler Ösophagusresektion. Sepsisbeginn am 3. postoperativen Tag

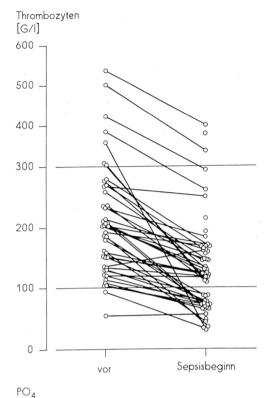

Abb. 2. Thrombozytenzahl vor und nach Sepsisbeginn (n = 54, Ausgangs- und Minimalwerte innerhalb von 24 h)

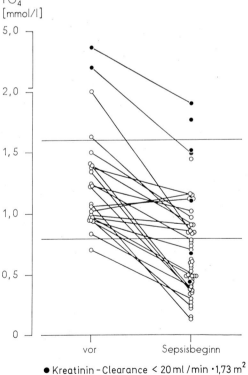

● Kreatinin-Clearance < 20 ml/min · 1,73 m²

Abb. 3. Serumkonzentrationen des anorganischen Phosphats vor und nach Sepsisbeginn (n = 54, Ausgangs- und Minimalwerte innerhalb von 24 h)

Ursache dieser metabolischen Veränderung wird ein transzellulärer Phosphatshift vermutet.

Die Störung des Phosphatstoffwechsels ist neben ihrer diagnostischen Bedeutung auch pathophysiologisch von Belang [12, 16]. Craddock et al. beobachteten bei einem Abfall des anorganischen Serumphosphates auf die Hälfte des Normalwertes eine 50%ige Depression der Chemotaxis sowie der phagozytären und bakteriziden Aktivität der Granulozyten [12]. Eine Substitution mit anorganischem Phosphat oder die Inkubation der Leukozyten mit Adenosin und Phosphat war in der Lage diese funktionelle Granulozytenstörung aufzuheben.

Andere laborchemische Befunde, insbesondere aus der Gerinnungsanalytik, sind diagnostisch wenig verwertbar. Eine dekompensierte disseminierte intravasale Gerinnung (DIC) wird im Gegensatz zu vielen Lehrbuchmeinungen äußerst selten beobachtet [2, 11, 51, 54, 61]. Die Hypofibrinogenämie ist ebenfalls kein Frühbefund der Sepsis. Eine Ausnahme bildet die Meningokokkensepsis, bei der eine Verbrauchskoagulopathie häufig als schwere Komplikation auftreten kann [31]. Erniedrigungen der Faktoren I, II, V und VIII als klassische Verbrauchsreaktion sowie eine Erhöhung der Fibrinspaltprodukte als Ausdruck der Aktvierung des fibrinolytischen Systems scheinen eher den Übergang in eine Schocksymptomatik zu kennzeichnen, wie von Corrigan et al. in einer der wenigen prospektiven Studien zu diesem Problem gezeigt wurde [11].

Hämodynamische Befunde

Als primär betroffenes Organsystem muß das Herz-Kreislauf-System in den verschiedenen Krankheitsphasen subtil beobachtet werden, wozu die frühe Anwendung des Swan-Ganz-Katheters – auch unter diagnostischen Gesichtspunkten – gehört. In der frühen Sepsisphase besteht ein erniedrigter peripher Gesamtgefäßwiderstand bei normalem oder erhöhtem Herzzeitvolumen [58] (Abb. 4). Bei direkter Blutdruckmessung läßt sich der Abfall des diastolischen Blutdruckes oft gut beobachten, die auskultatorische Messung nach Riva-Rocci akzentuiert diesen Befund noch durch das fehlende Leiserwerden der Korotkow-Geräusche. Als strömungsabhängiges Verfahren werden die systolischen Blutdruckwerte bei diesem Meßverfahren allerdings zu hoch gemessen. Hämodynamisch besteht kein Unterschied zwischen gram-positiven und gram-negativen Infektionen [58].

Ein Teil der Patienten entwickelt zunächst nur episodisch Hypotensionen. Die Notwendigkeit der Infusion kolloidaler Lösungen mit einer positiven Flüssigkeitsbilanz von 2–3 l/Tag ohne plausiblen 3. Raum oder eine Blutungskomplikation sollte auch ohne Nachweis durch einen Swan-Ganz-Katheter an einen Abfall des peripheren Gefäßwiderstandes denken lassen.

„Remote Organ Failure"

Die Sepsis mit einer intraabdominellen Infektionsquelle stellt ein besonderes Problem dar, da sie sich konservativ nicht beherrschen läßt. Seit Anfang der 70iger Jahre ist

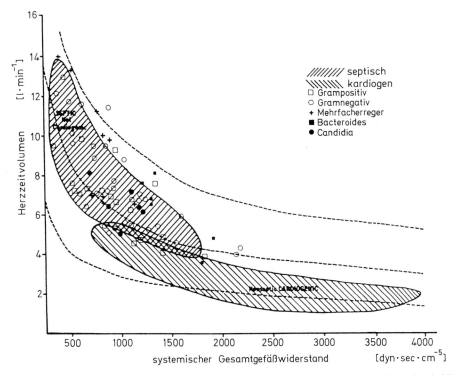

Abb. 4. Charakteristik des peripheren Gesamtgefäßwiderstands und des Cardiac Index bei Patienten mit Sepsis. Hämodynamische Meßwerte, nachdem durch preload-Optimierung und Katecholamininfusion keine weitere Steigerung der O_2-Aufnahme erreichbar war. (Nach Wiles et al. 1980 [58])

bekannt, daß unkontrollierte Infektionen die Hauptursache eines multiplen Organversagens darstellen [15]. Polk u. Shields, Fry et al. haben in einer Umkehrung dieser Beziehung darauf hingewiesen, daß eine postoperative scheinbar unerklärliche Verschlechterung der Funktion von Organsystemen („remote organ failure") den Verdacht auf einen okkulten intraabdominellen Sepsisherd verstärkt, selbst wenn dieser nicht zu sichern ist [15, 25, 32, 41]. Solche systemischen Manifestationen eines intraabdominellen Infektionsherdes sind die bereits genannten Bewußtseinsstörungen, Vigilanzminderungen oder delirante Zustände [13], ein Bilirubinanstieg als wichtigstem Leberfunktionsparameter [20, 35, 45, 56], Verschlechterungen der Nieren- und Lungenfunktion [36, 57] und obere gastrointestinale Blutungen [29]. Der abdominelle Palpations- und Auskultationsbefund ist zur Diagnostik des akuten postoperativen Abdomens wenig zuverlässig.

Da intraabdominelle Infektionen beim Mehrfachorganversagen zur Hälfte den Infektionsherd ausmachen [15], gewinnt in dem Entscheidungsalgorithmus der Abb. 5 die Laparotomie den Charakter einer diagnostischen Maßnahme. Die Berechtigung dieses Schrittes, wie er in der neueren Literatur von einer Vielzahl von Autoren vorgeschlagen wird, ergibt sich aus der Tatsache, daß ein nichtdrainierter Abszeß nicht überlebt wird, die Laparotomie aber ein vertretbares Risiko darstellt, selbst wenn sie explorativ bleibt [3, 5, 14, 36, 39, 50].

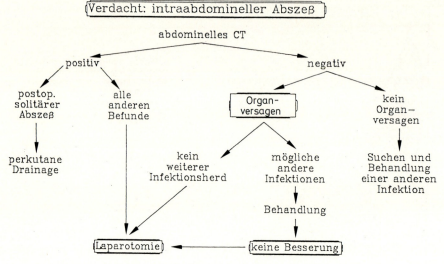

Abb. 5. Entscheidungsalgorithmus zur Frage der Relaparotomie bei Verdacht auf Vorliegen eines intraabdominellen Abszesses. (Nach Bohnen 1985 [5])

Nach Befunden von Reynaert et al. ist die Bestimmung eines Gradienten von 2,2 mmol/l zwischen den Laktatkonzentrationen im Blut und Peritonealexsudat ein spezifischer und sensitiver Nachweis einer intraabdominellen Infektion und könnte eine sinnvolle Ergänzung zu den genannten apparativen Untersuchungen darstellen [42].

Neuere Entwicklungen der Sepsis- und Entzündungsdiagnostik

Neuere Entwicklungen der Entzündungsdiagnostik beschreiten Wege nach 2 Richtungen: zum einen wird nach einem verbesserten und schnelleren Nachweis von Mikroorganismen oder ihrer Toxine gesucht [17, 40], zum anderen befinden sich biochemische Marker zur Beurteilung der Phagozytoseaktivität der Leukozyten in der Evaluation [19, 22].

Neuere Parameter in der Entzündungsdiagnostik
– Endotoxin im Plasma [17],
– PMN-Elastase im Serum [22],
– Chemilumineszenztest [22],
– Dijodtyrosin (DIT) im Serum [19].

Die granulozytäre Phagozytose ist der wichtigste zelluläre Abwehrmechanismus gegen bakterielle Infektionen. Die Bestimmung der Zahl und des morphologischen Reifegrades der neutrophilen Granulozyten gibt aber nur einen indirekten Hinweis auf eine erhöhte Aktivität der Leukozyten. Die direkte Beurteilung des Funktionszustandes der leukozytären Phagozytose ist derzeit Gegenstand von Forschungen zur

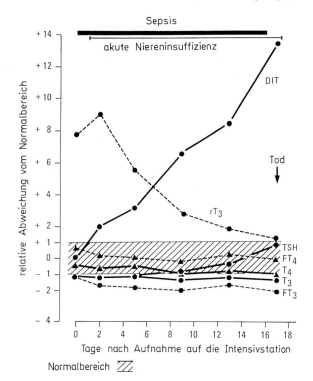

Abb. 6. DIT-Anstieg bei einem Einzelpatienten im septischen Schock bei Bronchopneumonie (DIT Dijodtyrosin, rT_3 reverses T_3, T_3 Gesamttrijodthyronin, T_4 Gesamtthyroxin, FT_3 freies Trijodthyronin, FT_4 freies Thyroxin)

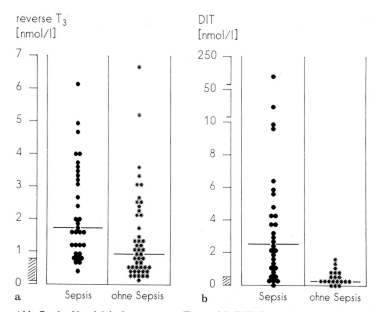

Abb. 7 a, b. Vergleich der **a** reverse T_3- und **b** DIT-Serumkonzentrationen (individuelle Maximalwerte) bei Intensivpatienten mit (46/20) und ohne Sepsis (n = 30)

Weiterentwicklung der Entzündungsdiagnostik. Ein interessanter metabolischer Parameter ist in diesem Zusammenhang der Thyroxinmetabolit Dijodtyrosin (DIT). Es ist seit längerem bekannt, daß es im Rahmen von Infektionen zu einer Steigerung des Thyroxinumsatzes kommt. In Leukozyten wird bei der Phagozytose ein sonst ruhender Stoffwechselweg aktiviert, der das T_4-Molekül an seiner Ätherbrücke unter Bildung von Dijodtyrosin spaltet [7]. Die Aktivierung dieses Metabolisierungsweges ist offensichtlich Teil der biochemischen Reaktionen des „respiratory burst" während der Phagozytose und an diese gebunden.

In dem Einzelbeispiel der Abb. 6 ist mit Sepsisbeginn ein DIT-Anstieg auf das 13fache des Ausgangswertes zu sehen. Während erhöhte reverse T_3-Werte ein allgemeiner hormoneller Marker für die Schwere einer Erkrankung sind, haben wir DIT-Erhöhungen über 1,5 nmol/l bei Intensivpatienten nur bei schweren Allgemeininfektionen und abszedierenden Entzündungen gesehen (Abb. 7a, b).

Trotz seiner vielversprechenden Möglichkeiten bedarf aber auch dieser Parameter zunächst einer weiteren Überprüfung seiner Sensitivität und Spezifität.

Wie die Diagnose stellen?

Die negative Blutkultur schließt die Diagnose Sepsis nicht aus, sie kann daher auch nicht zur Voraussetzung der Diagnose gemacht werden. Die Diagnose der Sepsis ergibt sich vielmehr aus der Bewertung eines Mosaiks von Vorgeschichte, Symptomen und Befunden. Dieses Mosaik muß systematisch zusammengetragen werden, wobei Verlaufsbeobachtungen gegenüber absoluten Einzelwerten einen erheblichen Informationsgewinn bringen. Nicht der Einzelbefund, sondern die Kombination einer Reihe von Kriterien hat eine für die Diagnosestellung ausreichende Spezifität und Sensitivität. Unter den laborchemischen Befunden hat sich die Befundtrias von Linksverschiebung im Differentialblutbild mit toxischen Granulationen, Thrombozyten- und Phosphatabfall als wertvolles Kriterium zur Frühdiagnose erwiesen. Infektionsortferne Funktionseinschränkungen von Organsystemen sind in der Regel Ausdruck einer nichtkontrollierten Allgemeininfektion. Von den in folgender Übersicht genannten Kriterien sind mindestens 5 zur Sicherung der Diagnose erforderlich:

Mikrobiologischer Nachweis:
1) positive Blutkulturen,

Vorgeschichte:
2) nachgewiesene Infektion oder postoperativ oder nach invasiven medizinischen Maßnahmen,

Entzündungszeichen und metabolische Befunde:
3) Fieber > 38,5 °C, evtl. mit Schüttelfrost oder episodische Hypothermie < 35 °C,
4) Leukozytose > 12 G/l mit Linksverschiebung im Differentialblutbild, evtl. mit toxischen Granula, Vakuolisierung der neutrophilen Granulozyten und Döhle-Körperchen, initial auch Leukopenie < 4 G/l,
5) Thombozytenabfall > 30%/24 h bei fehlender Blutungsursache,
6) Abfall des anorganischen Phosphats > 30%/24 h,

Hämodynamische Befunde:
7) anhaltende Hypotension BP systolisch <90 mmHg oder hypotensive Episoden (diastolischer Blutdruck ↓) oder erforderliche Kreislaufunterstützung mit Katecholaminen ohne Blutungsursache oder kardiale Insuffizienz, Tachykardie >110 min^{-1},
8) peripherer Gesamtgefäßwiderstand <700 dyn · s · cm^{-5}, Cardiac Index >3 l min^{-1} m^{-2}, erhöhte gemischtvenöse O_2-Sättigung des Hämoglobins,
9) Flüssigkeitsretention >2,5 l/24 h kolloidale Lösungen,

"Remote Organ Failure":
10) Tachypnoe, Hyperventilation,
11) Bewußtseinsstörungen wie Verwirrtheit, Unruhe, delirante Bilder, Vigilanzminderung,
12) Abfall der Kreatininclearance und/oder Atemnotsyndrom des Erwachsenen und/ oder Bilirubinanstieg und/oder gastrointestinale Blutung.

Literatur

1. Akenzua GI, Hui YT, Milner R, Zipursky A (1974) Neutrophil and band counts in the diagnosis of neonatal infections. Pediatrics 54:38
2. Attar S, Hanashiro P, Mansberger A, McLaughlin J, Firminger H, Cowley RA (1970) Intravascular coagulation – reality or myth? Surgery 68:27
3. Baue AE (1985) Recovery from multiple organ failure. Am J Surg 149:420
4. Beller FK, Douglas GW (1973) Thrombocytopenia indicating gram-negative infection and endotoxemia. Obstet Gynecol 41:521
5. Bohnen JMA (1985) Intra-abdominal sepsis: peritonitis and abscess. In: Meakins JL (ed) Surgical infection in critical care medicine. Churchill Livingstone, Edinburgh London Melbourne New York, p 172
6. Boyle RJ, Chandler BD, Stonestreet BS, Oh W (1978) Early identification of sepsis in infants with respiratory distress. Pediatrics 62:744
7. Burger AG, Engler D, Buergi U, Weissel M, Steiger G, Ingbar SH, Rosin RE, Babior BM (1983) Ether link cleavage is the major pathway of iodothyronine metabolism in the phagocytosing human leukocyte and also occurs in vivo in the rat. J Clin Invest 71:935
8. Christensen RD, Bradley PP, Rothstein G (1981) The leukocyte left shift in clinical and experimental neonatal sepsis. J Pediatr 98:101
9. Cohen P, Gardner FH (1966) Thrombocytopenia as a laboratory sign and complication of gram-negative bacteremic infection. Arch Intern Med 117:113
10. Corrigan JJ (1974) Thrombocytopenia: A laboratory sign of septicemia in infants and children. J Pediatr 85:219
11. Corrigan JJ, Ray WL, May N (1968) Changes in the blood coagulation system associated with septicemia. N Engl J Med 279:851
12. Craddock PR, Yawata Y, Santen L van, Gilberstadt S, Silvis S, Jakob HS (1974) Acquired phagocyte dysfunction. A complication of the hypophosphatemia of parenteral hyperalimentation. N Engl J Med 290:1403
13. Eisele R, Athanasiadis D, Dissmann W, Nasseri M, Thimme W (1978) Die postoperative Peritonitis. Chirurg 49:355
14. Ferraris VA (1983) Exploratory laparotomy for potential abdominal sepsis in patients with multiple-organ failure. Arch Surg 118:1130
15. Fry DE, Pearlstein L, Fulton RL, Polk HC (1980) Multiple system organ failure: The role of uncontrolled infection. Arch Surg 115:136
16. Garner GB, Huebner PF, O'Dell BL (1976) Dietary phosphorus and salmonellosis in guinea pigs. Fed Proc 26:799
17. Gögler H, Meckes P, Beger HG (1985) Endotoxin bei diffus-eitriger Peritonitis. Zentralbl Chir 110:1388

18. Gordin R (1952) Toxic granulation in leukocytes. Acta Med Scand [Suppl] 270:1
19. Gramm HJ, Meinhold H, Dennhardt R (1987) Verlaufsuntersuchungen zum Regelkreis und Metabolismus der Schilddrüsenhormone bei Patienten im septischen Schock. Intensivmedizin 24:313
20. Hamilton JR, Sass-Kortsak A (1963) Jaundice associated with severe bacterial infection in young infants. J Pediatr 63:121
21. Harker LA, Slichter SJ (1972) Platelet and fibrinogen consumption in man. N Engl J Med 287:999
22. Inthorn D, Szczeponik T, Mühlbayer D, Jochum M, Redl H (1987) Studies of granulocyte function (chemiluminescence response) in postoperative infection. In Schlag, Redl (eds) First Vienna shock forum, Liss, New York, p 51
23. Karworsky ML (1968) The metabolism of leukocytes. Sem Hematol 5:156
24. Kelton JG, Neame PB, Gauldie J, Hirsh J (1979) Elevated platelet-associated IGG in the thrombocytopenia of septicemia. N Engl J Med 300:760
25. Le Gall JR, Fagniez PL, Meakins J, Brun Buisson C, Trunet P, Carlet J (1982) Diagnostic features of early high post-laparotomy fever: a prospective study of 100 patients. Br J Surg 69:452
26. MacGregor RR, Beaty HN (1972) Evaluation of positive blood cultures. Guidelines for early differentiation of contaminated from valid positive cultures. Arch Intern Med 130:84
27. Malcolm ID, Flegel KM, Katz M (1979) Vacuolization of the neutrophil in bacteremia. Arch Intern Med 139:675
28. Marsh JC, Boggs DR, Cartwright GE, Wintrobe MM (1967) Neutrophil kinetics in acute infection. J Clin Invest 46:1943
29. Martin LF, Max MH, Polk HC (1980) Failure of gastric pH control by antacids or cimetidine in the critically ill: A valid sign of sepsis. Surgery 88:59
30. McCabe WR, Jackson GG (1962) Gram-negative bacteremia. II. Clinical, laboratory, and therapeutic observations. Arch Intern Med 110:92
31. McGehee WG, Rapaport SI, Hjort PF (1967) Intravascular coagulation in fulminant meningococcemia. Ann Intern Med 67:250
32. Meakins JL (1979) Occult signs of sepsis. Can J Surg 22:505
33. Mitterstieler G, Waltl H, Kurz R (1975) Verbrauchskoagulopathie und isolierte Thrombozytopenie bei Sepsis im Kindesalter. Dtsch Med Wochenschr 100:342
34. Morris DL, Chambers HF, Morris MG, Sande MA (1985) Hemodynamic characteristics of patients with hypothermia due to occult infection and other causes. Ann Intern Med 102:153
35. Norton L, Moore G, Eiseman B (1975) Liver failure in the postoperative patient: The role of sepsis and immunologic deficiency. Surgery 78:6
36. Norton LW (1985) Does drainage of intraabdominal pus reverse multiple organ failure? Am J Surg 149:347
37. Oppenheimer L, Hryniuk WM, Bishop AJ (1976) Thrombocytopenia in severe bacterial infections. J Surg Res 20:211
38. Philip AGS, Hewitt JR (1980) Early diagnosis of neonatal sepsis. Pediatrics 65:1036
39. Pitcher WD, Musher DM (1982) Critical importance of early diagnosis and treatment of intra-abdominal infection. Arch Surg 117:328
40. Plorde JJ (1985) Newer methods in microbial diagnosis. In: Root RK, Sande MA (eds) Septic shock. Churchill Livingstone, New York Edinburgh London Melbourne, p 147
41. Polk HC, Shields CL (1977) Remote organ failure: A valid sign of occult intra-abdominal infection. Surgery 81:310
42. Rejnaert MS, Bshouty ZH, Bertrand C, Cambier-Kremer C, Calteux N, Carlier M, Col J, Trémouroux J (1984) Early diagnosis of peritoneal infection by simultaneous measurement of lactate concentration in peritoneal fluid and blood. Intensive Care Med 10:301
43. Riedler GF (1972) Thrombozytenzahl, weisses Blutbild und anorganisches Phosphat: drei wertvolle Kriterien zur Diagnose der Sepsis. Schweiz Med Wochenschr 102:497
44. Riedler GF, Scheitlin WA (1969) Hypophosphataemia in septicaemia: Higher incidence in gram-negative than in gram-positive infections. Br Med J I:753
45. Rooney JC, Hill DJ, Danks DM (1971) Jaundice associated with bacterial infection in the newborn. Am J Dis Child 122:39

46. Rowe MI, Buckner DM, Newmark S (1975) The early diagnosis of gram negative septicemia in the pediatric surgical patient. Ann Surg 182:280
47. Scheitlin WA, Frick PG (1964) Hypophosphataemia – a pathognomonic sign in gram-negative septicaemia. Lancet II:102
48. Siegenthaler W, Lüthy R, Vetter H, Siegenthaler G (1972) Diagnostik und Therapie der Septikämien. Schweiz Med Wochenschr 102:593
49. Simmons RL, Ducker TB, Martin AM, Anderson RW, Noyes HE (1968) The role of the central nervous system in septic shock: I. Pathologic changes following intraventricular and intracisternal endotoxin in the dog. Ann Surg 167:145
50. Sinanan M, Maier RV, Carrico CJ (1984) Laparotomy for intra-abdominal sepsis in patients in an intensive care unit. Arch Surg 119:652
51. Smith-Erichsen N, Aasen AO, Gallimore MJ, Amundsen E (1982) Studies of components of the coagulation systems in normal individuals and septic shock patients. Circ Shock 9:491
52. Stoner HB, Little RA, Frayn KN, Elebute AE, Tresadern J, Gross E (1983) The effect of sepsis on the oxidation of carbohydrate and fat. Br J Surg 70:32
53. Talluto MR (1975) Hematological findings in acute infections and septicemias. Am J Med Techn 41:377
54. Thaler E, Kleinberger G (1979) Sepsis und Blutgerinnung. Intensivmedizin 16:54
55. Urbanek R, Witt I, Karitzky D (1975) Hypophosphatämie als Frühzeichen der Sepsis im Kindesalter. Monatsschr Kinderheilkd 123:593
56. Vermillion SE, Gregg JA, Baggenstoss AH, Bartholomew LG (1969) Jaundice associated with bacteremia. Arch Intern Med 124:611
57. Vito L, Dennis RC, Weisel RD, Hechtman HB (1974) Sepsis presenting as acute respiratory insufficiency. Surg Gynecol Obstet 138:896
58. Wiles JB, Cerra FB, Siegel JH, Border JR (1980) The systemic septic response: does the organism matter? Crit Care Med 8:55
59. Zieve PD, Haghshenass M, Blanks M, Krevans JR (1966) Vacuolization of the neutrophil. Arch Intern Med 118:356
60. Zipursky A, Jaber HM (1978) The haematology of bacterial infection in newborn infants. Clin Haematol 7:175
61. Zipursky A, Palko J, Milner R, Akenzua GI (1976) The hematology of bacterial infections in premature infants. Pediatrics 57:839

Nützliche und nutzlose Maßnahmen zur Verhinderung von Infektionen und Sepsis bei Intensivpatienten

F. Daschner, I. Kappstein

Einleitung

Von allen Patienten im Krankenhaus sind Patienten auf Intensivpflegestationen in besonderem Maße gefährdet, nosokomiale Infektionen zu entwickeln. Ursachen dafür sind zum einen schwere Grunderkrankungen, die den Aufenthalt auf der Intensivpflegestation erforderlich machen, und zum anderen die vielfältigen medikotechnischen Maßnahmen (Venenkatheter, Blasenkatheter, Intubation, intravasales Monitoring usw.), die Krankheitserregern das Eindringen in den Körper ermöglichen. Hinzu kommt, daß die Medizin heute imstande ist, invasive Maßnahmen bei mehr und mehr Patienten mit eingeschränkter körpereigener Abwehr durchzuführen. Der Fortschritt der Medizin bedingt, daß man immer schwierigere Eingriffe bei immer älteren und immer jüngeren (Frühgeborene, Neugeborene) Patienten durchführen kann, deren Abwehrkräfte aber so weit reduziert sind, daß sogar Keime der körpereigenen Flora lebensbedrohliche Infektionen verursachen können. In der Intensivmedizin ist heute die Krankenhausinfektion eine der Hauptkomplikationen geworden. Todesursache ist bei vielen Intensivpatienten nicht mehr die Erkrankung, die zur Einweisung in die Intensivstation führte, sondern die während des Aufenthalts auf der Intensivpflegestation auftretende Krankenhausinfektion. Die Durchführung bestimmter hygienischer Maßnahmen ist daher in der Intensivmedizin genauso wichtig wie die intensivmedizinische Maßnahme selbst. Im folgenden sollen sinnvolle krankenhaushygienische Maßnahmen von solchen getrennt werden, deren Effektivität nicht belegt ist oder die sogar nutzlos sind.

Nosokomiale Infektionen auf Intensivstationen und deren Erreger

Die Häufigkeit nosokomialer Infektionen auf Intensivstationen schwankt je nach Studie in beträchtlichem Maße (Tabelle 1) [11, 15, 36]. Die Unterschiede in der relativen Häufigkeit der einzelnen Krankenhausinfektionen lassen nicht den Schluß zu, daß bei höheren Infektionsraten der hygienische Standard niedriger sei. Infektionsraten auf verschiedenen Intensivstationen lassen sich nur vergleichen, wenn alle Risikofaktoren, wie z. B. Anzahl der Patienten, Anzahl des zur Verfügung stehenden Personals pro Patient, therapeutische und diagnostische Maßnahmen, Anzahl von Venenkathetern, Art der maschinellen Beatmung, Alter, Antibiotikatherapie, Grundkrankheiten usw., vergleichbar sind.

Tabelle 1. Nosokomiale Infektionen auf Intensivstationen

	Bundesrepublik Deutschland	Schweiz	USA
Anzahl der entlassenen Patienten	5374	1578	2441
Patienten mit nosokomialer Infektion (%)	670 (12,5)	113 (7,2)	440 (18,0)
Patienten mit Harnwegsinfekt (relative %)	26,7	45,0	25,2
Sepsis	21,8	14,2	29,0
Haut- und Schleimhautinfektion [%]	17,6	9,0	–
Pneumonie [%]	15,5	16,0	25,2
Obere Atemwegsinfektion [%]	6,9	10,6	–
Wundinfektion [%]	7,3	5,2	7,7
Andere Infektionen (Meningitis, Peritonitis etc.) [%]	4,2	–	12,7

Auf allen Intensivpflegestationen sind Harnwegsinfektionen, Septikämien, Pneumonien, Infektionen der Haut und Weichteile, obere Atemwegsinfektion und Wundinfektionen die häufigsten krankenhauserworbenen Infektionen. Harnwegsinfektionen sind bei chirurgischen Patienten häufiger als bei Patienten auf medizinischen und pädiatrischen Intensivpflegestationen. Die Hauptursache von Harnwegsinfektionen sind Blasenkatheter und von Pneumonien Intubation und maschinelle Beatmung. Bei den Infektionen der Haut und Weichteile handelt es sich meistens um Thrombophlebitiden bei liegenden Venenkathetern. Die häufigsten Ursachen von Septikämien auf Intensivpflegestationen sind Pneumonien, Harnwegsinfektionen, Wundinfektionen und Venenkatheter. Das Risiko, eine Venenkathetersepsis zu entwickeln, beträgt pro Tag Verweildauer eines peripheren und zentralen Venenkatheters ungefähr 0,5–1%, und das Risiko, eine Harnwegsinfektion zu entwickeln, beträgt pro Tag Verweildauer eines transurethralen Blasenkatheters ca. 3–5%. Dabei muß berücksichtigt werden, daß dieses Risiko mit jedem weiteren Tag, den die entsprechende Maßnahme länger durchgeführt wird, kumuliert: d. h. nach 5–7 Tagen Verweildauer eines zentralen oder peripheren Plastikvenenkatheters liegt die Sepsisrate bei 2,5–7%, und nach etwa 10 Tagen Liegedauer eines transurethralen Blasenkatheters entwickeln bis zu 50% der Patienten eine Harnwegsinfektion.

Risiko nosokomialer Infektionen

Harnwegsinfektion:	~3 –5% pro Tag Verweildauer eines transurethralen Blasenkatheters;
Venenkathetersepsis:	~0,5–1% pro Tag Verweildauer eines zentralen peripheren Plastikvenenkatheters;
Wundinfektion:	~0,5–2% pro aseptischem Eingriff;
Beatmungspneumonie:	~3 –5% pro maschinelle Beatmung;
	~0,5–1% pro IPPB bzw. Allgemeinanästhesie.

Tabelle 2 zeigt das Erregerspektrum bei nosokomialen Infektionen auf Intensivpflegestationen. Vergleiche sind auch hier nur mit Vorbehalt zulässig. Die Unterschiede zeigen spezifische epidemiologische Situationen in den untersuchten Kran-

Tabelle 2. Die häufigsten Erreger nosokomialer Infektionen auf Intensivstationen [%]

Erreger	Bundesrepublik Deutschland ($n = 784$)	Schweiz ($n = 90$)	USA ($n = 120$)
Staphylococcus aureus	79 (!)	14	14
Pseudomonas aeruginosa	15	22 (!)	11
Escherichia coli	15	20	6
Enterokokken	9	7	6
Klebsiella pneumoniae	9	9	5
Staphylococcus epidermidis	6	– (!)	14
Candida albicans	5	6	6
Serratia marcescens	1	13 (!)	11 (!)

kenhäusern. Das Fehlen von Staphylococcus epidermidis-Infektionen in der Schweiz ist möglicherweise dadurch bedingt, daß derartige Infektionen dort weniger erfaßt werden, obwohl dieser Keim, der zur normalen Hautflora gehört, einer der häufigsten Erreger von Fremdkörperinfektionen bei Venenkathetern, Hüftgelenkimplantationen, Gefäßprothesen, Hydrozephalusventilen oder künstlichen Herzklappen geworden ist. Bei den Patienten in der Schweiz und den USA traten überdurchschnittlich häufig Serratia marcescens-Infektionen auf, während die Patienten in deutschen Kliniken überdurchschnittlich häufig mit Staphylokokken infiziert waren.

Um möglichst frühzeitig Epidemien oder Resistenzentwicklungen zu erkennen und gezielte Maßnahmen ergreifen zu können, ist es erforderlich, daß jede Intensivpflegestation kontinuierlich oder periodisch die häufigsten Krankenhausinfektionen, deren Erreger, die Antibiogramme und den Antibiotikaverbrauch analysiert.

Welche hygienischen Maßnahmen sind sinnvoll und notwendig?

Vor 140 Jahren konnte Ignaz Semmelweis zeigen, daß durch einfaches Händewaschen die Anzahl der Todesfälle durch Kindbettfieber drastisch reduziert werden konnte. Die Effektivität des Händewaschens bzw. der Händedesinfektion zur Verhütung von Kreuzinfektionen im Krankenhaus ist auch heute unbestritten. Händewaschen ist in vielen Fällen ausreichend (z. B. Dienstbeginn, Dienstende, Betreten oder Verlassen der Station, nach Husten, Niesen, Schneuzen, vor und nach Kontakt mit nicht infizierten Patienten), während Händedesinfektion – am besten mit alkoholischen Einreibepräparaten – generell vor und nach infektionsgefährdenden Tätigkeiten erforderlich ist (z. B. Manipulation am Venenkatheter, Infusionsbesteck, Tracheostoma, Blasenkatheter). Eine regelmäßige Kombination von Händewaschen und Händedesinfektion sollte aus dermatologischen Gründen vermieden werden: die Kontaktdermatosen stehen in der Reihenfolge der Häufigkeit von Berufskrankheiten im Gesundheitswesen schon an 3. Stelle hinter der Hepatitis B und der Tuberkulose. Sind die Hände sichtbar verschmutzt, werden sie zunächst mit Wasser und Seife oder mit einem desinfektionsmittelgetränkten Einwegtuch gereinigt und anschließend dann desinfiziert.

Tabelle 3. Häufigkeit des Händewaschens nach Patientenkontakt auf 2 medizinischen Intensivpflegestationen. (Aus [1], p. 1465)

Beobachtete Gruppe	Anzahl der Kontakte mit anschließendem Händewaschen	
	Universitätsklinik [%]	Privatklinik [%]
Ärzte	28	14
Schwestern	43	28
Atemtherapeuten	76	48
Röntgen-MTA	44	25
Andere	10	33
Gesamt	41	28

Auf jeder Intensivstation muß deshalb vorhanden sein:

1. leicht zugängliche, möglichst mehrere Waschbecken mit Wasserhähnen, die ohne die Hände zu bedienen sein sollten; wenn dies nicht möglich ist, so soll das Einmalhandtuch nach Abtrocknen der Hände zum Zudrehen der Hähne benutzt werden;
2. Spender für Seife und Desinfektionsmittel an jedem Waschbecken (Stückseife darf nicht verwendet werden);
3. Einweghandtücher;
4. Abfalleimer mit Einwegplastiktüte;
5. Handcreme.

Ist Händedesinfektion, die wirksamste, billigste und einfachste Maßnahme zur Verhütung von Kreuzinfektionen, als notwendige hygienische Maßnahme vom medizinischen Personal akzeptiert? 1981 analysierten Albert u. Condie die Händewaschpraxis von Intensivpflegepersonal während der täglichen Routineversorgung [1]. 40 verschiedene Ärzte, Trainingspersonal und 15 Schwestern hatten pflegerischen Kontakt mit diesen Patienten. Nur bei 41% der Patientenkontakte wurden die Hände gewaschen. Dabei wuschen Ärzte die Hände signifikant seltener als die Schwestern: nur 28% der Ärzte in der Universitätsklinik und nur 14% in einem Privatkrankenhaus wuschen die Hände nach Kontakt mit den Intensivpflegepatienten (Tabelle 3).

1983 untersuchten wir in unserem Klinikum auf der medizinischen Intensivpflegestationen während 7 Wochen 328 Hände von Ärzten und Pflegepersonal vor dem Kontakt mit Patienten (s. Übersicht). Staphylococcus aureus wurde auf 20,5% aller Hände gefunden, und 27% der Hände waren mit gramnegativen Keimen kontaminiert. Enterobacter cloacae, Pseudomonas aeruginosa, Acinetobacter anitratus, Klebsiella pneumoniae und Enterobacter agglomerans waren die häufigsten gramnegativen Keime. Ärztehände waren signifikant häufiger und signifikant mehr kontaminiert als die Hände des Pflegepersonals.

Händekontamination von Personal einer medizinischen Intensivpflegestation (328 Hände; Universitätsklinikum Freiburg, 1983)
1) Ärzte: 71 200 Kolonien/Hand, Schwestern: 39 800 Kolonien/Hand ($p \leq 0{,}001$).
2) 36% aller Ärztehände, aber nur 18,4% aller Schwesternhände waren mit Staphylococcus aureus kolonisiert ($p < 0{,}05$).

3) 21% aller Ärztehände, aber nur 5% aller Schwesternhände waren mit mehr als 1000 Kolonien Staphylococcus aureus/Hand kolonisiert ($p < 0,001$).

4) 18%/3% der Ärztehände, dagegen 28,4%/13% der Schwesternhände waren mit gramnegativen Keimen bzw. Enterokokken kolonisiert.

Larson untersuchte 1981 die Keimflora an den Händen von 103 Mitgliedern des medizinischen Personals [28]. Bei 21% des Krankenhauspersonals wurden regelmäßig eine oder mehrere von 22 unterschiedlichen Spezies von gramnegativen Bakterien an den Händen nachgewiesen. Personen, die ihre Hände weniger als 8mal pro Tag wuschen, waren signifikant häufiger dauerhafte Träger derselben Spezies von gramnegativen Bakterien an ihren Händen. Die häufigsten isolierten Keime waren Acinetobacterspezies, Klebsiellaspezies und Enterobacterspezies. Auch in dieser Untersuchung wuschen Ärzte sich signifikant weniger die Hände als Schwestern, und die Kolonisierung von Ärztehänden mit gramnegativen Bakterien war signifikant höher als die von Schwestern und anderem Krankenhauspersonal:

Kontamination von Händen durch gramnegative Bakterien. (Aus [28], p. 122)

Krankenhauspersonal insgesamt	33%
Schwestern	9%
Ärzte	42% (!)
Nur Seife	28%
Desinfektionsmittel	22%
Klebsiella, Enterobacter	39%
Escherichia coli, Pseudomonas, Serratia, Citrobacter	18%
$10^2 - 10^3$	12%
$10^3 - 10^4$	23%
10^4	8%

Von kontaminierten feuchten Gegenständen werden bei Berührung ungefähr 10% der vorhandenen Bakterienzellen auf die Hände übertragen, und von feuchten Händen werden bis zu 85% der Bakterienzellen bei Berührung auf nicht kontaminierte Gegenstände übertragen. Bei trockenen Händen werden nur 0,0057% der auf einem kontaminierten Gegenstand vorhandenen Bakterienzellen mit den Händen aufgenommen [32]. Mit den Händen werden aber nicht nur Bakterien, sondern auch Viren übertragen. Für Rhinoviren konnte die Übertragung von Hand zu Hand und unter experimentellen Bedingungen von Oberflächen auf Hände nachgewiesen werden. Infektionen mit Rhinoviren konnten experimentell von infizierten Personen bei 11 von 15 Handkontakten auf empfindliche Empfänger übertragen werden. In 71% kam es zu einer Virusübertragung von Hand zu Hand durch einen 10 s dauernden Handkontakt [21, 22]. Ferner konnten RS-Viren von verschiedenen Oberflächen (Wickelunterlage, Papiertücher, Kittel), die mit frischem Nasensekret infizierter Kinder kontaminiert worden waren, bis zu 25 min nach Kontamination auf Hände übertragen werden [23].

Die SENIC (Study on the Efficacy of Nosocomial Infection Control) der Centers for Disease Control in Atlanta/USA, konnte eindeutig nachweisen, daß durch aktive Infektionskontrollprogramme in einer Klinik die Krankenhausinfektionsrate im Durchschnitt zwischen 18–36% reduziert werden kann. Voraussetzungen dafür sind Krankenhaushygieniker, eine Hygienefachschwester pro 250 Betten und eine Analyse der Krankenhausinfektionen mit Bericht an die Ärzte. Da Krankenhausinfektionen zu den häufigsten Komplikationen der Intensivmedizin gehören, darf fachlich geschultes Hygienepersonal heute auf keiner Intensivstation mehr fehlen. Die Centers for Disease Control haben kürzlich Richtlinien für die Verhütung und Kontrolle krankenhauserworbener Infektionen publiziert, die auf allen Intensivpflegestationen als unentbehrlich angesehen und übernommen werden sollten (s. Übersicht).

Effektive und nichteffektive Krankenhaushygienemaßnahmen

Kategorie I: nachgewiesene Effektivität:
- Sterilisation,
- Händewaschen, Händedesinfektion,
- geschlossene Urindrainagesysteme,
- Venenkatheterpflege,
- Non-touch-Verbandstechnik,
- perioperative Antibiotikaprophylaxe bei kontaminierten Wunden,
- Desinfektion von Beatmungssystemen.

Kategorie II: ausreichende Erfahrung:
- Isolierung von infizierten Patienten,
- Ausbildung.

Kategorie III: zweifelhafte bzw. fehlende Effektivität:
- Desinfektion von Fußböden, Wänden, Ausgußbecken, Siphons,
- Versprühen von Desinfektionsmittel,
- Antibiotikaprophylaxe bei den meisten aseptischen Eingriffen,
- Umgebungsuntersuchungen,
- bakteriendichte Filter vor Venenkatheter.

Es werden 3 Kategorien unterschieden: Kategorie I umfaßt Empfehlungen, die unbedingt übernommen werden sollten, gestützt auf kontrollierte klinische Studien, die die Effektivität der Maßnahmen durch eine Reduzierung des Risikos nosokomialer Infektionen nachweisen konnten oder die von der Mehrheit der Experten als nützlich angesehen werden. Zur Kategorie II gehören Maßnahmen, deren Übernahme weniger wichtig ist und die nicht als Standard für jedes Krankenhaus angesehen werden. Für diese Maßnahmen gibt es jedoch klinische Studien, die ihre Effektivität vermuten lassen. Die Maßnahmen der Kategorie III wurden von einigen Untersuchern, Autoritäten oder Organisationen vorgeschlagen, aber für sie fehlen unterstützende Daten und eine streng theoretische Begründung.

Hygienische Maßnahmen, die unbedingt auf Intensivpflegestationen durchgeführt werden sollten (Kategorie I) sind:

- Händewaschen und Händedesinfektion,
- Hygienedisziplin aller Personen, also auch der Ärzte,
- hygienisch einwandfreie pflegerische Techniken zur Verhütung von Blasenkatheterinfektionen, Venenkatheterinfektionen, Beatmungspneumonie und Wundinfektionen,
- Einsatz von speziellem Personal (Hygienefachschwester/pfleger),
- sichere und sinnvolle Desinfektions- und Sterilisationsverfahren,

- sichere und einfache Isolierungstechniken (z. B. Kohortisolierung, Kittelwechsel, Einwegschürzen, usw.)
- ausreichende Pflegepersonal-Patienten-Relation (zuwenig Personal bedeutet weniger Hygiene!),
- sorgfältige Indikation für Antibiotikatherapie und möglichst wenig Antibiotikaprophylaxe (schriftliche Richtlinien!),
- möglichst wenig und möglichst kurze Verweildauer von Fremdkörpern.

Jedes Infektionskontrollprogramm auf Intensivpflegestationen, das nicht von allen Mitgliedern des Personals einschließlich des Chefarztes und der Oberärzte unterstützt wird, kann letztendlich keinen Erfolg haben. Es konnte außerdem gezeigt werden, daß die Infektionsrate ansteigt, wenn weniger Personal für die Versorgung der Patienten zur Verfügung steht [20]. Gegenstände, Instrumente und Flüssigkeiten, die den natürlichen Schutz von Haut oder Schleimhäuten durchbrechen, müssen steril sein. Oberflächen oder Apparate, die oft mit den Händen berührt werden (z. B. Beatmungsgeräte), müssen wenigstens einmal am Tag desinfiziert werden. Dies gilt jedoch nicht für Telefone, Türklinken oder Schreibtische.

Jede Intensivstation sollte über eine schriftliche Anleitung zur Antibiotikatherapie und -prophylaxe verfügen; denn zweifellos werden auf vielen Intensivstationen viele Antibiotika vor allen Dingen zu früh eingesetzt. Zum Beispiel ist eitriges Trachealsekret mit Keimnachweis, aber ohne klinische und radiologische Zeichen einer Pneumonie, noch keine Indikation zur Antibiotikatherapie. Die perioperative Antibiotikaprophylaxe, für die es einige gesicherte Indikationen gibt (vaginale und abdominale Hysterektomie, Kolon- und Rektumchirurgie, komplizierte Gallenwegchirurgie, Magenkarzinomchirurgie, offene Herzchirurgie, Implantation von künstlichen Gelenken), sollte auf eine einzige Dosis präoperativ beschränkt werden, bei längerdauernden Operationen kann intraoperativ eine zweite Dosis appliziert werden. Jede Antibiotikaprophylaxe, die länger als 24 h dauert, bringt dem Patienten mehr Gefahr als Nutzen durch Resistenzentwicklung, Nebenwirkungen und den Selektionsdruck auf die Darm- und Hautflora und kostet zudem noch Geld. Die Wirksamkeit einer Antibiotikaprophylaxe bei offenem Schädel-Hirn-Trauma und Liquorfistel ist durch Studien nicht belegt und auch nicht sinnvoll, da dadurch die sensible Nasen-Rachen-Flora eliminiert und durch eine resistente Flora ersetzt wird, die dann doch zu einer aszendierenden Meningitis führen kann. Die selektive Dekontamination von Oropharynx und Magen mit nicht resorbierbaren Antibiotika und Antimykotika, wie von Stoutenbeek et al. [33] und Unertl et al. [35] vorgeschlagen, sollte zum jetzigen Zeitpunkt auf keinen Fall als Routinemaßnahme auf Intensivpflegestationen bei künstlich beatmeten Patienten wegen der Gefahr der Resistenzentwicklung eingeführt werden. Unabdingbare Voraussetzung ist nämlich die enge Zusammenarbeit mit einem sehr guten mikrobiologischen Labor, um Resistenzentwicklungen frühzeitig erkennen zu können.

Sehr viele Patienten auf Intensivpflegestationen, besonders bei künstlicher Beatmung, erhalten routinemäßig Medikamente zur Streßulkusprophylaxe. In einer eigenen Untersuchung fanden wir einen signifikanten Anstieg der Keimzahl vor allem gramnegativer Erreger im Magensaft mit steigendem pH-Wert bei künstlich beatmeten Patienten [12]. Bei einem pH-Wert über 5 werden Keimzahlen im Magensaft gefunden, die denen in Eiter entsprechen (Abb. 1). Andere Studien brachten identi-

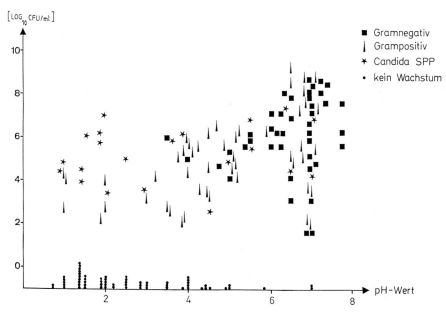

Abb. 1. Einfluß des pH-Wertes auf die Keimbesiedlung im Magensaft ($n = 818$)

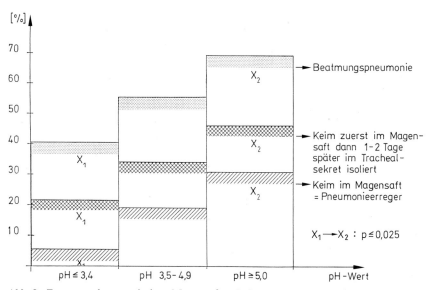

Abb. 2. Zusammenhang zwischen Magensaft-pH, Beatmungspneumonie und Keimaspiration ($n = 142$)

sche Ergebnisse [2, 17, 29]. Daraus leitet sich die Hypothese ab, daß der Magensaft offensichtlich eines der wichtigsten Erregerreservoire für die Entstehung einer Beatmungspneumonie ist. Wir fanden bei 142 Patienten unter Langzeitbeatmung einen statistisch signifikanten Zusammenhang zwischen dem pH-Wert des Magensaftes und der Pneumoniehäufigkeit. Sie stieg beim pH-Wert >5 auf durchschnittlich 70%, bei einem pH-Wert <3,4 betrug sie durchschnittlich 40% (Abb. 2). Da die „klassischen" Medikamente zur Streßulkusprophylaxe (H_2-Rezeptorenblocker, Pirenzipin) trotz unterschiedlicher Angriffspunkte letztlich über eine Erhöhung des Magensaft-pH-Wertes wirken, wird dadurch zweifellos die Pneumoniegefährdung von langzeitbeatmeten Patienten erhöht. Alle bisherigen Ergebnisse aus kontrollierten Studien sprechen dafür, daß bei der Verwendung von Sucralfat zur Streßulkusprophylaxe bei künstlich beatmeten Patienten der durchschnittliche Magensaft-pH-Wert und die Pneumonierate signifikant niedriger sind [16, 34]. Außerdem konnten wir in einer experimentellen Studie mit künstlichem Magensaft zeigen, daß Sucralfat auf häufige Erreger von Beatmungspneumonien einen antibakteriellen Effekt ausübt [13].

Welche Maßnahmen sind sinnlos?

Folgende Hygienemaßnahmen sind auf Intensivpflegestationen unnötig:

- Routinemäßige Umgebungsuntersuchungen (Flächen/Gegenstände),
- Routinemäßige Personaluntersuchungen (Rachen/Nase),
- Desinfektions- oder Klebematten,
- UV-Licht,
- routinemäßiger Wechsel von Beatmungsgeräten,
- Wechsel von Atemgasanfeuchtung und Beatmungsschläuchen alle 8 h, *Einwegabsaugsystem* (z. B. Rezeptal), *Einwegatemgasanfeuchtungssysteme,*
- Raumsprühdesinfektionen,
- Sprühdesinfektion von Betten, Matratzen, Kissen, Bettdecken usw.
- Fußbodendesinfektion,
- routinemäßige Desinfektion von Toiletten/Bädern/Duschen,
- routinemäßiger Wechsel von Blasenkathetern/Abklemmen des Blasenkatheters,
- Folienverbände,
- Desinfektion von Gullys/Waschbeckensiphons,
- Perioperative Antibiotikaprophylaxe länger als 24 h.

Raumdesinfektionen sind nur in Ausnahmefällen, z.B. längere Verweildauer eines Patienten mit offener Tuberkulose, Lungenmilzbrand, hämorrhagisches Fieber usw., notwendig. Eine routinemäßige Fußbodendesinfektion z.B. wird von den staatlichen Gesundheitsorganisationen in Holland, England, Dänemark, Schweden, Norwegen, Finnland und der Weltgesundheitsorganisation für die meisten Krankenhausbereiche nicht mehr empfohlen [9]. Der Fußboden ist – wenn überhaupt – nur ein sehr unbedeutendes Erregerreservoir für Krankenhausinfektionen [3, 10, 18, 30]. Wenn Wände, Böden oder andere Oberflächen in Intensivpflegestationen gereinigt werden müssen, sollten sie mit Wasser und Seife oder einem Desinfektionsreiniger abgewischt werden. Wir haben die Krankenhausinfektionsrate in mehreren Intensivpflegestationen während einer Periode verglichen, in der die Böden nur mit Wasser und Seife gereinigt wurden, und während einer Periode, in der die Böden desinfiziert wurden. Es fand sich kein Unterschied in den Infektionsraten [10]. Für die Reinigung von Fußböden sollen Desinfektionsreiniger nur dann benutzt werden, wenn andere Reinigungsmethoden, die Kreuzkontaminationen verhüten, z. B. die 2-Eimer-Methode mit einem Wischmop für einen Raum nicht verfügbar sind.

Sinnlos ist das Besprühen von Schuhsohlen oder Rädern von Betten. Bisher ist noch nicht nachgewiesen, daß spezielles Schuhwerk für Intensivpflegestationen irgendeinen Einfluß auf die Krankenhausinfektionsrate hat. Insofern ist die Verwendung von Plastiküberschuhen ebenfalls eine Maßnahme, für die es keine rationale Begründung gibt, zumal beim Überziehen der Plastiküberschuhe häufig die Hände kontaminiert werden, die man dann bei Betreten der Station meist zu desinfizieren vergißt. Auch die Effektivität von Personal-, Patienten- und Geräteschleusen vor Intensivstationen ist unbewiesen, trotz der Empfehlungen einer Expertenkommission beim Bundesgesundheitsamt. Kürzlich konnte sogar gezeigt werden, daß das Tragen von Schutzkitteln beim Betreten einer Intensivstation keinen Effekt auf die Krankenhausinfektionsrate hat [7]. Es ist ganz wichtig zu betonen, daß die Hygienebarriere nicht vor der Station liegt, sondern in der Station am Patienten beginnt. Das heißt, ein Schutzkittel oder eine Einwegplastikschürze ist unbedingt erforderlich, wenn z. B. der Chirurg einen Patienten mit einer ausgedehnt eitrigen Wundinfektion verbindet. Anstelle von Baumwollschutzkitteln wird der Gebrauch von Plastikschürzen für pflegerische Maßnahmen mit hoher Kontaminationsgefahr dringend empfohlen, weil der protektive Effekt einer Plastikschürze viel größer ist als von fest gewebter Baumwolle [4, 31]. Bei uns erhalten alle Personen, die keinen direkten Patientenkontakt haben (z. B. Besucher, Pfarrer) bei Betreten der Intensivpflegestation einen Poncho (Bettuch mit Schlitz für Kopf), der wesentlich billiger zu waschen ist als ein langärmliger Kittel. Mit hygienischen Argumenten ist diese Maßnahme nicht zu begründen; die zugrunde liegende Idee ist jedoch, dem Besucher etc. zu signalisieren, daß hier ein Bereich mit besonders hohem Anspruch an die Hygiene beginnt.

Auch Ultraviolettlicht, Desinfektions- und Klebematten sowie die Sprühdesinfektion von Kopfkissen, Matratzen und Bettdecken sind ineffektive Infektionskontrollmaßnahmen. Grundsätzlich sollten Sprühdesinfektionen, wenn irgend möglich, durch Scheuer-Wisch-Desinfektionen ersetzt werden. Durch bloßes Besprühen von Flächen und Gegenständen werden die Erreger nicht ausreichend eliminiert; außerdem gelangt ein großer Teil des Sprühnebels in die Atemwege von Patienten und Personal.

Toiletten, Badewannen und Duschen sollen einmal täglich gereinigt werden, bei sichtbarer Verschmutzung ist selbstverständlich eine zusätzliche Reinigung erforderlich. Eine Desinfektion ist auch hier nicht notwendig, außer nach Benutzung durch einen infizierten Patienten, z. B. mit ausgedehnter Staphylokokkenhautinfektion [24].

Routinemäßige Abklatschuntersuchungen sollen auf Intensivpflegestationen nicht durchgeführt werden. Regelmäßige Untersuchung von Nasen- und Rachenabstrichen beim Personal sind nicht erforderlich, mit Ausnahme von Epidemien mit bestimmten Stämmen.

Es konnte ferner gezeigt werden, daß die 2malige Katheterpflege pro Tag bei transurethralen Blasenkathetern mit PVP-Jodverbindungen und der 24stündige

Wechsel des Infusionssystems sowie die Verwendung von bakteriendichten Filtern bei der Infusionstherapie ungeeignete Maßnahmen zur Reduktion von blasen- und venenkatheterassoziierten Infektionen sind [5, 6]. Es ist demgegenüber sogar sicher, daß häufige Manipulationen am Blasen- oder Venenkatheter das Risiko einer Kontamination erhöhen, so daß z. B. bei liegendem transurethralen Blasenkatheter nur einmal täglich Verkrustungen entfernt werden sollen. Im übrigen sollte, sobald absehbar ist, daß eine Harnableitung für mehr als 24 h erforderlich sein wird, eine suprapubische Harndrainage angelegt werden, da hierbei das Risiko einer katheterinduzierten Harnwegsinfektion um 30–50% niedriger ist als bei Verwendung von transurethralen Blasenkathetern; außerdem wird durch diese Systeme die Pflege erleichtert.

Es konnte gezeigt werden, daß bei einem Wechsel der Beatmungsschläuche alle 48 h anstelle eines 24stündlichen Wechsels kein signifikanter Unterschied in der Kontamination des Inspirationsgases oder der Beatmungsschläuche vorhanden ist [8]. Die Verwendung von Einwegatemgasanfeuchtungssystemen hat keinen Einfluß auf die Pneumonierate bei maschinell beatmeten Patienten [14].

Wir verglichen die Inzidenz von katheterassoziierten Septikämien und Thrombophlebitiden bei 150 bzw. 160 Patienten, deren Verbände bei zentralem oder peripherem Venenkatheter alle 24 h bzw. alle 48 h gewechselt wurden. Wir fanden keinen signifikanten Unterschied in der Infektionsrate.

Bei welchen hygienischen Maßnahmen ist die Effektivität noch ungeklärt?

Weitgehend offen ist die Frage, welche Materialien wie häufig resterilisiert werden dürfen, ohne daß ein Risiko für den Patienten durch Materialschäden besteht. Viele Kliniken und vor allem Intensivpflegestationen müssen jedoch aus ökonomischen Gründen resterilisieren [25]. Wir überprüften 116 Angiographiekatheter nach Anwendung: 87% davon waren steril, 13% waren mit weniger als 100 Keimen pro ml Spülflüssigkeit kontaminiert [27]. Wir konnten zeigen, daß Angiographiekatheter zuverlässig resterilisiert werden können, wenn die Kontaminationsflüssigkeit weniger als 10^5 Staphylococcus aureus pro ml enthält. Wir resterilisieren Angiographiekatheter bis zu 10mal, jedoch nicht nach Verwendung bei infizierten Patienten (z. B. Abszesse, Hepatitis). Außerdem resterilisieren wir auch Endotrachealtuben nach Anästhesie bis zu 4mal. Wir konnten durch die Resterilisation von Angiographiekathetern, Herzkathetern, Dilatationskathetern und Endotrachealtuben in unserem Klinikum ca. 220000 DM pro Jahr einsparen.

Auch die Frage, wie lange durchsichtige Folienverbände (z. B. Tekaderm) für zentrale Venenkatheter liegenbleiben dürfen, ist noch ungeklärt. Die Herstellerangaben beruhen meist auf Annahmen und nicht auf wissenschaftlichen Erkenntnissen. Kürzlich wurde in einem Kurzbericht publiziert, daß Plastikfolienverbände zu einer signifikanten Erhöhung von Staphylokokkensepsis führten [26].

Ökologische und ökonomische Aspekte in der Krankenhaushygiene

Ökologische und ökonomische Gründe zwingen uns, die Verwendung von Einwegmaterial in der Krankenhaushygiene neu zu überdenken. Ökologisch und ökonomisch fragwürdige Einwegmaterialien sind:

- Einwegbeatmungsschläuche,
- Einwegabsaugsystem (Rezeptal),
- Einwegpleuradrainagen,
- Urindrainagesysteme mit Wechselbeuteln,
- PVC-Einweghandschuhe,
- Einwegleberblindpunktionsbestecke
- Einweg-Redon-Flaschen,
- Plastikinzisionsfolien,
- Einwegverneblersysteme,
- Einweggeschirr.

Hygienische Vorteile bieten diese Materialien nicht, statt dessen erhöhen sie die Kosten, vermehren in erheblichem Maße das Müllvolumen und belasten die Umwelt. Ein Beispiel ökologischer und ökonomischer Gedankenlosigkeit ist die z.T. nicht bestimmungsgemäße Verwendung von PVC-Einweghandschuhen. In unserem Klinikum wurden bis Ende 1986 pro Jahr 2,3 Mio. PVC-Einweghandschuhe („True touch") verwendet, ein Handschuh wiegt 8 g, ein Karton 815 g; d.h. ca. 18,4 t PVC-Müll sind pro Jahr mit diesem umweltschädlichen Material angefallen. Diese Handschuhe wurden jedoch nicht nur zum Personal- und Patientenschutz bei pflegerischen Techniken verwendet, bei denen ein gut sitzender und reißfester Handschuh unbedingt notwendig ist, sondern auch beim Bettenmachen und beim Putzen oder zum Entfernen von Verbänden. Für die letztgenannten Tätigkeiten sind Handschuhe aus weniger umweltbelastendem Material ausreichend. In einer kürzlich erschienenen Untersuchung wurden Einmalhandschuhe aus Latex und Vinyl auf ihre Dichtigkeit untersucht (Tabelle 4) [19]. Das Ergebnis mit bis zu 22% undichten Einmalhandschuhen aus Latex und bis zu 84% aus Vinyl sollte Anlaß sein, auf die Hersteller den nötigen Druck auszuüben, ihre Produkte zu verbessern, so daß der Anwender sicher sein kann, mit dem Tragen von Einmalhandschuhen den Patienten oder auch sich selbst zu schützen.

In unserem Klinikum (Universitätsklinikum Freiburg) fallen pro Tag und Patient ca. 4 kg Müll an, d.h. pro Jahr ca. 2000 t, wobei ein nicht unerheblicher Teil des Mülls aus Einwegmaterial besteht. Die Kosten für die Müllentsorgung belaufen sich auf ca. 500000 DM pro Jahr und setzen sich wie folgt zusammen:

140000,- DM für Deponie,
110000,- DM Öl für Verbrennung,
 50000,- DM Bauunterhaltung,
 10000,- DM Strom,
160000,- DM Personal.

Tabelle 4. Prüfung und Beurteilung von Einweghandschuhen bezüglich ihrer Dichtheit. (Aus [19])

Fabrikat	Anzahl	Undicht [%]	Beurteilung
Material: Latex			
Hartmann	100	(0)	sehr gut
Mölnlycke	100	(2)	sehr gut
Semperit	100	(4)	noch akzeptabel
Braun Melsungen	50	(4)	noch akzeptabel
Peter Seidel mpm	50	(4)	noch akzeptabel
Asid Bonz	50	(4)	noch akzeptabel
Best Manufacturing Company, USA	50	(22)	schlecht
Material: Vinyl			
Becton & Dickinson	50	(12)	schlecht
Hartmann	100	(38)	schlecht
pfm	70	(50)	schlecht
Beiersdorf	100	(76)	sehr schlecht
Travenol	200	(84,5)	sehr schlecht

Besonderheiten bei Sepsis

Die häufigsten Eintrittspforten bei Sepsis sind Haut, Gefäße, Magen-Darm-Trakt, Urogenitaltrakt und Respirationstrakt. Invasive Maßnahmen wie ERCP, PTD und CAPD etc. ermöglichen Erregern den Eintritt in die Blutbahn. Nachfolgend ist dargestellt, welche Erreger welchem Ausgangsort der Sepsis zugeteilt werden können:

Sepsiserreger – Ausgangsort

Positive Blutkultur	Häufigste Erkrankung/Fokus?
Streptococcus viridans	Endokarditis
Streptococcus faecalis (Enterokokken)	Endokarditis, Harnwegsinfektion (Katheter?), Cholezystitis/Cholangitis, Divertikulitis/andere Darmaffektionen
Staphylococcus epidermidis (in 2 gleichzeitig an verschiedenen Stellen entnommenen Blutkulturen)	Venenkatheter, künstliche Herzklappen, anderes Fremdmaterial, Ventrikelkatheter
Clostridium perfringens	Gallenwege, Darmtrakt
Bacteroides fragilis	Infektionen/Abszesse im Darmtrakt, großen oder kleinen Becken, Gehirn, Dekubitus

Bei einer Sepsis mit vergrünenden Streptokokken kommt also am ehesten eine Endokarditis als Infektionsfokus in Betracht, bei Enterokokken neben der Endokarditis die Harnwegsinfektion, Cholezystitis bzw. Cholangitis, Divertikulitis und andere Darmaffektionen; bei Staphylococcus epidermidis Venenkatheter, künstliche Herzklappen, Ventrikelkatheter und andere Kunststoffimplantate, wobei bei diesem Erreger mehr als 2 Blutkulturen, die von verschiedenen Körperstellen abgenommen worden sind, positiv sein müssen, um eine Kontamination von der Haut mit möglichst großer Sicherheit auszuschließen.

In einigen Intensivpflegestationen werden auch heute noch zu wenig Blutkulturen abgenommen. Die Abnahme von Blutkulturen ist immer unbedingt erforderlich bei allen unklaren Temperaturen, v. a. bei abwehrgeschwächten Patienten und bei Patienten mit Fremdkörpern (Venenkatheter, Kunststoffimplantate), bei Meningitis, Osteomyelitis, Beatmungspneumonie, Peritonitis und Lobärpneumonie. Bei der Blutkulturentnahme ist folgendes zu beachten: Wichtig ist eine sorgfältige Präparation der Haut vorzugsweise mit alkohol- oder jodhaltigen Desinfektionsmitteln. Eine „Sprühdesinfektion" allein genügt nicht; die Haut muß mehrmals unter Verwendung eines sterilen Tupfers mit Desinfektionsmittel abgerieben werden, wobei die Einwirkungszeit mindestens 30 s betragen muß. Bei Abnahme von Blutkulturen an verschiedenen Körperstellen muß die Punktionsnadel gewechselt werden; dies gilt ebenso für das Einstechen in die Blutkulturflasche, deren Gummistopfen zuvor desinfiziert werden muß. Grundsätzlich sollen Blutkulturen möglichst nie aus Venenkathetern abgezogen werden.

Folgende Hinweise sind bei der Blutkulturentnahme unter verschiedenen Bedingungen zu beachten:

1) Bei lebensbedrohlichen Infektionen, im septischen Schock und bei akuter Endokarditis ist die Abnahme von 2mal 15 ml Blut von 2 verschiedenen Punktionsstellen innerhalb von ca. 10 min erforderlich. Das Blut wird anschließend auf 6 Blutkulturflaschen (3 aerobe, 3 anaerobe) so verteilt, daß Blut und Nährlösung im Verhältnis 1:10 gemischt werden. Ganz wichtig ist der Hinweis, daß zur Abnahme von Blutkulturen nicht auf den Fieberanstieg gewartet werden muß.
2) Bei subakuter Endokarditis ist die Abnahme von 3mal 10 ml venösem Blut erforderlich, welches auf 6 aerobe Blutkulturflaschen verteilt wird, davon sollten einmal möglichst 10 ml Blut bei Fieberanstieg abgenommen werden. Die Blutkulturentnahme sollte hierbei innerhalb von 24 h durchgeführt werden.
3) Hat ein Patient trotz Antibiotikatherapie Anzeichen einer Sepsis, ist die Abnahme von 3mal 10 ml venösem Blut, welches wiederum auf 6 Blutkulturflaschen (3 aerobe, 3 anaerobe) verteilt wird, erforderlich. Damit der Antibiotikaspiegel im Serum zum Zeitpunkt der Blutkulturentnahme möglichst niedrig ist, sollte diese unmittelbar vor der nächsten Antibiotikagabe erfolgen. Wenn es der Zustand des Patienten erlaubt, sollte vor der Entnahme von Blutkulturen die laufende Antibiotikatherapie 2–3 Tage unterbrochen sein.

Patienten mit Sepsis müssen unter folgenden Bedingungen in Einzelzimmern isoliert werden:
1) Obligat ist die Isolierung (möglichst mit Schleuse und Naßzelle) bei Miliartuberkulose mit septischer Streuung, bei Staphylokokkensepsis mit abszedierender Pneumonie und/oder Hautherden, bei Streptokokkensepsis mit Besiedlung des Nasen-

Rachen-Raumes und/oder ausgedehnten Streptokokkenwundinfektionen und bei besonders infektionsanfälligen Patienten (Tumorpatienten unter Zytostatikatherapie, Leukämiepatienten mit weniger als 1000 Leukozyten pro mm^3, bei Patienten mit großflächigen, nicht infizierten Verbrennungen usw.).

2) Fakultativ ist die Isolierung von Patienten mit Sepsis durch grampositive oder gramnegative Erreger, bei der es zu einer massiven Kontamination der Umgebung kommen kann (z. B. eitriges Trachealsekret, multipel-resistente Erreger im Urin, offene, kontaminierte Drainagen, während Epidemien, bei infizierten, großflächigen Wunden und Verbrennungen).

3) Nicht notwendig ist die Isolierung von Patienten z. B. bei E. coli-Sepsis, Staphylokokkensepsis, Streptokokkensepsis, Klebsiellensepsis, Pseudomonassepsis, Candidasepsis, ausgehend von Venenkathetern, Blasenkathetern, lokalen Wundinfektionen oder von der Darmflora.

Literatur

1. Albert RK, Condie F (1981) Hand-washing patterns in medical intensive care units. N Engl J Med 304:1465–1470
2. Atherton ST, White DJ (1978) Stomach as a source of bacteria colonising respiratory tract during artificial ventilation. Lancet II:968
3. Ayliffe GA, Collins BJ, Lowbury EJ (1966) Cleaning and disinfection of hospital floors. Br Med J II:422
4. Ayliffe GAJ, Collins BJ, Taylor LJ (1982) Hospital-aquired infection – principles and prevention. Wright PSG, Bristol London Boston
5. Burke JP, Garibaldi RA, Britt MR, Jacobson JA, Conti M, Alling DW (1981) Prevention of catheter-associated urinary tract infections. Efficacy of daily meatal care regimes. Am J Med 70:655
6. Buxton AE, Highsmith AK, Garner JS, West CM, Stamm WE, Dixon RE, McGowan JE Jr (1979) Contamination of intravenous infusion fluid: effects of changing administration sets. Ann Intern Med 90:764
7. Cloney DL, Donowitz LG (1985) The prevalence of gown use for infection control in nurseries and neonatal intensive care units. (Interscience Conference on Antimicrobial Agents and Chemotherapy, Minneapolis. Abstract 517)
8. Craven DE, Connolly MG Jr, Lichtenberg DA, Primeau PJ, McCabe WR (1982) Contamination of mechanical ventilators with tubing changes every 24 or 48 h. N Engl J Med 306:1505
9. Daschner F (1985) Desinfektion in deutschen Kliniken: Eine Stellungnahme europäischer Krankenhaushygieniker. Klinikarzt/der arzt im krankenhaus 14:670
10. Daschner F, Rabbenstein G, Langmaack H (1980) Flächendekontamination zur Verhütung und Bekämpfung von Krankenhausinfektionen. Dtsch Med Wochenschr 105:325
11. Daschner F, Frey P, Wolff G, Baumann PC, Suter P (1982) Nosocomial infections in intensive care wards; a multicenter prospective study. Intensive Care Med 8:5
12. Daschner F, Reuschenbach K, Pfisterer J, Kappstein I, Vogel W, Krieg N, Just H (1987) Der Einfluß von Streßulcusprophylaxe auf die Häufigkeit einer Beatmungsspneumonie. Anaesthesist 36:9–18
13. Daschner F, Kappstein I, Engels I (1987) Antibakterielle Aktivität von Sucralfat in künstlichem Magensaft. Intensivmedizin 24:163–166
14. Daschner F, Kappstein I, Schuster F, Scholz R, Bauer E, Jooßens D, Just H (1988) Influence of disposable ("Couchapak") and reusable humidifying systems on the incidence of ventilation pneumonia. J Hosp Infect 11:161–168
15. Donowitz LG, Wenzel RP, Hoyt JW (1982) High risk of hospital-acquired infection in the ICU patient. Crit Care Med 10:355

16. Driks MR, Craven DE, Celli BR, Manning M, Burke RA, Garvin GM, Kunches LM, Farber HW, Wedel SA, McCabe WR (1987) Nosocomial pneumonia in intubated patients given sucralfate as compared with antacids or histamine type 2 blockers. N Engl J Med 317:1376–1382
17. Du Moulin GC, Paterson DG, Hedley-Whyte J, Lisbon A (1982) Aspiration of gastric bacteria in antacid-treated patients: a frequent cause of postoperative colonisation of the airway. Lancet I:242
18. Finegold SM, Sweeney EE et al. (1962) Hospital floor decontamination. Controlled blind studies in evaluation of germicides. Antimicrob Agents Chemother 250
19. Gleich P (1986) Probleme mit Einmalhandschuhen. Hyg Med 11:448–449
20. Goldmann DA, Freeman J, Durbin WA Jr (1983) Nosocomial infection and death in a neonatal intensive care unit. J Infect Dis 147:635
21. Gwaltney JM, Hendley JO (1982) Transmission of experimental rhinovirus infection by contaminated surfaces. Am J Epidemiol 116:828
22. Gwaltney JM, Moskalski PB, Hendley JO (1978) Hand-to-hand transmission of rhinovirus colds. Ann Intern Med 88:463
23. Hall CB, Douglas RG, Geiman JM (1980) Possible transmission by fomites of respiratory syncytial virus. J Infect Dis 141:98
24. Hambraeus A, Malmborg AS (1980) Disinfection or cleaning of hospital toilets – an evaluation of different routines. J Hosp Infect 1:159
25. Jacobson JA, Schwartz CHE, Marshall HW, Conti M, Burke JP (1983) Fever, chills, and hypotension following cardiac catheterization with single- and multiple-use disposable catheters. Cathet Cardiovasc Diagn 9:39
26. Katch M, Band J (1985) Local infection of the intravenous-cannulae wound associated with transparent dressings. J Infect Dis 151:971
27. Langmaack H, Mendera C, Wenz W, Wink K, Lehnert H, Daschner F (1982) Experimentelle und klinische Untersuchungen zur Frage der Wiederverwendbarkeit von resterilisierten intravasalen Kathetern. Radiologe 22:34
28. Larson EL (1981) Persistant carriage of gramnegative bacteria on hands. Am J Infect Control 9:119
29. Mauritz W, Graninger W, Schindler I, Karner S, Zadrobilek E, Sporn P (1985) Keimflora im Magensaft und Bronchialsekret bei langzeitbeatmeten Intensivpatienten. Anaesthesist 34:203
30. Mouron R, Sonnabend W (1983) Erfahrungen in der Anwendung von Desinfektionsmitteln bzw. Reinigungsmitteln bei der Dekontamination von Bodenflächen in Pflegebereichen des Krankenhauses. Hyg Med 8:437
31. Nyström B (1980) The contamination of gowns in an intensive care unit. J Hosp Infect 2:167
32. Reybrouck G (1983) Role of hands in the spread of nosocomial infections. J Hosp Infect 4:103
33. Stoutenbeek CP, Saene HKF van, Miranda DR, Zandstra DF (1984) The effect of selective decontamination of the digestive tract on colonisation and infection rate in multiple trauma patients. Intensive Care Med 10:185
34. Tryba M (1987) Risk of acute stress bleeding and nosocomial pneumonia in ventilated intensive care unit patients: sucralfate versus antacids. Am J Med 83:117–124 (Suppl. 3B)
35. Unertl K, Ruckdeschel C, Selbmann HK et al. (1987) Prevention of colonisation and respiratory infections in long-term ventilated patients by local antimicrobial prophylaxis. Intensive Care Med 13:106–133
36. Wenzel RP, Ostermann CA, Hunting KJ (1976) Hospital acquired infections. II. Infection rates by site, service and common procedures in a university hospital. Am J Epidemiol 104:645

Endokrine Sekretionsmuster bei Sepsis*

R. Dennhardt, H.-J. Gramm, H. Meinhold, K. Voigt

Es besteht kein Zweifel, daß das endokrine System in die pathophysiologischen Abläufe des Schockgeschehens eingebunden ist. Doch die Kenntnis über die Spezifität der hormonellen Reaktionen und ihre klinische Bedeutung bei gestörter Homöostase ist sehr begrenzt. Es gibt keine allgemein akzeptierten, endokrinen Sekretionsmuster, die mit bestimmten Verlaufsformen des Schockgeschehens zu verbinden sind; erst recht fehlen konkrete Beweise, daß hormonelle Spiegel eine Aussage über die Schwere der Erkrankung bzw. die Überlebensrate machen können.

Die Zahl der Veröffentlichungen, in denen Hormonkonstellationen bei kritisch kranken Patienten beschrieben werden, ist kaum noch zu überschauen. Viele Berichte sind klinische Bechreibungen, mehr anekdotische Informationen als Untersuchungen mit ausgewogenen, methodischen Ansätzen. Wichtig erscheint uns, daß nicht punktuelle Messungen einzelner hormoneller Parameter gewertet, sondern Verläufe von Hormonkonzentrationen während des septischen Krankheitsbildes beobachtet werden.

Bei den folgenden Ausführungen sollen Interpretationen vermieden werden, dies aus der Erkenntnis heraus, daß es sich um Serumspiegelbestimmungen handelt: Die Frage, wie sich die endokrine Situation auf zellulärer Ebene darstellt, muß unbeantwortet bleiben; wir wissen beispielsweise, daß die Rezeptoren für Steroide und Schilddrüsenhormone im Zytoplasma und im Nukleus lokalisiert sind.

Kortisol

Plasmakortisolspiegel sind entsprechend den Angaben in der Literatur als Folge bakterieller Infektionen stets erhöht beschrieben, wohl als Ausdruck eines Gleichgewichts zwischen erhöhter Sekretionsrate und reduziertem hepatischen Abbau. Eine Arbeit von Sibbald et al. [11] zeigt die Schwierigkeiten auf, septischen Krankheitsverläufen bestimmte Kortisolspiegel zuzuordnen. Von 26 septischen Patienten zeigten 4 sehr hohe Kortisolspiegel; die übrigen Patienten hatten hochnormale Werte, von denen einige auf die Stimulation durch ACTH nicht reagierten. Diese Patienten starben bis auf einen, der Hydrokortison erhalten hatte.

Finlay u. McKee [5] fanden bei 21 untersuchten septischen Patienten, daß diese im Vergleich zu anderen kritisch Kranken eher niedrige Kortisolspiegel aufwiesen. Pa-

---

* Mit Unterstützung der Fresenius-Stiftung.

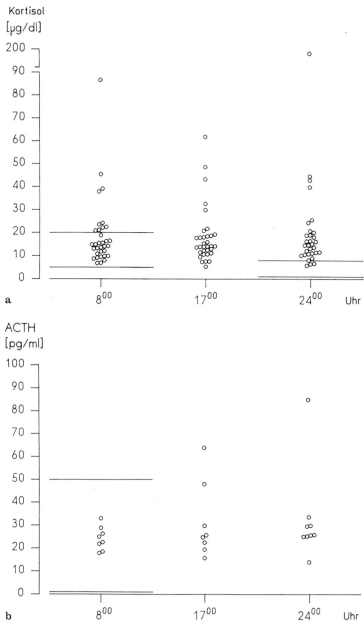

Abb. 1a, b. Zirkadiane Rhythmik **a** der Kortisol- ($n=9$) und **b** der ACTH-Plasmakonzentrationen ($n=2$) bei Patienten im septischen Schock

tienten mit niedrigen Kortisolspiegeln starben (100%), während die Letalität bei Patienten mit hohen Kortisolspiegeln bei 32% lag.

Unsere eigenen Untersuchungen zeigen Kortisolspiegel, die zu verschiedenen Uhrzeiten (8.00, 17.00 und 24.00 Uhr) keinen Unterschied in ihren Werten aufweisen, so daß davon auszugehen ist, daß die zirkadiane Rhythmik aufgehoben ist (Abb. 1). Da die Spiegel jedoch im oberen Normbereich einzuordnen sind, ist von einer quantitativen Erhöhung der Kortisolsekretion auszugehen. Es fehlt aber im Verlauf des septischen Krankheitsbildes jegliche Akutreaktion.

Auch die ACTH-Sekretion scheint anhand unserer bislang vorliegenden Daten unauffällig zu sein.

Schilddrüsenhormone

Die Veränderung des Thyroxinstoffwechsels mit verminderter Bildung von Trijodthyronin (T_3) und vermehrter Entstehung des metabolisch inerten rT_3 ist für eine Vielzahl unspezifischer, schwerster Erkrankungen charakteristisch [4, 6]. Ihre pathophysiologische Bedeutung ist jedoch Gegenstand widersprüchlicher Diskussionen. Es bestehen nach wie vor Probleme, mit den üblichen In-vitro-Untersuchungen den pathophysiologischen Zustand des Thyroxinstoffwechsels abzusichern.

Der erste Schritt der Synthese der Schilddrüsenhormone ist die Jodaufnahme und -konzentrierung durch das Schilddrüsengewebe, ein Vorgang, der durch TSH stimuliert wird [7]. Nach Oxidation wird das Jod an ein Tyrosinrest innerhalb eines Thyreoglobulinmoleküls inkorporiert, und zwar unter Bildung von 2 inaktiven, jodierten Vorstufen, dem Monojodtyrosin und dem Dijodtyrosin (DIT).

Durch eine Ätherverbindung dieses Jod-Tyrosin-Komplexes entsteht entweder 3,5,5-Dijodtyrosin, 3,5,3'-Trijodthyronin (T_3) oder 3,5,3',5'-Tetrajodthyronin (Thyroxin, T_4). T_3 und T_4 werden als Kolloide in den Follikelzellen der Schilddrüse gespeichert; hydrolytische Enzyme setzen die wirksamen Hormone frei, die dann in das Blut sezerniert werden. Die Dejodierung des T_4 erfolgt peripher zu dem hochwirksamen T_3 bzw. dem metabolisch fast inerten „reverse T_3" (rT_3).

Die periphere Regulierung des Hormon- und Energiestoffwechsels über quantitative Unterschiede in der DIT- und rT_3-Bildung scheint eine besondere Bedeutung bei schweren, nicht in Zusammenhang mit der Schilddrüse stehenden Erkrankungen zu haben. Der periphere Stoffwechsel der Schilddrüsenhormone läßt sich wie folgt zusammenfassen:

1) Dejodierung,
2) oxidative Dekarboxylierung und Desaminierung der Alaninseitenkette
3) Sulfatierung und Glukuronidierung der phenolischen OH-Gruppe,
4) Ätherbrückenspaltung unter Bildung von DIT.

Für 30 septische Patienten haben wir den Verlauf der Hormonsekretion und des peripheren Schilddrüsenhormonmetabolismus untersucht, und zwar unter Hinzuziehen eines bislang nicht berücksichtigten Parameters, des DIT. Unter physiologischen Bedingungen stammt das DIT überwiegend aus der Schilddrüse; die extrathyreoidale Bildung von DIT durch metabolische Spaltung der Ätherbrücke vom Thyroxinmole-

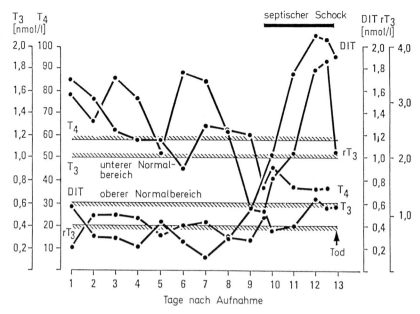

Abb. 2. Serumkonzentrationen von T_3, T_4, DIT und rT_3 bei einem Patienten mit Sepsis nach Schädel-Hirn-Trauma. Es sind die oberen (DIT, rT_3) bzw. unteren (T_3, T_4) Grenzen der Normalwerte aufgetragen

kül im peripheren Gewebe spielt normalerweise keine Rolle [8]. Phagozytierende Leukozyten stellen eine außerordentlich wichtige Quelle für die DIT-Bildung aus T_4 dar [10]. Demzufolge ist es wahrscheinlich, daß die bei Sepsis erhöhte Phagozytoserate eine Quelle für den Anstieg des zirkulierenden DIT ist.

An 2 Beispielen werden die Verläufe der peripheren Schilddrüsenparameter bei Intensivpatienten dargestellt, die im Verlauf ihrer Erkrankung eine Sepsis entwickelten: Abb. 2 zeigt serielle Messungen bei einem Patienten mit einem schweren Schädel-Hirn-Trauma, der vom 9. Erkrankungstag ab ein typisches septisches Krankheitsbild entwickelte. Die rT_3-Werte sind zunächst leicht erhöht, der Anteil des freien, nicht proteingebundenen T_3 ist vermindert, die Werte für alle anderen Parameter sind normal. Mit dem Beginn der Sepsis steigen sowohl rT_3 wie auch DIT dramatisch an, während T_3 und T_4 unter den Normalbereich absinken.

Der charakteristische, steile Anstieg des DIT ist bei einem Patienten zu beobachten, der nach Prostataresektion eine Sepsis entwickelte (Abb. 3). DIT steigt auf das 13fache des mittleren Normalwertes an; rT_3 ist zunächst deutlich erhöht, nimmt aber dann kontinuierlich ab; T_3 und freies T_3 (FT_3) sind vermindert, TSH ist im Normbereich.

Tabelle 1 zeigt eine Zusammenfassung unserer Ergebnisse bei 30 Sepsispatienten: bei 97% der Patienten liegen die T_3-Werte unterhalb des Normbereichs, verbunden mit ebenfalls erniedrigten FT_3-Werten; der Medianwert der T_3-Werte beträgt 0,95 nmol/l. Bei 37% der Patienten ist gleichzeitig ein Low-T_4-Syndrom vorhanden. Eine isolierte T_4-Erniedrigung wurde nicht beobachtet. Die FT_4-Werte sind unauffällig. Die TSH-Werte sind bei ⅔ der septischen Patienten erniedrigt (<0,5 mU/l). Bei allen Patienten ist rT_3 deutlich erhöht, gleiches gilt auch für DIT.

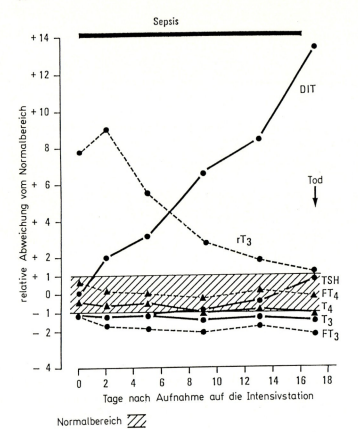

Abb. 3. Relative Änderungen der Serumkonzentrationen der Schilddrüsenparameter bei einem Patienten mit Sepsis nach Prostataresektion

Tabelle 1. Hormonstatus des Hypophysen-Schilddrüsen-Systems bei Sepsispatienten ($n = 30$)

Status	TSH	T_4	FT_4	T_3	FT_3	rT_3
Erhöht	–	–	3	–	–	97
Normal	33	63	94	3	23	3
Erniedrigt	67	37	3	97	77	–

Wie verhalten sich rT_3 und DIT-Spiegel nun bei nichtseptischen Patienten im Vergleich zu Sepsispatienten?

Während die DIT-Werte bei Sepsispatienten stark erhöht sind (Median: 2,3 nmol/l), liegen diese bei unausgewählten, nichtinfektiösen Intensivpatienten weitgehend im Normbereich (Median: 0,46 nmol/l; Abb. 4). Für rT_3 ergibt der Vergleich der Medianwerte der beiden untersuchten Kollektive keine Unterschiede: nicht septisch = 0,95 nmol/l, septisch = 1,74 nmol/l.

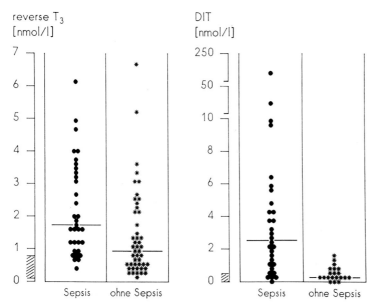

Abb. 4. rT$_3$- und DIT-Plasmakonzentrationen mit ($n=30$) und ohne Sepsis ($n=46/20$); es sind die individuellen Maximalwerte aufgetragen

Neben den grundsätzlichen Problemen eines gültigen Referenzbereichs bei schwerkranken Patienten ist natürlich der Einfluß der Vielzahl der applizierten Medikamente zu berücksichtigen. Glukokorticoide, Propranolol, Nitroprussidnatrium, Phenylbutazon u. v. a. hemmen den Stoffwechsel der Schilddrüsenhormone; Phenobarbital, Diphenylhydantoin beschleunigen ihren Abbau. Opiate, Serotoninantagonisten, Glukokorticoide und Dopamin vermindern die TSH-Sekretion. Metoclopramid, Cimetidin, Theophyllin, Phenothiazine und Butyrophenone induzieren die TSH-Sekretion.

Dopaminbehandelte Intensivpatienten sollten deutlich erniedrigte TSH- und Schilddrüsenhormonspiegel aufweisen. Bei der Vielzahl der Interaktionsmöglichkeiten verwundert es aber nicht, daß zwischen mit und ohne Dopamin behandelten Patienten keine signifikanten Unterschiede bezüglich der Schilddrüsenparameter zu verzeichnen sind (Abb. 5). Vielmehr deuten die Befunde darauf hin, daß das individuelle Krankheitsbild entscheidend ist.

Es besteht kein Zweifel, daß die Schilddrüsenhormone nahezu alle metabolischen Prozesse beeinflussen. In einer Studie von Moley et al. [9] wird die Wirkung des Fehlens der Schilddrüsenhormone bei Eintritt eines septischen Geschehens in einem tierexperimentellen Modell gemessen. Die Ergebnisse zeigen eindeutig, daß bei Fehlen von Schilddrüsenhormonen die hyperdyname Phase der Sepsis fehlt, die Letalität deutlich erhöht ist. Wird Thyroxin bei thyreoidektomierten Tieren substituiert, so normalisiert sich die Letalitätsrate bei Sepsis.

Die Unfähigkeit von hypothyreoten Tieren, auf das septische Geschehen adäquat zu reagieren, weist darauf hin, daß Schilddrüsenhormone als Vermittler fungieren. Offensichtlich ist bei diesen Tieren die Empfindlichkeit gegenüber Katecholaminen, möglicherweise durch eine Abnahme der Zahl an Katecholaminrezeptoren, reduziert.

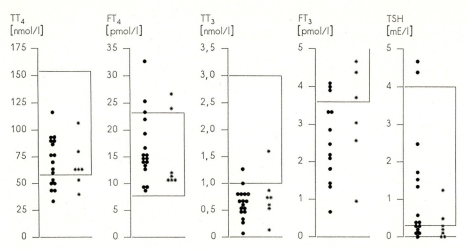

Abb. 5. Schilddrüsenhormonstatus bei Patienten im septischen Schock, es sind Mittelwerte von seriellen Bestimmungen bei 9 Patienten aufgetragen. Die Normalbereiche sind gekennzeichnet.
● ohne Dopamin, * Dopamin 2–3 µg/kg·min

Katecholamine

Untersuchungen von Benedict u. Grahame-Smith [2] bei Patienten mit septischem Zustandsbild mit und ohne Schock zeigen, daß septische Patienten ohne Schock zum Zeitpunkt der Diagnose und im weiteren Verlauf nur leicht erhöhte Katecholaminwerte gegenüber einem Normalkollektiv aufweisen. Im Gegensatz dazu spiegelt die Höhe der Katecholaminspiegel bei Patienten mit septischem Schock die Schwere des Krankheitsbildes wider. Patienten, deren klinisches Bild sich während ihrer Intensivbehandlung besserte, zeigten abfallende Katecholaminspiegel.

Jede kritische Phase im Verlauf des septischen Krankheitsbildes wird mit hohen Noradrenalin- und meist auch Adrenalinkonzentrationen beantwortet. Voraussetzung für dieses Reaktionsverhalten der Katecholamine scheint die Funktionstüchtigkeit der hypothalamisch-hypophysären Nebennierenrindenachse zu sein. Die Unterbrechung der genannten Achse reduziert den Gehalt an Andrenalin des Nebennierenmarks, wie bereits Axelrod [1] nachweisen konnte.

Vasopressin

Tierexperimentelle Untersuchungen von Wilson u. Brackett [12] weisen darauf hin, daß Vasopressin eine bedeutende Rolle als vasaktive Substanz bei der Kontrolle des initialen Blutdruckabfalls während eines Endotoxinschocks darstellt. Die hyperdynamen und/oder hypodynamen Zustände nach Freisetzung von Toxinen führen zur Ausschüttung von Vasokonstriktoren: Neben Vasopressin werden Thromboxan, Katecholamine und Angiotensin ausgeschüttet. Nach einem septischen Geschehen steigt

Vasopressin innerhalb von 15 min an, Thromboxanerhöhungen werden innerhalb von 10 min gemessen, ebenso die Katecholaminanstiege.

Vasopressin ist ein sehr wirkungsvoller Konstriktor der mesenterialen Arterien; es zeigt dabei keine Tachyphylaxie. Es wirkt jedoch negativ inotrop auf das Herz und vermindert die adrenerge Stimulation der Kontraktilität. Es reduziert den koronaren Blutfluß und wirkt arrhythmogen. Weiterhin soll ADH die primäre Thrombozytenaggregation veranlassen.

Unsere ADH-Untersuchungen zeigen im Verlauf des septischen Krankheitsbildes keine vom physiologischen Bereich abweichenden Werte. Hierbei muß allerdings berücksichtigt werden, daß alle Patienten zur Sedierung Fentanyl und Butyrophenone erhielten, die bekanntlich die Vasopressinsekretion hemmen.

Prolaktin

Um so erstaunlicher ist das Verhalten der Prolaktinsekretion: Mit Beginn der Sepsis steigt die Prolaktinsekretion deutlich an. Eine zusammenfassende Darstellung der Prolaktinmessungen bei Patienten im Verlauf des septischen Geschehens zeigt Abb. 6 (die medikamentöse Therapie hat sich in den verschiedenen Beobachtungszeiträumen nicht unterschieden).

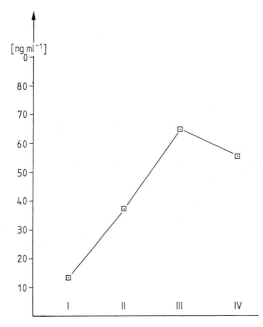

Abb. 6. Plasmakonzentrationen von Prolaktin (Mittelwerte) im Verlauf des septischen Geschehens ($n=6$). *I* vor, *II* während, *III* nach Sepsis; *IV* vor Entlassung auf Normalstation.

Zusammenfassung

Das Krankheitsbild beim septischen Patienten ist durch hohe DIT- und rT_3-Serumkonzentrationen sowie ein ausgeprägtes Low-T_3-Syndrom gekennzeichnet. Während rT_3 bei fast allen schwerkranken Patienten erhöht ist, sind Anstiege des DIT kennzeichnend für schwere Infektionen. Sollten Spezifität und Sensitivität sich in weiteren Untersuchungen bestätigen, könnte der Thyroxinmetabolit DIT eine wichtige Bedeutung in der Entzündungsdiagnostik erlangen.

Regelmäßig, wenn auch in unterschiedlichem Ausmaß, reagiert Prolaktin auf das Auftreten einer Sepsis.

Katecholamine und Vasopressin müssen als akut reagierende Hormone angesehen werden.

Unübersichtlich ist nach wie vor das Verhalten der Kortisolspiegel. In der Regel scheint eine erhöhte Sekretionsrate vorzuliegen; die zirkadiane Rhythmik ist aufgehoben.

Literatur

1. Axelrod J (1974) Catecholamines: effects of ACTH and adrenal corticoids. Ann NY Acad Sci 350:275
2. Benedict CR, Grahame-Smith DG (1978) Plasma noradrenaline and adrenaline concentrations and dopamine-β-hydroxylase activity in patients with shock due to septicaemia, trauma and hemorrhage. Q J Med (new ser XLVII) 185:1
3. Brackett DJ, Schaefer CF, Wilson MF (1983) The role of vasopressin in the maintenance of cardiovascular function during early endotoxin shock. Adv Shock Res 9:147
4. Chopra IJ, Hershman JM, Pardridge WM, Nicoloff JT (1983) Thyroid function in nonthyroidal illnesses. Ann Intern Med 98:946
5. Finlay WEI, McKee JI (1982): Serum cortisol levels in severely stressed patients. Lancet ii:1414
6. Kaptein M, Robinson WJ, Grieb DA, Nicoloff JT (1982) Peripheral serum thyroxine, triiodothyronine and reverse triiodothyronine kinetics in the low thyroxine state of acute nonthyroidal illnesses: noncompartmental approach. J Clin Invest 69:526
7. Larsen PR (1982) Thyroid-pituitary interaction. N Engl J Med 306:23
8. Meinhold H, Beckert A, Wenzel KW (1981) Circulating diiodthyrosine: studies of its serum concentration, source and turnover using radioimmunoassay after immunoextraction. J Clin Endocrinol Metab 53:1171
9. Moley JF, Ohkawa M, Chaudry IH, Clemens MG, Baue AE (1984) Hypothyroidism abolishes the hyperdynamic phase and increases susceptibility to sepsis. J Surg Res 36:265
10. Schwander J, Meinhold H (1987) Formation of diiodothyrosine (DIT) by ether cleavage of thyroxine (T_4) in phagocytosing human leucocytes. Acta Endocrinol 114:11 [Suppl. 283] (Copenh)
11. Sibbald WJ, Short A, Cohen MP, Wilson RF (1977) Variations in adrenocortical responsiveness during severe bacterial infections. Unrecognized adrenocortical insufficiency in severe bacterial infections. Ann Surg 186:29
12. Wilson MF, Brackett DJ (1983) Release of vasoactive hormones and circulatory changes in shock. Cir Shock 11:225

Behandlungsmöglichkeiten des akuten Atemnotsyndroms (ARDS) bei Sepsis

P. M. Suter

Einleitung

In etwa *20% aller Patienten mit einer Sepsis* tritt ein akutes Lungenversagen vom Typ ARDS („adult respiratory distress syndrome") auf [6]. Morphologisch sind die Parenchymveränderungen durch ein proteinreiches interstitielles und alveoläres Lungenödem sowie eine Granulozytenaggregation in den Pulmonalgefäßen gekennzeichnet. Die Atemmechanik ist im Sinne einer akuten Restriktion verändert, d. h. die funktionelle Residualkapazität und die Compliance sind erniedrigt.

Die *pathophysiologischen Grundlagen* des ARDS bei Sepsis sind trotz enormer Anstrengungen in experimenteller und klinischer Forschung noch nicht völlig geklärt. Wenn es auch gelungen ist, eine Anzahl von biochemischen Mediatoren zu isolieren, welche direkt für die beiden Kardialsymptome des ARDS verantwortlich sind – die erhöhte Kapillarpermeabilität und die pulmonale Hypertonie [3] –, so sind die Rollen von Granulozyten und Thrombozyten heute noch nicht endgültig geklärt [8, 13].

Die *Mortalität* des ARDS bei Sepsis ist sehr hoch und wird mit 70–90% angegeben [5]. Die Prognose ist besonders in den Fällen schlecht, in welchen der septische Herd nicht saniert werden kann. Ausgeprägte Störungen des Säure-Basen-Haushalts und multiples Organversagen sind mit einer extrem hohen Mortalität verbunden [7, 11].

Behandlung

Die *Behandlung* des ARDS bei Sepsis umfaßt 3 essentielle Punkte: eine Verbesserung der respiratorischen Insuffizienz, die Aufrechterhaltung einer guten Kreislauffunktion, die Früherkennung und Therapie des Versagens anderer Organe.

ARDS nach Sepsis

Klinik:	Dyspnoe, Hyperventilation, Zyanose, Auskultation: diffus feine Rasselgeräusche, Tachykardie;
Thoraxröntgenbild:	erste Phase: häufig normal, später: diffuses interstitielles Ödem;

Hämodynamik:	hyperdynamisch in der Frühphase – hypodynamisch in terminalen Stadien, Herzzeitvolumen meist hoch oder normal, Lungenkapillardruck normal oder tief, Zentralvenendruck normal oder tief;
Behandlung:	prophylaktisch: nicht existent 1989, therapeutisch: symptomatisch – O_2, – positiver Atemwegsdruck, – Wasserbilanz, medikamentös: nil für die Klinik;

	Heilung: spontan, wenn
	– Infektion eliminiert,
	– keine Komplikationen
	  pulmonal
	  andere Organfunktionen

Die Lungenfunktion kann mit einfachen Maßnahmen verbessert werden: Eine erhöhte inspiratorische Sauerstoffkonzentration und ein positiver Atemwegsdruck müssen appliziert werden. Dies kann während der Spontanatmung als CPAP oder mit maschineller Beatmung als PEEP geschehen. Dadurch werden die funktionelle Residualkapazität und die Gasaustauschoberfläche erhöht sowie die arterielle Oxygenierung und das periphere Sauerstoffangebot verbessert [14, 16].

Die Funktionen von Herz und Kreislauf sollen engmaschig überwacht werden. Eine Volumentherapie ist meist zu Beginn unerläßlich, sollte aber so schnell wie möglich einer ausgeglichenen oder negativen Flüßigkeitsbilanz weichen. Bleibt die Wasserbilanz beim ARDS positiv, ist die Mortalität bedeutend höher als bei negativer Bilanz [12]. Der zentrale Venendruck muß relativ tief gehalten werden (Abb. 1), da dadurch Resorption und Abfluß des interstitiellen Lungenödems über das Lymphsystem besser erfolgen kann [1]. Der Einsatz von vasoaktiven Medikamenten, z.B. Dopamin oder Adrenalin, hat einen volumensparenden Effekt. Die Bedeutung des onkotischen Druckes ist wahrscheinlich in der Vergangenheit überbewertet worden. Bei der normalen Lunge ist der transkapilläre onkotische Gradient relativ konstant, während bei einer erhöhten Kapillarpermeabilität in der Sepsis klein- *und* großkalibrige Proteine rasch ins Interstitium austreten [9]. Der Lymphabfluß kann durch diese großen Moleküle gestört werden.

Eine medikamentöse Therapie der Granulozytenaggregation in den Lungenkapillaren und der Mediatorwirkungen steht heute für die Klinik nicht zur Verfügung. Dabei haben sich insbesondere die Antiproteasen und die Steroide als unwirksam oder sogar gefährlich erwiesen [2].

Zusammenfassend muß betont werden, daß heute die wichtigsten therapeutischen Maßnahmen des ARDS bei Sepsis eine rasche Elimination des Infekts, eine respiratorische Assistenz mit positivem Atemwegsdruck sowie eine kontinuierliche Überwa-

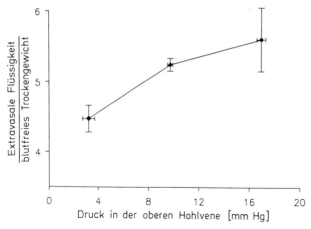

Abb. 1. Abhängigkeit des Lungenödems (extravaskuläre Flüssigkeit) vom zentralen Venendruck beim Sepsismodell beim Schlaf. (Aus Allen et al. [1])

chung aller vitalen Funktionen und gegebenenfalls eine Behandlung eines anderen Organversagens einschließen. Wenn zusätzlich eine adäquate antibiotische Therapie eingesetzt wird und eine pulmonale Superinfektion vermieden werden kann, sollte die hohe Mortalität dieses Krankheitsbildes in Zukunft verbessert werden können. Hochdosierte Kortikosteroide können weder als präventive, noch als therapeutische Applikation die Inzidenz, den Verlauf oder die Prognose des ARDS günstig beeinflussen [2].

Was kann uns die Zukunft versprechen?

Unser Verständnis der zellulären Interaktionen, der freigesetzten Mediatoren sowie ihrer Auswirkungen auf die Lungenendothelschranke, die Kapillarpermeabilität, das interstitielle Ödem, die Fibroblasten, die glatten Muskelzellen der Gefäße und schließlich auf den Lymphabfluß (Abb. 2) nimmt rasch zu [8, 17, 18].

Die Adhärenz von aktivierten Granulozyten und anderen Blutzellen an die Endothelzelle sowie die Basalmembran ist eine frühe Form einer inflammatorischen Reaktion nicht nur in der Lunge (was vielfach zu einem ARDS führt), sondern auch in anderen Organen, wo diese Reaktion das sog. Syndrom des multiplen Organversagens verursachen kann [10]. Das vaskuläre Endothelium ist möglicherweise das erste Zielorgan beim ARDS und beim multiplen Organversagen nach einem septischen Geschehen. Neuere Erkenntnisse lassen eine wichtige Rolle von Interleukin 1, des „tumor necrosis factor" und von Lipopolysacchariden bei der Stimulation der Endothelzelle und nachfolgender Sekundärreaktionen vermuten [12]. Diese Mediatoren werden auch von Makrophagen freigesetzt. Monoklonale Antikörper können diese Stoffe hemmen und die Effekte am Endorgan (bisher theoretisch) vermindern.

Der Endeffekt der zellulären Interaktion mit der Endothelzelle scheint eine Schädigung durch Sauerstoffradikale zu sein. Im Gegensatz zum Endothel ist die Epithelzelle der Lunge weniger sensibel für diesen Prozeß.

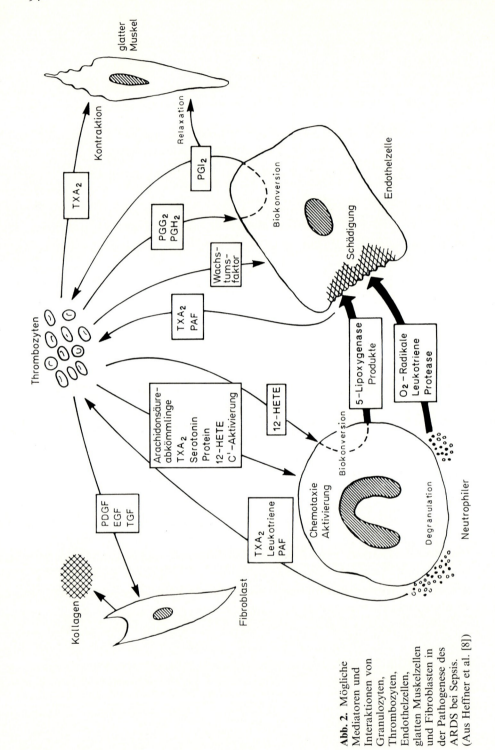

Abb. 2. Mögliche Mediatoren und Interaktionen von Granulozyten, Thrombozyten, Endothelzellen, glatten Muskelzellen und Fibroblasten in der Pathogenese des ARDS bei Sepsis. (Aus Heffner et al. [8])

Die klinischen Implikationen dieser neueren Daten und der molekularen Basis von Interaktionen zwischen Blutzellen und Gefäßwand sind wichtig. Monoklonale Antikörper für Proteine, welche die Adhärenz von Leukozyten und Thrombozyten an die Endothelzellen verursachen, sind möglicherweise für eine frühe Diagnose und präventive Maßnahmen anwendbar. Die Applikation dieser Antikörper könnte jedoch die Infektabwehr beim Patienten mit einer Sepsis vermindern und dadurch potentiell gefährlich sein. Eine unspezifische Suppression der Leukozytenaktivität ist sicher in dieser Situation nicht von Vorteil. Eine direkte Inhibition von Lipopolysacchariden und des „tumor necrosis factor" oder ihrer Rezeptoren an der Endothelzelle scheint eine bessere Strategie zu sein.

Ein wichtiges klinisches Problem bleibt die Früherkennung einer Sepsis und des beginnenden ARDS. Gute Prädiktoren, die leicht bei allen Patienten anwendbar sind, werden dringend gebraucht. Dies gilt ebenso für eine beginnende Schädigung anderer Organfunktionen, wie z. B. Leber und Niere. Die individuell verschiedene Reaktion auf einen septischen Reiz muß noch besser verstanden werden.

Literatur

1. Allen SJ, Drake RE, Katz J, Gabel JC, Laine GA (1987) Elevation of superior vena cava pressure increases extravascular lung water after endotoxemia. J Appl Physiol 62:1006–1009
2. Bernard GR, Luce JM, Sprung CL, Rinaldo JE, Tate RM, Sibbald WJ, Kariman K, Higgins S, Bradley R, Metz CA, Harris TR (1987) High-dose corticosteroids in patients with the adult respiratory distress syndrome. N Engl J Med 317:1565–1570
3. Brigham KL, Woolverton WC, Blake KN, Staub NC (1974) Increased sheep lung vascular permeability caused by pseudomonas bacteriemia. J Clin Invest 54:792–804
4. Fantone JC, Feltner DE, Brieland JK, Ward PA (1987) Phagocytic cell-derived inflammatory mediators and lung disease. Chest 91:428–435
5. Fein AM, Lippmann M, Holtzman H, Eliraz A, Goldberg SK (1983) The risk factors, incidence, and prognosis of ARDS following septicemia. Chest 83:40–42
6. Fowler AA, Hamman RF, Good JT, Benson KN, Baird M, Eberle DJ, Petty TL, Hyers TM (1983) Adult respiratory distress syndrome: risk with common predispositions. Ann Intern Med 98:593–597
7. Fowler AA, Hamman RF, Zerbe GO, Benson KN, Hyers TM (1985) Adult respiratory distress syndrome. Prognosis after onset. Am Rev Respir Dis 132:472–478
8. Heffner JE, Sahn SA, Repine JE (1987) The role of platelets in the adult respiratory distress syndrome. Culprits or bystanders? Am Rev Respir Dis 135:482–492
9. Holter JF, Weiland JE, Pacht ER, Gadek JE, Davis WB (1986) Protein permeability in the adult respiratory distress syndrome. Loss of size selectivity of the alveolar epithelium. J Clin Invest 78:1513–1522
10. Hyers TM, Gee M, Andreadis NA (1987) Cellular interactions in the multiple organ injury syndrome. Am Rev Respir Dis 135:952–953
11. Movat HZ, Cybulsky MI, Colditz IG, Chan MKW, Dinarello CA (1987) Acute inflammation in gram-negative infection: endotoxin, interleukin 1, tumor necrosis factor, and neutrophils. Federation Proc 46:97–104
12. Montgomery AB, Stager MA, Carrico CJ, Hudson LD (1985) Causes of mortality in patients with the adult respiratory distress syndrome. Am Rev Respir Dis 132:485–489
13. Ognibene FP, Martin SE, Parker MM, Schlesinger T, Roach P, Curch C, Shelhamer JH, Parrillo JE (1986) Adult respiratory distress syndrome in patients with severe neutropenia. N Engl J Med 315:547–551

14. Rinaldo JE (1986) Mediation of ARDS by leukocytes. Clinical evidence and implications for therapy. Chest 89:590–593
15. Simmons RS, Berdine GG, Seidenfeld JJ, Prihoda TJ, Harris GD, Smith JD, Gilbert J, Mota E, Johanson WG Fr (1987) Fluid balance and the adult respiratory distress syndrome. Am Rev Respir Dis 135:924–929
16. Weisman IM, Rinaldo JE, Rogers RM (1982) Positive end-expiratory pressure in adult respiratory failure. N Engl J Med 307:1381–1384
17. Worthen GS, Haslett C, Rees AJ, Gumbay RS, Henson JE, Henson PM (1987) Neutrophil-mediated pulmonary vascular injury. Synergistic effect of trace amounts of lipopolysaccharide and neutrophil stimuli on vascular permeability and neutrophil sequestration in the lung. Am Rev Respir Dis 136:19–28
18. Worthen GS (1987) Lipid mediators in the normal and abnormal pulmonary circulation. Lipid mediators, neutrophils, and endothelial injury. Am Rev Respir Dis 136:455–458

Kortikosteroide und nichtsteroidale antiinflammatorische Substanzen beim Sepsissyndrom

C. L. Sprung, R. M. H. Schrein, W. M. Long

Die Ätiologie vieler Veränderungen, die beim Sepsissyndrom auftreten, hat Forscher seit Jahren verwirrt. Abgesehen von den großen Fortschritten, die wir bei der Bewertung der Veränderungen der Gerinnung, des Komplementärsystems, des Arachidonsäurestoffwechsels und anderer Systeme beim Sepsissyndrom gemacht haben, sind wir noch nicht in der Lage, das Ausgangsereignis klar zu definieren. Ohne klareres Verständnis der pathophysiologischen Mechanismen, die die Veränderungen beim Sepsissyndrom hervorrufen, erscheint es unrealistisch, mit unseren bisherigen Therapien große Forschritte bei der Verbesserung der Überlebensrate zu erwarten.

Das vorliegende Kapitel will einige bei Mensch und Tier erhobene Daten zusammenfassen, die den Einsatz von nichtsteroidalen antiinflammatorischen Agenzien (NSAIA) und Kortikosteroiden beim Sepsissyndrom betreffen. Wir haben das Sepsissyndrom als ein Spektrum der Erkrankung von der frühen Sepsis (eine systemische Antwort auf die Infektion) bis zum septischen Schock definiert. Einen detaillierten Überblick zu diesem Thema geben die folgenden Literaturstellen [25, 26].

Nichtsteroidale antiinflammatorische Agenzien (NSAIA) beim Sepsissyndrom

Viele Studien an Tiermodellen haben den Gebrauch von NSAIA beim Sepsissyndrom untersucht. Eine Gruppe der Substanzen enthält Zyklooxygenaseinhibitoren wie Acetylsalicylsäure, Indometacin und Ibuprofen. Bezüglich der Vorbehandlung mit Acetylsalicylsäure wird berichtet, daß dadurch die hämodynamische Situation und die Überlebensrate bei Hunden verbessert wird [10]. Bei Ratten ist der positive Effekt der Acetylsalicylsäurevorbehandlung dosisabhängig; die Produktion von Plasmathromboxanen und die lysosomale Aktivität von Proteasen bei Endotoxinämie sind herabgesetzt. Des weiteren sieht man weniger schwere Verbrauchskoagulopathien und größere lysosomale Stabilität [9]. Prophylaktische Gaben von Indometacin vermindern den Blutdruckabfall nach Endotoxingabe und erhöhen die Überlebensrate in einigen Tiermodellen [6, 7, 33]. Ibuprofen, ein anderer Zyklooxygenaseinhibitor, dürfte ebenfalls effektiv den Verlauf des Sepsissyndroms günstig beeinflussen. Niedrige Dosen von Ibuprofen (3,75 mg/kg) bewirkten bei Ratten mit S.-enteritis-Endotoxin eine geringere Mortalität als hohe Dosen (30 mg/kg) [38]. Beide Dosierungen verhinderten wirksam den endotoxininduzierten Anstieg von Thromboxan A_2 und 6-keto-PGF_1, dem stabilen Metaboliten des Prostazyklin. Hohe Dosen senkten jedoch weniger effektiv die erhöhten lysosomalen Proteasen [38]. Die Vorbehandlung oder Behandlung von Hunden mit Ibuprofen nach Endotoxinbolus verbesserte die hämodynamische Situation, verhinderte eine endotoxininduzierte Azidose und schien Leukozyten- und Plättchenaggregation zu verhindern [3, 19]. Während hyperdynamer, septischer Phasen bei Hunden normalisierten Ibuprofen- oder Indometacininfusionen die Hämodynamik. Die Konzentrationen von TxB_2 waren niedriger, die Spiegel von 6-keto-PGF_1 jedoch unverändert [5].

Der Vorteil der Ibuprofenbehandlung gegenüber der mit Indometacin liegt darin, daß Ibuprofen die kapilläre Permeabilitätsstörung, die nach Endotoxingabe auftritt, nicht erhöht. Des weiteren erhöht es nicht die lokalen Konzentrationen chemotaktischer Leukotriene, und pulmonale Funktionen werden nicht negativ beeinflußt [3, 31]. Imidazol ist ein selektiver Inhibitor der Thromboxansynthetase ohne Effekt auf die Zyklooxygenase. Wenn man Katzen Imidazol 30 min nach Injektion von Endotoxinen gab, hatte es keinen Effekt auf die Thromboxan-B_2-Konzentrationen, aber es verbesserte den mittleren arteriellen Druck, verminderte den Anstieg lysosomaler Proteaseaktivität und setzte die Freisetzung des „Myocardial-depressant"-Faktors [30] herab.

Eine zusätzliche Wirkung kann man erhalten, wenn man die Therapie mit NSAIA und/oder Kortikosteroiden mit anderen supportiven Maßnahmen kombiniert. In einem Modell mit Hunden, bei denen eine „Cocktail Therapie" mit Ibuprofen, Methylprednisolon und Naloxon 10 min nach der Endotoxingabe verabreicht wurde, verbesserte sich die 7 Tage Überlebensrate, während in der Kontrollgruppe die Tiere innerhalb von 24 h starben [1]. Hunde, die Methylprednisolon, Methylprednisolon und Naloxon oder Naloxon und Ibuprofen erhalten hatten, zeigten Mortalitätsraten ähnlich denen der Kontrolltiere. Erhöhte Überlebensraten wurden teilweise der Wirkung des Ibuprofen auf den systemischen Blutdruck zugeschrieben, der bei den Hunden, die den Cocktail aus 3 Substanzen erhalten hatten die Perfusion des Splanchnikusgebietes aufrechterhalten hatte [1]. In einem LD_{100}-Schockmodell mit Ratten mit fäkaler Peritonitis war die kombinierte Behandlung aus Gentamicin, Methylprednisolon und Ibuprofen jeder anderen Kombinationsbehandlung dieser Substanzen überlegen bezüglich der Lebensverlängerung und insgesamt herabgesetzten Mortalität [39]. Diese Studien geben Anstoß zur Befürwortung einer Kombinationstherapie zur pharmakologischen Beeinflussung des Sepsissyndroms.

Es ist unbekannt, ob die nutzbringenden Effekte der NSAIA bezüglich der verlängerten Überlebensraten durch verbesserte respiratorische Mechanismen, Veränderungen des Blutflusses und der Hämodynamik, Verhinderung der Plättchenaggregation, lysosomale Stabilisierung [8] oder antiinflammatorische Effekte während Endotoxinämie oder Sepsis hervorgerufen werden [26]. Wie Steroide sind Zyklooxygenaseinhibitoren in Tiermodellen normalerweise nur effektiv, wenn sie prophylaktisch oder sehr früh nach dem septischen Insult gegeben werden. Ob diese Substanzen, die preiswerter als Kortikosteroide sind und weniger Superinfektionen hervorrufen dürften, Morbidität und Mortalität bei Patienten mit septischem Syndrom herabsetzen können, bleibt offen. Klinische Studien mit Ibuprofen sind zur Zeit in Gang.

Kortikosteroide

Der Gebrauch von Kortikosteroiden beim Sepsissyndrom ist kontrovers. In-vivo- und In-vitro-Studien zur Wirkung von Kortikosteroiden schließen verschiedene Tiermodelle mit septischem Schock durch Infusion von lebenden Bakterien oder Endotoxinen und eine Vielzahl von Studien mit kritisch kranken Patienten ein.

Potentielle nützliche und nachteilige Wirkungen von Kortikosteroiden beim septischen Syndrom

Es gibt viele Mechanismen für die nützliche Wirkung von Kortikosteroiden beim septischen Syndrom, aber die meisten sind kontrovers und bleiben unbewiesen. Die beste physiologische Wirkung der Kortikosteroide ergibt sich bei der Behandlung der Nebenniereninsuffizienz. Es ist jedoch unbewiesen, daß Kortisolspiegel bei Sepsis einheitlich erniedrigt sind [22]. Viele Patienten haben beim septischen Schock tatsächlich extrem erhöhte Kortisolspiegel und die empfohlenen Kortikosteroiddosen sind eher „Industriedosen" als das, was bei Nebenniereninsuffizienz nötig ist.

Ein weiterer möglicher Nutzen der Kortikosteroide ist eine positive Wirkung auf das supprimierte kardiovaskuläre System im septischen Schock. Kortikosteroide dürften als Vasodilatatoren dienen und die kardiale Funktion verbessern. Verschiedene Studien haben keinen Effekt der Kortikosteroide auf die kardiale Auswurfleistung gezeigt, während andere eine verbesserte Auswurfleistung belegten [26].

Die metabolischen Effekte der Kortikosteroide bewirken eine gesteigerte Glukagonsekretion, eine Erhöhung der Proteinsynthese der Leber und eine gesteigerte Glukoneogenese. Kortikoide dürften des weiteren eine Rechtsverschiebung der O_2-Bindungskurve des Hämoglobins hervorrufen, welches eine erhöhte O_2-Verfügbarkeit für die Zellen bedeutet.

Einer der wichtigsten Gründe, warum Kortikosteroide eingesetzt worden sind, ist ihre Fähigkeit, Zellmembranen, und insbesondere lysosomale Membranen zu stabilisieren [35]. Bei einer Sepsis aktiviert Komplement polymorphkernige Leukozyten, und die folgenden Reaktionen dieser Zellen und ihre Nebenprodukte rufen Schäden des mikrovaskulären und anderer Organsysteme hervor [20]. Die Anwesenheit von Endotoxinen gramnegativer Organismen oder Teichionsäure grampositiver Organismen stimuliert die Produktion von Komplementbestandteilen. Diese Komplemente aktivieren polymorphkernige Leukozyten zur Produktion von Arachidonsäuremetaboliten und zur Freisetzung lysosomaler Enzyme, die zur mikrozirkulatorischen Vasodilatation, endothelialen Zellzerstörung und erhöhten Kapillarpermeabilität führen. Diese Vorgänge tragen zur sepsisinduzierten Hypovolämie und zum interstitiellen Ödem bei, das beim septischen Schock gesehen wird. In-vitro-Studien haben gezeigt, daß pharmakologische Dosen von Kortikosteroiden (Äquivalentdosis von 30 mg/kg Methylprednisolon) die komplementinduzierte Granulozytenaggregation hemmen, die Granulozytenaggregation aufheben und den Endothelzellschaden durch Verhinderung der Bildung von radikalen O_2-R [20, 26]. Bei Patienten mit septischem ARDS haben Kortikosteroide gezeigt, daß sie die erhöhte Permeabilität senken, wenn sie frühzeitig gegeben werden [29].

Vor kurzem wurde die Interaktion der Kortikosteroide mit dem Endomorphinsystem untersucht. Kortikoide hemmen die ACTH-Freisetzung. Da sich ACTH und β-Endomorphin von einem gemeinsamen Vorläufer ableiten, kann durch Kortikosteroide die Freisetzung von β-Endomorphinen ebenfalls gehemmt sein. Trotz nützlicher Effekte der Kortikosteroide sollte man immer die möglichen schädlichen Wirkungen bedenken. Diese enthalten Superinfektionen, Elektrolytstörungen, Hyperglykämie, gastrointestinale Blutungen, Psychosen und Arrhythmien [23].

Effekte der Kortikosteroide bei Tieren mit Sepsissyndrom

Tiermodelle der Sepsis dürften das menschliche Sepsissyndrom nicht akkurat widerspiegeln. Trotzdem liefern sie eine wichtige Grundlage für den Gebrauch der Kortikosteroide. Die optimale Dosierung und Zeit der Applikation der Steroide wurden in einem Rattenmodell nach Injektion lebender E. coli erwogen [24]. Dexamethason und Methylprednisolon erhöhten signifikant die Überlebenszeiten, wenn sie prophylaktisch gegeben wurden, aber die Wirkung war herabgesetzt, wenn die Medikamente später gegeben wurden.

Hinshaw et al. haben bei Hunden und Pavianen ein Modell für den septischen Schock entwickelt, bei dem sie Endotoxine oder lebende Bakterien benutzten [11–16, 37]. Nach Gabe von E. coli Endotoxin in einer Studie an Hunden fanden sie heraus, daß ein einziger Bolus Methylprednisolon nach Endotoxingabe den hämodynamischen Status verbessern und das Überleben gering verlängern kann [11]. In einer späteren Studie hatten Tiere, die 30 mg/kg Methylprednisolon und als Erhaltungsdosis 15 mg/kg Kortikoidinfusion bekommen hatten, verbesserte Überlebensraten, höhere Glukosespiegel und weniger Hämokonzentration [37]. Nach Infusion lebender Bakterien erhielten die Hunde entweder keine Therapie oder Methylprednisolon oder Methylprednisolon und Gentamicin oder Gentamicin alleine [12]. Alle Tiere der Kontrollgruppe verstarben innerhalb von 24 h; 9 von 10 Hunden, denen entweder Gentamicin oder Methylprednisolon alleine gegeben worden war, verstarben, während die 6 Tiere, die beide Medikamente erhalten hatten, sich vollständig erholten. Wenn die Kortikoidtherapie mit 30–60 min Verzögerung gegeben wurde, starben alle Tiere. Diese Studien legten nahe, daß rechtzeitige Kortikoidapplikation in Kombination mit Antibiotika nützlich sein könnte.

Hinshaw et al. gingen einen Schritt weiter, um die menschliche Sepsis zu imitieren: sie benutzten Sepsis- oder Endotoxinmodelle bei Primaten. Hinshaw et al. erstellten ein LD_{100}-Modell des septischen Schocks bei Pavianen durch langsame Infusion lebender E. coli [13]. Gentamicin oder Kortikoidtherapie alleine oder keine Behandlung resultierten in einer 100%igen Mortalität. Wenn die Therapie mit beidem, Kortikosteroiden und Gentamicin innerhalb 30 min nach E.-coli-Infusion begonnen wurde, lag die Überlebensrate bei 100% [13]. Wenn die Kortikosteroid- und Antibiotikatherapie um 2 h verzögert wurde, um frühe, maximale Blutdruckanstiege zu erlauben, zeigte sich eine Überlebensrate von 85% [14]. Wenn die Kortikosteroid- und Antibiotikabehandlung erst 4 h nach der E.-coli-Gabe begonnen wurde, verminderte sich die Überlebensrate auf 65%, war aber damit noch signifikant höher als in den Kontrollgruppen [15, 16]. Daraus ergibt sich, daß diese Tierstudien das Konzept unterstützen, daß Kortikosteroide in Kombination mit einem geeigneten Antibiotikum nützlich sind bei der Verbesserung der Überlebensrate. Sie unterstreichen auch den Nutzen der frühen Applikation der Kortikosteroide zur Abwendung des Schocks und zur Erhöhung der Überlebensrate sowie die Abhängigkeit der Kortikoidwirkung von anderen unterstützenden Therapien.

Wirkung der Kortikoide beim Sepsissyndrom des Patienten

Obwohl eine große Anzahl klinischer Studien über den Gebrauch von Kortikosteroiden beim Sepsissyndrom durchgeführt worden sind [25], wird der Nutzen kontrovers beurteilt.

Weitzman u. Berger [36] analysierten den Aufbau von 32 Studien über den Nutzen von Kortikosteroiden bei Patienten mit Infektion oder Sepsis, die zwischen 1950 und 1971 publiziert worden sind und notierten Kriterien, die sie bei der Beurteilung klinischer Studien für wichtig hielten. Diese Kriterien schlossen den prospektiven Aufbau ein, laufende Kontrollen, randomisierte Zuteilung, Doppelblindtechnik, klare diagnostische Kriterien für Einstieg und Zuordnung, Klassifizierung bezüglich des Ausmaßes der Erkrankung, Natur des zugrundeliegenden Krankheitsbildes und Beobachtungen der Komplikationen der Kortikosteroide. Bei Zugrundelegung dieser Kriterien hatte die Mehrzahl der Studien methodische Fehler. Bei 12 Veröffentlichungen, die sich speziell mit dem septischen Schock beschäftigten, fanden sich größere Unstimmigkeiten mit dem entworfenen Studiendesign. In einer kürzlich erstellten Übersicht [25] fanden wir eine bessere Übereinstimmung mit methodischen Standards bei neueren Kortikoidstudien, die seit 1974 veröffentlicht wurden.

In einer retrospektiven Studie gramnegativer Bakteriämien bemerkten Kreger et al. [21], daß Patienten, die eine Kortikoidtherapie erhalten hatten, in größerer Zahl einen Schock entwickelten. Sie zeigten des weiteren, daß Patienten, die mit einer höheren als der Äquivalentdosis von 4 g/Tag Hydrokortison beim septischen Schock behandelt worden waren, eine höhere Mortalitätsrate aufwiesen als diejenigen Patienten, die keine Kortikosteroide erhalten hatten (72% verglichen mit 36%).

Schumer [27] veröffentlichte 1976 eine prospektive und eine retrospektive Studie über den Gebrauch von Kortikosteroiden beim septischen Schock. Die prospektive Studie erfüllte die vorher aufgeführten methodischen Kriterien. Es wurden 172 chirurgische Patienten mit septischem Schock untersucht, definiert als septisches Geschehen mit Blutdruckabfall und positiven bakteriellen Blutkulturen. Die Behandlung der Studie bestand in der intravenösen Applikation von Dexamethason (3 mg/kg), Methylprednisolon (30 mg/kg) oder Placebo zum Zeitpunkt der Diagnosestellung und wurde – falls nötig – 4 h später wiederholt. Die Mortalität war bei den mit Kortikoid behandelten Patienten signifikant niedriger als bei der Placebogruppe (10% verglichen mit 38%). Es fand sich keine Differenz zwischen den Dexamethason- und den Methylprednisolongruppen. Der Schweregrad des Schocks korrelierte mit höherer Mortalität, und den kortikoidbehandelten Patienten ging es bei verschiedenen Schweregraden des Schocks besser als denen der Kontrollgruppe. Die zugrundeliegende Erkrankung zeigte ebenfalls eine Korrelation mit der Mortalität, und kortikoidbehandelte Patienten mit einem Neoplasma, die mit Chemotherapie oder immunsuppressiven Agenzien behandelt wurden, oder Patienten mit Lebererkrankungen zeigten eine niedrigere Mortalität als Patienten mit ähnlichen Grunderkrankungen in der

Placebogruppe. Dies war die erste prospektive Doppelblindstudie, die klar einen Nutzen einer adjunktiven Kortikosteroidtherapie beim septischen Schock zeigte. Die Schumer-Studie wurde kritisiert [2, 28]. Die Kritik betraf die fehlende Information der Studie bezüglich anderer unterstützender Maßnahmen wie z. B. chirurgische Intervention, Flüssigkeitszufuhr und Vasopressoren sowie Zeitpunkt und Ursache des Todes. Es wurde gefordert, wenn die Reduktion der Mortalität so dramatisch gewesen sei, hätten Kliniker und andere Forscher ebenfalls den Nutzen der Kortikosteroide sehen müssen.

Dem folgend demonstrierten Hoffman et al. [18], daß Dexamethason (3 mg/kg, gefolgt von einer Infusion mit 1 mg/kg alle 6 h über 48 h) bei Patienten mit schwerem, typhoiden Fieber die Mortalität von 56% auf 10% reduzierte. Dies war eine randomisierte, placebokontrollierte Doppelblindstudie. Man ging davon aus, daß Patienten dann eine schwere, typhoide Erkrankung hatten, wenn Fieber vorlag, Salmonella typhi oder S. parathyphi A aus dem Blut oder Knochenmarkpunktat gewonnen werden konnten und die Bewußtseinslage abnormal war oder Schock bestand. Schock wurde definiert als systolischer Blutdruck unter 90 mmHg bei Patienten über 12 Jahren und bei klinischer Erkennbarkeit einer herabgesetzten Organperfusion. Zusätzlich zu Kortikosteroiden oder Placebo wurden die Patienten mit Chloramphenicol und „Standardtherapie" behandelt, die Vasopressoren oder Antiarrhythmika, endotracheale Intubation oder mechanische Ventilation nicht einschloß.

Wir führten eine prospektive, randomisierte und kontrollierte Kortikoidstudie bei Patienten mit septischem Schock durch [32]. Von den internistischen Patienten wurden 59 mit schwerem, septischen Schock, definiert als systolischer Blutdruck unter 90 mmHg, offensichtlich verminderter Organperfusion, Bakteriämie oder identifizierter Infektionsquelle und kontinuierlicher Hypotension trotz Gabe von mindestens 500 ml isotoner Kochsalzlösung, randomisiert in eine Dexamethason- (6 mg/kg), eine Methylprednisolon- (30 mg/kg) oder eine Kontrollgruppe aufgenommen. Wiederholte Dosen von Kortikosteroiden wurden bei persistierendem Schock nach 4 h gegeben. Die Behandlung setzte in einer späten Schockphase ein (17 ± 5 h nach Schockbeginn), und die Patienten erhielten eine mittlere Dopamindosis von 21 ± 3 mg/kg·min. Letztendlich wurde die Krankenhausmortalität oder die Rückbildung des Schockzustandes durch Kortikoide nicht verbessert (Abb. 1 und 2). Es ergaben sich jedoch einige kurzfristige Verbesserungen. Kortikosteroidbehandelte Patienten zeigten vermehrt ein rückläufiges Schockgeschehen nach 24 h. Patienten, die innerhalb der ersten 4 h des Schocks mit Kortikosteroiden behandelt worden waren, hatten insgesamt eine höhere Reversibilität des Schockgeschehens, und Patienten in den Kortikosteroidgruppen hatten 133–150 h nach Gabe des Medikaments eine niedrigere Mortalität. Dexamethasonbehandelte Patienten hatten eine höhere Inzidenz von Superinfektionen.

Das größte Problem unserer und anderer Studien war die Tatsache, daß bei den meisten Studien die Kortikosteroide zu spät gegeben worden sind. Kürzlich wurden 2 große, multizentrische, prospektive, doppelblind durchgeführte placebokontrollierte Kortikoidstudien bei Patienten mit frühem Sepsissyndrom publiziert [4, 17]. Die „Veterans Administration Systemic Sepsis Cooperative Study Group" erhob Daten bei Patienten mit Sepsis und normalem Sensorium [17]. Aufgenommene Patienten mit dem klinischen Verdacht einer Sepsis erfüllten innerhalb von 8 h wenigstens 4 der folgenden 7 klinischen Sepsiszeichen: 1) Fieber oder Hypothermie, 2) Tachykardie,

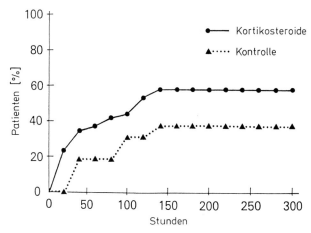

Abb. 1. Krankenhausmortalität bei mit Kortikosteroiden behandelten Patienten und der Kontrolle vom Zeitpunkt der Gabe des Medikaments an; 133–150 h nach Gabe hatte die Steroidgruppe eine verbesserte Überlebensrate. Insgesamt war die Mortalität nicht wesentlich unterschiedlich, 77% in der Steroidgruppe und 69% in der Kontrollgruppe

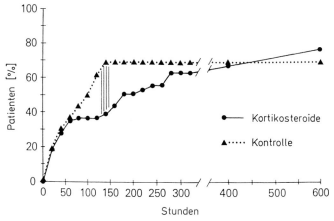

Abb. 2. Rückgang des Schocks bei Patienten, die mit Kortikosteroiden behandelt wurden und die Kontrolle vom Zeitpunkt der Gabe der Medikamente an. Nach 24 h war die Schocksymptomatik rückläufig in 26% der steroidbehandelten Patienten und bei keinem der Kontrollgruppe. Insgesamt war die Rückläufigkeit nicht signifikant unterschiedlich, 58% in der Steroid- und 38% in der Kontrollgruppe

3) Tachypnoe, 4) Hypotension, 5) anormale Leukozytenzahl, 6) Thrombozytopenie, 7) eine invasive Maßnahme während der vorausgegangenen 48 h oder eine offensichtliche Infektionsquelle. Zusätzlich zu Antibiotika und intravenösen Flüssigkeiten erhielten 112 Patienten Methylprednisolon (30 mg/kg über 15 min gefolgt von einer Infusion von 5 mg/kg/h über 9 h), und 111 Patienten erhielten Placebo innerhalb von 2,8 h nach Stellung der Diagnose Sepsis. Die Mortalität innerhalb von 14 Tagen war zwischen den Placebo- (22%) und den Kortikosteroidgruppen (21%) nicht signifikant

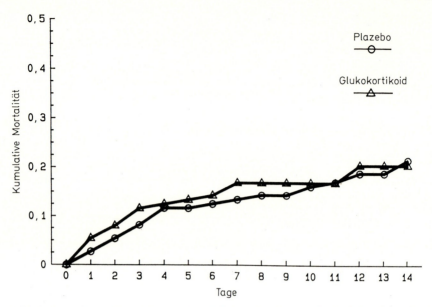

Abb. 3. Kumulative Mortalitätsrate bei Glykokortikoid- und placebobehandelten Patienten

unterschiedlich (Abb. 3). Die Mortalität zwischen den placebo- und den kortikosteroidbehandelten Patienten war auch in den Untergruppen der Patienten mit offensichtlicher Sepsis (21% gegenüber 19%), gramnegativer Bakteriämie (27% gegenüber 7%) oder grampositiver Bakteriämie (18% gegenüber 26%) nicht signifikant unterschiedlich. Ausgeheilte Sekundärinfektionen waren signifikant häufiger in der Placebogruppe (12/23) als in der Kortikosteroidgruppe (3/16, $p<0,03$), aber die Mortalitätsraten waren für die Patienten beider Gruppen bei nicht beherrschten Infektionen ähnlich. Bei Patienten mit gramnegativer Bakteriämie war die Inzidenz aller Krankheitsereignisse bei den kortikoidbehandelten niedriger, aber die Unterschiede waren nur für pulmonale Insuffizienzen (36% gegenüber 10%, $p<0,03$) und Koma (23% gegenüber 3%, $p\leq0,03$) signifikant.

Die Methylprednisolonstudiengruppe bei schwerer Sepsis untersuchte Patienten mit Sepsis, die folgende Kriterien erfüllten: 1) klinische Evidenz der Infektion, 2) Fieber oder Hypothermie, 3) Tachykardie, 4) Tachypnoe und 5) das Vorhandensein von mindestens einer der folgenden Manifestationen einer Organdysfunktion: veränderter mentaler Status, Hypoxämie, Laktaterhöhung oder Oligurie [4]. Die Patienten erhielten alle eine Standardtherapie und innerhalb von 2 h nach Stellung der Sepsisdiagnose entweder Methylprednisolon (30 mg/kg alle 6 h, insgesamt 4 Dosen; 191 Patienten) oder Placebo (191 Patienten). Die Mortalität innerhalb von 14 Tagen war bei den mit Methylprednisolon behandelten Patienten (34%) verglichen mit der Placebogruppe (25%, $p=0,06$) tendenziell höher. Die Mortalitätsraten waren unter den Patienten mit dokumentierter gramnegativer Bakteriämie nicht unterschiedlich (33% vs 29%). Kortikosteroide verhinderten keinen septischen Schock; von den Patienten, die bei Eintritt in die Studie noch nicht im Schock waren, entwickelten 46% der Kortikoid- und 37% der Placebogruppe einen Schock. Kortikoide führten auch nicht zur Rückbildung des septischen Schockgeschehens. Bei 65% der mit Methylprednisolon und 73% der mit Placebo behandelten Patienten kam es zum Rückgang des Schocks. Patienten mit Niereninsuffizienz (Kreatinin >2,0 mg/dl) zu Beginn der Studie, die Methylprednisolon erhielten, entwickelten mit höherer Inzidenz einen Schock (75% gegenüber 50%, $p<0,05$), zeigten eine höhere Mortalitätsrate (60% gegenüber 30%, $p<0,01$) und eine Tendenz zur geringeren Rückläufigkeit des Schockgeschehens (50% gegenüber 70%, $p=0,06$). Die Inzidenz von Sekundärinfektionen unterschied sich in den beiden Gruppen nicht (19% gegenüber 20%), aber die Mortalität, die direkt auf die Sekundärinfektionen zurückzuführen war, lag in der Kortikoid- (34%) höher als in der Placebogruppe (7%, $p<0,05$).

Es ist klar, daß Diskussionen für oder gegen den Einsatz von Kortikosteroiden beim Sepsissyndrom auch die Nebenwirkungen dieses Medikamentes mit einbeziehen müssen. Bei 1 oder 2 Gaben geht man davon aus, daß geringere Nebeneffekte auftreten als bei Langzeitbehandlung [23]. Die Studie von Schumer u. Hoffman zeigte keinen Unterschied bezüglich der Komplikationen zwischen der Kortikosteroid- und den Kontrollgruppen [18, 27]. In unserer Studie jedoch zeigte sich eine erhöhte Inzidenz von Superinfektionen nach 2 Gaben in der Dexamethasongruppe im Vergleich mit der Kontroll-, aber nicht mit der Methylprednisolongruppe [32]. Ergänzend sah die „VA Cooperative Study" eine langsamere Heilung von Sekundärinfektionen [17]. Die Methylprednisolonstudiengruppe fand heraus, daß Patienten in der Methylprednisolongruppe, die bei Beginn der Studie erhöhte Serumkreatininspiegel hatten oder die nach Therapiebeginn eine Sekundärinfektion entwickelten, eine höhere Mortalität aufwiesen als Patienten in der Placebogruppe [4]. Bei Patienten, die Methylprednisolon (30 mg/kg alle 6 h über 48 h) bei respiratorischer Insuffizienz erhalten hatten, fand man ebenfalls eine höhere Zahl an Superinfektionen [34].

Sollen Kortikosteroide beim Sepsissyndrom gegeben werden? Sie sind sicher wirksam als Zusatztherapie im Tierexperiment. Unglücklicherweise ist der Mensch für den Arzt ein schlechteres Modell als das Tier. Die Tatsache, daß Kortikosteroide beim Patienten nicht so effektiv sind wie beim Tier sind interessanterweise vielleicht eine Folge des Studienkonzeptes. Das Sepsissyndrom repräsentiert ein Spektrum einer Erkrankung, hervorgerufen von verschiedenen Organismen. Die „VA Cooperative Study" zeigte einen Trend zur Verbesserung bei Patienten, die mit Kortikosteroiden behandelt worden waren und die eine gramnegative Bakteriämie [17] hatten. Die Hoffman-Studie gab eine verbesserte Überlebensrate nach Steroiden bei Auswertung nur von Patienten mit einem speziellen Erreger an – Salmonellen [18]. Möglicherweise erweisen sich Kortikosteroide als effektiv, wenn man eine große Anzahl von Patienten mit nur einem Typ von Erregern studiert. Diese Information mag beim Entwurf zukünftiger Studien bezüglich therapeutischer Modalitäten beim Sepsissyndrom wichtig sein. Sie sollte nicht benutzt werden bei der Entscheidung über die Fortführung der aktuellen Behandlung von Patienten zum gegenwärtigen Zeitpunkt.

Wie oben erwähnt, scheinen Kortikosteroide bei Menschen mit schwerem typhoiden Fieber wirksam zu sein [18]. Niedrigere Dosen Hydrocortison (300 mg über 24 h) sollten für Patienten mit Nebenniereninsuffizienz benutzt werden. Die meisten neueren Daten zeigen jedoch, daß Kortikosteroide nicht hilfreich sind zur Verbesserung der Überlebensrate bei Patienten mit Sepsissyndrom oder frühem septischen Schock. Die Risiken des Gebrauchs von Kortikosteroiden scheinen größer zu sein als ein möglicher Nutzen. Deshalb sollten Kortikosteroide als ergänzende Therapie bei Sepsissyndrom oder septischem Schock nicht eingesetzt werden.

Literatur

1. Almqvist PM, Ekstrom B, Kuenzie M, Haglund U, Schwartz SI (1984) Increased survival of endotoxin-injected dogs treated with methylprednisolone, naloxone and ibuprofen. Circ Shock 14:129
2. Blaisdell FW (1981) Controversy in shock research con: The role of steroids in septic shock. Circ Shock 8:673
3. Bone RC, Jacobs ER (1984) Research on ibuprofen for sepsis and respiratory failure. Am J Med [Suppl] 77:114
4. Bone RC, Fisher CJ, Clemmer TP et al. (1987) A controlled clinical trial of high-dose methylprednisolone in the treatment of severe sepsis and septic shock. N Engl J Med 317:653
5. Fink MP, MacVittie TJ, Casey LC (1984) Inhibition of prostaglandin synthesis restores normal hemodynamics in canine hyperdynamic sepsis. Ann Surg 200:619
6. Fletcher JR, Ramwell PW (1978) *E. coli* endotoxin shock in the baboon: Treatment with lidocaine or indomethacin. Adv Prostaglandin Thromboxane Res 3:183
7. Fletcher JR, Ramwell PW (1978) *E. coli* endotoxin shock in the dog: treatment with lidocaine or indomethacin. Br J Pharmacol 64:185
8. Goldfarb RD, Glenn TM (1983) Regulation of lysosomal membrane stabilization via cyclic nucleotides and prostaglandins: The effects of steroids and indomethacin. In: Lefer AM, Schumer W (eds) Molecular and cellular aspects of shock and trauma. Liss, New York, p 147
9. Halushka PV, Wise WC, Cook JA (1983) Studies on the beneficial effects of aspirin in endotoxin shock. Am J Med [Suppl] 74:91
10. Hinshaw LB, Solomon LA, Erdos EG, Reins BJ (1967) Effects of acetylsalicylic acid on the canine response to endotoxin. J Pharmacol Exp Ther 157:665
11. Hinshaw LB, Solomon LA, Freeny PC et al. (1967) Hemodynamic and survival effects of methylprednisolone in endotoxin shock. Arch Surg 94:61
12. Hinshaw LB, Archer LT, Beller-Todd BK et al. (1979) Recovery from lethal *E. coli* shock in dogs. Surg Gynecol Obstet 149:545
13. Hinshaw LB, Archer LT, Beller-Todd BK et al. (1980) Survival of primates in LD_{100} septic shock following steroid-antibiotic therapy. J Surg Res 28:151
14. Hinshaw LB, Archer LT, Beller-Todd BK et al. (1981) Survival of primates in lethal septic shock following delayed treatment with steroid. Circ Shock 8:291
15. Hinshaw LB, Beller-Todd BK, Archer LT et al. (1981) Effectiveness of steroid/antibiotic treatment in primates administered LD_{100} *Escherichia coli*. Ann Surg 194:51
16. Hinshaw LB, Beller-Todd BK, Archer LT (1982) Current management of the septic shock patient: Experimental basis for treatment. Circ Shock 9:543
17. Hinshaw L, Peduzzi P, Young E, Sprung CL et al. (1987) The Veterans Administration Systemic Sepsis Cooperative Study Group: Effect of high-dose glucocorticoid therapy on mortality in patients with clinical signs of systemic sepsis. N Engl J Med 317:659
18. Hoffman SL, Punjabi NH, Kumalas S et al. (1984) Reduction of mortality in chloramphenicol treated severe typhoid fever by high-dose dexamethasone. N Engl J Med 310:82
19. Jacobs ER, Soulsby ME, Bone RC, Wilson FJ, Hiller FC (1982) Ibuprofen in canine endotoxin shock. J Clin Invest 70:536
20. Jacob HS, Craddock PR, Hammerschmidt DE et al. (1980) Complement-induced granulocyte aggregation: An unsuspected mechanism of disease. N Engl J Med 302:789
21. Kreger BE, Craven DE, McCabe WR (1980) Gram-negative bacteremia IV: Re-evaluation of clinical features and treatment in 612 patients. Am J Med 68:344
22. Melby J (1970) Pathophysiology of shock. In: Schumer W, Nyhus LM (eds) Corticosteroids in the treatment of shock. Univ of Illinois Press, Urbana, p 1
23. Melby JC (1974) Systemic corticosteroid therapy. Pharmacology and endocrinologic considerations. Ann Intern Med 81:505
24. Ottoson J, Brandberg A, Erikson B et al. (1982) Experimental septic shock – effects of corticosteroids. Circ Shock 9:571
25. Schein RMH, Sprung CL (1986) The use of corticosteroids in the sepsis syndrome. Society of Critical Care Medicine, Fullerton CA, 7:131

26. Schein RMH, Long WM, Sprung CL (1986) Controversies in the management of sepsis and septic shock: Corticosteroids, naloxone and nonsteroidal anti-inflammatory agents. In: Sibbald WJ, Sprung CL (eds) New horizons – perspectives on sepsis and septic shock. Society of Critical Care Medicine, Fullerton CA, p 339
27. Schumer W (1976) Steroids in the treatment of clinical septic shock. Ann Surg 184:333
28. Shine KI, Kuhn M, Young LS et al. (1980) Aspects of the management of shock. Ann Intern Med 93:723
29. Sibbald WJ, Anderson RR, Reid B, Holliday RC, Driedger AA (1981) Alveolo-capillary permeability in human septic ARDS: Effect of high-dose corticosteroid therapy. Chest 79:133
30. Smith EF, Tabas JH, Lefer AM (1980) Beneficial actions of imidazole in endotoxin shock. Prostaglandins Leukotrienes Med 4:215
31. Snapper JR, Hutchinson AA, Ogletree ML, Brigham KL (1983) Effects of cyclooxygenase inhibitors on the alterations in lung mechanics caused by endotoxemia in the unanesthetized sheep. J Clin Invest 72:63
32. Sprung CL, Caralis PV, Marcial E et al. (1984) The effects of high-dose corticosteroids in patients with septic shock: A prospective, controlled study. N Engl J Med 311:1137
33. Tempel GE, Cook JA, Wise WC, Halushka PV (1982) The improvement in endotoxin-induced redistribution of organ blood flow by inhibition of thromboxane and prostaglandin synthesis. Adv Shock Res 7:209
34. Weigelt JA, Norcross JF, Borman KR, Synder WH (1985) Early steroid therapy for respiratory failure. Arch Surg 120:536
35. Weismann G, Thomas L (1962) Studies on lysosomes. 1. The effect of endotoxin tolerances and cortisone on the release of acid hyrolases from a granular fraction of rabbit liver. J Exp Med 116:433
36. Weitzman S, Berger S (1974) Clinical trial design in studies of corticosteroids for bacterial infections. Ann Intern Med 81:36
37. White GL, Archer LT, Beller BK et al. (1980) Increased survival with methylprednisolone treatment in canine endotoxin shock. J Surg Res 25:357
38. Wise WC, Cook JA, Eller T, Halushka PV (1980) Ibuprofen improves survival from endotoxic shock in the rat. J Pharmacol Exp Ther 215:160
39. Wise WC, Halushka PV, Knapp RG, Cook JA (1985) Ibuprofen, methylprednisolone, and gentamicin as conjoint therapy in septic shock. Circ Shock 17:59

Kreislaufveränderungen beim septischen Syndrom*

W. J. Sibbald, R. F. Raper, A. D. Bersten

Einleitung

Mit einer Mortalitätsrate von 50–80% ist die Sepsis eine häufige Todesursache schwerstkranker Patienten. Derzeit wird nicht mehr so eindeutig wie früher eine Störung der zentralen Kreislaufregulation bzw. ein Schockzustand infolge Sepsis für den Tod verantwortlich gemacht. Vielmehr scheint der Tod septischer Patienten hauptsächlich mit der Entwicklung eines multiplen Organversagens („multiple systems organ failure", MSOF) [7, 24] einherzugehen. Um das MSOF und die zirkulatorischen Konsequenzen einer schweren Infektion zu verstehen, konzentrierte sich die Forschung auf Störungen der Mikrozirkulation, die mit einer Sepsis einhergehen.

Die Bedeutung des Organversagens für die Prognose einer Sepsis scheint nicht erst den Forschern des 20. Jahrhunderts ins Auge gefallen zu sein. Offensichtlich hat Hunter in einer Abhandlung über Entzündungen im Jahre 1794 bereits den klinischen Zusammenhang einer schweren Infektion mit dem begleitenden Organbefall erkannt:

> Diese Begleitumstände bewirken einen handfesten Unterschied bezüglich der Auswirkungen einer lokalen Entzündung auf den Zustand des Patienten. Wir fanden, daß die Auswirkungen auf den Allgemeinzustand nicht nur einfach vom Ausmaß der Entzündung, sondern vom Ausmaß und den beteiligten Organen abhing (bei zugrundeliegender gleicher Konstitution) [34].

Nach der initialen Kreislauftherapie des septischen Patienten lassen sich einige patientenspezifische als auch äußere unspezifische Einflußfaktoren auf die weitere Kreislaufantwort belegen [18, 47, 50]. Außerdem wurde das hämodynamische Profil bei Sepsis als ein Kontinuum zirkulatorischer Reaktionen des befallenen Organismus auf die schwere Infektion beschrieben, das vom normotensiven „high-flow state" bis zu einem hypotensiven „low-flow state" reicht [22, 31].

Es besteht die Meinung vieler Autoren, daß das MSOF als Sepsiskomplikation eine Folge von Zellschäden aufgrund protrahierter Ischämie darstellt [14, 31, 50]. Ischämische Zellschäden konnten bei Sepsis gezeigt werden, obwohl eine deutliche Erhöhung des zentralen Blutflusses und dadurch ein paralleler Anstieg des systemischen O_2-Angebots und O_2-Verbrauchs (VO_2) im Vergleich zu ruhenden Normalpersonen gezeigt wurde [15, 25, 66]. Generell ruft die Gewebsischämie infolge Hypoxie eine Anzahl von zentralen und lokalen Kreislaufreaktionen hervor, alle mit dem Ziel,

---

* Diese Arbeit wurde unterstützt durch Zuwendungen des Medical Research Council of Canada (Nr. MA7339), der Ontario Heart Foundation und der UpJohn Company (Nr. 8244) von Kanada.

eine adäquate O_2-Verfügbarkeit für die Erhaltung aeroben Stoffwechsels zu erreichen [11, 20, 32]. Trotz lokaler und zentraler Gegenregulation infolge der Gewebsischämie nimmt die Entwicklung von MSOF häufig einen unaufhaltsamen Verlauf bis zum Tode des Patienten.

Im Beitrag werden wir unsere Diskussion auf die für eine Sepsis charakteristischen hämodynamischen Veränderungen, auf das für einen „kreislaufstabilisierten" septischen Zustand typischste Kreislaufprofil konzentrieren. Zu diesem Zeitpunkt im Verlauf einer septischen Erkrankung ist klar, daß abnorme Veränderungen der peripheren Mikrozirkulation eine Reihe von Konsequenzen nach sich ziehen können, die in MSOF und Tod kulminieren. Eine Steigerung der mikrovaskulären Permeabilität als Fernwirkung eines septischen Herdes auf die endotheliale Integrität führt zum „proteinreichen" Ödem des Gewebes und zu zellulärer Ischämie. Gleichzeitig interferiert eine Reihe von lokalen und systemischen Prozessen mit der normalen Kreislaufadaptation auf die Ischämie des Gewebes, ebenso als Fernwirkung des septischen Prozesses. Obwohl beide Mechanismen, also die gesteigerte Kapillarpermeabilität und die abnorme Regulation des mikrozirkulatorischen Blutflusses, nicht eindeutig voneinander getrennt werden können, werden wir hier willkürlich die hämodynamischen Konsequenzen der Sepsis beim „kreislaufstabilisierten" oder normotensiven Patienten im Kontext der körpereigenen Kreislaufantwort auf die Gewebsischämie, die gleichzeitig durch andere Effekte der Grundkrankheit verändert sein könnte, diskutieren.

Multiples Organversagen (MSOF) und Gewebshypoxie

Beim septischen Patienten in kritischem Zustand ist die Frühmortalität höher, wenn eine genaue Abklärung und Primärtherapie der zugrundeliegenden Erkrankung nicht möglich ist. Spättodesfälle sind gewöhnlich eine Folge von MSOF [7, 18, 61], wobei die Mortalitätsrate direkt mit der Zahl der befallenen Organsysteme ansteigt.

Aus einer Anzahl wohlbekannter Ursachen geht Sepsis mit dem Anstieg der viszeralen und peripheren metabolischen Erfordernisse einher [25, 64]. Die direkte Gewebsschädigung bewirkt einen obligaten Anstieg des O_2-Verbrauchs infolge der normalen entzündlichen Reaktionen, z. B. für die energieabhängige neutrophile Chemotaxis und Phagozytose. Entfernt vom Entzündungsherd sind die erhöhten metabolischen Erfordernisse u. a. durch Hyperpyrexie, gesteigerte biosynthetische Aktivität der Leber, vermehrte Herzarbeit, Aufrechterhaltung der zellulären osmotischen Integrität und gesteigerten Substratabbau im quergestreiften Skelettmuskel für den hepatischen Durchfluß an Aminosäuren bedingt [25].

Belege für Gewebehypoxie beim septischen Syndrom

Trotz hyperdynamer Kreislaufverhältnisse, die wahrscheinlich zur Anpassung des O_2-Angebots an den erhöhten O_2-Bedarf in der Peripherie dienen, stellt die Gewebeischämie infolge mikrozirkulärer Dysfunktion und resultierender zellulärer Hypoxie eine fundamentale Läsion dar, die laut neueren Ergebnissen charakteristisch für die normotensive Sepsis ist.

In einer eleganten klinischen Analyse schlossen Gutierrez et al. auf die Existenz zellulärer Hypoxie bei Patienten mit septisch bedingtem ARDS als Folge einer pathologischen O_2-Versorgung in der Peripherie [29]. Rashkin et al. fanden bei Patienten mit einem O_2-Angebot unter 8 ml/kg/min und hohem arteriellem Laktat eine größere Mortalitätsrate als bei septischen ARDS-Patienten mit einem O_2-Angebot über 8 ml/kg/min [55]. Die letztgenannte Studie implizierte, daß ein erhöhter arterieller Laktatspiegel auf das Vorhandensein zellulärer Hypoxie schließen läßt, eine logische Annahme trotz einer möglichen begleitenden hepatischen Dysfunktion bei septischen Patienten [38]. Bhiari et al. schlossen nach der Infusion von Prostazyklin bei septischen Patienten die Möglichkeit des Vorliegens einer „versteckten Sauerstoffschuld" [8]; ein Anstieg der peripheren O_2-Extraktion während der Infusion dieses Vasodilatators wurde als Zeichen einer unbemerkten O_2-Schuld bei den normotensiven septischen Patienten interpretiert. Die Nachweisbarkeit vermehrter Abbauprodukte von ATP im Plasma schwerkranker Patienten, darunter septischen Fällen, wurde ebenso als Zeichen der begleitenden Gewebshypoxie gewertet [28]. Schließlich zeigten Muskelbiopsien einen verringerten ATP-Gehalt bei septischen Patienten trotz einer bestehenden hyperdynamen Kreislaufsituation [40]. Eine effiziente O_2-Extraktion könnte also Ursache einer hohen zellulären Energieschuld septischer Patienten sein, auch wenn gleichzeitig keine Hypotension oder Minderdurchblutung vorliegt. Tierversuche unterstützten die Annahme, daß Gewebshypoxie den septischen Status wesentlich charakterisiert, obwohl gleichzeitig normale Perfusionsdrücke, ein Anstieg des kardialen Schlagvolumens und des systemischen O_2-Angebots vorliegen. In einem Peritonitismodell bei der Maus fanden Townsend et al. gesteigerte Gewebslaktatspiegel in der Leber trotz hoher Durchblutungsraten [66], was erneut auf den Effekt protrahierter Gewebsischämie auf die zellulären Energiereserven hinweist. Nach zökaler Ligatur und Perforation im Rattenmodell fand Chaudry, daß spät auftretende, normotensive Sepsis mit verringerten ATP-Spiegeln in Leber und Niere assoziiert war [15]. Asher et al. [3] beschrieben verminderte hepatische Durchblutung und Zeichen begleitender Gewebsischämie in einem Kleintiermodell mit experimenteller Bakteriämie. Schließlich schloß Astiz aus einem Modell hyperdynamischer Sepsis nach zökaler Ligatur und Perforation, daß ein erhöhter arterieller Laktatspiegel trotz eines normalen Blutdrucks und erhöhten Herzzeitvolumens eine Gewebshypoxie widerspiegelt [4]. Deshalb erscheint die Annahme sinnvoll, daß Gewebshypoxie auch bei normalen Perfusionsdrücken und erhöhtem Herzzeitvolumen eine Sepsis komplizieren kann.

Zur weitergehenden Untersuchung der Fernwirkung einer Peritonitis auf die Organfunktion bei Sepsis untersuchten wir Schafe, bei denen eine Peritonitis durch Ligatur des Zökums und Perforation (CLP) [35] induziert wurde. Während einer 48stündigen Beobachtungsperiode im Wachzustand war dieses Modell durch biochemische Anzeichen eines MSOF, das mit der Schwere der durch CLP gesetzten Läsion korreliert war, charakterisiert [45]. Bei einer „schweren" Sepsis nach generalisierter peritonealer Kontamination infolge CLP entwickelte sich eine hepatische und renale [67] Dysfunktion über einen Zeitraum von 48 h. Indessen war eine „leichte" Sepsis nach lokaler peritonealer Kontamination nicht mit einer signifikanten Erhöhung von Leberenzymen, Serumbilirubin oder -kreatinin verbunden. Gleichzeitig bestand die systemische Kreislaufantwort auf eine Sepsis bei diesem Modell einer chirurgisch induzierten Peritonitis in der Erhöhung des Herzzeitvolumens unter Aufrechterhaltung der normalen arteriellen Perfusionsdrücke. Trotz dieser Erhöhung des Herzzeitvolumens und des O_2-Angebots im Modell „schwere" Sepsis sahen wir einen Anstieg des arteriellen Laktatspiegels; dieser stand in Einklang mit der beschriebenen biochemischen Definition von MSOF und wurde deshalb als Zeichen von gleichzeitiger Gewebshypoxie und MSOF gewertet [45]. Gleichzeitig wurde ein Abfall der systemischen O_2-Extraktion gegenüber normalen, nichtseptischen Tieren als Anhalt für ein pathologisches Verhältnis O_2-Zufuhr/Verbrauch bei diesem Modell hyperdynamischer Sepsis gewertet. Das pathologisch-anatomische Korrelat für diese biochemischen Anzeichen von MSOF bestand aus Zellschäden in Herz, Leber, Pankreas und quergestreifter Muskulatur. Die Veränderungen waren vergleichbar dem gewöhnlichen Effekt protrahierter Gewebshypoxie auf hypotensiver Grundlage. Bei diesem Modell des septischen Syndroms zeigten sich also typische pathologische Läsionen eines Schockzustands, obwohl weder eine arterielle Hypotension noch ein systemischer „low-flow state" vorlagen.

Die verfügbaren Daten also lassen die Vermutung zu, daß unter den Fernwirkungen eines diffusen Entzündungsprozesses auch ein MSOF infolge protrahierter Gewebshypoxie auftreten kann. Hypotension ist anscheinend keine Voraussetzung für die komplette klinische Entwicklung dieser Ereigniskette. Da in den meisten Tiermodellen experimenteller Sepsis kein Anhaltspunkt für die Entkopplung mitochondrialer Oxidation gefunden wurde [23, 60], kann man eine Mikrozirkulationsstörung als pathogenetische Ursache eines MSOF infolge Sepsis annehmen, wodurch die zelluläre Versorgung mit O_2 und anderen Stoffwechselprodukten nicht mehr ausreichend gewährleistet wäre [11, 14].

Auswirkungen der Sepsis auf die periphere Mikrozirkulation

Die Integrität der peripheren Mikrozirkulation

Mit dem Beginn einer Sepsis tritt offensichtlich eine Erhöhung der mikrovaskulären Permeabilität ein. Klinische Untersuchungen [21] und Tierstudien [5] ergaben, daß es vermutlich durch Mediatoren – vermittelt als Folge des septischen Fokus und/oder der systemischen Reaktion auf eine diffuse Entzündung – zur Entwicklung eines proteinreichen interstitiellen Ödems kommt, und zwar nicht nur in der Lunge im Sinne eines nichtkardialen Lungenödems, sondern auch im peripheren Interstitium. Der endotheliale Permeabilitätsdefekt scheint in einer festen zeitlichen Abfolge aufzutreten. Im Tiermodell einer Sepsis fanden wir beispielsweise einen Defekt endothelialer Integrität in der Lunge, bevor dieser in der Peripherie auftrat (Abb. 1). Der Befall der pulmonalen vor der peripheren Mikrozirkulation könnte Ausdruck dessen sein, daß die Lunge bei hepatischer Dysfunktion die Aufgabe eines retikuloendothelialen Organs ersetzt. Nach Ausbildung der sepsisbedingten Lungenschäden und Ausfall ihrer metabolischen und retikuloendothelialen Funktionen könnten die angenommenen Mediatoren oder Mikroaggregate, die für die Endothelschäden mitverantwortlich sind, ungehindert den systemischen Kreislauf erreichen. Die Freisetzung von Interleukin 1 aus gewebsständigen und zirkulierenden Makrophagen könnte ebenso zu der generellen Zunahme der mikrovaskulären Permeabilität beitragen, da im Kleintierversuch die Infusion von Interleukin 1 zu schwerem proteinreichem interstitiellem

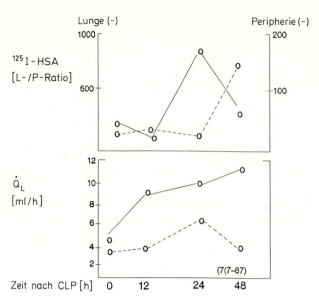

Abb. 1. Lymphe-Plasmaratio (L-/P-Ratio) von ^{125}I-HSA bei septischen Schafen im zeitlichen Verlauf. Der Lymphfluß nimmt in Lunge und Peripherie mit Verlauf der Sepsis zu, während die Lymphe-/Plasmaratio von ^{125}I als Ausdruck der gesteigerten mikrovaskulären Permeabilität zuerst in der Lunge, dann in der Peripherie ansteigt (*CLP* zökale Ligatur und Perforation)

Ödem und Proteinurie führt [42]. Wie Lefer ausführt, müssen Erklärungen für den Verlust der normalen mikrozirkulatorischen Integrität bei Sepsis auch den Effekt anderer vasoaktiver Amine berücksichtigen, wie den „myocardial depressant factor" oder Metabolite der Arachidonsäure im Lipoxygenasestoffwechselweg [39]. Der systemische Effekt der mikrozirkulatorischen Reperfusion nach erfolgreicher Therapie eines septischen Schocks kann ebenso zu einer erhöhten Endothelpermeabilität führen, z. B. als Folge von Mikrozirkulationsschäden durch die lokale Bildung von O_2-Radikalen durch Neutrophile, Makrophagen oder die Endothelzellen selbst [48]. Zusätzlich zu den primären Auswirkungen des septischen Prozesses selbst auf die Integrität der Mikrozirkulation fanden wir eine Zunahme der Akkumulation interstitieller Flüssigkeit innerhalb der peripheren Mikrozirkulation durch PEEP und daraus resultierende erhöhte hydrostatische Kapillardrücke (p_{cap}) [33]. Sowohl die Primärerkrankung [31, 32] und eine begleitende Hypoalbuminämie [19] als auch die die übliche Therapie begleitenden respiratorischen Probleme wie die PEEP-Beatmung führen zur Entwicklung eines proteinreichen interstitiellen Ödems. Eine logische Folge ist die Abnahme der O_2-Spannung (p_tO_2) im Gewebe (engl. „tissue") [63]. Diese Abnahme könnte Folge der ödembedingt erhöhten interkapillären Diffusionsstrecke und Verringerung der mikrozirkulatorischen Oberfläche für den O_2-Austausch sein. Ein Endothelödem könnte über eine Verringerung der Kapillardurchblutung zur Steigerung der Gewebehypoxie beitragen [56].

Wir konnten ein pathologisches proteinreiches interstitielles und zelluläres Ödem bei Tieren mit hyperdynamischer Sepsis nachweisen. Die Annahme mancher Forscher, daß Mikroembolien zur Reduktion der Kapillardurchblutung [30] und des p_tO_2

beitragen, konnten weder unsere histologischen Untersuchungen noch eine elegante videomikroskopische Studie im Kleintiermodell einer Bakteriämie von Cryer et al. [17] unterstützen.

Es erscheint sinnvoll, die verringerte p_tO_2 als Folge eines interstitiellen Ödems in Lunge und Peripherie durch sepsisbedingte Endothelschäden anzusehen. Andere potentielle Ursachen perfusionsbezogener Störungen, die zu einer reduzierten O_2-Verfügbarkeit im Gewebe führen können, sind folgende:

zentral:
– reduzierter Perfusionsdruck (Hypotension)
– unzureichendes Herzzeitvolumen;

peripher:
– unangemessene Verteilung der Durchblutung (neural und humoral)
– Mikroaggregation im Kapillarbett (reduzierte RBC-Deformierbarkeit, Endothelschwellung: WBC-Aggregation),
– reduzierte Kapillaroberfläche durch interstitielles Ödem.

Eine anhaltende Hypoxie muß zur Endothelschwellung und damit zu weiterer Durchblutungsverschlechterung führen. Dieser Circulus vitiosus, der auf einen verringerten p_tO_2 bei der normotensiven Sepsis hinausläuft, ist wahrscheinlich ähnlich wie die Ursache von MSOF bei schwerer ödematöser Herzschädigung [69].

„Normale" Kreislaufanpassung an Gewebshypoxie

Normalerweise stehen lokale Durchblutung, O_2-Bedarf und O_2-Zufuhr des Gewebes in engem Zusammenhang [20, 32]. Mit Beginn einer Hypoxie des Gewebes wird durch zentrale und lokale Kompensationsmechanismen versucht, ein für die essentielle metabolische Zellfunktion adäquates O_2-Angebot aufrechtzuerhalten.

Die lokale Freisetzung von bestimmten Metaboliten bei zellulärer Hypoxie führt zur Rekrutierung zusätzlicher Kapillaren. Dies dient einer Verringerung der Diffusionsstrecke zwischen Mikrozirkulation und Zelle und somit einer Erhöhung der lokalen O_2-Extraktion. Unterstützend wirkt dabei, daß die arterielle Vasodilatation in metabolisch aktiven Organen besonders stark ausgeprägt ist. Die mikrozirkulatorische Reaktion auf einen verringerten p_tO_2 stellt somit eine Erhöhung der mikrozirkulatorischen Austauschfläche dar, teilweise unterstützt durch eine Umverteilung der Durchblutung weg von Organen mit geringem metabolischem Bedarf (Niere, Intestinum, Haut) hin zu Organen mit erhöhten metabolischen Erfordernissen [2]. Deshalb gehört zu den Voraussetzungen einer hohen O_2-Extraktion in der Peripherie während einer Gewebshypoxie eine adäquate Perfusion sowie eine rekrutierbare Kapillarreserve [11, 20, 32].

Zur Unterstützung der erhöhten peripheren O_2-Verfügbarkeit ruft Gewebshypoxie auch eine zentrale kompensatorische Reaktion hervor. Bei niedrigem p_aO_2 (d.h. hypoxämischer Hypoxie) erhöht sich die kardiale Auswurfleistung zur ausreichenden systemischen O_2-Bereitstellung [2, 44]. Die Zunahme des Herzminutenvolumens bei Gewebshypoxie ist wahrscheinlich neural beeinflußt, besonders durch sympatische Stimulation. In spezifischen, durch lokale Hypoxie charakterisierten Gebieten der Mikrozirkulation mag diese zentrale Reaktion nicht ausreichen, die Effekte lokaler Vasokonstriktion auszugleichen. Deshalb scheint die Erhöhung der Herzleistung als essentielle Komponente einer Reaktion auf niederen p_tO_2 für die periphere oder lokale Kompensation der Gewebshypoxie von sekundärer Bedeutung zu sein.

Reaktion der Mikrozirkulation auf Gewebshypoxie beim septischen Syndrom

Ein exzessives Ödem führt im Gewebe zur Verringerung des p_tO_2 [63]. Wie bereits ausgeführt, enthält die normale Reaktion auf Gewebshypoxie mit dem lokalen und dem neuralen Einfluß zwei gegensätzliche Komponenten. Unter Kontrolle des autonomen Nervensystems findet durch erhöhten arteriellen Widerstand in größeren Gefäßen eine Umverteilung des verfügbaren Blutflusses auf Kosten von Niere, Intestinum und Muskulatur statt. Auf lokaler Ebene garantieren metabolische Signale des hypoxischen Gewebes eine hervorragende Koppelung zwischen Gewebebedarf und Blutzufuhr durch die Vasodilatation mehr distal gelegener Arteriolen. Dieser Regulationsmechanismus sorgt normalerweise für die Erzielung einer hohen O_2-Ausschöpfung in der Peripherie durch erhöhte lokale Perfusion und Kapillarreserve.

In einem Schafmodell mit normotensiver Sepsis fanden wir Zeichen einer Gewebsischämie und einer Alteration der regionalen Organdurchblutung, die einen signifikanten Unterschied zum nichtseptischen Status hypoxämischer Hypoxie aufwiesen [52, 57]. Tabelle 1 vergleicht Veränderungen der Organdurchblutung relativ zu Veränderungen des Herzindex bei septischen und nichtseptischen, hypoxischen Schafen. Der Anstieg des systemischen Blutflusses oder der Herzleistung war im hypoxischen und septischen Status ähnlich groß; eine Umverteilung der Durchblutung auf Kosten von Splanchnikusgebiet und quergestreifter Muskulatur, typisch für eine mikrozirkulatorische Reaktion auf hypoxämische Hypoxie und andere kreislaufbezogene Stressoren [44], zeigte sich beim Modell einer normotensiven Sepsis nicht. Die absolute Verminderung von Pankreas- und Nierendurchblutung beim Sepsismodell war wahrscheinlich größer, als bei nichtseptischer Hypoxie zu erwarten wäre. Es scheint des-

Tabelle 1. Vergleich von Veränderungen der regionalen Durchblutung bei hypoxämischer Hypoxie und Sepsis. Normale Umverteilung der Durchblutung aus dem Splanchnikusgebiet und quergestreifter Muskulatur wurde bei den septischen Versuchen, verglichen mit Hypoxieversuchen, nicht gefunden. Zu beachten ist auch die pankreatische und renale Minderdurchblutung, verglichen mit dem gesteigerten kardialen Auswurfvolumen, bei der Sepsis. (Aus [44, 52, 57])

	Nichtseptische Hypoxie	Hyperdynamische Sepsis
Kardiales Auswurfvolumen	Erhöht (++)	Erhöht (++)
Herz	Erhöht (++)	Erhöht (+)
Gehirn	Erhöht (+)	Erhöht (+)
Intestinum	Unverändert	Erhöht (+)
Milz	Unverändert	Erhöht (+)
Skelettmuskel	Unverändert	Erhöht (+)
Niere	Erhöht (+)	Erniedrigt
Pankreas	Unverändert	Erniedrigt

+ = leicht erhöht; ++ = stark erhöht.

halb, daß bei normotensiver Sepsis andere als die metabolischen Faktoren aus dem hypoxischen Gewebe einen Einfluß auf die regionale Durchblutung und O_2-Verfügbarkeit im Gewebe besitzen und so die Entwicklung einer Ischämie des Gewebes begünstigen.

Es ist unwahrscheinlich, daß die myogene Kontrolle des regionalen Blutflusses die beobachteten Veränderungen der mikrozirkulatorischen O_2-Versorgung bei normotensiver Sepsis bedingt, wie dies für eine durch Hypotension komplizierte Sepsis zu erwarten wäre. Bei der normotensiven Sepsis fanden wir, daß signifikante Veränderungen des systemischen Drucks geringen Einfluß auf das Profil der regionalen Organdurchblutung besaßen, wodurch die spezifische Fernwirkung der Sepsis selbst auf die Dynamik der Mikrozirkulation belegt wird [45, 46]. Für die renale Mikrozirkulation gab es jedoch eine Ausnahme: Bei Veränderungen des arteriellen Drucks wurde ein Ausfall der myogenen Autoregulation der Nierendurchblutung wahrscheinlich, da die renale Durchblutung mit dem arteriellen Mitteldruck abfiel und mit nachfolgendem Druckanstieg wieder zunahm. Diese Beobachtung könnte gut den positiven Effekt eines erhöhten systemischen Blutdrucks infolge der Infusion von Noradrenalin zur Erhöhung der Diurese bei oligurischen septischen Patienten erklären [58].

Die fehlende Umverteilung des Blutflusses aus dem Splanchnikusgebiet und der Skelettmuskulatur, bei vielen anderen Krankheitszuständen eine typische Reaktion zur Gewährleistung einer ausreichenden lokalen O_2-Versorgung für metabolisch wichtige Organe, könnte Folge einer verringerten arteriellen Gefäßkontraktilität sein, wie sie bei experimenteller Sepsis gefunden wurde [41]. Eine mögliche Erklärung wäre die ebenfalls bei experimenteller Sepsis beschriebene Dysfunktion von α- und β-Adrenorezeptoren [16]. Diese wäre auch eine Erklärung für die fehlende Vasokonstriktion größerer, das mikrozirkulatorische Strombett versorgender Arterien, deren normale klinische Funktion bei diesem Krankheitsbild die Umverteilung aus metabolisch „unwichtigen" Organen wäre. Auch andere Einflüsse, die eine angemessene Umverteilung der regionalen Durchblutung in Reaktion auf Gewebshypoxie bei Sepsis stören könnten, wie zirkulierende humorale Faktoren: Kinine, Histamin, Angiotensin II, Vasopressin, Arachidonsäure, „myokardial depressant factor" und Katecholamine [39] müssen in Betracht gezogen werden. Sie alle können bei Sepsis erhöht sein. Der Nachweis, daß Inhibitoren der Thromboxansynthetase eine durch Sepsis reduzierte Leberdurchblutung im Tierversuch wiederherstellen können, deutet klar auf eine Beteiligung von Produkten des Zyklooxygenasestoffwechsels an der Pathogenese regionaler Veränderungen der Organdurchblutung bei Sepsis [59]. Außerdem könnte ein Gewebsödem selbst die maximale vasodilatatorische Reserve des peripheren Mikrogefäßsystems auf einer Ebene beeinträchtigen, die andernfalls zu einer effizienten Rekrutierung zusätzlicher Kapillaren beitragen würde, wie dies bei ödematöser Herzerkrankung beschrieben wurde [69].

Wenn man die mikrozirkulatorische Minderdurchblutung zur Kenntnis nimmt, so scheint der bei Sepsis beobachtete Anstieg der Durchblutung der meisten Organe weitaus nicht maximal und unzureichend zu sein. Es ist unwahrscheinlich, daß der erhöhte lokale O_2-Bedarf beim septischen Syndrom [64] durch die beobachteten Veränderungen der lokalen Organdurchblutung bei normotensiver Sepsis ausreichend gedeckt werden kann. Diese Annahme wird unterstützt durch die bereits beschriebenen Daten, die klare Veränderungen im Sinne einer Gewebshypoxie bei Sepsis trotz vermehrter Durchblutung der meisten Organe zeigen [52, 57]. Das Fehlen einer ausreichenden oder maximalen Ausnutzung der Kapillarreserve zur Steigerung der lokalen O_2-Verfügbarkeit scheint ein wichtiger Mechanismus zu sein, der dem pathologischen Verhältnis von O_2-Zufuhr zu O_2-Verbrauch im Bereich der peripheren Mikrozirkulation zugrunde liegt. Dies wäre u. a. Folge von: inadäquater zentraler Antwort auf die Gewebshypoxie, also unzureichender Steigerung des kardialen Auswurfvolumens; Behinderung einer maximalen Vasodilatation in der Peripherie infolge Kompression durch interstitielles Ödem; Dysfunktion von Adrenorezeptoren der Gefäße, die normalerweise für die Autoregulation der Organdurchblutung und die Verteilung des Blutflusses zwischen den Organen verantwortlich sind; u. a.

Charakteristische hämodynamische Veränderungen beim septischen Syndrom

Die schädlichsten allgemeinen Effekte eines lokalen Entzündungsherdes sind die Folge einer Sequenz von Ereignissen, die zu MSOF und Gewebshypoxie führen. Deshalb kann man vernünftigerweise vermuten, daß im kreislaufstabilisierten septischen Zustand die Hauptkomponente der zentralen und peripheren hämodynamischen Antwort eine integrierte kompensatorische Reaktion widerspiegelt als Versuch der Wiederherstellung eines adäquaten p_tO_2. Nichtsdestotrotz könnten andere sepsisspezifische begleitende Einflüsse die zentrale oder systemische Kreislaufreaktion auf einen lokalen Entzündungsherd beeinflussen. Die normale mikrovaskuläre Reaktion auf Gewebshypoxie kann potentiell durch Entzündung, Temperatur und andere modulierende Einflüsse einschließlich zirkulierender vasokonstriktorischer oder vasodilatatorischer Mediatoren modifiziert werden. Im weiteren Verlauf dieses Überblicks sollen die pathophysiologischen Veränderungen des zentralen Kreislaufs unter dem Aspekt diskutiert werden, daß sie eine kompensatorische Reaktion auf die Gewebshypoxie darstellen; eine Reaktion, die gleichzeitig durch andere systemische und lokale Einflußfaktoren bestimmt ist, die charakteristischerweise zur Definition der Pathophysiologie einer Sepsis gehören.

Hypotension beim septischen Schock

Im Initialstadium des septischen Syndroms ist eine begleitende Hypotension durch relativen und absoluten intravaskulären Volumenmangel bei systemischer Vasodilatation und reduzierter biventrikulärer Kontraktilität [37] plausibel zu erklären. Bei septischen Patienten haben klinische Studien gezeigt, daß der systemische O_2-Verbrauch und das O_2-Angebot generell erhöht sind. Shoemaker et al. berichteten von einer prognostischen Bedeutung des systemischen O_2-Angebots, da diese bei Patienten, die eine Sepsis überlebten, größer war als bei Fällen mit tödlichem Ausgang [1, 62]. Diese Ergebnisse legen nahe, daß eine angemessene Myokardreserve zur Gewährleistung eines adäquaten Herzminutenvolumens eine entscheidende Determinante für das Überleben ist. Studien von Pine et al. [50] und Parker et al. [47] weisen darauf hin, daß, wenn Schock die Sepsis kompliziert, dies ein weiterer Prädiktor für die Wahrscheinlichkeit der Ausbildung eines MSOF und nachfolgenden letalen Verlauf ist.

Schock als Sepsiskomplikation ist meist charakterisiert durch periphere Vasodilatation [37], geringen venösen Rückstrom [51], intravaskulären Volumenmangel und erhöhtes Herzzeitvolumen. Letzteres wird klinisch oft nur manifest, wenn eine initiale Reanimation unter Einsatz von Sympathomimetika und aggressiver i. v.-Volumenzufuhr stattfand [13]. Ebenso wurde für den septischen Schock eine typische Verringerung der biventrikulären Kontraktilität gezeigt [46].

Parker et al. zeigten bei letalen und nicht-letalen Verläufen einen deutlichen Unterschied bezüglich der linksventrikulären Funktion, genauer der linksventrikulären Ejektionsfraktion (LVEF). Paradoxerweise hatten Patienten, die an einem septischen Schock litten, bei normaler oder leicht erniedrigter LVEF ein größeres Risiko als solche mit deutlich verringerter LVEF. Die Arbeit zeigte eine möglicherweise wichtige Rolle von aktiven Änderungen der myokardialen Relaxation bzw. der diastolischen Ventrikelfunktion bei der kompensatorischen Reaktion zur Aufrechterhaltung des Kreislaufs [46]. Theoretisch würde eine solche Adaptation bei verringerter Ventrikelkontraktilität mit Hilfe der ventrikulären Preloadreserve das linksventrikuläre Schlagvolumen und somit das O_2-Angebot aufrechterhalten. Primäre Veränderungen der Kammerelastizität, die die Compliance beider Ventrikel definiert, könnten so eine therapeutische Anhebung der ventrikulären Vorlast ohne resultierende Erhöhung des enddiastolischen Druckes erlauben. Falls ein merklicher enddiastolischer Druckanstieg auftreten sollte, würden sowohl endogene Autotransfusion im septischen Schock als auch iatrogene Volumenzufuhr in der Reanimationsphase jede vorbestehende Tendenz zur Entwicklung eines Lungenödems sicherlich verschlimmern [12], ein Abfall der arteriellen O_2-Sättigung wäre die Folge. Dies würde einer Kreislaufanpassung entgegenwirken, die ursprünglich dazu dienen sollte, das systemische O_2-Angebot an den erhöhten peripheren Bedarf anzupassen. Dabei ist die periphere Mikrozirkulation (wie beschrieben) nicht in der Lage, die geforderte maximale O_2-Ausschöpfung sicherzustellen. Deshalb würde, teleologisch gesehen, eine primäre Veränderung der ventrikulären Compliance erlauben, die Preloadreserve des Ventrikels therapeutisch zur Erhaltung des Schlagvolumens unter erhöhtem O_2-Bedarf und reduzierter Ventrikelkontraktilität zu nutzen. Eine solche Anpassung des Myokards wurde auch nach traumatischer Herzkontusion [65] und im Tiermodell eines septischen Schocks beschrieben [43]. Änderungen des Elastizitätsmoduls der Kammer zur Verbesserung der diastolischen Ventrikelfunktion können also vermutlich essentielle Kompensationsmechanismen bei exzessivem peripherem Bedarf und/oder verringerter Myokardkontraktilität darstellen (Abb. 2).

Wir haben bereits unterstellt, daß periphere Vasodilatation partiell zur normalen Kreislaufanpassung bei Gewebshypoxie gehört. Andere führen die Erweiterung der Arteriolen auf angenommene Mediatoren zurück, die durch den septischen Prozeß selbst entstehen. Folglich sei diese Vasodilatation – gemessen am lokalen metabolischen Bedarf – übertrieben hoch. Dennoch besteht eine Korrelation zwischen dem Ausmaß der Vasodilatation und der Sterberate [27, 47], was die Bedeutung der Aufrechterhaltung eines ausreichenden myokardialen Perfusionsdrucks unterstreicht. Dieser ist zur Vermeidung weiterer Kontraktilitätsverluste durch Ischämie notwendig, zu der es bei einem septischen Prozeß kommt. Parker untersuchte die Verläufe von Patienten mit septischem Schock und kam zu dem Ergebnis, daß 82% der beobachteten Todesfälle primär auf einen verringerten peripheren Widerstand zurückzuführen waren [47]. Eine Vasodilatation, die über den Bedarf zur Regulierung der regionalen

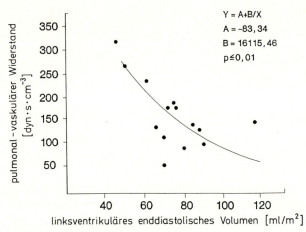

Abb. 2. Die schematische Darstellung zeigt, wie eine Veränderung der linksventrikulären Elastizität (*von Punkt A nach B*) ein größeres Füllungsvolumen zur Erhöhung der Vorlast (*Punkt B nach C*) erlaubt. So kann bei verringerter Kontraktilität im septischen Schock die Leistung des linken Ventrikels unterstützt werden

Durchblutung hinausgeht, könnte durch zentrale oder periphere mikrozirkulatorische Effekte mit der Sterblichkeit korrelieren. Zentral bedingt, kann sie durch Reduktion des koronaren Perfusionsdrucks eine Myokardischämie verstärken. Peripher kann exzessive Vasodilatation die Durchblutungsverteilung hin zu Organen mit größerem metabolischem Bedarf beeinträchtigen. Zum Schock als Sepsiskomplikation gehören viele beteiligte Faktoren. Ein übertrieben hohes Defizit an intravasalem Volumen reduziert die ventrikuläre Vorlast. Ein zirkulierender „myocardial depressant factor" verringert die Kontraktilität. Diese kann durch exzessive periphere Vasodilatation mit nachfolgend verringertem Koronarperfusionsdruck ischämiebedingt noch weiter beeinträchtigt werden.

Systemische Kreislaufreaktion beim septischen Syndrom nach Kreislaufstabilisierung

Bei adäquater Wiederherstellung des intravasalen Volumens zeigt sich bei normotensiven Sepsispatienten typischerweise ein hohes Herzzeitvolumen und ein niedriger systemischer Widerstand, ähnlich wie im Tiermodell, typisch für normotensive Sepsispatienten, wenn die „Ebb"phase nach Therapie in eine „Flow"phase übergeht [31]. Zweifellos sind verschiedene Hypothesen über den zugrundeliegenden Mechanismus möglich. Unserer Meinung nach ist das erhöhte kardiale Auswurfvolumen teleologisch gesehen sinnvoll und kann am vernünftigsten als zentrale Kreislaufreaktion auf die Gewebshypoxie erklärt werden. Unter dem Einfluß sympathischer Stimulation, bedingt durch eine neurale Reaktion auf Gewebshypoxie, würde das erhöhte Herzzeitvolumen ein gesteigertes systemisches O_2-Angebot bewirken. Ein Anstieg zirkulierender Katecholamine bei der Sepsis könnte u. a. auch von unzureichender Auffüllung des Intravasalvolumens herrühren [9].

Um einen Anstieg des kardialen Auswurfvolumens bei Sepsis zu erzielen, sind andere Kompensationsmechanismen erforderlich, als sie für ruhende oder traumatisierte Patienten typisch sind. Wir fanden im Vergleich normotensiver traumatisierter und septischer Patienten ein ähnliches O_2-Angebot unter vergleichbarem metabolischem „Streß", definiert durch den gemessenen systemischen Sauerstoffverbrauch. Der Mechanismus dieser entscheidenden Kreislaufanpassung an die Belastung einer akuten Erkrankung war jedoch zwischen beiden Patientengruppen verschieden [53]. Aufgrund des begleitenden Kontraktilitätsverlusts in der septischen Gruppe war die Ausnutzung der ventrikulären Preloadreserve notwendig, um einen ausreichenden Blutfluß zu gewährleisten. Diese typische Myokardreaktion auf ischämischen Kontraktilitätsverlust und Mehrarbeit [36] beschrieb auch Parker bei Patienten mit septischem Schock [46].

Die Ursache des myokardialen Kontraktilitätsverlusts bei normotensiver Sepsis scheint uns noch im Bereich der Spekulation zu liegen. Ein beteiligter Faktor der verringerten Ventrikelkontraktilität könnte zirkulierender MDF („myocardial depressant factor") sein, wie Parrillo et al. [49] ihn bei Patienten mit septischem Schock beschrieben haben. Hingegen fanden wir bei einem Tiermodell mit hyperdynamer normotensiver Sepsis Anhaltspunkte für eine Suppression myokardialer β-Adrenorezeptoren. Eine verbindende Hypothese zum myokardialen Kontraktilitätsverlust septischer Patienten mit oder ohne Schock wäre die Annahme, daß zirkulierender MDF durch kompetitive oder nichtkompetitive Inhibition membranständige β-Adrenorezeptoren supprimiert. Andere Faktoren wie pulmonale Hypertension und vorbestehende koronare Herzkrankheit (KHK) können einen ausreichenden Anstieg des Herzzeitvolumens bei Sepsis beeinträchtigen. Durch das Phänomen der Interaktion zwischen rechtem und linkem Ventrikel [68] kann ein akuter pulmonaler Hochdruck als Sepsiskomplikation entweder durch linksventrikuläre Verminderung der Compliance („Folgeeffekt") oder durch verringerten Blutfluß vom rechten zum linken Ventrikel („direkter Effekt") eine adäquate Anpassung verhindern. Deshalb führt ein Anstieg des pulmonalen Widerstands ebenso zu einer erhöhten rechtsventrikulären wie auch zu einer gegenläufigen Abnahme der linksventrikulären Vorlast (Abb. 3)

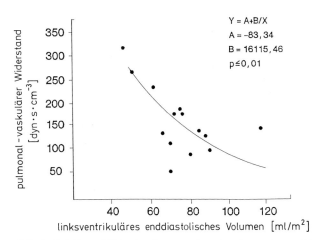

Abb. 3. Erhöhter Widerstand gegen den Ausstrom des rechten Ventrikels (*PVRI*) führt zu verringerter linksventrikulärer Vorlast. Pulmonale Hypertension kann dadurch das Schlagvolumen verringern. (Mod. nach [65])

[65]. Im Tiermodell eines ARDS war nach unserer Beobachtung der Abfall des systemischen O_2-Angebots eindeutiger mit dem verringerten Herzzeitvolumen bei begleitender pulmonaler Hypertension als mit dem Effekt mikrovaskulärer Schäden auf die arterielle Sauerstoffsättigung korreliert [54]. Weiter fanden wir bei septischen Patienten mit vorbestehender Erkrankung der Koronararterien ebenso eine Reduktion der linksventrikulären Compliance [10]. Infolgedessen war die klinische effektive Ausnutzung der ventrikulären Preloadreserve zur Unterstützung des linken Ventrikels beeinträchtigt. Der „starre" ischämische Ventrikel vertrug weitaus weniger parenterale Volumenzufuhr bevor der kritische hydrostatische Druck erreicht war, bei dem das extravasale Lungenwasser zunimmt. Bei Sepsis vertragen also Patienten mit vorbestehender KHK eine geringere linksventrikuläre Vorlast als für ein ausreichendes Schlagvolumen bzw. O_2-Angebot notwendig wäre.

Das Fortschreiten einer Sepsis scheint durch sequentiellen Anstieg des Herzzeitvolumens vermutlich infolge der beginnenden Gewebshypoxie charakterisiert zu sein. In unserem Großtiermodell stieg die Herzleistung über eine 3tägige Meßperiode kontinuierlich an, während sich die pathologische Gewebshypoxie verschlechterte. Anscheinend sollen die zusätzlichen zentralen Mechanismen das zunehmende Versagen der peripheren Mechanismen kompensieren, die für die Aufrechterhaltung der Sauerstoffversorgung oder -ausschöpfung der Gewebe verantwortlich sind.

Zusammenfassung

Nach der initialen Auffüllung des erniedrigten Intravasalvolumens ist die Sepsis typischerweise durch hohen systemischen Blutfluß bei niedrigem peripherem Widerstand charakterisiert. Im Gegensatz zu anderen Modellen mit Gewebshypoxie fehlt die klassische Umverteilung der Durchblutung zugunsten von Organen mit hohem metabolischem Bedarf. Vielmehr nimmt bei Sepsis die Durchblutung der meisten Organe proportional dem Anstieg des Herzminutenvolumens zu. Trotz dieser zentralen und lokalen Kreislaufanpassungen bleibt eine Hypoxie der Gewebe bestehen, die unbehandelt zu MSOF führen muß. Die im septischen Schock zunehmende Permeabilität der kleinen Gefäße und/oder abnorme Vasoregulation verursachen möglicherweise eine Gewebshypoxie, die in einem Circulus vitiosus zu MSOF führen kann. Man kann also annehmen, daß die Gewebshypoxie eine progressive Läsion darstellt. Verursacht wird sie durch die Auswirkungen eines exzessiven interstitiellen und zellulären Ödems, das eine ausreichende Erhöhung der O_2-Verfügbarkeit auf der Ebene der Mikrozirkulation verhindert, oder durch die Auswirkungen von zu unterstellenden Mediatoren, die für eine Sepsis charakteristisch sind.

Literatur

1. Abraham E, Bland RD, Cobo JC, Shoemaker WC (1984) Sequential cardiorespiratory patterns associated with outcome in septic shock. Chest 85 [1]:75–80
2. Adachi H, Strauss W, Ochi H, Wagner HN (1977) The effect of hypoxia on the regional distribution of cardiac output in the dog. Chest 39:314–319

3. Asher EF, Rowe RL, Garrison RN, Fry DE (1980) Experimental bacteremia and hepatic nutrient blood flow. Circ Shock 20:43–49
4. Astiz ME, Rackow EC, Weil MH (1986) Oxygen delivery and utilization during rapidly fatal septic shock in rats. Circ Shock 20 [4]:281–290
5. Avila A, Warshawski F, Sibbald W, Finley R, Wells G, Holliday R (1985) Peripheral lymph flow in sheep with bacterial peritonitis: evidence for increased peripheral microvascular permeability accompanying systemic sepsis. Surgery 97 [6]:685–695
6. Baker CH, Wilmoth FR (1984) Microvascular responses to *E. coli* endotoxin with altered adrenergic activity. Circ Shock 12:165–176
7. Bell RC, Coalson JJ, Smith JD, Johanson WG (1983) Multiple organ system failure and infection in adult respiratory distress syndrome. Ann Intern Med 99 [3]:293–298
8. Bihari D, Smithies M, Gimson A, Tinker J (1987) The effects of vasodilation with prostacyclin on oxygen delivery and uptake in critically ill patients. New Engl J Med 317 [7]:397–403
9. Bocking JK, Sibbald WJ, Holliday RL, Scott S, Viidik T (1979) Plasma catecholamine levels and pulmonary dysfunction in sepsis. Surg Gynecol Obstet 148:715–719
10. Cadden S, Philip RB, Sibbald WJ (1987) Cardiac beta receptor dysfunction in an animal model of the sepsis syndrome. Crit Care Med 15 [4]:439 (abstract)
11. Cain SM (1986) Assessment of tissue oxygenation. Crit Care Clin 2 [3]:537–550
12. Calvin JE, Sibbald WJ (in press) Applied cardiovascular physiology in the critically ill with special reference to diastole and ventricular interaction. In: Saunders WB (ed) Textbook of Critical Care (in press)
13. Carroll GC, Snyder JV (1982) Hyperdynamic severe intravascular sepsis depends on fluid administration cynomolgus monkey. Am J Physiol 243 [1]:R131–141
14. Chaudry IH (1984) Cellular energetics and ATP-$MgCl_2$ therapy in sepsis. Am J Emerg Med 2 [1]:38–44
15. Chaudry IH, Wichterman KA, Baue AE (1979) Effect of sepsis on tissue adenine nucleotide levels. Surgery 85 [2]:205–211
16. Chernow B, Roth BL (1986) Pharmacologic manipulation of the peripheral vasculature in shock: clinical and experimental approaches. Circ Shock 18:141–155
17. Cryer HM, Garrison RN, Kaebnick HW, Harris PD, Flint LM (1987) Skeletal microcirculatory responses to hyperdynamic *Escherichia coli* sepsis in unanesthetized rats. Arch Surg 122:86–92
18. Dellinger EP, Wertz MJ, Meakins JL, Solomkin JS, Allo MD, Howard RJ et al. (1985) Surgical infection stratification system for intra-abdominal infection. Arch Surg 120:21–29
19. Demling RH (1986) Shock and fluids. In: Chernow B, Shoemaker WC (eds) Critical care, state of the art. The Society of Critical Care Medicine 7:301–352
20. Duling BR, Klitzman B (1980) Local control of microvascular function: role in tissue oxygen supply. Am Rev Physiol 42:373–382
21. Ellman H (1984) Capillary permeability in septic patients. Circ Shock 12:191–202
22. Finley RJ (1985) Animal models for the study of sepsis and septic shock. In: Sibbald WJ, Sprung CL (eds) Perspectives on sepsis and septic shock. Society of Critical Care Medicine, Fullerton, pp 11–26
23. Fish RE, Lang CH, Spitzer JA (1986) Regional blood flow during continuous low-dose endotoxin infusion. Circ Shock 18:267–275
24. Fry DE, Perlstein L, Fulton RL, et al. (1980) Multiple system organ failure. Arch Surg 115 [2]:136–140
25. Gilbert EM, Haupt MT, Mandanas RY, Huaringa AJ, Carlson RW (1986) The effect of fluid loading, blood transfusion, and catecholamine infusion on oxygen delivery and consumption in patients with sepsis. Am Rev Respir Dis 134:873–878
26. Gnidec A, MacDonald JWD, Craig I, Finley R, Sibbald WJ (1984) The effect of aspirin in acute microvascular lung injury (AMI) induced by ZAP. Am Rev Respir Dis 129 [4] Part 2:A105 (abstract)
27. Groeneveld ABJ, Bronsveld W, Thijs LG (1986) Hemodynamic determinants of mortality in human septic shock. Surgery 99 [2]:140–153
28. Grum CM, Simon RH, Dantzker DR, Fox IH (1985) Evidence for adenosine triphosphate degradation in the critically ill patients. Chest 88 [5]:763–767

29. Gutierrez G, Pohil RJ (1986) Oxygen consumption is linearly related to O_2 supply in critically ill patients. J Crit Care 1[1]:45-53
30. Hammerschmidt DE, Vercellotti GM (1987) Granulocyte as mediators of tissue injury in shock: therapeutic implications. First Vienna shock forum, part A: pathophysiological role of mediators and mediator inhibitors in shock. Liss, New York, pp 19-31
31. Harris RL, Musher DM, Bloom K, Gathe J, Rice L, Sugerman B, et al. (1987) Manifestations of sepsis. Arch Intern Med 147 [11]:1895-1906
32. Heistad DD, Abboud FM (1980) Circulatory adjustments to hypoxia. Circulation 61 [3]:463-470
33. Hersche M, Robertson JS, Neal A, Rutledge FS, Cunningham DG, Sibbald WJ (1987) The effects of PEEP on peripheral microvascular fluid flux in hyperdynamic sepsis. Clin Invest Med 10 [4]:B122 (abstract)
34. Hunter J (1794) A treatise on the blood, inflammation, and gun-shot wounds. Pall Mall, London
35. Judges D, Sharkey P, Cheung H, Craig I, Driedger AA, Sibbald WJ, Finley RJ (1986) Pulmonary microvascular fluid flux in a large animal model of sepsis: evidence for increased pulmonary endothelial permeability accompanying surgically induced peritonitis in sheep. Surgery 99 [2]:222-234
36. Kelbaek H, Hartling OJ, Gjorup T, Marving J, Christensen NJ, Godtfredsen J (1987) Effects of autonomic blockade on cardiac function at rest and during upright exercise in humans. J Appl Physiol 63 [2]:554-557
37. King EG, Chin WDN (1985) Shock: an overview of pathophysiology and general treatment goals. Crit Care Clin 533-546
38. Kruse JA, Zaidi SAJ, Carlson RW (1987) Significance of blood lactate levels in critically ill patients with liver disease. Am J Med 83:77-82
39. Lefer AM (1987) Interaction between myocardial depressant factor and vasoactive mediators with ischemia and shock. Am J Physiol 252:R193-R205
40. Liaw K (1985) Effect of injury, sepsis, and parenteral nutrition in high-energy phosphates in human liver and muscle. J Parenter Enteral Nutr 9:28-33
41. McKenna TM, Martin FM, Chernow B, Birglia FA (1986) Vascular endothelium contributes to decreased aortic contractility in experimental sepsis. Circ Shock 19:267-273
42. Movat HZ, Cybulsky MI, Colditz IG, Chan MKW, Dinarello CA (1987) Acute inflammation in gram-negative infection: endotoxin, interleukin 1, tumor necrosis factor, and neutrophils. Fed Proc 46:97-104
43. Natanson C, Fink MP, Ballantyne HK, MacVittie TJ, Conklin JJ, Parrillo JE (1986) Gram-negative bacteremia produces both severe systolic and diastolic cardiac dysfunction in a canine model that simulates human septic shock. J Clin Invest 78 [1]:259-270
44. Nesarajah MS, Matalon S, Krasney JA, Farhi LE (1983) Cardiac output and regional oxygen transport in the acutely hypoxic conscious sheep. Respir Physiol 53:161-172
45. Oliphant LD, Walker FL, Linton AL, Sibbald WJ (1987) Multiple systems organ failure (MSOF) in an animal model of hyperdynamic sepsis. Crit Care Med 15 [4]:377 (abstract)
46. Parker MM, Shelhamer JH, Bacharach SL, et al. (1984) Profound but reversible myocardial depression in patients with septic shock. Ann Intern Med 100:483-490
47. Parker MM, Shelhamer JH, Natanson C, Alling DW, Parrillo JE (1987) Serial cardiovascular variables in survivors and nonsurvivors of human septic shock: heart rate as an early predictor of prognosis. Crit Care Med 15 [10]:923-929
48. Parks DA, Bulkley GB, Granger DN (1983) Role of oxygen free radicals in shock, ischemia and organ preservation. Surgery 94 [3]:428-432
49. Parrillo JE, Burch C, Shelhamer JH, Parker MM, Naton C, Schuette W (1985) A circulating myocardial depressant substance in humans with septic shock. Septic shock patients with a reduced ejection fraction have a circulating factor that depresses in vitro myocardial cell performance. J Clin Invest 76 [4]:1539-1553
50. Pine RW, Wertz MJ, Lennard ES et al. (1983) Determinants of organ malfunction or death in patients with intra-abdominal sepsis. Arch Surg 118 [2]:242-249
51. Pinsky MR, Matuschak GM (1986) Cardiovascular determinants of the hemodynamic response to acute endotoxemia in the dog. J Crit Care 1[1]:18-31

52. Raper R, Rutledge F, Hobson J, Driedger A, Sibbald W (1986) Regional blood flow distribution in high output normotensive sepsis. Clin Invest Med 9 [3]:A23 (abstract)
53. Raper R, Sibbald WJ, Driedger AA, Gerow K: Relative myocardial depression in normotensive sepsis. (submitted)
54. Raper RF, Cunningham DG, Driedger AA, Sibbald WJ (1986) The effect of coronary artery disease on the biventricular hemodynamic response to human hyperdynamic sepsis. Chest (in press)
55. Rashkin MC, Bosken C, Baughman RP (1985) Oxygen delivery in critically ill patients. Relationship to blood lactate and survival. Chest 87:580–584
56. Rhodes GR, Newell JC, Shah D, Scovill W, Tauber J, Dutton RE, Powers SR (1978) Increased oxygen consumption accompanying increased oxygen delivery with hypertonic mannitol in adult respiratory distress syndrome. Surgery 84:490–497
57. Rutledge F, Raper R, Sibbald W (1987) Abnormalities in coronary and renal blood flow in sepsis. Clin Invest Med 10 [4]:B62 (abstract)
58. Schaer GL, Fink MP, Parrillo JE (1985) Norepinephrine alone versus norepinephrine plus low-dose dopamine: enhanced renal blood flow with combination pressor therapy. Crit Care Med 13 [6]:492–496
59. Schirmer WJ, Schirmer JM, Townsend MC, Fry DE (1987) Imidazole and indomethacin improve hepatic perfusion in sepsis. Circ Shock 21:253–259
60. Schuette AH, Huttemeier PC, Hill RD, Watkins WD, Wonders TR, Kong D, Zapol WM (1984) Regional blood flow and pulmonary thromboxane release after sublethal endotoxin infusion in sheep. Surgery 95 [4]:444–453
61. Seidenfeld JJ, Pohl DF, Bell RC et al. (1986) Incidence, site and outcome of infections in patients with the adult respiratory distress syndrome. Am Rev Respir Dis 134:12–16
62. Shoemaker WC (1987) Pathophysiology, monitoring, outcome prediction, and therapy of shock states. Crit Care Clin 3 [2]:307–358
63. Shumaker PT, Wood LDH (1984) Limitations of anaerobic metabolism in critical illness. Chest 85:453–454
64. Sibbald WJ, Cunningham DG, Chin WDN (1983) Non-cardiac or cardiac pulmonary edema? A practical approach to clinical differentiation in critically ill patients. Chest 84 [4]:452–461
65. Sutherland GR, Cheung HW, Holliday RL, Driedger AA, Sibbald WJ (1986) Hemodynamic adaptation to acute myocardial contusion complicating blunt chest injury. Am J Cardiol 57:291–297
66. Townsend MC, Hampton WW, Haybron DM, Shirmer WJ, Fry DE (1986) Effective organ blood flow and bioenergy status in murine peritonitis. Surgery 100:205–213
67. Walker JF, Cumming AD, Lindsay RM, Solez K, Linton AL (1986) The renal response produced by nonhypotensive sepsis in a large animal model. Am J Kidney Dis 8 [2]:88–97
68. Weber KT, Janicki JS, Shroff S et al. (1981) Contractile mechanics and interaction of the right and left ventricles. Am J Cardiol 47:686–695
69. Zelis R, Lee G, Mason DT (1974) Influence of experimental edema on metabolically determined blood flow. Circ Res 34:482–490

Sepsis und Herzfunktion

M. M. Parker, J. E. Parrillo

Einleitung

Die Sepsis und der septische Schock sind in eigentlich allen Gebieten der Medizin sehr bekannte Syndrome. Der septische Schock ist die Haupttodesursache auf Intensivstationen und ist mit einer Mortalität von annähernd 60% behaftet. Die Inzidenz der Sepsis ist in den letzten Jahren aufgrund der Zunahme invasiver medizinischer Techniken, einer aggressiven Chemotherapie und einer höheren Überlebensrate von Patienten, die für eine Sepsis prädisponiert sind, gestiegen.

Historischer Rückblick

Den Auswirkungen der Sepsis und des septischen Schocks auf das Herzkreislaufsystem gilt seit über 30 Jahren das Interesse der Wissenschaft.

Mitte der 50er Jahre beschrieben Weil et al. eine Abnahme des Herzzeitvolumens bei Hunden, denen intravenöse Endotoxine appliziert worden waren [27]. Frühe klinische Studien berichten über ein niedriges Herzzeitvolumen bei Patienten mit septischem Schock [16]. Damals wurde die Messung des zentralen Venendrucks als Maß für die Vorlast des Herzens verwendet. Wahrscheinlich wiesen viele dieser Patienten einen relativen Volumenmangel auf, da der zentrale Venendruck nicht exakt die linksventrikulären Füllungsdrucke widerspiegelt; vermutlich war deswegen eine Hypovolämie für das niedrige Herzzeitvolumen verantwortlich.

Im Jahr 1965 beobachteten Wilson et al., daß Patienten im septischen Schock normalerweise einen niedrigen totalen peripheren Widerstand und ein hohes oder normales Herzzeitvolumen aufweisen im Gegensatz zum hämodynamischen Profil von Patienten mit kardiogenem oder Volumenmangelschock [30].

Dieses hämodynamische Muster bei Patienten mit septischem Schock wurde in der Folgezeit von vielen anderen Autoren bestätigt [12, 20, 21, 28, 29, 31].

Zahlreiche klinische Studien haben die hämodynamischen Auswirkungen der Sepsis und die Rolle der kardiovaskulären Veränderungen im Krankheitsverlauf zu erhellen versucht. Trotzdem bleibt das Verständnis dafür nach wie vor unvollständig.

Hämodynamische Untersuchungen beim septischen Schock

Die frühzeitigen hämodynamischen Veränderungen bei überlebenden und verstorbenen Patienten mit septischem Schock wurden an einer Folge von 48 Patienten mit positiven Blutkulturen und Hypotension untersucht [21]. Bei dieser Studie wurden alle Patienten mit aufeinanderfolgenden Maßnahmen zur Beherrschung der Hypotension behandelt: Flüssigkeitssubstitution, dann Dopaminapplikation und falls indiziert, Noradrenalin, um den arteriellen Mitteldruck über 60 mmHg zu halten. Ein Pulmonalarterienkatheter wurde den Patienten bei Aufnahme auf die Intensivstation gelegt. Eine Reihe von hämodynamischen Messungen, einschließlich des Pulmonalarterienverschlußdrucks und des Herzzeitvolumens (via Thermodilution) wurden mindestens einmal täglich vorgenommen, und zwar bis zur Erholung oder dem Tod der Patienten. Dabei überlebten 19 (40%) der Patienten, und 29 (60%) aus dieser Gruppe starben.

Um die kardiovaskulären Parameter und ihre prognostische Aussagefähigkeit bewerten zu können, wurde ein Computerprogramm erstellt, das den besten prognostischen Aussagewert jedes einzelnen hämodynamischen Parameters identifizieren sollte, und zwar bei der ersten Messung, nach 24 h und bezüglich der Veränderungen der Parameter in den ersten 24 h.

Bei der ersten Messung zeigten sowohl Verstorbene als auch Überlebende einen erhöhten Herzindex, einen niedrigen peripheren Widerstandsindex und einen normalen Schlagvolumenindex. Keine dieser Variablen war für die Prognose aussagekräftig. Eine Ausgangsherzfrequenz von unter 106 Herzaktionen pro Minute ging mit einer signifikant höheren Überlebensrate der Patienten einher, ebenso wie eine Herzfrequenz von unter 95/min oder ein systemischer Gefäßwiderstandsindex von über 1529 dyn $\cdot$ s $\cdot$ cm^{-5} $\cdot$ m^2 24 h nach Beginn des Schocks. Weder der Herzindex noch der Schlagvolumenindex war nach 24 h für die Prognose aussagekräftig. Interessanterweise wurden die besten prognostischen Parameter aus einer Analyse der Veränderungen innerhalb der ersten 24 h gewonnen. Wenn man die hämodynamischen Parameter vom Beginn der Sepsis und nach 24 h verglich, waren eine Abnahme der Herzfrequenz von mehr als 18 Schlägen/min oder eine Abnahme des Herzindex von mehr als 0,5 l/min $\cdot$ m^2 für eine günstige Prognose (Überleben) aussagekräftig. Diese Veränderungen lassen darauf schließen, daß die Überlebenden eines septischen Schocks innerhalb der ersten 24 h beginnen, ihr durch die Sepsis induziertes hyperdynamisches hämodynamisches Profil zu normalisieren, während die Verstorbenen ein bleibendes pathologisches kardiovaskuläres Muster aufweisen: einen niedrigen totalen peripheren Widerstandsindex, einen erhöhten Herzindex und eine anhaltende Tachykardie.

In dieser Studie wurden auch die Mechanismen untersucht, die bei den Patienten zum Tode führten. Folgende 3 Mechanismen wurden identifiziert: 1) eine nicht zu beherrschende Hypotension als Folge eines anhaltenden niedrigen totalen peripheren Widerstandsindex (innerhalb der letzten 24 h vor dem Tod niedriger als 1500 dyn $\cdot$ s $\cdot$ cm^{-5} $\cdot$ m^2); 2) eine nicht beherrschbare Hypotension als Folge einer Herzinsuffizienz, falls der Herzindex innerhalb der letzten 24 h vor dem Tod weniger als 2,0 l/min $\cdot$ m^2 betrug, oder 3) ein Multiorganversagen, falls das Gesamtbilirubin mehr als 10 mg% und der Serumharnstoff mehr als 100 mg% betrugen und der Patient beatmungspflichtig war. Von den untersuchten Patienten starben 18 an einer nicht beherrschbaren Hypotension als Folge eines konstant niedrigen totalen peripheren

Widerstandsindex, 4 Patienten verstarben an einer Herzinsuffizienz und 7 Patienten verstarben an einem Multiorganversagen. Alle Patienten, die an einer nicht beherrschbaren Hypotension oder einer Herzinsuffizienz verstorben waren, starben innerhalb von 7 Tagen nach Beginn des Schocks, während bei den Patienten mit einem Multiorganversagen zwischen Einsetzen des Schocks und ihrem Tod mehr als eine Woche lag. So bestehen also bei dem letalen Ausgang des septischen Schocks unterschiedliche zeitliche Abläufe.

Herzinsuffizienz beim septischen Schock

Seit vielen Jahren gilt das Interesse der Wissenschaft der Herzinsuffizienz beim septischen Schock. Frühe Untersucher beschrieben das sinkende Herzzeitvolumen als die Manifestation des septischen Schocks [16]. Diese Beobachtung war jedoch wahrscheinlich ein Ausdruck für die durch die Hypovolämie bedingte Senkung des Herzindex als Folge einer mangelnden Volumensubstitution. Weisel et al. beschrieben einen erniedrigten linksventrikulären Schlagvolumenindex als Reaktion auf eine Volumenüberlastung der Verstorbenen (im Vergleich zu den Überlebenden) beim septischen Schock [28]. Im Jahr 1981 berichteten Calvin et al. [1], daß Patienten mit einer Sepsis, aber ohne einen Schock eine normale linksventrikuläre Auswurffraktion hatten. Dies hatten sie durch die Herzbinnenraumszintigraphie zu Beginn der Erkrankung festgestellt. Anschlußuntersuchungen wurden nicht durchgeführt. In einer späteren Untersuchung [20] wurde bei 20 Patienten mit septischem Schock (13 Überlebende, 7 Verstorbene) die Herzbinnenraumszintigraphie durchgeführt und gleichzeitig das Herzminutenvolumen mit der Technik der Thermodilution gemessen. Sowohl die Überlebenden als auch die Verstorbenen wiesen einen erhöhten Herzindex mit erniedrigtem totalen peripheren Widerstand und einem normalen Schlagvolumenindex auf. Die Überlebenden zeigten initial eine niedrige linksventrikuläre Auswurffraktion $(0{,}32 \pm 0{,}04)$, die über 4 Tage niedrig blieb und sich anschließend innerhalb von 7–10 Tagen nach Beginn des Schocks normalisierte $(0{,}55 \pm 0{,}05$, Abb. 1a). Die Berechnung des linksventrikulären enddiastolischen Volumens durch die Division des Schlagvolumens durch die Auswurffraktion zeigte, daß die Verschlechterung der Auswurffraktion mit einer Ventrikeldilatation gekoppelt war (initialer linksventrikulärer enddiastolischer Volumenindex $= 159 \pm 29$ ml/m^2), die sich innerhalb von 7–10 Tagen nach dem Schock normalisierte (72 ± 12 ml/m^2, Abb. 1b). Die Verstorbenen zeigten zu Beginn und während des gesamten Verlaufs eine normale Auswurffraktion (initial $0{,}55 \pm 0{,}3$) und einen normalen linksventrikulären enddiastolischen Volumenindex (initial 81 ± 9 ml/m^2). Auf diese Weise erlaubte die Technik der Herzbinnenraumszintigraphie die Entdeckung der reversiblen Herzinsuffizienz, die auf der Basis der Messung des Herzminutenvolumens allein nicht zu erschließen war. Die reversible Rechts- und Linksherzinsuffizienz beim septischen Schock wurde durch etliche andere Untersuchungen bestätigt [6, 9, 18, 19].

Die Abb. 2 zeigt schematisch die reversible Herzinsuffizienz, die beim septischen Schock auftritt. Bei Beginn der Erkrankung ist der linke Ventrikel bei einem erhöhten enddiastolischen Volumen dilatiert. Auch das endsystolische Volumen ist bei normalem Schlagvolumen erhöht, aber die Auswurffraktion ist erniedrigt. Wenn der Patient

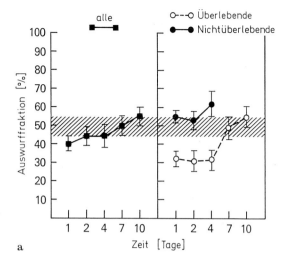

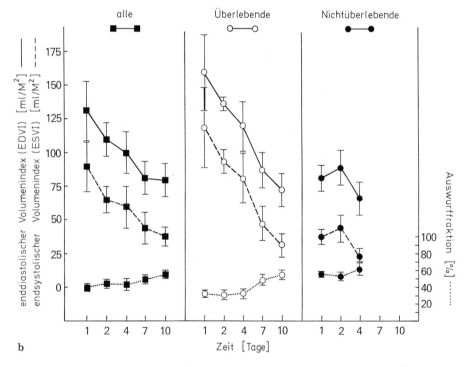

Abb. 1a, b. Verhalten der Auswurffraktion im Verlauf der Sepsis: Vergleich von Überlebenden und an der Sepsis verstorbenen Patienten. **a** Die mittlere Auswurffraktion ($\pm$SE) ist gegen die Zeit für alle Patienten (Verstorbene und Überlebende) aufgetragen. Der *schraffierte Bezirk* zeigt den Normalbereich. **b** Der mittlere enddiastolische Volumenindex ($\pm$SE) und der mittlere endsystolische Volumenindex sind gegen die Zeit aufgetragen, im Vergleich dazu die mittlere Auswurffraktionskurve ($\pm$SE)

a Akutphase des septischen Schocks

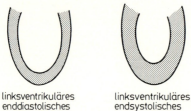

Schlagvolumen = 50 ml

Auswurffraktion = $\frac{200\,ml - 150\,ml}{200\,ml}$ = 25 %

linksventrikuläres enddiastolisches Volumen = 200 ml

linksventrikuläres endsystolisches Volumen = 150 ml

b Erholungsphase vom septischen Schock

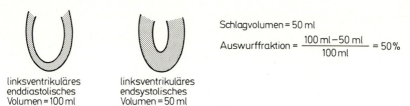

Schlagvolumen = 50 ml

Auswurffraktion = $\frac{100\,ml - 50\,ml}{100\,ml}$ = 50 %

linksventrikuläres enddiastolisches Volumen = 100 ml

linksventrikuläres endsystolisches Volumen = 50 ml

Abb. 2. Schematische Darstellung der reversiblen Myokardsuppression, die man gewöhnlich beim septischen Schock sieht

sich erholt, normalisiert sich der Umfang des linken Ventrikels mit normalem enddiastolischem und -systolischem Volumen, einem normalen Schlagvolumen und einer normalen Auswurffraktion. Ein Sepsismodell am Hund, das sehr eng die kardiovaskulären Reaktionen des septischen Schocks beim Menschen imitiert, wurde von Natanson et al. [14] verwendet. Dieses Modell vermied viele der methodischen Fehler vorausgegangener Studien, indem ein Infektionsherd gesetzt wurde (mit E. coli infiziertes Material wurde ins Peritoneum plaziert und verursachte eine Bakteriämie) und eine örtliche Betäubung statt einer Vollnarkose angewendet wurde, um die Katheter fürs Monitoring einzubringen; außerdem wurden über einen Zeitraum von 2 Wochen vielfache Serienuntersuchungen der kardiovaskulären Dysfunktionen durchgeführt. Diese Studie bestätigte die reversible Verschlechterung der Auswurffraktion und den Anstieg des enddiastolischen Volumens, die beim Menschen beobachtet worden waren. Die Verschlechterung der Auswurffraktion erreichte ihren Höhepunkt 2 Tage nach der Implantation des infizierten Materials ins Peritoneum und normalisierte sich innerhalb von 10 Tagen nach der Infektion. Untersuchungen des enddiastolischen Volumens und des Pulmonalarterienverschlußdrucks nach Volumenzufuhr bei den septischen Hunden zeigte signifikante reversible Veränderungen des diastolischen Volumen-/Druckverhältnisses während des septischen Schocks, die eine reversible Veränderung der Compliance repräsentierten. Weitere Untersuchungen bei diesem Modell konnten zeigen, daß mit steigender Konzentration der implantierten Bakterien auch eine zunehmende Verschlechterung der Auswurffraktion hervorgerufen wurde, ohne jedoch den zeitlichen Ablauf der reversiblen Verschlechterung zu modifizieren [15].

Suffredini et al. [25] applizierten bei freiwilligen gesunden Probanden eine kleine Menge E.-coli-Endotoxin intravenös, um die kardiovaskulären Auswirkungen dieses Sepsismediators zu untersuchen. Das spontan aufgetretene septische Schocksyndrom zeigte eine Vielfalt pathogenetischer Mechanismen. Die frühen Schritte beim septischen Schocksyndrom werden normalerweise in der Klinik wegen der verzögerten Applikation des technischen Monitorings nicht beobachtet. Außerdem muß bei diesem schweren Krankheitsbild unverzüglich mit einer Therapie begonnen werden, die wiederum einige Krankheitserscheinungen beeinflussen kann. Deshalb bietet die niedrig dosierte Endotoxinapplikation die Möglichkeit, die initialen Schritte einer Endotoxinämie und die Vergleichbarkeit der kardiovaskulären Veränderungen der In-vivo-Endotoxinämie mit dem klinischen Bild des septischen Schocks zu untersuchen. Die Endotoxinapplikation rief hämodynamische Veränderungen hervor, die denen beim septischen Schock beobachteten ähnlich waren. 6 h nach der Endotoxinapplikation fiel die Auswurffraktion signifikant im Vergleich zu der Vergleichsgruppe und der Ausgangssituation ab. Zusätzlich rief eine Volumenzufuhr einen Anstieg des enddiastolischen Volumenindex und einen Anstieg des Pulmonalarterienverschlußdrucks hervor; ein Anstieg des enddiastolischen Volumenindex konnte bei freiwilligen gesunden Probanden, die keine Endotoxine erhalten hatten, nicht beobachtet werden. Diese Studie gab wertvolle Einblicke in die frühen Schritte des septischen Schocks.

Mögliche Mechanismen der Herzinsuffizienz beim septischen Schock des Menschen

Zur Entstehung einer Herzinsuffizienz beim septischen Schock wurden 2 Hauptthesen entwickelt [7, 11]:

1) ein unzureichender kardialer Blutfluß, der zu einer globalen Ischämie und zur Herzinsuffizienz führt;
2) ein zirkulierender humoraler Faktor, der die myokardiale Kontraktilität verschlechtert.

Um die 1. Möglichkeit zu untersuchen, wurde bei 7 Patienten mit septischem Schock ein Katheter in den Sinus coronarius plaziert und die Koronarperfusion und der myokardiale O_2-Verbrauch gemessen [2]. Die Abb. 3 zeigt die mittlere Perfusion des Sinus coronarius und die Perfusion der großen Venen bei diesen 7 Patienten verglichen mit gesunden Probanden, die in Gruppen mit einer Herzfrequenz von unter und über 100 Schlägen/min eingeteilt wurden. In beiden Gruppen (über und unter 100/min) hatte die Perfusion des Sinus coronarius und der großen Herzvenen nicht abgenommen, und war sogar bei den Patienten mit einer Herzfrequenz von über 100/min gesteigert. Beim myokardialen O_2-Verbrauch zeigten sich keine Unterschiede zwischen den Sepsispatienten und der Vergleichsgruppe. Die Patienten mit septischem Schock zeigten überdies eine hohe mittlere O_2-Sättigung des Sinus coronarius und eine niedrige arterielle O_2-Extraktion. Diese Veränderungen kennzeichnen die peripheren Durchblutungsverhältnisse beim septischen Schock. Die Ergebnisse wurden durch eine jüngere Untersuchung von Dhainaut et al. [5] bestätigt. Die Herzinsuffizienz ist also beim septischen Schock weder durch eine Abnahme der Myokard-

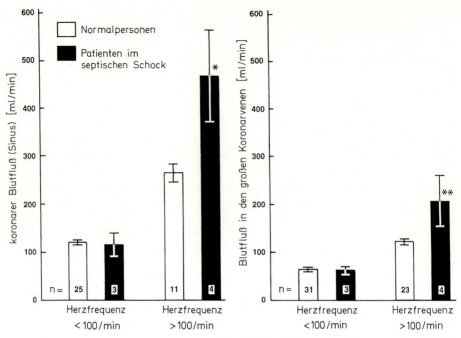

Abb. 3. Mittlere Perfusion des Sinus coronarius (*links*) und der großen Herzvenen (*rechts*) bei 7 Patienten im septischen Schock verglichen mit gesunden Probanden. Die Perfusionsmessungen sind in Gruppen mit einer Herzfrequenz von unter und über 100/min eingeteilt $*p<0,01$; $**p \leq 0,02$ vs. gesunde Probanden

perfusion noch durch metabolische Veränderungen gekennzeichnet, die zur Annahme veranlassen, daß die Perfusion für die kardialen metabolischen Erfordernisse unzureichend sein könnte.

Die Anwesenheit einer zirkulierenden, das Myokard supprimierenden Substanz bei Patienten mit septischem Schock wurde an einer Rattenherzzelle mit Spontanaktivität in vitro untersucht [22]. Es wurden Kulturen der neugeborenen Rattenherzzellen angelegt und mit dem Phasenkontrastmikroskop untersucht (Abb. 4). Die Zellen wurden über eine Fernsehkamera aufgezeichnet und die Herzmuskelkontraktionen durch einen Videodetektor analysiert. Das Ausmaß und die Geschwindigkeit (die erste abhängige Variable des Ausmaßes) der Myokardverkürzungen wurden auf einem Registrierstreifen aufgezeichnet. Ein schematisches Diagramm dazu zeigt die Abb. 5. Der schlagende Rand der Zellen wurde in ein Videofeld plaziert, das ab einer definierten spezifischen Dichtgrenze elektronisch den betreffenden Bezirk des Feldes ausgemessen hat. Dies wurde auf einem Schreiber aufgezeichnet, der zu jedem Zeitpunkt den prozentualen besetzten Anteil des Videofeldes angab.

Mit diesem System wurde das Serum von 20 Patienten mit septischem Schock auf die Anwesenheit eines Myokarddepressors untersucht und mit Sera einer Kontrollgruppe verglichen. Abb. 6 zeigt repräsentative Beispiele der Serumeffekte von 3 verschiedenen Patienten während der akuten Phase der Sepsis. Man sieht, daß bei jedem dieser Patienten das Versetzen der Zellen mit dem akuten „Schockserum" zu einer

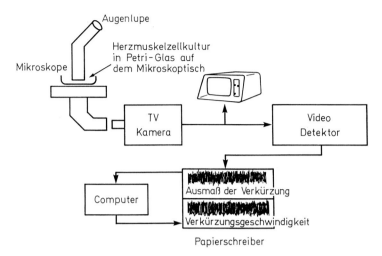

Abb. 4. Schematisches Diagramm des Herzmuskelkontraktionsuntersuchungssystems

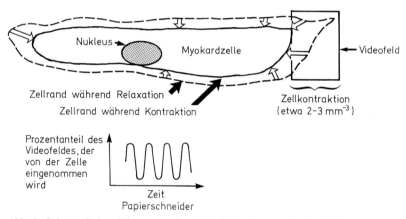

Abb. 5. Schematisches Diagramm der Videofeldmethode, die die Zellbewegungen analysiert

reversiblen Verschlechterung des Ausmaßes und der Geschwindigkeit der Herzmuskelzellverkürzungen führte.

Abb. 7 zeigt die Effekte des Serums von Patienten im septischem Schock im Vergleich zu 3 Kontrollgruppen, denen Serum vor oder nach dem septischen Schock abgenommen wurde. Die 3 Kontrollgruppen bestanden aus:

1) normalem Laborpersonal,
2) Patienten mit einer verminderten Auswurffraktion aufgrund einer morphologisch bedingten Herzerkrankung,
3) kritisch kranken nichtseptischen Patienten, die auf derselben Intensivstation behandelt wurden wie die Patienten mit dem septischen Schock.

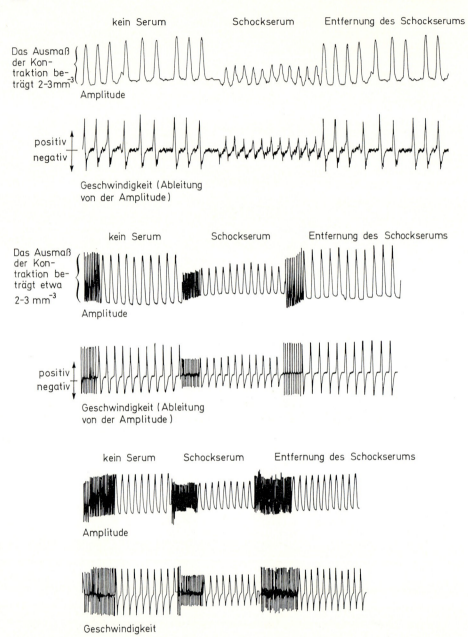

Abb. 6. Repräsentative Beispiele der Serumeffekte 3 verschiedener Patienten während der akuten Phase des septischen Schocks. *Oben:* Ausmaß, *unten:* Geschwindigkeit der Verkürzung der Herzmuskelzellen. In jeder horizontalen Darstellung werden zuerst die Effekte ohne Schockserum (Kontrollserum), dann 15 min nach der Applikation des Schockserums und 15 min nach Entfernung des Schockserums gezeigt

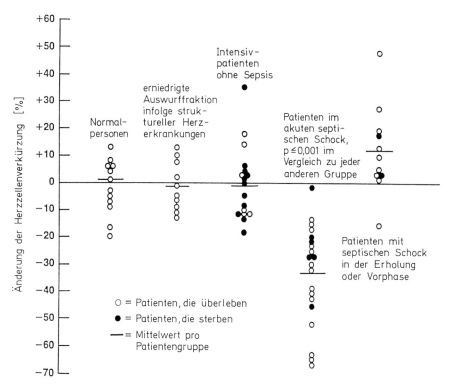

Abb. 7. Effekte von Kontrollsera und Patientensera auf die Verkürzung kultivierter Rattenherzmuskelzellen mit Spontanaktivität. Der Mittelwert jeder Gruppe wird durch eine *horizontale Linie* angegeben. Patienten im septischen Schock zeigten ein statistisch signifikant geringeres Ausmaß der Verkürzung im Vergleich zu jeder anderen Gruppe ($p \leq 0{,}001$)

Die Patienten mit septischem Schock zeigten während der akuten Phase des septischen Schocks ein statistisch signifikantes niedrigeres Ausmaß der Verkürzung ($p < 0{,}001$) im Vergleich zu jeder anderen Gruppe. Die prozentuale Veränderung des Ausmaßes der Verkürzung, die in vitro gemessen wurde, zeigte eine gute Korrelation zur in vivo gemessenen linksventrikulären Auswurffraktion. Diese Untersuchung konnte zeigen, daß Patienten mit septischem Schock gewöhnlich während der akuten Phase eine zirkulierende, das Myokard supprimierende Sustanz in ihrem Blut aufweisen. Das Ausmaß der supprimierenden Aktivität korreliert mit der verminderten Auswurffraktion und dem steigenden enddiastolischen Volumenindex.

Diese Bestimmungsmethode wurde modifiziert und verbessert, so daß die Durchführung einfacher wurde [24]. Reilly et al. [23] konnten mit der überarbeiteten Methode die Sera von 50 kritisch kranken Patienten untersuchen. Indem sie äußerst strenge Kriterien zur Definition eines positiven Testergebnisses anlegten, konnten sie eine das Myokard supprimierende Substanz in 14 der 34 Seren von Patienten mit septischem Schock nachweisen. Deshalb wird die Herzinsuffizienz beim septischen Schock üblicherweise mit einem zirkulierenden humoralen Faktor assoziiert, der in vitro eine Abnahme der myokardialen Kontraktion bewirkt.

Eine Vielfalt von Substanzen wurde als mögliche Mediatoren des septischen Schocks vermutet. Mason et al. [13] nahmen an, daß Kinine bei der Pathogenese des septischen Schocks beteiligt sind, da während des septischen Schocks erniedrigte Spiegel der Faktoren des Kininsystems gefunden wurden. Diese Daten konnten jedoch nicht bestätigt werden. Mehrere Autoren konnten Beweise erbringen, daß Histamin als Mediator am septischen Schock beteiligt ist [8, 10]. Dies konnte jedoch nur in Tierversuchen verifiziert werden, wohingegen sich bei Untersuchungen am Menschen keine erhöhten Histaminspiegel fanden. Auch das Komplementbindungssystem wird als Mediator des septischen Schocks beschuldigt [8]. Eine neuere Untersuchung fand eine Korrelation zwischen der C5a-artigen Aktivität, die neutrophile Granulozyten agglutiniert, und einem erniedrigten totalen peripheren Widerstand – einer typischen hämodynamischen Reaktionsweise beim septischen Schock. Diese Korrelation läßt vermuten, daß die Komplementaktivierung und die Ausschüttung von C5a – jedenfalls teilweise – für die periphere Vasodilatation und den verminderten peripheren Widerstand verantwortlich sein kann [17].

Die Rolle der Endotoxine beim septischen Schock wurde oft kontrovers diskutiert. Kürzlich konnten Danner et al. eine Endotoxinämie mit der klinischen Manifestation eines septischen Schocks bei 60 Patienten korrelieren [3]. Interessanterweise wurde eine Endotoxinämie nicht nur bei Patienten mit einer gramnegativen Bakteriämie gefunden, sondern auch bei Patienten mit einer grampositiven Bakteriämie und einer Pilzsepsis. Die Anwesenheit zirkulierender Endotoxine korrelierte gut mit dem Organversagen, insbesondere mit einer Niereninsuffizienz und einem ARDS („adult respiratory distress syndrome"). Dies läßt die Endotoxinämie vielen schweren Krankheitsverläufen zuordnen. In einer anderen Arbeit bewiesen Danner und Mitarbeiter die Fähigkeit von Lipid X (einer nichttoxischen Vorstufe von Lipid A, das wiederum die toxische Komponente des Endotoxins bildet), die durch Endotoxin induzierte Supprimierung der neutrophilen Granulozyten aufzuheben [4]: ein In-vitro-Modell zur Fähigkeit des Endotoxins, Entzündungsprozesse zu verstärken. Dieser Antiendotoxineffekt des Lipid X könnte neue Möglichkeiten des therapeutischen Vorgehens beim septischen Schock aufzeigen.

Zusammenfassung

In den letzten Jahren wurden große Fortschritte in unserem Verständnis der Pathogenese und Physiologie einer Herzinsuffizienz während des septischen Schocks erzielt. Patienten mit septischem Schock weisen normalerweise einen erhöhten Herzindex und einen erniedrigten totalen peripheren Gefäßwiderstandsindex auf. Bei den Überlebenden beginnt sich der periphere Gefäßdefekt, der zu diesen Veränderungen führt, innerhalb der ersten 24 h zu normalisieren. Die Herzfrequenz und der Herzindex fallen wieder auf Normalwerte zurück und der periphere Widerstand erhöht sich wieder auf den Normalwert. Bei den anderen Patienten kann eine von 3 pathophysiologischen Möglichkeiten auftreten. Meistens entwickelt sich durch den peripheren vaskulären Defekt ein konstant niedriger peripherer Gefäßwiderstand und die Patienten sterben an einer durch Vasopressoren nicht beherrschbaren fortschreitenden Hypotension. Andere Patienten entwickeln eine schwere progressive Herzinsuffizienz mit fallendem Herzminutenvolumen und versterben letztendlich im kardiogenen Schock. Die dritte Gruppe kann nach der Initialphase des septischen Schocks wieder normoton werden, entwickelt aber nach 1–3 Wochen ein progressives Multiorganversagen.

Viele Patienten mit septischem Schock entwickeln eine reversible Verminderung der linksventrikulären Auswurffraktion, meistens verbunden mit einem normalen oder erhöhten Herzindex. Typischerweise sind in den ersten 2–5 Tagen nach Beginn der durch die Sepsis induzierten Hypotension die Auswurffraktion vermindert und das linksventrikuläre enddiastolische Volumen erhöht. Beide Parameter normalisieren sich innerhalb von 7–10 Tagen. Diese Herzinsuffizienz wird nicht durch eine unzureichende Myokardperfusion verursacht, sondern hängt eher mit einem im Serum zirkulierenden Faktor zusammen, der in vitro die Spontanaktivität von Rattenherzzellen supprimiert. Die an einem septischen Schock Versterbenden entwickeln normalerweise keine Verminderung der linksventrikulären Auswurffraktion oder eine Dilatation des linken Ventrikels. Aufgrund dieser Erkenntnisse postulieren wir die folgenden Mechanismen: die Fähigkeit des linken Ventrikels zur Dilatation in Anwesenheit einer das Myokard supprimierenden Substanz scheint ein Kompensationsmechanismus zu sein, der den Überlebenden erlaubt, ihr Schlagvolumen und schließlich auch ihr Herzminutenvolumen zu erhalten. Das Fehlen dieses Kompensationsmechanismus kann zum Tod der Verstorbenen beitragen.

Trotz der Fortschritte im Verständnis dieses wichtigen Syndroms bleiben nach wie vor viele Fragen offen. An vielen Kliniken wird daran gearbeitet, die pathogenetischen Unterschiede zwischen Überlebenden und Verstorbenen genauer zu erfassen. Es werden Untersuchungen durchgeführt, um die das Myokard supprimierende Substanz und auch andere mögliche Mediatoren des septischen Schocksyndroms zu isolieren und zu identifizieren. Es bleibt zu hoffen, daß diese Arbeiten verbesserte Therapiemöglichkeiten aufzeigen können und letztendlich dazu führen, daß mehr Patienten einen septischen Schock überleben.

Literatur

1. Calvin JE, Driedger AA, Sibbald WJ (1981) An assessment of myocardial function in human sepsis utilizing ECG gated cardiac scintigraphy. Chest 38:579–586
2. Cunnion RE, Schaer GL, Parker MM, Natanson C, Parrillo JE (1986) The coronary circulation in human septic shock. Circulation 73:637–644
3. Danner RL, Elin RJ, Hosseini JM, et al. (1987) The effect of endotoxemia on the clinical manifestations of septic shock (SS) in humans. Clin Res 35:384A (abstract)
4. Danner RL, Joiner KA, Parrillo JE (1987) Inhibition of endotoxin-induced priming of human neutrophils by lipid X and 3-Aza-lipid X. J Clin Invest 80:605–612
5. Dhainaut JF, Huyghenbaert MF, Monsallier JF, et al. (1987) Coronary hemodynamics and myocardial metabolism of lactate, free fatty acids, glucose, and ketones in patients with septic shock. Circulation 75:533–541
6. Ellrodt AG, Riedinger MS, Kimchi A, et al. (1985) Left ventricular performance in septic shock: reversible segmental and global abnormalities. Am Heart J 110:402–408
7. Hinshaw LB, Archer LT, Spitzer JJ, et al. (1974) Effects of coronary hypotension and endotoxin on myocardial performance. Am J Physiol 227:1051–1057
8. Jacob HS, Craddock PR, Hammerschmidt DE, et al. (1980) Complement-induced granulocyte aggregation. N Engl J Med 302:789–794
9. Kimchi A, Ellrodt AG, Berman S, et al. (1984) Right heart ventricular performance in septic shock: a combined radionuclide and hemodynamic study. J Am Coll Cardiol 4:945–951

10. Krause SM, Hess ML (1979) Diphenhydramine protection of the failing myocardium during gram-negative endotoxemia. Circ Shock 6:75–87
11. Lefer AM (1979) Mechanism of cardiodepression in endotoxin shock. Circ Shock [Suppl] 1:1–8
12. MacLean LD, Mulligan WG, McLean APH, Duff JH (1967) Patterns of septic shock in man – a detailed study of 56 patients. Ann Surg 166:543–562
13. Mason JW, Kleeberg U, Dolan P, et al. (1970) Plasma kallikrein and Hageman factor in gram-negative bacteremia. Ann Intern Med 73:545–551
14. Natanson C, Fink MP, Ballantyne HK, et al. (1986) Gram-negative bacteremia produces both severe systolic and diastolic cardiac dysfunction in a canine model that simulates human septic shock. J Clin Invest 78:259–275
15. Natanson C, Danner RL, Fink MP, et al. (1988) Cardiovascular performance with *E. coli* challenges in a canine model of human septic shock. Am J Physiol 23:H558–H569
16. Nishijima H, Weil MH, Shubin H, Cavanilles J (1973) Hemodynamic and metabolic studies on shock associated with gram-negative bacteremia. Medicine 52:287–294
17. Ognibene FP, Parker MM, Burch-Whitman C, et al. (1988) Neutrophil aggregating activity and septic shock in humans. J Crit Care 3:103–111
18. Ozier Y, Gueret P, Jordin F, et al. (1984) Two-dimensional echocardiographic demonstration of acute myocardial depression in septic shock. Crit Care Med 12:596–599
19. Parker MM, Suffredini AF, Natanson C, et al. (1986) Survivors of septic shock in humans develop reversible myocardial depression and ventricular dilatation. Clin Res 34:413A (abstract)
20. Parker MM, Shelhamer JH, Bachrach SL, et al. (1984) Profound but reversible myocardial depression in patients with septic shock. Ann Intern Med 100:483–490
21. Parker MM, Shelhamer JH, Natanson C, Alling DW, Parrillo JE (1987) Serial cardiovascular variables in survivors and nonsurvivors of human septic shock: heart rate as an early predictor of prognosis. Crit Care Med 15:923–929
22. Parrillo JE, Burch C, Shelhamer JH, et al. (1985) A circulating myocardial depressant substance in humans with septic shock. J Clin Invest 76:1539–1553
23. Reilly JM, Burch-Whitman C, Parker MM, et al. (1987) Characteristics of a myocardial depressant substance in patients with septic shock. Circulation 76 (Part II):IV–164 (abstract)
24. Schuette WH, Burch C, Roach P, Parrillo JE (1987) Closed loop television tracking of beating heart cells in vitro. Cytometry 8:101–103
25. Suffredini AF, Parker MM, Brenner M, Schlesinger T, Parrillo JE (1987) Endotoxin (E) administration produces abnormal cardiovascular (CV) responses in normal humans. Clin Res 35:386A (abstract)
26. Vick JA, Mehlman B, Heiffer MH (1971) Early histamine release and death due to endotoxin (35690). Proc Soc Exp Biol Med 137:902–906
27. Weil MH, MacLean LD, Visscher MB, Spink WW (1956) Studies on the circulatory changes in the dog produced by endotoxin from gram-negative microorganisms. J Clin Invest 35:1191–1198
28. Weisel RD, Vito L, Dennis RC, Valerie CR, Hechtman HB (1977) Myocardial depression during sepsis. Am J Surg 133:512–521
29. Wiles JB, Cerra EB, Siegel JR, Border JR (1980) The systemic septic response: does the organism matter? Crit Care Med 8:55–60
30. Wilson RF, Thal AP, Kindling PH, Grifka T, Ackerman E (1965) Hemodynamic measurements in septic shock. Arch Surg 91:121–129
31. Winslow EJ, Loeb HS, Rahimtoola SH, Kamath S, Gunnar RM (1973) Hemodynamic studies and results of therapy in 50 patients with bacteremic shock. Am J Med 54:421–432

Sauerstofftransport und Gewebeoxygenierung bei Sepsis und septischem Schock

K. Reinhart

Schwere Infektionen und Sepsis sind für den Organismus eine tödliche Bedrohung. Die Abwehrantwort erfaßt nahezu alle Organsysteme [6, 12, 33]. Alle Reserven werden mobilisiert, die notwendigen Anpassungs- und Umstellungsreaktionen bedingen eine nicht unwesentliche Steigerung der Stoffwechselrate [8, 21]. Folglich ist der O_2-Verbrauch gesteigert.

Sepsisbedingt besteht eine ausgeprägte Störung nahezu aller Komponenten des O_2-Transports (Abb. 1).

Die globale O_2-Bilanz des Organismus ist durch eine Steigerung des O_2-Verbrauchs bei gleichzeitiger Bedrohung des O_2-Angebots gefährdet.

Im Gegensatz zu anderen Stoffwechselsubstraten wie Aminosäuren, Fett und Glukose, deren Umsatzrate bei Sepsis ebenfalls gesteigert ist, verfügt der Organismus für Sauerstoff kaum über Speicherungsmöglichkeiten, so daß jede auch kurzfristige Störung der O_2-Bilanz zu anaerobem Stoffwechsel und bei längerer Dauer zum Zell- bzw. Organtod führt. Nahezu alle Komponenten des O_2-Transports bzw. der O_2-Distribution sind bei der Sepsis in der Regel beeinträchtigt. Oft liegt eine Störung der O_2-Aufnahme über die Lunge vor, der O_2-Transport zu den Geweben und die O_2-Distribution in den Geweben sind meist gestört, des weiteren kann eine Störung

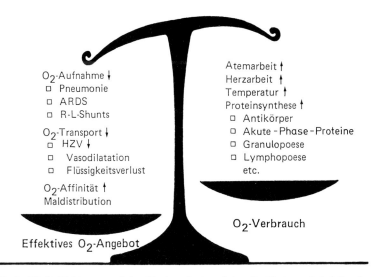

Abb. 1. Einflußfaktoren auf das O_2-Angebot und den O_2-Verbrauch bei Sepsis

der O_2-Abgabefähigkeit des Hämoglobins vorliegen [7, 32, 35]. Von manchen Autoren wird auch eine Beeinträchtigung der O_2-Verwertung infolge der Blockade der Atmungskette in den Mitochondrien diskutiert [14, 17, 22, 26].

Die O_2-Aufnahme über die Lunge ist nicht selten sekundär durch die Ausbildung eines ARDS infolge der Sepsis beeinträchtigt. Vermehrtes arteriovenöses Shunting, das bei Sepsis generalisiert und nicht nur in den peripheren Geweben, sondern auch in der Lungenstrombahn besteht, führt zu einer Erniedrigung des arteriellen pO_2. Wir fanden bei nahezu allen Patienten mit Sepsis ein deutlich erhöhtes intrapulmonales Rechts-links-Shuntvolumen (Abb. 2). Von unseren Patienten mit Sepsis hatten 62% vor bzw. entwickelten im Verlauf der Sepsis eine Pneumonie. 90% mußten wegen respiratorischer Insuffizienz beatmet werden.

Der konvektive O_2-Transport zum Gewebe errechnet sich aus dem Produkt von Herzauswurfvolumen und arteriellem O_2-Gehalt. Die Adaptations- bzw. Leistungsfähigkeit des Herzens kann durch Reduzierung der Myokardkontraktilität und der Vorlast stark beeinträchtigt sein [19, 25, 26].

Der Nachweis eines „myokardial depressant factors" ist inzwischen gelungen [26]. Die Bildung und Freisetzung vasoaktiver Substanzen wie Bradykinin und Histamin und Prostaglandinen der E-Klasse im Gewebe bedingt ein vermehrtes venöses Pooling [16, 29, 30, 34]. Infolge der Zerstörung der Basalmembranen im Bereich der Mikrozirkulation durch aktivierte Granulozytenprodukte wie Proteasen und O_2-Radikale kommt es zu Flüssigkeitsverlusten ins Gewebe über kapilläre Lecks mit der Folge einer weiteren Reduzierung des intravasalen Volumens bzw. der Vorlast [24].

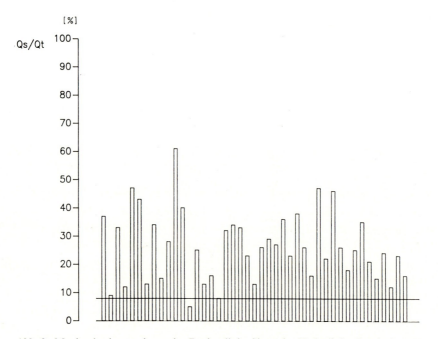

Abb. 2. Maximaler intrapulmonaler Rechts-links-Shunt im Verlauf der Sepsis (n = 43)

Therapeutisches Vorgehen zur Aufrechterhaltung des O_2-Transports zum Gewebe

Die zur kardiozirkulatorischen Stabilisierung und damit Aufrechterhaltung des O_2-Transports nötigen Flüssigkeitsmengen und Volumina sind beträchtlich und überschreiten in Einzelfällen das normal vorhandene Plasmavolumen. Abb. 3 zeigt die bereits vor der laborchemischen und klinischen Manifestation der Sepsis notwendige Flüssigkeits- und Volumenzufuhr bei 43 Patienten unserer operativen Intensivstation. Damit alleine waren jedoch bei diesen Patienten vielfach keine adäquaten Kreislaufverhältnisse zu erzielen. Dies gelang bei 10% der Patienten nur durch die gleichzeitige Therapie mit Dobutamin. 75% der Patienten waren trotz einer Maximaldosierung dieser vorwiegend β_1-Rezeptoren stimulierenden Substanz weiter hypotensiv und mußten deshalb zusätzlich mit Noradrenalin behandelt werden. Es zeigt sich, daß die beim septischen Schock zur Erzielung adäquater Organperfusionsdrücke nötigen Noradrenalindosierungen weit über die beim kardiogenen Schock empfohlene Maximaldosierung von ca. 8 µg/min hinausgehen (Abb. 4).

Der Einsatz von Katecholaminen, v. a. aber der Einsatz von Vasopressoren darf jedoch nur die Ultima ratio sein, da es im septischen Schock in erster Linie darauf ankommt, das Substrat- bzw. O_2-Angebot an den Organismus zu verbessern und nicht reine „Blutdruckkosmetik" zu betreiben. Oft ist aber die Folge dieser Scheintherapie eine Verschlechterung der Gewebeoxygenierung.

Der unzeitgemäße Einsatz von Vasopressoren, bevor alle Maßnahmen zur Erhöhung des Herzzeitvolumens durch Volumensubstitution bzw. primär positiv inotrope Substanzen ausgeschöpft wurden, kann zu einem fatalen Teufelskreis führen (Abb. 5).

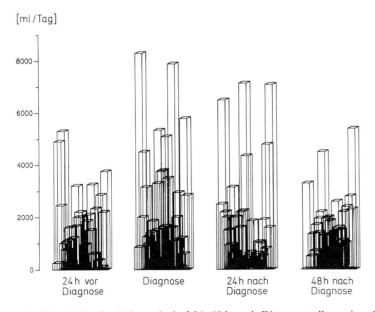

Abb. 3. Individueller Volumenbedarf 24–48 h nach Diagnosestellung einer Sepsis (n = 53)

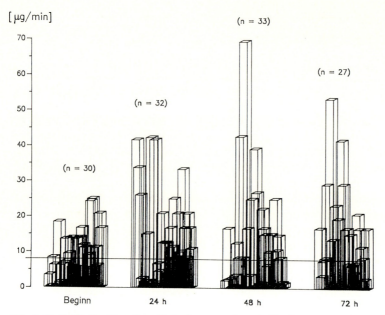

Abb. 4. Individuelle Noradrenalindosierungen innerhalb der ersten 72 h nach Sepsisbeginn (n = 61)

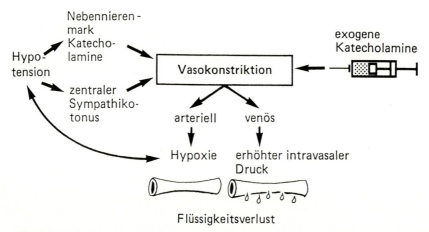

Abb. 5. Potentiell negative Auswirkungen endogener und exogener Steigerung des Sympathikotonus auf Gefäßbett und Versorgung des Gewebes (Circulus vitiosus)

Vasopressoren führen zu einer Zunahme der Vasokonstriktion mit einer Abnahme der Kapillarperfusion und zusätzlich durch die intravasale Druckerhöhung zur Zunahme der Flüssigkeitsverluste ins Gewebe mit einer weiteren Verarmung des effektiv zirkulierenden, intravasalen Volumens, d. h. einer Reduktion des Herzauswurfvolumens und damit des O_2-Angebots an das Gewebe.

Die Abschätzung der Volumensituation anhand der kardialen Füllungsdrücke ist bei Sepsis erschwert. Ähnlich wie bei Myokardischämie kommt es zu Compliancever-

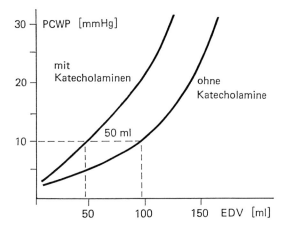

Abb. 6. Auswirkungen von Katecholaminen auf pulmokapillären Verschlußdruck (*PCWP*) und enddiastolisches Ventrikelvolumen (*EDV*) durch Complianceveränderungen des Herzmuskels

änderungen am Herzmuskel, wodurch der Rückschluß von kardialen Füllungsdrücken auf das enddiastolische Ventrikelvolumen stark erschwert ist [5]. Vasopressoren und Katecholamine führen nicht nur zu einer ausgeprägten Steigerung des Gefäßtonus und dadurch zu einer Volumenverminderung im Bereich des kapazitiven Gefäßsystems, sondern beeinflussen auch die Compliance, d. h. Dehnungseigenschaften des Herzmuskels selbst [1]. Durch die Zunahme der Steifigkeit des Myokards unter Katecholaminen nimmt bei gleichen Füllungsdrücken das enddiastolische Ventrikelvolumen wesentlich ab. Die Pumpleistung des Herzens nimmt so trotz einer möglichen Steigerung der Kontraktilität infolge der Katecholamingabe nicht zu (Abb. 6).

Abb. 7 zeigt eine Patientin mit schwerer kardiogener Insuffizienz und postoperativer Pneumonie, bei der sich adäquate Mitteldrücke nur durch eine Kombination von Noradrenalin und Adrenalin aufrechterhalten ließen. Als unter dieser Therapie trotz eines PCWP von 15 mmHg die intravasale Volumensituation angezweifelt wurde, zeigte sich nach einem Stop der Katecholaminzufuhr ein Abfall des PCWP auf 7 mmHg, begleitet von einem Rückgang des Herzzeitvolumens von 5,5 auf 3,5 l/min. Unter 1000 ml HÄS 10% stieg der PCWP auf 15 mmHg an ebenso wie das HZV. Interessanterweise erhöhte sich mit dieser Maßnahme der O_2-Verbrauch um ca. 20%. Dies kann als Folge der verbesserten Kapillarperfusion gewertet werden.

Die Konsequenz muß sein, schrittweise vorzugehen, d. h. erst den Versuch zu unternehmen, mit Volumen und erst dann positiv inotropen Substanzen die kardiozirkulatorische Stabilisierung des Patienten zu erreichen. Erst wenn diese beiden Maßnahmen nicht zu ausreichenden arteriellen Mitteldrücken führen, ist der Einsatz von Vasopressoren gerechtfertigt und auch sinnvoll, weil die Anhebung des arteriellen Mitteldrucks dann oft die einzige Möglichkeit ist, die Urinproduktion aufrechtzuerhalten bzw. wieder in Gang zu bringen, oder eine Zunahme der kardialen Insuffizienz infolge mangelnder Koronarperfusion zu verhindern [11].

Wird der umgekehrte Weg beschritten, d.h. der intravasale Volumenmangel infolge der Flüssigkeitsverluste ins Gewebe nicht konsequent ausgeglichen und der Versuch gemacht, mit einer Steigerung der Katecholamindosierung bzw. durch das Umsteigen auf Adrenalin bzw. Noradrenalin den systemischen Druck aufrechtzuerhalten, sind der Rückgang der Urinproduktion und das akute Nierenversagen nahezu

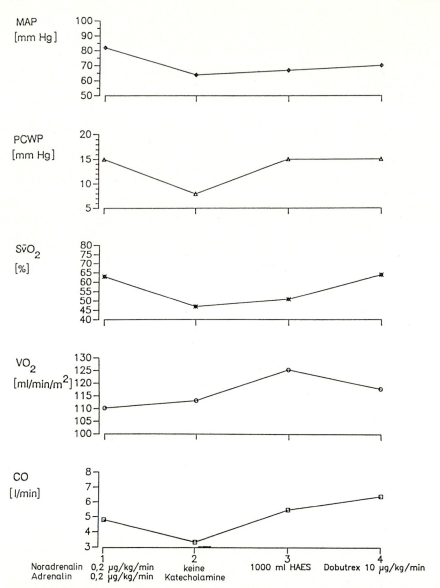

Abb. 7. Veränderung der Hämodynamik und der O_2-Aufnahme durch Änderung der Katecholamintherapie bzw. Volumenzufuhr. *MAP* arterieller Mitteldruck; *PCWP* pulmokapillärer Verschlußdruck, $S_{\bar{v}}O_2$ gemischtvenöse O_2-Sättigung, $\dot{V}O_2$ O_2-Verbrauch, *CO* Herzzeitvolumen, *HAES* Hydroxyäthylstärke 10%

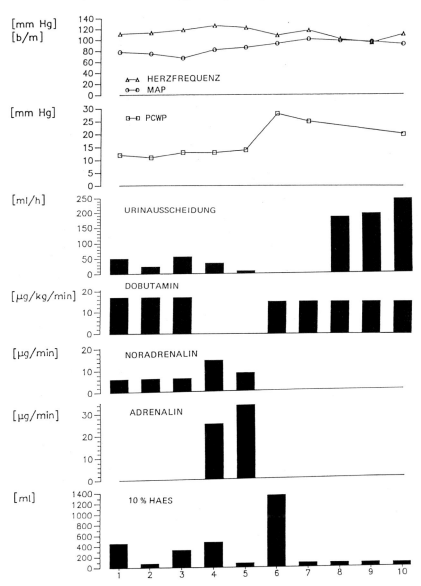

Abb. 8. Auswirkungen verschiedener Sympathikomimetika und Volumensubstitution auf pulmokapillären Verschlußdruck (*PCWP*) und Urinausscheidung bei zunehmender Kreislaufinsuffizienz während septischem Schock

zwangsläufig (Abb. 8). Bei dieser Patientin mit einer schweren Sepsis, die unter einem erneuten septischen Schub mit der Diurese nachließ und druckinstabil wurde, erfolgte bei maximaler Dobutamindosierung die Erhöhung der Noradrenalinzufuhr, schließlich wurde bei anscheinend ausreichenden Füllungsdrücken, d. h. einem PCWP von 15 mmHg, Dopamin durch Adrenalin ersetzt. Die Urinausscheidung kam in der Folge völlig zum Erliegen. Erst als forciert Volumen zugeführt wurde, kam die Ausscheidung wieder in Gang und die Patientin war mit Dobutamin alleine hämodynamisch zu stabilisieren.

Hämodynamik und Monitoring beim septischen Schock

Wird frühzeitig und aggressiv nach einem Stufenkonzept therapiert, läßt sich in der Regel nahezu jeder septische Patient zunächst hämodynamisch stabilisieren. Die in der älteren Literatur häufig beschriebene initial hypodyname Phase des septischen Schocks mit niedrigem Herzzeitvolumen und geringem O_2-Verbruach gelingt es dadurch meist zu verhindern bzw. abzukürzen. Ein phasenhafter zunächst hypodynamer Verlauf ist für den septischen Schock nicht pathognomonisch und zwangsläufig, sondern vielfach Ausdruck einer verzögerten bzw. unzureichenden Therapie.

Wir fanden bereits initial das für den hyperdynamen septischen Schock typische Bild mit erniedrigtem arteriellen Mitteldruck, hohen Herzfrequenzen, einem erhöhten Herzzeitvolumen (Abb. 9) und trotz der Katecholamintherapie niedrigem peripheren Gefäßwiderstand (558 dyn·s·cm^{-5} MW). Der O_2-Verbrauch und das O_2-Angebot waren gegenüber der Norm erhöht und die O_2-Ausschöpfung durch die Gewebe

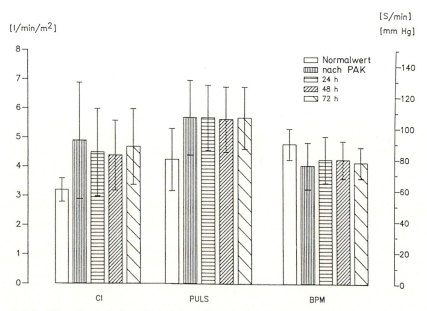

Abb. 9. Hämodynamisches Verhalten während der Frühphase (erste 72 h) des septischen Schocks, *PAK* Pulmonalarterieneinschwemmkatheter (n=45)

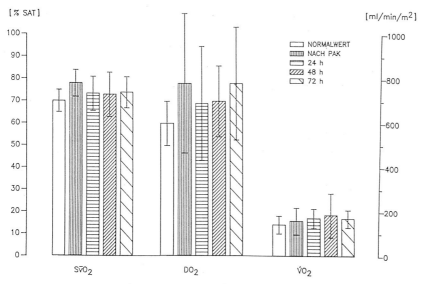

Abb. 10. O_2-Verbrauch ($\dot{V}O_2$), O_2-Angebot ($\dot{V}O_2$) und gemischtvenöse Sauerstoffsättigung des Hämoglobins ($S_{\bar{v}}O_2$) in der Frühphase (erste 72 h) des septischen Schocks (n = 45)

verringert, wie dies an der erhöhten gemischtvenösen O_2-Sättigung ablesbar ist (Abb. 10). Trotzdem fanden sich häufig Zeichen des anaeroben Stoffwechsels mit erhöhten Serumlaktatspiegeln und metabolischer Azidose (Abb. 11).

Trotz der genannten Einschränkungen bei der Interpretation der kardialen Füllungsdrücke bei Sepsis und unter hochdosierter Katecholamintherapie halten wir den frühzeitigen Einsatz eines Swan-Ganz-Katheters beim septischen Schock für sehr hilfreich. Nur so lassen sich die therapeutischen Maßnahmen auf die kardialen Funktionen und den Sauerstofftransport zum Gewebe abschätzen. Wir entschließen uns zu dieser Maßnahme, falls bei einem ZVD über 12 mmHg und maximaler Dobutamindosierung (16–20 µg/kg/KG min) zur Kreislaufstabilisierung Noradrenalin nötig wird.

Auch bei Patienten mit Sepsis ist die Beurteilung der O_2-Extraktion hilfreich. Auch hier spielen sich Veränderungen des Verhältnisses von O_2-Angebot zu O_2-Verbrauch im Verhalten des S_vO_2 wider [28].

Eine normale bzw. erhöhte S_vO_2 schließt zwar bei Sepsis eine mangelnde Gewebeoxygenierung nicht aus, sie informiert jedoch auch bei diesem Krankheitsbild, wo wir durch einen bestimmten therapeutischen Schritt das Verhältnis von O_2-Verbrauch zu O_2-Angebot verbessern oder verschlechtern.

Gewebeoxygenierung beim hyperdynamen septischen Schock

Wir haben also bei der Sepsis die paradoxe Situation eines gegenüber der Norm gesteigerten O_2-Transportes *zum* Gewebe mit einer verminderten O_2-Extraktion *im* Gewebe und einer oft unzureichenden Oxygenierung *des* Gewebes mit anaerobem

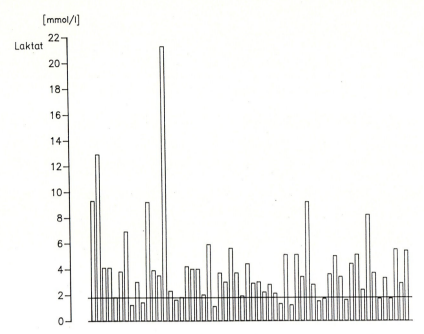

Abb. 11. Individuelle maximale Serumlaktatspiegel im Sepsisverlauf (n = 58)

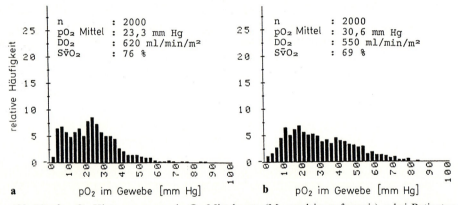

Abb. 12a, b. pO_2-Histogramme und pO_2-Mittelwerte (M. quadriceps femoris). **a** bei Patienten mit Sepsis (n = 10) und **b** bei Intensivpatienten ohne Sepsis (n = 10). DO_2 O_2-Angebot, S_2O_2 gemischtvenöse O_2-Sättigung des Hämoglobins

Stoffwechsel, d.h. Azidose und Laktatbildung. Persistiert die Mangeloxygenierung, sind Organdysfunktion und schließlich das Organversagen die zwangsläufige Folge [2, 13, 29]. Die Ursache liegt in einer Fehlverteilung (Abb. 13) des Sauerstoffs in den Geweben.

Wir fanden bei Patienten mit Sepsis im Vergleich zu Intensivpatienten, bei denen keine Sepsis vorlag, einen im Mittel um 7,3 mmHg niedrigeren mittleren O_2-Partial-

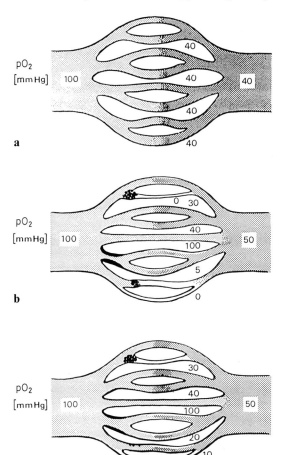

Abb. 13 a–c. Schematische Darstellung der Mikrozirkulation. a Normalbedingungen, b bei Sepsis und c bei Sepsis und Steigerung des Blutflusses bzw. des O_2-Angebotes

druck im Muskelgewebe (Abb. 12a, b). Die Patienten mit Sepsis wiesen eine Linksverschiebung des pO_2-Histogramms, d. h. einen höheren Anteil von Gewebearealen mit niedrigem pO_2 auf. Trotzdem war die O_2-Extraktion bei diesen Patienten signifikant geringer. Der Grund für die verminderte O_2-Ausschöpfung bei Sepsis liegt also nach diesen Befunden nicht primär an einer Beeinträchtigung der zellulären O_2-Verwertung infolge einer Blockade der Enzyme der Atmungskette, wie dies von einigen Autoren aufgrund von In-vitro-Studien mit Zellkulturen bzw. Tierversuchen vermutet wurde [14, 17, 22, 37]. Bei einer verminderten Zellatmung durch die Sepsis infolge einer Blockierung von Enzymen der Atmungskette würde man einen hohen pO_2 im Gewebe erwarten, weil bei großem O_2-Angebot nur wenig Sauerstoff verbraucht würde. Unsere Befunde sprechen gegen diese These.

Ursache für die O_2-Maldistribution ist eine Störung im Bereich der Mikrozirkulation, d. h. dem nutritiven Kapillarbett mit einer Kurzschlußdurchblutung über vermehrte arteriovenöse Shunts und einer Beeinträchtigung der Perfusion nutritiver Kapillaren. Mikrothrombosierung durch Leukozytenaggregation und gesteigerte intravaskuläre Gerinnung können zum partiellen bzw. totalen Verschluß von Kapillaren führen (Abb. 13a–c). Durch Freisetzung vasoaktiver Substanzen liegt bei Sepsis nicht nur eine Vasodilatation in einzelnen Gefäßarealen vor, sondern es ist davon auszugehen, daß es im Bereich der Mikrozirkulation gleichzeitig auch zur Vasokonstriktion kommt. Erhöhte Thromboxanspiegel – diese Substanz wirkt als äußerst potenter Vasokonstriktor – wurden bei Sepsis und ARDS nachgewiesen [10, 27]. Dies trägt zur weiteren Einschränkung des für den Substrataustausch zur Verfügung stehenden Kapillarbetts bei. Die Folge ist eine Erhöhung der Diffusionsstrecke für den Sauerstoff aus der Kapillare zur Zelle und eine Erschwerung der O_2-Diffusion aus der Kapillare zu den Enzymen der Atmungskette in den Mitochondrien. Klinisch relevant wird diese Gasaustauschstörung dann, wenn die dadurch bedingte O_2-Mangelversorgung stoffwechselsenkende bzw. funktionsbeeinträchtigende Folgen hat.

Entscheidend ist, ob es eine Möglichkeit gibt, dieser Form der Gewebehypoxie entgegenzuwirken. In verschiedenen klinischen Studien wurde die Beobachtung gemacht, daß es durch eine weitere Steigerung des konvektiven O_2-Angebots über eine Erhöhung des Herzminutenvolumens auch zu einer Zunahme des effektiven O_2-Angebots und damit des O_2-Verbrauchs kommt [2, 9, 15, 18, 23, 36].

Unter physiologischen Bedingungen ohne Störung im Bereich der Mikrozirkulation besteht keine Abhängigkeit des O_2-Verbrauchs vom O_2-Angebot, diese tritt erst bei einer drastischen Abnahme des O_2-Angebots unter einen Grenzwert von 9 ml/kg/min ein. Dieser Grenzwert liegt bei der Sepsis und dem ARDS weit höher, d.h. der O_2-Verbrauch ist weit mehr vom O_2-Angebot abhängig [3, 4].

Der gesamte O_2-Verbrauch des Organismus reflektiert die globale metabolische Aktivität der verschiedenen Zell- und Organsysteme. Trägt also eine therapeutische Maßnahme zu einer Steigerung des O_2-Verbrauchs bei, ist dies in der Regel Ausdruck der Verbesserung suboptimal bzw. unter anaerobem Stoffwechsel ablaufender zellulärer Prozesse bzw. Organfunktionen [31].

Eine entscheidende Verbesserung der Gewebeoxygenierung ist bei Sepsis nur durch die Wiedereröffnung nicht perfundierter bzw. die bessere Durchblutung bisher mangelperfundierter Kapillaren zu erzielen, wie dies schematisch in Abb. 13c gezeigt ist.

Erfolgt die Erhöhung des Blutflusses in einer vorher mangelperfundierten Kapillare, so nimmt der pO_2-Gradient von der arteriellen zur venösen Seite weniger ab, und mehr O_2 steht zur Abdiffusion auch noch im venösen Schenkel der Kapillare in Richtung Zellmitochondrien zur Verfügung.

Entscheidend für die zelluläre O_2-Versorgung ist das „effektive" O_2-Angebot, d.h. die O_2-Distribution *im* Gewebe durch die Perfusion nutritiver Kapillaren, und nicht alleine der O_2-Transport zum Gewebe über die Makrozirkulation.

Bei der Wahl der Katecholamine, die zur Steigerung des Herzzeitvolumens bzw. zur Aufrechterhaltung adäquater Organperfusionsdrücke gesetzt werden, müssen wir deren spezifische Effekte auf die Mikrozirkulation in Rechnung stellen. Bei folgender Patientin (Abb. 14a–c) mit Sepsis – ausgehend von einer Pneumonie – bei bereits vorbestehender kardialer Insuffizienz, ließ sich das Herzzeitvolumen und damit auch das O_2-Angebot sowie der arterielle Mitteldruck mit einer Monotherapie von Noradrenalin in der gleichen Größenordnung halten wie mit der Kombination von Dobutamin und Noradrenalin, der mittlere pO_2 im Gewebe fiel jedoch innerhalb von 60 min um nahezu 30%.

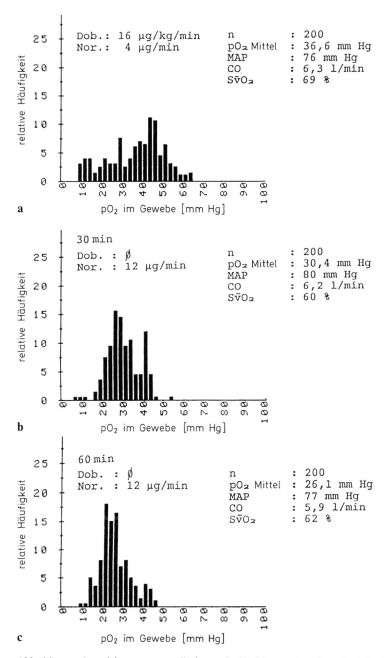

Abb. 14 a–c. Auswirkungen von **a** Dobutamin (*Dob.*) und Noradrenalin (*Nor.*) in Kombination bzw. **b** ohne Dobutamin nach 30 min und **c** nach 60 min auf den mittleren O_2-Partialdruck im Gewebe (M. quadriceps femoris), *MAP* arterieller Mitteldruck, *CO* Herzzeitvolumen, S_vO_2 gemischtvenöse O_2-Sättigung

Die Beseitigung bzw. Verhinderung von Gewebehypoxie ist v. a. deshalb für den weiteren Krankheitsverlauf wesentlich mitentscheidend, weil Hypoxie die gleichen Mediatorensysteme aktiviert, die durch den Sepsiserreger selbst bzw. seine Folgeprodukte stimuliert und unterhalten werden. Gelingt es nicht die Gewebehypoxie zu therapieren, kumuliert die Sauerstoffschuld und die negativen Folgen des anaeroben Stoffwechsels und der additiven Mediatorenaktivierung führen zu irreversiblen Zell- bzw. Organschädigungen und fatalem Ausgang für den Patienten [2, 29]. Es gilt also den Versuch zu unternehmen, *das effektive O_2-Angebot solange zu steigern, bis mit dieser Maßnahme keine Steigerung des O_2-Verbrauchs mehr zu erzielen ist.* Erst dann ist davon auszugehen, daß zumindest keine therapierbare Form der Gewebehypoxie mehr vorliegt.

Die Erfolgskriterien für unsere therapeutischen Maßnahmen sind neben der Steigerung der O_2-Aufnahme als unmittelbarem Phänomen die Verbesserung von Vitalfunktionen wie etwa die Zunahme der Urinproduktion oder die Verbesserung der kardiopulmonalen Funktionen.

Gewebehypoxie als sekundäres Phänomen bei Sepsis trägt neben den direkten zell- bzw. organschädigenden Auswirkungen des Sepsiserregers bzw. seiner toxischen Folgeprodukte zur Ausbildung des Multiorganversagens bei. Bis es gelingt, die Sepsisquelle zu finden bzw. zu beseitigen, bleiben dem Intensivmediziner neben einer gezielten antibiotischen Therapie nur Maßnahmen, die die körpereigene Abwehr stärken und die sekundären Folgeschäden der Sepsis begrenzen. Die Gewährleistung eines adäquaten Substratangebots ist für beide Ziele unerläßlich [6]. Das Konzept der Optimierung des Substrat- bzw. O_2-Angebots stellt einen rationalen Ansatz dar, der mit dazu beitragen kann, das fatale Abgleiten ins Multiorganversagen zu verhindern. Kommen zur Invasion des Organismus durch einen hochpathogenen Erreger die sekundären Folgen der Gewebehypoxie, sind die Folgen für die Patienten meist deletär.

Literatur

1. Alderman EL, Glantz SA (1976) Acute hemodynamic interventions shift the diastolic pressure-volume curve in man. Circulation 54:662–671
2. Bihari D, Smithies M, Gimson A, Tinker J (1987) The effects of vasodilation with prostacyclin on oxygen delivery and uptake in critically ill patients. N Engl J Med 317:397–403
3. Cain SM (1977) Oxygen delivery and uptake in dogs during anemic and hypoxic hypoxia. J Appl Physiol 42:228–234
4. Cain SM (1988) Mechanisms of limited oxygen delivery in sepsis and ARDS. In: Reinhart K, Eyrich K (eds) Sepsis – an interdisciplinary challenge. Springer, Berlin Heidelberg New York
5. Calvin JE, Driedger AA, Sibbald WJ (1981) Does the pulmonary capillary wedge pressure predict left ventricular preload in critically ill patients. Crit Care Med 9:437–443
6. Clowes GAH, Donnell TF, Blackburn GL, Maki TN (1976) Energy metabolism and proteolysis in traumatized and septic man. Surg Clin North Am 56:1169–1184
7. Clowes GHA (1974) Pulmonary abnormalities in sepsis. Surg Clin North Am 54:993–1013
8. Dahn MS, Lange P, Lobdell K, Hans B, Jacobs LA, Mitchel RA (1986) Splanchnic and total oxygen consumption in septic and injured patients. Surgery 101:69–80
9. Danek SJ, Lynch JP, Weg JG, Dantzker DR (1980) The dependence of oxygen uptake on oxygen delivery in adult respiratory distress syndrome. Am Rev Respir Dis 122:387–395

10. Deby-Dupont G, Braun M, Lamy M, Deby C, Pincemail J, Faymonville ME, Damas P, Bodson L, Lecart MP, Goutier R (1987) Thromboxane and prostacyclin release in adult respiratory distress syndrome. Intensive Care Med 13:167–174
11. Desjars P, Pinaud M, Potel G, Tasseau F, Touze MD (1987) A reappraisal of norepinephrine therapy in human septic shock. Crit Care Med 15:134–137
12. Dinarello CA (1984) Interleukin-1 and the pathogenesis of the acute-phase response. N Engl J Med 311:1413–1418
13. Duff J (1985) Septic shock and multiple organ failure. In: Meakins J (ed) Surgical infections in critical care medicine. Chruchill Livingstone, Edinburgh:95–112
14. Duff JH, Groves AC, McLean APH, La Pointe R, Mag Lean LD (1969) Defective oxygen consumption in septic shock. Surg Gynecal Obstet 128:1051–1060
15. Gutierrez G, Pohil RJ (1986) Oxygen consumption is linearly related to O_2 supply in critically ill patients. J Crit Care Med:45–53
16. Haraldsson B, Rippe B, Moxham BJ, Folkow B (1982) Permeability of fenestrated capillaries in the isolated pig pancreas, with effects of bradykinin and histamine, as studied by simultaneous registration of filtration and diffusion capacities. Acta Physiol Scand 114:67–74
17. Harken AH, Lillo RS, Hufnagel HV (1975) Direct influence of endotoxin on cellular respiration. Surg Gynecal Obstet 140:858–860
18. Haupt MT, Gilbert EM, Carlson RW (1985) Fluid loading increases oxygen consumption in septic patients with lactic acidosis. Am Rev Respir Dis 131:912–916
19. Hess ML, Hastillo A, Greenfield LJ (1981) Spectrum of cardiovascular function during gram-negative sepsis. Prog Cardiovasc Dis 23:279–298
20. Issekutz AC, Bhimjis (1982) The effect of nonsteroidal antiinflammatory agents on *E. coli*-induced inflammation. Immunopharmacology 4:11–22
21. Kinney JM (1971) Energy demands in the septic patient In: Hershey SG, Del Guerico LR, Mc Conn R (eds) Septic shock in man. Little Brown, Boston
22. Mela L, Bacalzo LV, Miller LD (1971) Defective oxidative metabolism of rat liver mitochondria in hemorrhagic and endotoxin shock. Am J Physiol 220:571–577
23. Mohsenifar Z, Goldbach P, Tashkin DP, Campisi DJ (1983) Relationship between O_2 delivery and O_2 consumption in the adult respiratory distress syndrome. Chest 84:267–271
24. Movat HZ, Cybulsky MI, Colditz IG, Chan MKW, Dinarello CA (1987) Acute inflammation in gram-negative infection: endotoxin, interleukin 1, tumor necrosis factor, and neutrophils. Fed Proc 46:97–104
25. Parker M, Shelhamer JH, Bacharach SL, Green MV, Natanson C, Frederick TM, Damske BA, Parrillo JE (1984) Profound but reversible myocardial depression in patients with septic shock. Ann Intern Med 100:483–490
26. Parker MM, Parrillo JE (1988) Sepsis and myocardial function. In Reinhart K, Eyrich K (eds) Sepsis – an interdisciplinary challenge. Springer, Berlin Heidelberg New York
27. Reines HD, Cook JA, Halushka PV, Wise WC, Rambo W (1982) Plasma thromboxane concentrations are raised in patients dying with septic shock. Lancet 2:174–175
28. Reinhart K, Schäfer M, Rudolph T, Specht M (1987) Mixed venous oxygen saturation. Applied Cardiopulmonary Pathophysiology (in press)
29. Reinhart K (1988) Symptomatische Therapie nosokomialer Infektionen. In: Peter K (ed) Zentraleuropäischer Anaesthesiekongreß 1987. Springer, Berlin Heidelberg New York (in press)
30. Robinson JA, Klodnycky ML, Loeb HS, Racic MR, Gunnar RM (1975) Endotoxin, prekallikrein, complement and systemic vascular resistance. Sequential measurements in man. Am J Med 59:61–67
31. Shoemaker WC (1984) Pathophysiology and therapy of shock syndromes. In: Shoemaker WC, Thompson WL, Holbrook PR (eds) pp 52–71. Saunders, Philadelphia
32. Sibbald WJ, Anderson RR, Reid B (1981) Alveolo-capillary permeability in human septic ARDS. Chest 79:133–142
33. Siegel JH, Cerra FB, Coleman B, Giovannini I, Shetye M, Broder JR, McMenamy RH (1979) Physiologic and metabolic correlations in human sepsis. Surgery 86:163–193
34. Svensjö E, Arfors KE, Raymond RM, Grega GJ (1979) Morphological and physiological correlation of bradykinin-induced macromolecular efflux. Am Physiol Soc:601–606

35. Watkins GM, Rabelo A, Plzak LF, Sheldon GF (1974) The left shifted oxyhemoglobin curve in sepsis: a preventable defect. Ann Surg: 213–220
36. Wolf YG, Perel A, Manny J (1987) Dependence of oxygen consumption on cardiac output in sepsis. Crit Care Med 15:198–203
37. Wright CJ, Duff JH, McLean APH, MacLean LD (1971) Regional capillary blood flow and oxygen uptake in severe sepsis. Surg Gynecol Obstet: 637–644

Mechanismen des eingeschränkten Sauerstoffangebots bei Sepsis und ARDS*

S. M. Cain

Einige Verwirrung kann entstehen, wenn wir einerseits vom O_2-Angebot für das Gewebe und andererseits vom O_2-Transport zum Gewebe sprechen. In unserem Fall ist das O_2-Angebot definiert als die O_2-Menge, die das Gewebe von dem zur Verfügung stehenden Angebot nutzen kann. Wenn wir nun von begrenztem Angebot sprechen, dann konzentrieren wir unser Interesse auf die Fähigkeit der peripheren Gewebe, Sauerstoff aus dem sie perfundierenden Blut zu extrahieren. So stellt sich die Frage, welche Grundlage wir für die Annahme haben, daß das O_2-Angebot bei Sepsis und dem „Adult respiratory distress syndrome", kurz ARDS, reduziert ist? Die Ergebnisse von Danek et al. [6] sind wegweisend für die Beantwortung dieser Frage. Sie berichten, daß, wann immer sich bei Patienten mit ARDS der O_2-Transport veränderte, die O_2-Aufnahme gleichsinnig variierte. Eine andere Patientengruppe ohne ARDS zeigte bei vergleichbaren Änderungen des O_2-Transports eine vom jeweiligen Angebot unabhängige O_2-Aufnahme. O_2-Transport bzw. O_2-Versorgung steht hier als das Produkt von Herzminutenvolumen und arteriellem O_2-Gehalt; es repräsentiert somit den Gesamtbetrag von Sauerstoff, der von der Lunge zu den peripheren Geweben befördert wird.

Unter normalen Umständen können die peripheren Gewebe bis zu 93% der zu ihnen beförderten O_2-Menge extrahieren, falls die Versorgung schwer eingeschränkt ist. Damit ist die O_2-Reserve im venösen Blut nahezu erschöpft. Die Zunahme der O_2-Extraktion repräsentiert die vordere Verteidigungslinie bei einer Abnahme der O_2-Versorgung. Dies wird in Abb. 1 dargestellt. Sie zeigt die Veränderungen des peripheren Gefäßwiderstandes als Funktion der sich ändernden O_2-Extraktionsrate; diese entspricht der arteriovenösen O_2-Gehaltsdifferenz dividiert durch den arteriellen O_2-Gehalt. Diese Meßergebnisse wurden bei anästhesierten Hunden an der Muskulatur des Hinterlaufs gewonnen, bei denen der O_2-Transport durch Hypoxie vermindert und die O_2-Nachfrage durch Entkoppelung der oxydativen Phosphorylierung mit 2,4-Dinitrophenol (DNP) vermehrt wurde [4]. Als sich das Verhältnis von O_2-Verbrauch zu O_2-Angebot verringerte, wurden erst nach Erreichen einer O_2-Extraktionsrate von 50% die Gefäße weitgestellt. Mit anderen Worten: die selbstregulatorische Änderung der Mikrozirkulation ist der wichtigste Mechanismus, die Gewebeoxygenierung aufrechtzuerhalten. Erst wenn dieser Reservemechanismus erschöpft ist, kommen andere Mechanismen zum Tragen.

Um dies zu erreichen, wird die kapilläre Perfusion erhöht oder gleichmäßiger verteilt, so daß beim Durchfließen der Gefäße mehr Sauerstoff extrahiert werden

---

* Unterstützt wurde diese Arbeit durch die Stiftungen HL 14693 und HL 26927 des National Heart, Lung and Blood Institute of NIH.

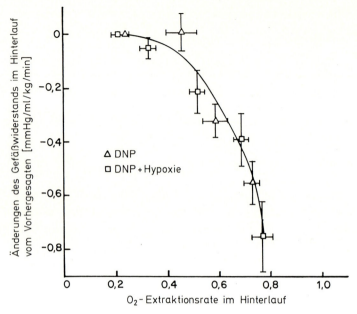

Abb. 1. Änderung des Gefäßwiderstandes als Funktion des O_2-Extraktionsverhältnisses bei Erhöhung des O_2-Bedarfs und Erniedrigung des O_2-Angebotes durch Hypoxie (*DNP* Dinitrophenol)

kann. Der Nettoeffekt ist eine Optimierung der Erythrozytenkontaktzeit in der Kapillare und die Verkürzung der interkapillären Diffusionsstrecken. Untersuchungen von Stainsby u. Otis [14] zeigen dies am besten. Sie maßen unter fortschreitender Hypoxie den kritischen pO_2 im Hundeskelettmuskel bei Ruhe und gemäßigter Arbeit. Beim ruhenden Muskel beobachteten die Autoren, daß die O_2-Aufnahme bei einem mittleren kapillären pO_2-Wert von 45 Torr vom O_2-Angebot abhängig wurde. Beim kontrahierenden Muskel, mit einer 8fach erhöhten O_2-Aufnahme, war im Gegensatz zur ruhenden Skelettmuskulatur der kritische pO_2 nur halb so hoch. Sie schlossen hieraus, daß, wenn die O_2-Aufnahme im Muskel bei einem kritischen pO_2 begrenzt wird, der mittlere kapilläre pO_2 den totalen pO_2-Diffusionsgradienten angibt, da der pO_2-Wert im Gewebe nahe Null sein muß. Von dieser Annahme ausgehend, berechneten sie mittels der Krogh-Gleichung [10] die Anzahl der tatsächlich perfundierten Kapillaren bei Ruhe und Arbeit. Für den ruhenden Muskel betrug dieser Wert ca. 30 Kapillaren pro mm^2 Muskulatur, wohingegen sich die Anzahl beim kontrahierten Muskel auf das 10fache erhöhte. Dank höherer oder besserer Kapillardurchblutung wurde die Diffusionsstrecke effektiv verkürzt und ein geringerer pO_2-Gradient deckte einen wesentlich höheren O_2-Bedarf. Tatsächlich macht sich der ruhende Muskel nur den geringen Anteil von 5% der vorhandenen Kapillaren zunutze. Durch das kapilläre Recruitment ist eine O_2-Aufnahme bis zu sehr geringen pO_2-Werten, besonders bei Hypoxie, unvermindert möglich. Wenn hierfür genügend Zeit zur Verfügung steht, kann nahezu der gesamte transportierte Sauerstoff von den Geweben genutzt werden.

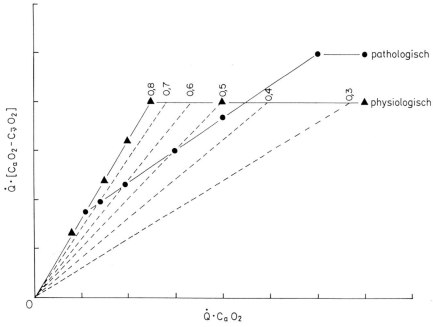

Abb. 2. Schematische Darstellung der Beziehung von O_2-Aufnahme $\dot{Q}(C_aO_2 - C_vO_2)$ und totalem O_2-Transport $(\dot{Q} \cdot C_aO_2)$ bei physiologischer und pathologischer Abhängigkeit der O_2-Aufnahme vom O_2-Transport

In Abb. 2 wurde die physiologische und pathologische Anhängigkeit der O_2-Aufnahme von der O_2-Versorgung graphisch dargestellt. Die Abhängigkeit tritt ab einem für den O_2-Transport kritischen Wert auf und ist am linearen Verhältnis zwischen O_2-Aufnahme und O_2-Transport zu erkennen. Die Steigung der Geraden in diesem Bereich steht in Beziehung zum O_2-Extraktionsverhältnis. Wenn man irgendeinen Punkt in diesem Diagramm mit dem Koordinatenursprung verbindet, repräsentiert die Steigung der entstandenen Geraden ein bestimmtes O_2-Extraktionsverhältnis. Dieses erhält man, indem die O_2-Aufnahme, $\dot{Q}(C_aO_2 - C_vO_2)$, durch den totalen O_2-Transport, $Q \cdot C_aO_2$, dividiert wird. Das Resultat ist die arteriovenöse O_2-Differenz geteilt durch den arteriellen O_2-Gehalt oder auch die Extraktionsrate. Bei physiologischer Abhängigkeit des O_2-Verbrauchs vom O_2-Angebot bleibt – bis zu einer kritischen Schwelle – die O_2-Aufnahme unabhängig vom Angebot. Wenn genügend Zeit für autoregulative Maßnahmen verfügbar ist, wird ein großer Anteil des zur Verfügung stehenden Sauerstoffs genutzt, bevor die O_2-Aufnahme absinkt. Diese Abnahme findet entlang einer Geraden mit nahezu konstanter Extraktion statt und extrapoliert nahe dem Koordinatennullpunkt. Bei pathologischer Abhängigkeit der O_2-Aufnahme zeigt sich hingegen ein anderes Bild. Der kritische Transportlevel ist bedeutend höher als unter physiologischen Umständen. Ferner ergibt die lineare Beziehung zwischen O_2-Angebot und -Aufnahme eine wesentlich geringere Steigerung, und daher zeigen sich im Bereich der angebotsabhängigen O_2-Aufnahme unterschiedliche Extraktionsraten. Eine höhere O_2-Extraktion wird nur bei einem sehr niedrigen Transportniveau erreicht. Die Unfähigkeit, sich prompt auf eine höhere O_2-Extraktionsrate einzustellen, und das Auftreten einer angebotsabhängigen O_2-Aufnahme schon bei relativ hohen Transportraten sind die bezeichnenden Charakteristika der pathologischen Abhängigkeit der O_2-Aufnahme vom O_2-Angebot pathologischer Versorgungsabhängigkeit. Bei ARDS und Sepsis besteht meiner Meinung nach aus gutem Grund eine pathologische Abhängigkeit der O_2-Aufnahme vom O_2-Angebot. Einige Studien in der Literatur bestätigen den Tatbestand, daß dieses Phänomen bei anderen kritisch erkrankten Patienten nicht zu finden ist. Zum Beispiel beobachteten Shibutani et al. [13], daß die kritische O_2-Transportgrenze bei Patienten ohne ARDS, welche für eine koronare Bypassoperation vorbereitet wurden, bei 330 ml/min · m² lag. Ihre O_2-Aufnahme sank unterhalb dieses Wertes und blieb oberhalb konstant. Wenn sie sank, begann der Blutlaktosespiegel zu steigen. Hierbei handelt es sich um eine physiologische Abhängigkeit der O_2-Aufnahme vom Angebot, wobei der auf Kilogramm umgerechnete Grenzwert für den O_2-Transport bei ca. 8,2 ml/kg min liegt. Diese Zahl stimmt mit dem von mir bei anästhesierten Hunden ermittelten Wert von 9,8 ml/kg min nahezu überein. Mohsenifar et al. [12] berichten, daß bei Patienten mit ARDS die O_2-Aufnahme unterhalb von 21 ml/kg min immer versorgungsabhängig war. Dies ist eine 2,5fach höhere Grenze als bei den Patienten ohne ARDS. Die Bedeutung einer pathologischen Abhängigkeit der O_2-Aufnahme von der O_2-Versorgung liegt darin, daß der Nachweis ihrer Präsenz ein unheilvolles prognostisches Zeichen ist. Es gibt 2 neuere Studien, die diese Aussage unterstreichen. Bihari et al. [1] infundierten 27 kritisch kranken Patienten mit ARDS bzw. Sepsis den Vasodilator Prostazyklin. Sie beobachteten einen, bei allen Patienten ähnlichen, signifikanten Anstieg des O_2-Transports. Von den 27 Patienten starben 13, 14 überlebten. Die 14, die überlebten, zeigten keinen Anstieg der O_2-Aufnahme bei Anstieg des Angebotes, wohingegen die 13 Verstorbenen dies taten. Die Autoren führten diese Beobachtung auf Probleme bei der Gewebeoxygenierung zurück, die für die Abhängigkeit der O_2-Aufnahme vom O_2-Transport verantwortlich sind. Sie sehen darin die wesentliche Ursache für die Entstehung von irreversiblem Multiorganversagen.

Dieses wird noch deutlicher in der Studie von Gutierriez u. Pohil [9]. Sie untersuchten 30 ausgewählte Intensivpatienten, bei denen serienmäßige Messungen der O_2-Aufnahme und des O_2-Transports unternommen wurden. Die meisten hatten ARDS und/oder Sepsis. Bei 20 von ihnen gab es einen Hinweis für eine Abhängigkeit der O_2-Aufnahme vom O_2-Transport. Da eine Erhöhung der O_2-Extraktion nicht möglich war, erniedrigten sie bei Abnahme des Angebots die O_2-Aufnahme. Die anderen 10 Patienten waren fähig, die Extraktionsrate zu steigern und hielten die O_2-Aufnahme bei Verminderung des Angebots konstant. In dieser Gruppe lag die Überlebensrate bei 70%, hingegen erreichte sie bei dem Kollektiv mit pathologischer Versorgungsabhängigkeit nur 30%. Die Gruppe mit der schlechtesten Überlebensrate zeigte deutlich eine Einschränkung der peripheren O_2-Extraktion.

Es gibt mindestens 4 Gründe für eine schlechte O_2-Extraktion. Ein Verlust der Kapillarreserve durch Mikroembolisation verlängert die Diffusionsstrecke für Sauerstoff und macht einen höheren kapillären pO_2 erforderlich, um die O_2-Versorgung der Gewebe aufrechtzuerhalten. Eine Endothelschädigung kann mit Veränderungen der vaskulären Reaktionsfähigkeit einhergehen, dies beeinträchtigt die Effektivität der vaskulären Antwort auf physiologische Kontrollmechanismen zur Gewährleistung der Gewebeoxygenierung. Das interstitielle Ödem, zusätzliche Folge eines Endothelschadens, kann mit dem Verlust der Membrantätigkeit und -integrität einhergehen und damit ein weiteres Hindernis für die O_2-Diffusion darstellen. Jeder der obengenannten Punkte kann zu einer am O_2-Bedarf gemessenen Fehlverteilung des Blutflusses sowohl auf der Ebene der Makro- als auch der Mikrozirkulation beitragen. Letztendlich sind alle Faktoren in einem gewissen Grade miteinander verwoben.

Die Mikroembolisation bietet ein gutes experimentelles Modell, um die einfachen mechanischen Effekte blockierter Kapillaren zu untersuchen. In einigen neueren Untersuchungen injizierten wir (Cain et al. [5]) in die Hinterläufe anästhesierter Hunde ca. 19 Mio. 14 µm Mikrosphären pro 100 g Muskulatur. Nach Messungen unter Normoxie wurden die Tiere für 60 min mit 9% O_2- und 91% N_2 ventiliert. Während dieser Zeit wurden ebenfalls regelmäßige Messungen unternommen. Während der Hypoxie war die O_2-Aufnahme zu allen Zeiten erniedrigt, da die Beschränkung des O_2-Transports die O_2-Aufnahme des Muskels vom O_2-Angebot abhängig machte. Mit Hilfe einer linearen Regression aus allen Datenpaaren für O_2-Aufnahme und -Transport zu verschiedenen Zeitpunkten bestimmten wir die zeitliche Ausbildung der Autoregulationsmechanismen zur Aufrechterhaltung der Gewebeoxygenierung. Die resultierenden Geraden, jeweils für die embolisierte und nichtembolisierte Muskulatur, sind in Abb. 3 ersichtlich. Das Plateau der O_2-Aufnahme stellt den Mittelwert beider Gruppen unter normalen O_2-Verhältnissen dar. Unter Hypoxie waren die Steigungen der Geraden bei der embolisierten Muskulatur immer geringer als bei der nichtembolisierten. Dies zeigt, daß durch Embolisierung die Rekrutierung zusätzlich Kapillaroberfläche erschwert ist und die O_2-Extraktion nicht adäquat erhöht werden kann.

Der Schnittpunkt jeder Geraden mit der Mittelwertlinie stellt die maximal erreichte Extraktionsrate dar, bevor die O_2-Aufnahme absinkt. Wenn man die Schnittpunkte zur Berechnung der kritischen Extraktionsfraktion heranzieht, ergeben sich die in Abb. 4 dargestellten Kurven. Die Anpassung der Mikrozirkulation zur Erreichung einer maximalen O_2-Extraktion dauert bei beiden Kollektiven in etwa gleich lang. Die embolisierte Gruppe hatte immer eine niedrigere kritische Extraktionsrate. Hinzu

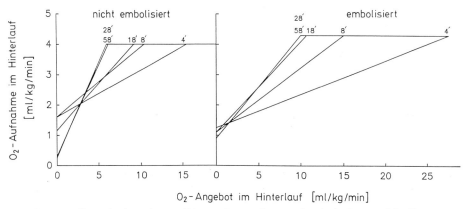

Abb. 3. Darstellung der berechneten linearen Regression von O_2-Aufnahme und O_2-Transport in der Hinterlaufmuskulatur. Gemessen wurde zu verschiedenen Zeiten während Hypoxie mit und ohne Mikroembolisation. Das Plateau stellt den Mittelwert der O_2-Aufnahme unter normoxischen Verhältnissen dar

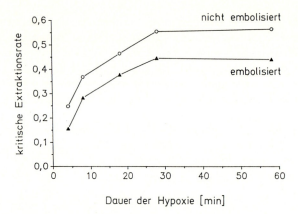

Abb. 4. Darstellung der für beide Gruppen berechneten kritischen O_2-Extraktionsrate als Funktion der Zeit

kommt, daß durch die Mikroembolisation die Vulnerabilität der Gewebe gegenüber Hypoxie erhöht wurde und somit die embolisierte Gruppe in der hypoxischen Phase wesentlich versorgungsabhängiger war als die nichtembolisierte.

Ein anderer Effekt der Mikroembolisation wurde von Landau et al. [11] dargestellt. Sie injizierten in regelmäßigen Abständen 15 µm Mikrosphären in die Arterie der Hinterläufe von anästhesierten Hunden. Zuerst testeten sie die reaktive Hyperämie im Muskel, indem sie, nach vorheriger kurzer Unterbindung der Arterie, den überschießenden Blutfluß maßen. Landau et al. [11] ermittelten mit jeder Injektion von Mikrosphären eine Abschwächung der reaktiven Hyperämie. Dies läßt darauf schließen, daß es sich hierbei um das unmittelbare Ergebnis eines Verlustes an rekrutierbaren Kapillaren handelte. Als weiteres demonstrierten sie die Zunahme der Abhängigkeit der O_2-Aufnahme von der O_2-Versorgung. Dabei wurde die zuführende Arterie allmählich abgeklemmt und der kritische Blutstrom ermittelt, unterhalb dessen die O_2-Aufnahme abnahm. Im nichtembolisierten Muskel betrug der Wert 3 ml/100 g pro min. Nach Embolisation wurde ein um 30% höherer Blutfluß erforderlich, um die O_2-Aufnahme aufrechtzuerhalten. Dies zeigt sehr direkt die Beziehung zwischen pathologischer Versorgungsabhängigkeit und dem Verlust der Kapillarreserve durch Mikroembolisation.

Gaethgens et al. [8] berechneten die Kapillaroberfläche beim isolierten Kaninchengastroknemius. Hierzu ließen sie den Muskel gegen ein Gewicht von 0,5 kg kontrahieren und maßen Blutfluß und O_2-Aufnahme. Dann wurde die Extraktionsrate eines diffusionsfähigen Indikators, 4-Amino-Antipyrine, auf der Basis von Evans Blau, als nichtdiffundierender Marker, berechnet. Sie wiederholten die Messungen nach Injektion von 26 µm Mikrosphären in die zuführende Arterie. Nach Embolisation war die Extraktionsrate des diffundierenden Indikators und das Produkt von Permeabilität und Oberfläche vermindert. Dies quantifizierte den Verlust der Kapillarreserve. Einige aktuelle Aufzeichnungen von Blutfluß, Druck und venöser Sättigung zeigten einen klaren Rückgang des Blutstroms nach Bolusinjektion von Mikrosphären. Da die O_2-Aufnahme sich verringerte, kam es zu einer Abnahme der Kraftanspannung im Muskel. Besonders bemerkenswert war die Tatsache, daß die venöse Sättigung über das Niveau vor der Embolisation anstieg. Dies war bei vermindertem Blutstrom nicht zu erwarten und ist Ausdruck einer enormen Zunahme der Perfusionsheterogenität, d.h. einige Gebiete wurden überperfundiert, während bei anderen ein O_2-Mangel bestand. Hierdurch kam es zu einer Verschwendung der venösen O_2-Reserve. Funktionelle periphere Shunts und ein Mangel an Koordination zwischen O_2-Transport und venösem pO_2 gleichen den Beobachtungen, die bei der pathologischen Abhängigkeit der O_2-Aufnahme vom O_2-Transport, als Folge von ARDS und Sepsis, gemacht wurden; es kann als Manifestation einer mikrozirkulatorischen Funktionsstörung in der Peripherie betrachtet werden.

Soweit haben wir die Mikroembolisation als einfache mechanische Beeinträchtigung der kapillaren Perfusion erörtert. Es gibt aber Anhalte dafür, daß die Wirkung darüber hinausgeht. Ellsworth et al. [7] bewirkten bei Hunden eine pathologische Abhängigkeit der O_2-Aufnahme vom O_2-Transport durch arterielle Injektion von 15 µm Mikrosphären in den M. gracilis. Dies ließ sich durch Gabe von Imidazol, einem Inhibitor der Thromboxan-A-Synthese, nahezu rückgängig machen. Diese Substanz ist Produkt der Arachidonsäurekaskade und des Zyklooxygenasesystems. Sie ist ein starker Vasokonstriktor und Plättchenaggregator; Abb. 5 ist einer Veröffentlichung von Ellsworth et al. entnommen und zeigt seine Ergebnisse in graphischer Darstellung. Die Steigung der Geraden, die Perfusionsdruck und Blutfluß in Beziehung setzt, entspricht dem Gefäßwiderstand. Paradoxerweise tritt bei der Mikroembolisation eine Abnahme des Gefäßwiderstandes auf, was durch eine Umleitung des Blutflusses in Gebiete geringeren Widerstandes zu erklären ist. Dies wurde durch die Behandlung mit Imidazol trotz weiterbestehender Embolisierung nahezu rückgängig gemacht und führt zu der Überlegung, ob nicht Vestärkungsmechanismen, wie die Überproduktion von Thromboxan, weitergehende Effekte verursachen als die einfachen mechanischen bei der Mikroembolisation.

Wenn ich von Verstärkungsmechanismen rede, beziehe ich mich auf eine Reihe von Vorgängen, die, wie in Abb. 6, über eine positive Feedbackschleife zunehmenden und tiefgreifenden Einfluß auf die Organsysteme haben. In Abb. 6 sind im oberen Kasten verschiedene, den Prozeß einleitende Faktoren aufgelistet, die ein oder mehrere Mediatorsysteme aktivieren. Diese leiten Vorgänge im Gewebe und in der Zelle ein, die wiederum selbst auf die Mediatorsysteme wirken können oder das einleitende

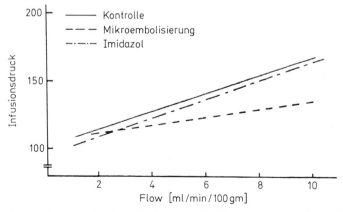

Abb. 5. Infusionsdruck als Funktion des Blutflusses im M. grazilis des Kaninchens vor und nach Mikroembolisation sowie nach Behandlung mit Imidazol

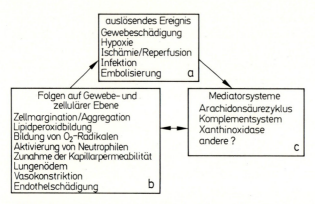

Abb. 6. Einige der positiven Feedbackschleifen, die möglicherweise beim ARDS und bei Sepsis aktiviert werden. (Aus Cain 1986 [2])

Ereignis verstärken. Ich gehe davon aus, daß normalerweise protektive Systeme sich derart gegenseitig beeinflussen können, daß schlimmste Auswirkungen bis hin zum Multiorganversagen resultieren. Eine dieser Folgen ist die Entstehung einer pathologischen Abhängigkeit der O_2-Aufnahme vom O_2-Transport, die letzten Endes das Multiorganversagen auslösen kann.

Um diesen Teufelskreis zu unterbrechen, gilt es die folgenden Probleme zu lösen:

1) Finden einer standardisierten und verläßlichen Methode zur Aufdeckung einer pathologischen O_2-Versorgungsabhängigkeit unter intensivmedizinischen Bedingungen;
2) alternativ oder zusätzlich hierzu die Erstellung einer Methode zur Einschätzung der Ansprechbarkeit eines peripheren venösen Gefäßbettes, um einen weiteren Indikator für die mikrozirkulorische Funktion zu haben.
3) Identifizierung und Unterbrechung des für kritisch kranke Patienten sehr bedrohlichen Teufelskreises. Die noch immer hohe Mortalitätsrate von Patienten mit ARDS und Sepsis bezeugen die Wichtigkeit dieser Aufgaben.

Literatur

1. Bihari D, Smithies M, Gimson A, Tinker J (1987) The effects of vasodilation with prostacyclin on oxygen delivery and uptake in critically ill patients. N Engl J Med 317:397–403
2. Cain SM (1986) Assessment of tissue oxygenation. Crit Care Clin 2:537–550
3. Cain SM (1988) Tolerable limits of hypoxia in muscle. In: Sutton JR, Coates C, Houston CS (eds) Hypoxia: the tolerable limits. Benchmark, Indianapolis, Indiana, Chap 7
4. Cain SM, Chapler CK (1985) Circulatory responses to 2,4-dinitrophenol in dog limb during normoxia and hypoxia. J Appl Physiol 59:698–705
5. Cain SM, King CE, Chapler CK (1988) Effects of time and microembolization on O_2 extraction by dog hindlimb in hypoxia. J Crit Care 3:89–95
6. Danek SJ, Lynch JP, Weg JD, Dantzker DR (1980) The dependence of oxygen uptake on oxygen delivery in the adult respiratory distress syndrome. Am Rev Respir Dis 122:387–392

7. Ellsworth ML, Goldfarb RD, Alexander RS, Bell DR, Powers SR Jr (1981) Microembolization induced oxygen ultilization impairment in the canine gracilis muscle. Adv Shock Res 5:89–99
8. Gaethgens P, Benner KU, Schickendantz S (1976) Nutritive and non-nutritive blood flow in canine skeletal muscle after partial microembolization. Pflugers Arch 361:183–189
9. Gutierrez G, Pohil RJ (1986) Oxygen consumption is linearly related to O_2 supply in critically ill patients. J Crit Care 1:45–53
10. Krogh A (1919) The number and distribution of capillaries in muscle with calculations of the pressure head necessary for supplying the tissue. J Physiol (London) 52:409–415
11. Landau SE, Alexander RS, Powers SR Jr., Stratton HH, Goldfarb RD (1982) Tissue oxygen exchange and reactive hyperemia following microembolization. J Surg Res 32:38–43
12. Mohsenifar Z, Goldbach P, Tashkin DP, Campisi DJ (1983) Relationship between O_2 delivery and O_2 consumption in the adult respiratory distress syndrome. Chest 84:257–271
13. Shibutani K, Komatsu T, Kubal K, Sanchala V, Kumar V, Bizzari DV (1983) Critical level of oxygen delivery in anesthetized man. Crit Car Med 11:640–643
14. Stainsby WN, Otis AB (1964) Blood flow, blood oxygen tension, oxygen uptake, and oxygen transport in skeletal muscle. Am J Physiol 206:858–866

Veränderungen im Bereich der Mikrozirkulation bei Sepsis und septischem Schock

K. Meßmer, U. Kreimeier, F. Hammersen

Einleitung

Sepsis und septischer Schock sind durch ein Mißverhältnis zwischen O_2-Angebot und O_2-Bedarf gekennzeichnet [7]. In der Frühphase ist das Herzzeitvolumen bei erniedrigtem peripherem Gefäßwiderstand normal oder sogar über Normalwerte erhöht. Jedoch besteht eine niedrige arterio-gemischtvenöse O_2-Gehaltsdifferenz; sie zeigt an, daß die Extraktion von Sauerstoff aus dem arteriellen Blut vermindert ist. Dieses hyperdyname Stadium, erstmals von Waisbren [39] beschrieben, geht im weiteren Verlauf der Erkrankung in den hypodynamen septischen Schock über. Es wird allgemein angenommen, daß die inadäquate O_2-Extraktion und der Übergang vom hyperdynamen in das hypodyname Stadium auf eine Störung der Perfusion im Bereich der Mikrozirkulation zurückzuführen sind [38]. Da die Prognose des hypodynamen septischen Schocks – trotz aller Anstrengungen bei der Behandlung dieser Patienten auf Intensivstationen – unvermindert schlecht ist, erscheint es vordringlich, die Diagnose des septischen Schocks frühzeitiger, d. h. schon im hyperdynamen Stadium zu stellen.

Mit Hilfe in der letzten Zeit entwickelter experimenteller Methoden zur Erzeugung von Septikämie und Endotoxinschock war es möglich, das charakteristische hyperdyname Kreislaufstadium durch Induktion einer systemischen Endotoxinämie zu simulieren [8, 27, 28, 40]. Diese Modelle werden heute benutzt, um die Effekte von Bakterien und bakteriellen Endotoxinen (Lipopolysacchariden) auf die humoralen und zellulären Systeme zu erforschen, mit dem Ziel, die frühen Veränderungen der mikrovaskulären Durchblutung, d. h. die Fehlverteilung des Blutflusses in der mikrovaskulären Strombahn, zu analysieren. Die Ergebnisse unserer eigenen Arbeitsgruppe weisen darauf hin, daß eine mikrovaskuläre Perfusionsstörung bereits in der initialen, hyperdynamen Phase der Endotoxinämie besteht und damit potentiell für die Entwicklung des multiplen Organversagens verantwortlich ist.

Systemische Endotoxinämie

Die Diagnose des beginnenden septischen Schocks sollte nicht länger von den Ergebnissen der Bakterienkultur im Blut, sondern vielmehr vom Nachweis bakterieller Endotoxine in der systemischen Zirkulation abhängig sein. Heute stehen Methoden zur quantitativen Bestimmung von Endotoxin im Blut und anderen Körperflüssigkeiten zur Verfügung [12, 18, 19]. In der Regel kann Endotoxin im peripheren Blut wesentlich früher nachgewiesen werden als Blutkulturen positiv werden. Der Nach-

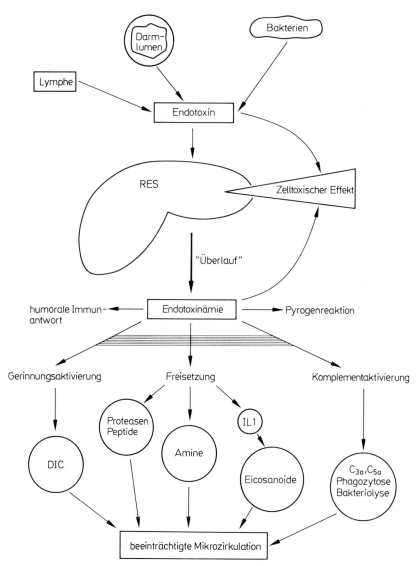

Abb. 1. Freisetzung von Endotoxin mit Entwicklung einer Endotoxinämie und deren Einfluß auf zelluläre und humorale Systeme. Die Aktivierung des Gerinnungs- und Komplementsystems – und im besonderen die Freisetzungsreaktionen aus den Geweben – bewirken eine Störung der mikrovaskulären Perfusion, deren Grad in den einzelnen Organen unterschiedlich stark ausgeprägt ist. (Nach Meßmer et al. [33])

weis einer erhöhten Endotoxinkonzentration in der systemischen Zirkulation ist ein Zeichen dafür, daß die Clearancekapazität des retikuloendothelialen Systems (RES) für Endotoxin überschritten ist: es kommt zum „spill-over", d. h. Endotoxin verbleibt in der Zirkulation (Abb. 1).

Bereits zu diesem Zeitpunkt hat das bakterielle Endotoxin alle Reaktionen ausgelöst, die in Abb. 1 schematisch dargestellt sind:

1) die pyrogene Reaktion mit Fieber;
2) Stimulation der humoralen Abwehrmechanismen;
3) Aktivierung des Gerinnungs- und Komplementsystems;
4) Freisetzungsreaktionen aus den Geweben, darunter die Aktivierung von Monozyten und Makrophagen mit Freisetzung von Interleukin 1 (IL 1) sowie Tumornekrosefaktor (TNF) und damit die Stimulation der Arachidonsäurekaskade [16, 19].

Effekte von Endotoxin auf die Mikrozirkulation

Obwohl Endotoxin als die wichtigste Triggersubstanz in der Pathophysiologie der Septikämie und des septischen Schocks angenommen werden muß, ist seine Bedeutung weder allgemein bekannt, noch sind seine Effekte, insbesondere auf die Dynamik und Funktion der Mikrozirkulation, ausreichend charakterisiert worden. Bei der Bewertung der Daten in der Literatur muß man berücksichtigen, daß die meisten Befunde über die Wirkung von Endotoxin auf einzelne Mikrogefäße oder die Mikrozirkulation verschiedener Organe in Untersuchungen erhoben wurden, in denen Endotoxin in Form einer i.v.-Injektion appliziert wurde [40]. Die Injektion von Endotoxin, besonders in Form eines Bolus, bewirkt dosisabhängig eine ausgeprägte Hypotension und einen Abfall des Herzzeitvolumens, wodurch die bekannte sympathiko-adrenerge Reaktion ausgelöst wird. Es ist daher nicht überraschend, daß unter diesen Bedingungen in den meisten intravitalmikroskopischen Studien eine massive Konstriktion der präkapillaren Gefäße beobachtet worden ist (s. [34]). Diese Veränderungen dürfen jedoch nicht als direkter Effekt von Endotoxin auf die Mikrogefäße interpretiert werden.

Der einzig sichere, *direkte* Effekt von Endotoxin auf die Gefäßwand besteht in der Beeinträchtigung der endothelialen Integrität, erkennbar an der Desquamation von Endothelzellen [34]; diese führt zur Freilegung von Kollagen und dadurch zur Ablagerung und Aggregation von Thrombozyten und Leukozyten. Der zeitliche Ablauf dieser Phänomene ist für die pulmonale Mikrozirkulation von Brigham im Detail beschrieben worden [9].

Endotoxin selbst hat offenbar keinen Effekt auf die glatte Gefäßmuskulatur; aus diesem Grund müssen die in Gegenwart von zirkulierendem Endotoxin in der Mikrozirkulation zu beobachtenden Veränderungen auf die Interaktion zwischen endotoxinaktivierten Zellen (Blut- und Endothelzellen) und den durch Endotoxin freigesetzten Mediatoren zurückgeführt werden. In Abb. 2 sind einige dieser vasoaktiven Komponenten, die bei Endotoxinämie produziert und/oder freigesetzt werden, aufgelistet. Während die Effekte einiger dieser Mediatoren auf die Mikroangiodynamik und mikrovaskuläre Permeabilität bekannt sind (z. B. Bradykinin, C5a, PGE, Histamin, PAF, Leukotriene), ist ihre spezifische Rolle in der Pathophysiologie der Sepsis und des septischen Schocks im einzelnen noch nicht analysiert worden. Es ist bis heute weder möglich, die komplexen Wechselbeziehungen zwischen den Mediatorsubstan-

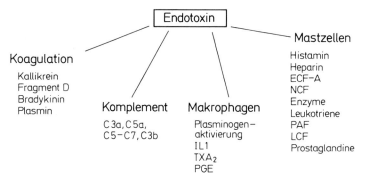

Abb. 2. Neben dem direkten Effekt auf die Endothelzelle aktiviert zirkulierendes Endotoxin humorale und zelluläre Systeme; dies führt zur Produktion und/oder Freisetzung von verschiedenen vasoaktiven Mediatoren, welche im Bereich der Mikrozirkulation die Höhe und Verteilung der Durchblutung beeinflussen

zen und ihren Erfolgsstrukturen zu erfassen, noch konnte der spezifische Beitrag einzelner dieser Mediatoren für die Entwicklung der Störung der Mikrozirkulation während Septikämie und septischem Schock bislang nachgewiesen werden.

Man muß daher davon ausgehen, daß die durch Endotoxin ausgelösten Effekte auf die mikrovaskuläre Perfusion Sekundärfolgen der Interaktion zwischen Blut- und Endothelzellen und den zahlreichen lokal oder systemisch freigesetzten Mediatoren darstellen.

Die in der Literatur beschriebenen Effekte von Endotoxin auf die Mikrozirkulation sind wie folgt zusammengefaßt worden [34]:

1) Vasomotorische Instabilität (Hyper- und/oder Hyporeaktivität mikrovaskulärer Segmente in verschiedenen Organen);
2) Excessive Gefäßkonstriktion;
3) Hyperreaktivität venöser Segmente gegenüber Katecholaminen;
4) erhöhte Gefäßpermeabilität, besonders im Gehirn und Splanchnikusbereich (Lungengefäße nicht untersucht).

Außerdem kommt es zu einem Verlust der spontanen arteriolären Vasomotion und zur Entstehung von Thrombozyten- und Leukozytenaggregaten in Mikrogefäßen [20, 25].

Dies bedeutet, daß die normale Mikroangiodynamik durch Endotoxin so verändert wird, daß die temporäre und räumliche Heterogenität der kapillären Perfusion, welche normalerweise die adäquate Versorgung aller Gewebeanteile sicherstellt [26], in schwerstem Ausmaß beeinträchtigt wird. Es entwickelt sich eine persistierende Fehlverteilung des mikrovaskulären Blutflusses, wodurch die für den Austausch von Sauerstoff, Substraten und Metaboliten zur Verfügung stehende kapillare Oberfläche auf ein kritisches Maß reduziert wird [1].

Mikrozirkulatorische Veränderungen bei hyperdynamer Endotoxinämie

Erst vor relativ kurzer Zeit wurde versucht, die Frage zu klären, ob die von Endotoxin induzierten mikrovaskulären Veränderungen Organspezifität aufweisen. Garrison et al. [21] untersuchten den Effekt einer durch lebende Keime von E. coli verursachten Bakteriämie: Bei Ratten wurden im initialen hyperdynamen Stadium (Anstieg des Herzzeitvolumens um 30%, Abfall des peripheren Gefäßwiderstands um 30%) die Durchmesser großer und kleiner Arteriolen in Skelettmuskel, Darm und Niere analysiert. Während in Darm und Niere sowohl die großen als auch die kleinen Arteriolen konstringierten, fand sich im Skelettmuskel eine Konstriktion allein der großen, bei gleichzeitiger Dilatation der kleinen, nachgeschalteten Arteriolen. Diese unteschiedliche Reaktivität der Gefäße stellt jedoch nicht notwendigerweise eine organspezifische Antwort auf Endotoxin dar, sondern kann als Folge der Interaktion zwischen den gewebeständigen, mononukleären Phagozyten, Blutzellen und deren Produkte interpretiert werden.

Zur Klärung der Frage, ob bereits im hyperdynamen Stadium des septischen Schocks eine Störung der Mikrozirkulation vorliegt, hat unsere Arbeitsgruppe während akuter Endotoxinämie die Verteilung der Durchblutung mit Hilfe von radioaktiven „Microspheres" gemessen. Die Untersuchungen wurden an Hausschweinen durchgeführt, welche eine kontinuierliche Infusion von Salmonella-abortus-equi-Endotoxin erhielten. Gemessen wurden zentrale Hämodynamik, Lungenfunktion, Gasaustausch, regionale Organdurchblutung mittels radioaktiv markierter Microspheres ($\varnothing$ 15 µm) sowie die Konzentration von Endotoxin im Plasma (vgl. [27, 28]).

Abbildung 3 zeigt, daß – unabhängig von der Gesamtdosis des infundierten Endotoxins – ein hyperdynames Kreislaufstadium erreicht wurde; dieses ist gekennzeichnet durch einen normalen bzw. erhöhten Herzindex bei erniedrigtem peripherem Gefäßwiderstand. Beide Dosen von Endotoxin (3,8 bzw. 13 µg/kg) bewirkten eine systemische Endotoxinämie. Die regionale Durchblutung (RBF) wurde zu 4 verschiedenen Zeitpunkten (in der Kontrollperiode sowie 30, 90 und 150 min nach Beginn der Endotoxininfusion) mittels Injektion von radioaktiv markierten Microspheres gemessen. Abbildung 4 zeigt, daß die Durchblutung von rechtem Ventrikel, Niere, Gehirnkortex und Skelettmuskel unverändert blieb, während im linken Ventrikel ein vorübergehender Abfall der Durchblutung beobachtet wurde. Ein temporärer Abfall der Durchblutung trat ebenfalls in Magenmukosa, Dünndarm und Pankreas auf (Abb. 5). Von den Splanchnikusorganen fiel die Durchblutung allein in der Milz kontinuierlich bis zum Ende des Beobachtungszeitraums ab; diese Verminderung der Milzdurchblutung dürfte für die Immunabwehr während hyperdynamer Endotoxinämie von Bedeutung sein.

Obwohl die Gesamtdurchblutung der Organe nur unwesentlich beeinflußt war, fand sich eine Umverteilung der Durchblutung innerhalb des Herz- und Nierengewebes. In Abb. 6 sind die Veränderungen des Durchblutungsverhältnisses von Endokard/Epikard (linker Ventrikel) und Kortex/Medulla (Gehirn/Niere) während 150 min Endotoxinämie dargestellt, die durch i.v.-Infusion von Endotoxin mit einer Gesamtdosis von 3,8 bzw. 13 µg/kg KG induziert wurden. Die Abnahme des Durchblutungsverhältnisses von Endokard/Epikard und Kortex/Medulla bedeutet eine Umverteilung des mikrovaskulären Blutflusses in Herz und Niere mit Unterperfusion von

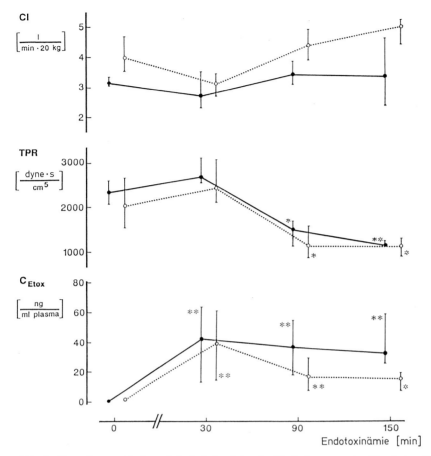

Abb. 3. Hyperdyname Endotoxinämie beim Schwein: Veränderungen des Herzindex (*CI*), des peripheren Gefäßwiderstandes (*TPR*) und der Konzentration von Endotoxin im Plasma (C_{Etox}), ausgelöst durch kontinuierliche i.v.-Infusion von Salmonella-abortus-equi-Endotoxin (o ··· o 3.8 µg/kg KG, n = 5; •——• 13 µg/kg KG, n = 5; unveröffentliche Ergebnisse. Median (Q1-/Q3-Quartile; $*p \leq 0{,}05$; $**p \leq 0{,}01$ [signifikanter Unterschied gegenüber den Kontrollwerten (o)]; gepaarter t-Test

Endokard bzw. Nierenkortex. Diese Veränderungen der Mikrozirkulation waren bereits kurz nach Beginn der hyperdynamen Endotoxinämie nachweisbar. Die Gesamtdosis von nur 3,8 µg/kg Endotoxin war ausreichend, um diese Umverteilung der Durchblutung in der Endstrombahn zu induzieren. Die Progredienz dieser Störung war unabhängig von der Gesamtdosis von Endotoxin (Abb. 6). Diese Ergebnisse beweisen, daß die Verteilung des mikrovaskulären Blutflusses innerhalb der vitalen Organe bereits in der Frühphase der hyperdynamen Endotoxinämie schwer beeinträchtigt ist, obwohl die Organgesamtdurchblutung noch normal ist.

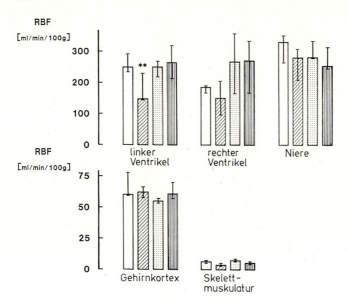

Abb. 4. Hyperdyname Endotoxinämie beim Schwein: Veränderungen der Durchblutung im linken und rechten Ventrikel, Niere, Gehirnkortex und Skelettmuskulatur. □ Kontrolle, ▨ 30, ▨ 90, ▥ 140 min nach Beginn der kontinuierlichen Infusion von Salmonella-abortus-equi-Endotoxin (n = 5; unveröffentlichte Ergebnisse). Median (Q1-/Q3-Quartile); **$p \leq 0{,}01$ [signifikanter Unterschied gegenüber den Kontrollwerten (o)]; gepaarter t-Test

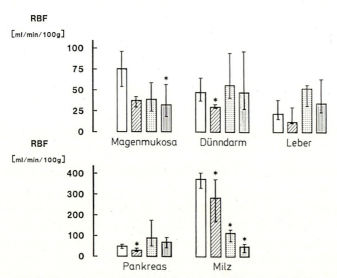

Abb. 5. Hyperdyname Endotoxinämie beim Schwein: Veränderungen der Durchblutung in Magenmukosa, Dünndarm, Leber (A. hepatica), Pankreas und Milz zu 4 verschiedenen Zeitpunkten (s. Abb. 4; unveröffentlichte Ergebnisse). Median (Q1-/Q3-Quartile); *$p < 0{,}05$ [signifikanter Unterschied gegenüber den Kontrollwerten (o)]; gepaarter t-Test

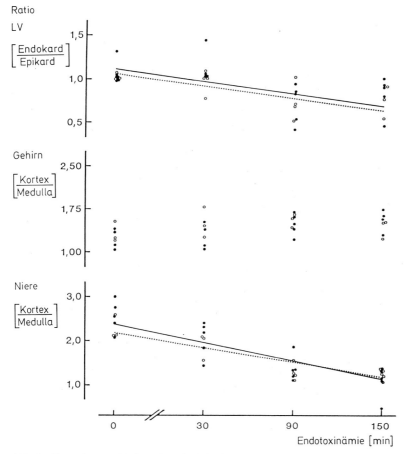

Abb. 6. Hyperdyname Endotoxinämie beim Schwein: Veränderungen der Durchblutungsverteilung innerhalb vitaler Organe in Abhängigkeit von der Dauer einer durch verschiedene Dosen von Salmonella-abortus-equi-Endotoxin induzierten Endotoxinämie (o ··· o Gesamtdosis 3,8 μg/kg KG; •——• 13 μg/kg KG). Man erkennt, daß die Verminderung des Durchblutungsverhältnisses von Endokard/Epikard im linken Ventrikel und von Kortex/Mark in der Niere unabhängig von der Gesamtdosis des infundierten Endotoxins erfolgt (unveröffentlichte Ergebnisse)

Fokale Ischämie und Reperfusionsschaden während hyperdynamer Endotoxinämie

Die während hyperdynamer Endotoxinämie auftretende Mikrozirkulationsstörung ist nicht allein die Folge der *Umverteilung* des Blutflusses im Kapillarbereich – Ausschluß langer Kapillaren mit hohem Strömungswiderstand von der Perfusion zugunsten kurzer Kanäle mit niedrigem Widerstand – sondern auch Folge der Interaktion zwischen den Blutzellen und der Endothelwand sowie der Veränderungen im Gerinnungssystem. Von besonderer Bedeutung ist die Interaktion zwischen polymorphker-

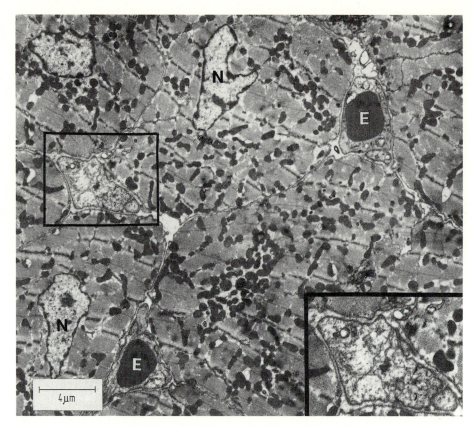

Abb. 7. Hyperdyname Endotoxinämie beim Schwein: elektronenmikroskopische Aufnahme aus dem subendokardialen Myokard. Obwohl die Kardiomyozyten unauffällig erscheinen (keine strukturellen Veränderungen der Mitochondrien), sind 2 Kapillaren völlig durch Erythrozyten (E) verlegt; das Lumen einer weiteren Kapillare (s. links, Kasten) ist durch eine massive Endothelschwellung vollständig verschlossen (s. auch Ausschnitt rechts unten). N Kerne von Myozyten. Vergrößerung 6000:1 bzw 10000:1

nigen Granulozyten (PMN) und dem Endothel, welche durch den Komplementfaktor C5a getriggert wird und zu Adhärenz von PMNs an der Endothelwand, zu Leukostase und zu „Leukozytenplugging" von Mikrogefäßen führt [2, 4, 36]. Das bedeutet, daß nicht allein die Verteilung, sondern auch die Qualität der Kapillarperfusion innerhalb des mikrovaskulären Netzwerks verändert wird. Es ist bekannt, daß bereits in der Frühphase einer Endotoxinämie Leukozyten aus der systemischen Zirkulation ausgeschlossen werden (Leukozytenabfall im peripheren Blut); diese Zellen werden in Mikrogefäßen und im Gewebe sequestriert und können Mikrobezirke partieller oder vollständiger Ischämie [24, 41] und sekundär Gewebsschäden bewirken [3, 23, 30]. Beispiele für eine derartige Kapillarokklusion durch Akkumulation von Erythrozyten, Leukozyten und eine ausgeprägte Endothelschwellung sind in Abb. 7 und 8 dargestellt. Diese elektronenmikroskopischen Befunde wurden am Endokard und an der Mittelschicht des Myokards von Hausschweinen während hyperdynamer Endotoxinämie erhoben. Obwohl die Gesamtdurchblutung des Myokards im Normalbereich

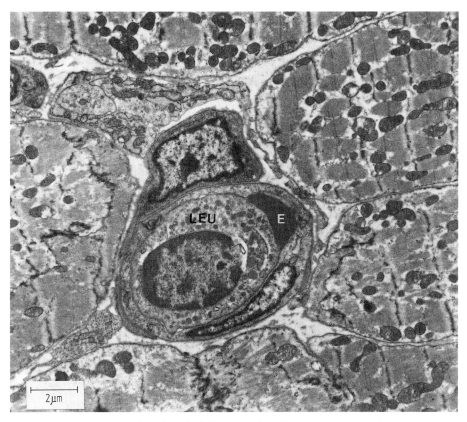

Abb. 8. Hyperdyname Endotoxinämie beim Schwein: elektronenmikroskopische Aufnahme einer quergeschnittenen Kapillare in der Mittelschicht des Myokards, die nahezu vollständig durch einen Leukozyten (*LEU*) ausgefüllt ist. Der verbleibende Rest des Lumens wird von einem Erythrozyten (*E*) eingenommen. Vergrößerung 10000:1

lag (vgl. Abb. 4), besteht eine Störung der Verteilung des kapillaren Blutflusses, da einige Kapillaren durch eingepreßte Erythrozyten, geschwollene Endothelzellen oder aber durch Leukozyten vollständig verschlossen sind (Abb. 8). Das bedeutet, daß bei Endotoxinämie und septischem Schock nicht allein eine Umverteilung der Durchströmung in der Makrozirkulation [15, 29], sondern gleichzeitig eine Um- bzw. Fehlverteilung des mikrovaskulären Flusses besteht.

Persistierende Kapillarokklusion bewirkt fokale Ischämie und damit fokale Schädigung von Zellmembranen und -organellen, Freisetzung von Enzymen aus Mitochondrien und Lysosomen, Verlust von intrazellulärem Kalium und Aufnahme von Natrium und Wasser in die Gewebszellen. Pathogenetische Bedeutung erlangen diese Ischämiebezirke innerhalb der vitalen Organe in der Phase der Reperfusion und Reoxygenierung, bei welcher freie O_2-Radikale gebildet werden [23, 30]. Freie O_2-Radikale erhöhen die Chemotaxis der Leukozyten, fördern deren Anhaften am Endothel und dadurch die Bildung weiterer freier O_2-Radikale. Als Folge der von

O_2-Radikalen induzierten Lipidperoxidation werden das Prostaglandinsystem aktiviert und Zell- und Membranproteine denaturiert, wodurch die Zellen letztlich irreversibel geschädigt werden. Reperfusion und Reoxygenierung führen zum postischämischen Reperfusionsschaden, der sich in Endothelläsion, intrazellulärem Ödem und deletärem Einstrom von Kalzium in die Zellen manifestiert. Lokale Ischämie und Reperfusionsschaden müssen daher als wichtige pathogenetische Faktoren bei der Entwicklung des multiplen Organversagens im Verlauf von Septikämie und septischem Schock angesehen werden [11, 32, 33].

Zytokin-vermittelte Reaktionen

Endotoxin ist einer der potentesten Stimuli zur Freisetzung der Zytokine IL 1 und Tumornekrosefaktor (TNF, Kachektin), welche durch aktivierte Makrophagen und Monozyten vermittelt wird. Durch Interaktion mit einem membrangebundenen Rezeptor aktiviert IL 1 die Phospholipase A2 und damit die Arachidonsäurekaskade mit ihren Endprodukten, den Prostaglandinen und Leukotrienen [16, 22]. Abhängig von der Konzentration der freigesetzten Eicosanoide und deren Verhältnis zueinander [5, 6, 35] resultieren Konstriktion, Dilatation oder auch Blockade mikrovaskulärer Segmente durch Leukozyten; abhängig von der Anzahl gewebebeständiger Monozyten und Makrophagen wird die Permeabilität der Wand der Mikrogefäße erhöht. Wahrscheinlich stellen die beiden Zytokine IL 1 und TNF die für die Störung der Organfunktion nach Gewebstrauma, Entzündung und Endotoxinexposition wichtigsten Mediatoren dar: Sie beeinflussen nicht allein die Funktion der Neutrophilen, sondern gleichzeitig den Stoffwechsel in Gehirn, Leber, Knochenmark, Skelettmuskulatur, Pankreas und Gelenken [16, 42]. Fieber, Anorexie, Aufnahme von Aminosäuren durch die Leber mit anschließender Freisetzung von Akut-Phasen-Proteinen, Freisetzung von Neutrophilen aus dem Knochenmark, Proteolyse, Freisetzung von Aminosäuren aus dem Skelettmuskel, Ausschüttung von Insulin und die Aktivierung von Fibroblasten mit Kollagenproliferation sind IL 1-vermittelte Vorgänge, die typischerweise bei septischen Patienten gefunden werden [42]. Der von Clowes et al. [13] und Loda et al. [31] bei Infektion und Septikämie nachgewiesene Proteolysefaktor stellt ein kleinmolekulares Fragment von IL 1 dar. Da die Zytokine IL 1 und TNF die Fähigkeit haben, die Funktion der meisten Organe zu beeinflussen, erscheinen sie – zusammen mit fokaler Ischämie und Reperfusionsschaden – als wesentliche pathogenetische Faktoren bei der Entwicklung des multpilen Organversagens, s. S. 173 oben.

Therapeutische Bedeutung

Die sich bei Endotoxinämie und septischem Schock entwickelnde Mikrozirkulationsstörung beruht auf komplexen Interaktionen zwischen zellulären, vaskulären und humoralen Faktoren. Es ist daher schwer vorstellbar, daß therapeutische Ansätze, die auf der Hemmung eines einzelnen oder mehrerer humoraler oder zellulärer Systeme basieren, zum Erfolg führen können; es ist eher unwahrscheinlich, daß die Mikrozir-

Entstehungsmechanismen des multiplen Organversagens

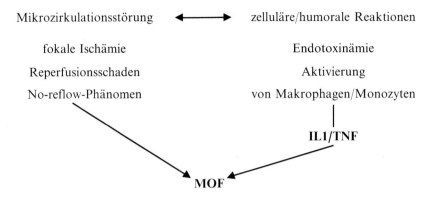

kulationsstörung bei Endotoxinämie und septischem Schock auf diesem Wege verhindert oder rückgängig gemacht werden kann.

Neue Forschungsansätze zielen daher auf eine Prophylaxe der Mikrozirkulationsstörung und des multiplen Organversagens ab. Vordringlich erscheint, den Haupttrigger, nämlich das Endotoxin selbst, aus der Zirkulation zu eliminieren. Ferner sollte eine – vorübergehende – Hemmung der Funktion polymorphkerniger Granulozyten vor Veränderungen schützen, die durch Granulozyten vermittelt werden. Gegenwärtig werden verschiedene Verfahren zur Absorption oder Inaktivierung von Endotoxin innerhalb und außerhalb des Körpers untersucht [10, 14, 27, 28]. Mittels monoklonaler Antikörper, die gegen den für die Leukozytenadhäsion verantwortlichen Leukozyten-Membrankomplex gerichtet sind, aber auch durch Pharmaka erscheint eine Hemmung ihrer Interaktion mit dem Endothel erfolgversprechend [2, 37].

Solange diese neuen Konzepte nicht realisiert worden sind, muß sich die Forschung darauf konzentrieren, die verantwortlichen Mechanismen für die bereits in der hyperdynamen Phase des septischen Schocks auftretende Störung der mikrovaskulären Perfusion und Funktion aufzuklären.

Literatur

1. Appelgren KL (1972) Perfusion and diffusion in shock. Acta Physiol Scand [Suppl] 378:1
2. Arfors KE, Lundberg C, Lindbom L, Lundberg K, Harlan M (1987) A monoclonal antibody to the membrane glycoprotein complex CDw18 (LFA) inhibits PMN accumulation and plasma leakage in vivo. In: Messmer K, Hammersen F (eds) Microcirculation and inflammation: vessel wall, inflammatory cells, mediator interaction. Progress in applied microcirculation, vol 12. Karger, Basel, p 270
3. Arfors KE, Smedegård G (1987) Permeability of macromolecules as affected by inflammatory cells. In: Messmer K, Hammersen F (eds) Microcirculation and inflammation: vessel wall, inflammatory cells, mediator interaction. Progress in applied microcirculation, vol 12. Karger, Basel, p 90
4. Bagge U, Braide M (1985) Microcirculatory effects of white blood cells in shock. In: Messmer K, Hammersen F (eds) White cell rheology and inflammation. Progress in applied microcirculation, vol 7. Karger, Basel, p 43

5. Ball HA, Cook JA, Wise WC, Halushka PV (1986) Role of thromboxane, prostaglandins and leukotrienes in endotoxic and septic shock. Intensive Care Med 12:116
6. Bevilacqua MP, Pober JS, Wheeler ME, Cotran RS, Gimbrone MA Jr (1985) Interleukin 1 acts on cultured human vascular endothelium to increase the adhesion of polymorphonuclear leukocytes, monocytes, and related leukocyte cell lines. J Clin Invest 76:2003
7. Bihari DJ (1987) Mismatch of the oxygen supply and demand in septic shock. In: Vincent JL, Thijs LG (eds) Septic shock. Springer, Berlin Heidelberg New York, p 148
8. Borg T, Alvfors A, Gerdin B, Modig J (1985) A porcine model of early adult respiratory distress syndrome induced by endotoxaemia. Acta Anaesthesiol Scand 12:116
9. Brigham KL, Meyrick B (1986) Endotoxin and lung injury. Am Rev Respir Dis 133:913
10. Brock-Utne JG (1984) A breakthrough in the therapy of septic shock? South Afr Med J 65:149
11. Carrico CJ, Meakins JL, Marshall JC, Fry D, Maier RV (1986) Multiple-organ-failure syndrome. Arch Surg 121:196
12. ten Cate JW, Büller HR, Sturk A, Levin J (eds) (1985) Bacterial endotoxins. Structure, biomedical significance, and detection with the limulus amebocyte lysate test. Liss, New York
13. Clowes CHA Jr, George BC, Villee CA Jr, Saravis CA (1983) Muscle proteolysis induced by a circulating peptide in patients with sepsis or trauma. N Engl J Med 308:545
14. Cohen J, Aslam M, Pusey CD, Ryan CJ (1987) Protection from endotoxemia: a rat model of plasmapheresis and specific adsorption with polymyxin B. J Infect Dis 155:690
15. Cunnion RE, Schaer GL, Parker MM, Natanson C, Parillo JE (1986) The coronary circulation in human septic shock. Circulation 73:637
16. Dinarello CA (1984) Interleukin 1. Rev Infect Dis 6:51
17. Fleck A, Colley CM, Myers MA (1985) Liver export proteins and trauma. Br Med Bull 41:264
18. Fink PC, Grunert JH (1984) Endotoxinemia in intensive care patients: a longitudinal study with the limulus amebocyte lysate test. Klin Wochenschr 62:986
19. Fink PC, Lehr L, Urbaschek RM, Kozak J (1981) Limulus amebocyte lysate test for endotoxemia. Klin Wochenschr 59:213
20. Funk W, Intaglietta M (1983) Spontaneous arteriolar vasomotion. In: Messmer K, Hammersen F (eds) Vasomotion and quantitative capillaroscopy. Progress in applied microcirculation, vol 3. Karger, Basel p 66
21. Garrison RN, Cryer HM, Harris PD (1987) Comparison of renal, intestinal, and skeletal muscle arteriolar responses to hyperdynamic live *E. coli* bacteremia in decerebrated rats. Proceedigs fourth world congress for microcirculation, Tokyo, August 1987, p 290
22. Goldblum SE, Cohen DA, Gillespie MN, McClain CJ (1987) Interleukin-1-induced granulocytopenia and pulmonary leukostasis in rabbits. J Appl Physiol 62:122
23. Granger DN, Dale A, Höllwarth M (1986) Role of oxygen radicals in ischemic bowel disorders. Pediatr Surg Int 1:15
24. Hammersen F, Hammersen E (1987) The ultrastructure of endothelial gap formation and leukocyte emigration. In: Messmer K, Hammersen F (eds) Microcirculation and inflammation: vessel wall, inflammatory cells, mediator interaction. Progress in applied microcirculation, vol 12. Karger, Basel, p 1
25. Intaglietta M (1983) Wave-like characteristics of vasomotion. In: Messmer K, Hammersen F (eds) Vasomotion and quantitative capillaroscopy. Progress in applied microcirculation, vol 3. Karger, Basel, p 83
26. Intaglietta M (1986) The static versus the dynamic state of the microvasculature. In: Schmid-Schönbein GW, Woo SL-Y, Zweifach BW (eds) Frontiers in biomechanics. Springer, Berlin Heidelberg New York, p 314
27. Kreimeier U, Schwarz M, Messmer K (1986) Endotoxin-induced microcirculatory failure in the pig – effectiveness of specific antibody treatment. Langenbecks Arch Chir Forum 1986, p 191
28. Kreimeier U, Yang Zh, Messmer K (1987) The role of fluid replacement in acute endotoxin shock. In: Kox W, Bihari D (eds) Septic shock and the adult respiratory distress syndrome. Springer, Berlin Heidelberg New York, p 179

29. Lang CH, Bagby GJ, Ferguson JL, Spitzer JJ (1984) Cardiac output and redistribution of organ blood flow in hypermetabolic sepsis. Am J Physiol 246:R331
30. Lewis DH, Del Maestro R, Arfors KE (1980) Free radicals in medicine and biology. Acta Physiol Scand [Suppl] 492:1
31. Loda M, Clowes GHA Jr, Dinarello CA, Georges BC, Lane B, Richardson W (1984) Induction of hepatic protein synthesis by a peptide in blood plasma of patients with sepsis and trauma. Surgery 96:204
32. Messmer K (1987) Microcirculatory changes in endotoxinemia and septic shock. In: Vincent JL, Thijs LG (eds) Septic shock. Springer, Berlin Heidelberg New York, p 35
33. Meßmer K, Zeintl H, Kreimeier U, Schoenberg M (1986) Neue Trends in der Schockforschung. In: Eigler FW, Peiper H-J, Schildberg FW, Witte J, Zumtobel V (eds) Stand und Gegenstand chirurgischer Forschung. Springer, Berlin Heidelberg New York, p 58
34. Nagler AL (1980) The circulatory manifestations of bacterial endotoxinemia. In: Kaley G, Altura BM (eds) Microcirculation, vol 3. University Park Press, Baltimore, p 107
35. Oettinger W, Peskar BA, Beger HG (1987) Profiles of endogenous prostaglandin $F_{2\alpha}$, thromboxane A_2 and prostacyclin with regard to cardiovascular and organ functions in early septic shock in man. Eur Surg Res 19:65
36. Redl H, Schlag G, Hammerschmidt DE (1984) Quantitative assessment of leukostasis in experimental hypovolemic-traumatic shock. Acta Chir Scand 150:113
37. Sack FU, Zeintl H, Menger M, Hammersen F, Meßmer K (1988) In-vivo quantification of postischemic PMN-endothelium-interaction in skeletal muscle and the influence of buflomedil
38. Thijs LG, Groeneveld ABJ (1987) The circulatory defect of septic shock. In: Vincent JL, Thijs LG (eds) Septic shock. Springer, Berlin Heidelberg New York, p 161
39. Waisbren BA (1964) Gram-negative shock and endotoxin shock (editorial). Am J Med 36:819
40. Wichtermann KA, Bane AE, Chandry IA (1980) Sepsis and septic shock – a review of laboratory models and a proposal. J Surg Res 29:189
41. Yamakawa T, Niimi H (1986) Analysis of coronary microcirculation using transilluminator-intravital microscope-high speed cine system. In: Yamakawa T, Niimi H (eds) New approaches in cardiac mechanics. Japan Scientific Societies, Tokyo, p 315
42. Yurt RW (1984) Intermediary metabolism including mediator activation. In: Shires GT (ed) Shock and related problems. Churchill Livingstone, Edinburgh, p 111

Zelluläre und subzelluläre Funktionen der vitalen Organe bei Sepsis und Multiorganversagen

A. E. Baue

Einleitung

Die Probleme, die bei invasiver, massiver oder unkontrollierter Infektion entstehen, können für den chirurgischen Patienten deletär sein. Trotz Asepsis, Antisepsis, sorgfältiger chirurgischer Technik und Antibiotika stellt die Infektion immer noch eine Plage für uns und unsere Patienten dar. Wenn der Prozeß nicht durch Abwehrmechanismen, Drainagen oder Antibiotika unter Kontrolle gebracht werden kann, stellt sich bei einem Individuum mit Sepsis eine charakteristische Folge von Störungen der Zirkulation, der Organfunktion und des Metabolismus ein. Es existiert ein einheitlicher metabolischer Einfluß der Infektion, der in Qualität und Quantität allein von der Verletzung abhängig ist. Die Ausdrücke „Sepsis" und „septisch" werden i. allg. bei Patienten mit einem septischen Hauptherd wie generalisierter Peritonitis, einem intraperitonealen Abszeß, einem Leberabszeß, einem Lungenempyem, Lungenentzündung, schwerer Zellulitis, Gewebeischämie mit Infektion oder anderen Prozessen, die mit Nekrose und Invasion pathogener Organismen einhergehen, benutzt.

Es ist offensichtlich, daß die Wirkungen aller infizierender Organismen – ob grampositiver oder gramnegativer Bakterien, Viren oder Pilze – über Substanzen mediiert werden, die entweder vom Organismus (z. B. Exotoxine) oder von endogenen Zellen, die auf den Organismus und seine Endotoxine antworten, produziert werden. Wiles et al. [56] zeigten, daß die systemische Reaktion auf Sepsis eine einheitliche ist, unabhängig vom infizierenden Organismus. So haben alle Patienten mit grampositiver oder gram-negativer Bakteriämie, mit Anaerobiern und Pilzen dieselben hämodynamischen und metabolischen Veränderungen. In einer neueren Untersuchung erwies sich diese Feststellung auch für Viren als gültig [23]. Einige dieser Auswirkungen bleiben auf den Ort der Infektion beschränkt und werden von Substanzen wie Histamin, Bradykinin und Prostaglandinen mediiert. Andere werden durch aktivierte Abwehrzellen produziert, die zirkulierende Monokine (Cachectin, Interleukin 1, Makrophagen und Monozyten) abgeben. Da viele der Mediatoren von Gewebsverletzung, Entzündung und Infektion dieselben sind, ist es unmöglich, einige der Wirkungen dieser verschiedenen Prozesse getrennt zu betrachten. Es handelt sich um einen sich schnell entwickelnden Bereich, und andere Aktivitäten und Substanzen werden an anderer Stelle dieses Symposions diskutiert.

Ein septischer Prozeß bewirkt eine Steigerung des Stoffwechsels, und es bestehen große zirkulatorische Anforderungen. Fieber, Vasodilatation und die Monokine einschließlich Interleukin 1 und Cachectin stehen mit den Produkten der Infektion in Zusammenhang. Dies ist mit den folgenden 4 Hauptstörungen verbunden, die wiederum alle in Zusammenhang stehen:

1) Es entsteht ein gestörter Blutfluß mit vermindertem Gefäßwiderstand und einer notwendigen Steigerung des Herzzeitvolumens. Dies wird genauer von Prof. Meßmer beschrieben.
2) Es entsteht eine gestörte oder verminderte O_2-Utilisation. Dieser Prozeß ist immer noch nicht ganz verstanden, aber er stellt eine fundamentale Abnormalität der Infektion dar, die in Zusammenhang mit Shunts und einer O_2-Verwertungsstörung stehen könnte. Dieser Punkt wird von Doz. Reinhart und Prof. Cain dargestellt.
3) Es entsteht eine Störung des Metabolismus, insbesondere des Proteinmetabolismus, die eine gesteigerte Produktion von Akute-Phase-Proteinen und einen schnellen Abbau der Muskeleiweiße erfordert.
4) Es entsteht eine zunehmende Störung der Zellfunktion bis hin zur Zerstörung von Zellen, Zellmembranen und subzellulären Zellorganellen.

Gestörte Zellfunktion und Zellschaden bei Sepsis

Abnorme Zell- und Organfunktion kann durch direkte Wirkungen von Bakterien, Toxinen oder Mediatoren auf Zellmembranen oder durch indirekte Wirkungen, bedingt durch verminderten oder inadäquaten Blutfluß oder Ischämie verursacht sein; ebenfalls durch die Kombination beider Mechanismen. Gestörte subzelluläre, zelluläre und Organfunktionen sind aus den folgenden Gründen sehr komplex.

Erstens ist es schwierig, Veränderungen bei Sepsis von Veränderungen zu unterscheiden, die beim chirurgischen Patienten durch die Originalverletzung bedingt sind, weil die Abnormalitäten, die bei massiver Verletzung entstehen, den Veränderungen während der frühen Infektionsphase gleichen. Dieses wurde das „posttraumatisch-septische" Syndrom genannt.

Zweitens ist der Grad der Veränderungen von Stadium und Ausmaß der Sepsis abhängig, und ob eine hyperdyname Zirkulation oder ein früher, zunehmender oder später septischer Schock mit der Sepsis einhergehen.

Drittens ist das Ausmaß der Schädigung davon abhängig, ob eine Gewebsnekrose vorliegt.

Viertens spielt die Fähigkeit des Individuums, auf einen septischen Prozeß reagieren zu können, eine Rolle.

So ist es eigentlich unmöglich, die Auswirkungen des septischen Prozesses auf ein vom septischen Herd entferntes Organ, wie die Lungen bei einem Patienten mit Peritonitis, von den Auswirkungen der zugrundeliegenden Verletzung samt konsekutiver Gewbsnekrose, Streßreaktion, unterdrückter Zirkulation und von einem eintretenden Schock oder einer Ischämie zu trennen.

Untersuchung der Zell- und Organfunktion an einem septischen Tiermodell

Die Versuchskriterien, die im weiteren Verlauf benutzt wurden, waren folgende: die Tiere mit Sepsis sollten sich in einem toxischen Zustand befinden und eine positive

Blutkultur besitzen, und der Versuch sollte metabolische und physiologische Veränderungen definieren. Zusätzlich sollte die Sepsis lange genug bestehen, um dem Tier ausreichend Zeit zu lassen, darauf zu reagieren. Das Modell sollte außerdem reproduzierbar und billig sein. Vor kurzem wurde berichtet, daß ein Modellversuch an Hunden, die nicht bewußtlos waren, mit dem Menschen ähnlichen hämodynamischen und metabolischen Reaktionsweisen verfügbar sei, doch an den meisten Einrichtungen sind Hunde nicht billig [50]. Einige Untersucher verwandten E. coli oder andere Bakterien, doch der größte Teil unserer Arbeit über Sepsis wurde an dem Modell mit zökaler Ligatur und Punktion vorgenommen, das wir an Ratten entwickelten [54, 55]. Dieses Modell erfüllt alle oben genannten Kriterien für ein klinisch relevantes Sepsismodell. In früher Sepsis (10 h nach zökaler Ligatur und Punktion) zeigten sich die Merkmale der hyperdynamen Phase, welche in später Sepsis hypodynam wurden. Die Ratten mit früher Sepsis zeigten einen gesteigerten Blutfluß zu den Organen, Hyperinsulinämie, Hyperglykämie und einen erhöhten Gesamtsauerstoffverbrauch, während die Ratten mit später Sepsis (16 h nach zökaler Ligatur und Punktion) Hypoinsulinämie, Hypoglykämie, hohe Laktatspiegel im Serum, verminderten Gesamtkörpersauerstoffverbrauch und verminderten Blutfluß zu den Organen zeigten. Die Ratten mit früher Sepsis mit Hyperglykämie und Hyperinsulinämie waren hyperdynamisch und zeigten, was als „high-output sepsis" beschrieben wird.

Es erscheint offensichtlich, daß eine Leberzelldysfunktion in den frühen Stadien der Sepsis eintritt und ein nachfolgendes Organversagen in Gang setzen kann. Darum erscheint es angebracht, einige der Leberzellfunktionen aufzuzeigen und zu diskutieren, welche Leberzellfunktionen in den frühen Stadien der Sepsis gestört sind [16].

Energie-Phosphat-Verbindungen

Während der frühen Sepsis entstanden keine signifikanten Veränderungen der Gewebespiegel von ATP, Adeninnukleotiden oder der Laktat-Pyruvat-Relation. Während später Sepsis fielen die ATP- und ADP-Spiegel in der Leber jedoch beträchtlich ab, obwohl die Tiere immer noch normotensiv waren. Mit diesem ATP- und ADP-Abfall war ein Anstieg des AMP und der Laktat-Pyruvat-Relation verbunden [20].

Die Reduktion der ATP-Spiegel in der Leber während später Sepsis könnte durch Hypoxie in diesem Stadium verursacht sein. Der Anstieg der Laktat-Pyruvat-Relation in der Leber während später Sepsis spricht ebenfalls für vorherrschende hypoxische Bedingungen. Die Leber von Tieren mit später Sepsis erschien gestaut und hämorrhagisch, was für ein peripheres Pooling sprach. Zusätzlich ergab die Messung des hepatischen Blutflusses, daß der Blutfluß bei früher Sepsis vermehrt und bei später Sepsis vermindert war. Daraus kann man schließen, daß ein verminderter hepatischer Blutfluß zur Leber womöglich die Ursache der verminderten ATP-Spiegel in diesem Organ darstellt.

Es konnte gezeigt werden, daß die mitochondriale ATP-Syntheseaktivität der Leber während der Sepsis zunehmend ansteigt, bis der septische Schock eintritt [45]. In später Sepsis sind die gesteigert funktionierenden Mitochondrien jedoch unfähig, die Energieanforderungen weiterhin ausreichend zu beantworten. Dies ist vielleicht durch den gesteigerten Energieverbrauch und die verminderte mitochondriale Aktivität der Adenin-Nukleotid-Translokase bedingt. Die Beziehung der Aktivität zwischen

ATP-Synthese und Adenin-Nukleotid-Translokase bleibt ungeklärt. Die mitochondriale Überfunktion bei Sepsis scheint ein kompensatorischer Mechanismus infolge des gesteigerten Energieverbrauchs und des verminderten hepatischen Blutflusses zu sein, bis der septische Schock eintritt.

Im Gegensatz zur Leber nimmt das Skelettmuskel-ATP auch in späten Stadien der Sepsis nicht ab, obwohl die Laktat-Pyruvat-Relation signifikant ansteigt. Dieser Anstieg legt nahe, daß hypoxische Bedingungen vorliegen. Man würde erwarten, daß der ATP-Spiegel des Skelettmuskels entsprechend dem der Leber bei Sepsis abnimmt. Da dies nicht eintrat, kann man schließen, daß der Skelettmuskel ein hoch aktives glykolytisches System und eine niedrige Geschwindigkeit im Energieverbrauch besitzt und damit in der Lage ist, den Auswirkungen des reduzierten Blutflusses und der Hypoxie zu widerstehen. Die Abnahme des ATP-Gehalts der Leber im Gegensatz zum Skelettmuskel könnte nicht nur die größere metabolische Aktivität dieses Organs, sondern auch einen stärker reduzierten Blutfluß zur Leber anzeigen. Wäre dies der Fall, würde man vermuten, daß in einem Organ wie dem Myokard, dessen Metabolismus sehr hoch ist und dessen Blutfluß bevorzugt aufrechterhalten wird, die ATP-Spiegel nicht abfallen. Die Untersuchungen von Pasque et al. haben tatsächlich gezeigt, daß die myokardialen ATP-Spiegel bei Sepsis nicht abfallen [43].

Da hepatische und renale ATP-Spiegel nicht abfielen und da bei früher Sepsis eine hyperdyname Zirkulation besteht, kann gefolgert werden, daß Sepsis per se keine Veränderungen der Energie-Phosphat-Verbindungen der Gewebe hervorruft. In später Sepsis bestand jedoch wahrscheinlich eine hyperdyname Zirkulation, und dies veursachte verminderte ATP-Spiegel in der Leber. Die Veränderungen im Adenin-Nukleotid-Haushalt der Leber bei Sepsis ähnelt denen im frühen hämorrhagischen Schock und legten eine unzureichende Perfusion nahe, die durch eine Peritonitis bedingt war. Wie dies mit der Prognose der Tiere, Überleben oder Tod in Verbindung steht, ist nicht bekannt.

Transportprozesse entlang der Membran

Die Clearance einer großen Dosis Indozyanin Grün (IZG) diente dazu, die hepatozelluläre Funktion zu messen. Dieser Farbstoff wird nur von der Leber über einen ernergieabhängigen Membrantransportprozeß aus der Zirkulation aufgenommen. Die Ergebnisse zeigten, daß die hepatozelluläre Funktion, nach Messung der IZG-Clearance, schon 5 h nach der zökalen Ligatur und Punktion vermindert war, und daß der hepatozelluläre IZG-Membrantransport mit zunehmender Sepsis weiter abnahm. Da die Blutkulturen für mehrere enterale Organismen schon 2 h nach zökaler Ligatur und Punktion positiv waren, konnte daraus geschlossen werden, daß eine Depression des hepatozellulären aktiven Membrantransports schon in den frühen Stadien der Sepsis eintritt [19]. Diese Verminderung des aktiven Membrantransportprozesses der Leber scheint nicht durch einen ATP-Mangel bedingt zu sein, da hepatische ATP-Spiegel sogar 10 h nach zökaler Ligatur und Punktion normal waren. Daher ist davon auszugehen, daß die Störungen der IZG-Clearance in den frühen Stadien der Sepsis hormonell bedingt sind.

Membranpotential

Wir haben kürzlich festgestellt, daß hepatozelluläre Membranpotentiale in vivo sowohl bei früher als auch bei später Sepsis vermindert sind. Die Hepatozyten von Ratten zeigten sich sogar gegenüber den hyperpolarisierenden Wirkungen exogenen Glukagons refraktär. Diese Depolarisation und der Antagonismus der glukoneogenetischen, hormonell induzierten Hyperpolarisation wurden kürzlich an einer Hepatozytenkultur und einer isolierten, perfundierten Leber nach Insulingabe beobachtet. Obwohl eine hepatische Ischämie ebenfalls zur Depolarisation der Hepatozyten führen kann, ist es unwahrscheinlich, daß dies den bei Sepsis verantwortlichen Mechanismus darstellt, da die Depolarisation in dem Fall von einem Kaliumverlust begleitet wäre. Bei Sepsis findet man dagegen in der Leber die Tendenz, Kalium anzusammeln. So scheint Ischämie nicht die Ursache der gestörten Plasmamembranfunktion zu sein. Die Ursache ist jedoch noch ungeklärt [16].

Glukoneogenese

Ein Hauptmerkmal der Sepsis ist die Störung metabolischer Parameter. Charakteristische Veränderungen sind Laktatazidose, erhöhte Aminosäurespiegel im Plasma und erhöhte glukoneogenetische Hormone.

An einem isolierten, perfundierten Lebersystem zeigten wir, daß die substratinduzierte glukoneogenetische Kapazität in später Sepsis stark reduziert war [22]. Diese Tatsache schien jedoch nicht durch eine unzureichende Versorgung mit ATP bedingt zu sein, denn die Abnahme hepatischer ATP-Spiegel betrug selbst in den späten Stadien der Sepsis nicht mehr als 30%. Wolfe und Burke stellten fest, daß die Glukoseproduktion aus Laktat bei perfundierten Lebern bakteriämischer Meerschweinchen unzureichend war, während die Glukoseproduktion in vivo nicht von den Kontrollwerten abwich [57]. Dies ließ die Folgerung zu, daß das hormonelle Milieu bei Sepsis, das die Glukoneogenese bevorzugt, die Glukoseproduktion trotz des vorhandenen zellulären Defekts unterstützt. Unsere Ergebnisse zeigten, daß in den Lebern septischer Ratten nicht nur ein primärer zellulärer Defekt in bezug auf die glukoneogenetische Reaktion auf Laktat besteht, sondern daß ebenfalls die Empfindlichkeit gegenüber α-adrenerger Stimulation unterdrückt ist. So sind höhere Substratkonzentrationen und höhere Spiegel glukoneogenetischer Hormone notwendig, um eine vergleichbare Glukoneogeneserate bei Lebern septischer Ratten zu erreichen. Da solche Bedingungen in den frühen Sepsisstadien tatsächlich vorliegen, können Hyperglykämie und eine gesteigerte Glukoseproduktionsgeschwindigkeit ebenfalls bei früher Sepsis trotz beginnender hepatozellulärer Dysfunktion eintreten [21].

Es konnte ebenfalls gezeigt werden, daß die Lebern von Ratten mit früher Sepsis in Abwesenheit α-adrenerger Stimulation keine verminderte substratinduzierte Glukoneogenesegeschwindigkeit zeigten. Wurden die Lebern jedoch mit ansteigenden Konzentrationen Phenylephrin (α-adrenerger Stimulator) behandelt, so wurde die unterdrückte Glukoseproduktion manifest. Aus diesen Ergebnissen kann gefolgert werden, daß Sepsis eine komplexe hepatozelluläre Dysfunktion hervorruft, die unabhängig von einer vorliegenden inadäquaten Perfusion ist. Wir schlugen kürzlich vor, daß die in später Sepsis vorliegenden Defekte der substratstimulierten und hormonell induzierten Glukoneogenese durch verschiedene Mechanismen vermittelt werden. Andere Untersuchungen sprachen sich auch für eine Dissoziation in der Koordination extrazellulärer hormoneller und intrazellulärer Effektormechanismen in bezug auf die Kontrolle des Glukosemetabolismus bei Peritonitis aus. Auch sollte diese Störung nicht durch eine Enzymproteolyse bedingt sein. Unser Ergebnisse bei früher Sepsis bestätigen diese Vorstellung und lassen vermuten, daß die gestörte hormonelle Empfindlichkeit der gestörten Substratutilisation vorausgeht.

Die unterdrückte Glukoseverfügbarkeit bei gleichzeitiger Hyperglykämie mag etwas paradox erscheinen. Da eine gesteigerte Glukoneogenesegeschwindigkeit in vivo kürzlich sowohl an Patienten als auch bei Tierexperimenten beobachtet wurde, könnte angenommen werden, daß trotz einer verminderten maximalen Glukoseverfügbarkeit die Stimulation der Leber durch erhöhte Substrat- und Hormonspiegel die beschleunigte absolute Glukoneogenesegeschwindigkeit mitverursachen könnte.

Als Ergebnis kann man also festhalten, daß die hormonell, nicht aber die substratinduzierte Glukoneogenese in den frühen Sepsisstadien unterdrückt ist, daß jedoch in späten Sepsisphasen sowohl die hormonell als auch die substratinduzierte glukoneogenetische Fähigkeit unterdrückt sind [32]. Da bei später Sepsis sowohl die substratinduzierte Glukoneogenese als auch die Funktion der Mitochondrien unterdrückt waren, ist es möglich, daß die Störungen durch einen Defekt im mitochrondrialen Transport, wie von Schumer bei Schockzuständen beschrieben [49], bedingt wurden.

Insulinresistenz

Die Beobachtung einer Glukoseintoleranz bei Patienten nach Trauma oder Sepsis führte zu der Annahme, daß unter diesen pathologischen Umständen eine „Insulinresistenz" entsteht. Eine solche Resistenz gegenüber den Effekten von Insulin würde nicht nur in einer erhöhten Glukoseabgabe aus der Leber resultieren, sondern ebenso in einer erniedrigten peripheren Glukoseutilisation. Auf dieser Vorstellung aufbauend haben mehrere Untersucher davon berichtet, daß die Insulin-stimulierte periphere Glukoseaufnahme bei Sepsis in vivo vermindert ist [47]. Auf der anderen Seite gelang es nicht, bei In-vitro-Untersuchungen zu zeigen, daß die Insulinempfindlichkeit des M. soleus der Ratte, was die Glukoseaufnahme oder die Insulinbindung an die Hepatozyten septischer Tiere betrifft, herabgesetzt ist, obwohl eine verminderte Empfindlichkeit des Muskels nach septischem Schock festgestellt werden konnte [17, 22]. Diese Tatsache könnte bedeuten, daß das hormonelle Milieu septischer Patienten oder Tiere eine akute Insulinresistenz bewirkt. Eine derartige Rolle wurde bisher nur dem Adrenalin, allein und in Kombination mit anderen glukoneogenetischen Hormonen, sowie dem Peptid „proteolytischer Muskelfaktor" zugeschrieben. Es wurde ebenfalls berichtet, daß septische Patienten auf eine Glukoseinfusion nicht mit einer verminderten hepatischen Glukoneogenese antworten, sogar dann nicht, wenn die Insulinspiegel erhöht sind. Obwohl vermutet wurde, daß die erhöhte hepatische Glukoneogenesegeschwindigkeit in der hypermetabolen Phase der Sepsis ein Ergebnis des exzessiven Substratangebots durch peripheren Metabolismus sein könnte, ist bisher wenig geschehen, um diesen möglichen Mechanismus der Insulinresistenz in den Lebern septischer Patienten oder Tiere genauer zu untersuchen.

Unsere Untersuchungen an dem isoliert perfundierten System zeigten, daß die Lebern von Ratten in der frühen hyperdynamen Phase der Sepsis eine 20fach höhere Insulinkonzentration erfordern, um die Glukoneogenese maximal zu unterdrücken [22]. Von Insulin ist bekannt, daß es die hormonell stimulierte Glukoneogenese hemmt. In der Gegenwart einer Insulinkonzentration von z. B. 0,05–0,1 mU/ml, die während der „high-output"-Phase der Sepsis vorliegen könnte, zeigten die Lebern septischer Ratten jedoch keine unterdrückte hormonell stimulierte Glukoneogenese. Diese Ergebnisse zeigen also, daß die verminderte Ansprechbarkeit der Leber auf Insulin nicht direkt von der in septischen Tieren in vivo vorherrschenden Umgebung abhängig ist, sondern daß sie vielmehr nach Isolierung der Lebern in einem perforierten kontrollierten Versuchsaufbau bestehen bleibt. Obwohl eine extrem hohe Insulindosis in der Lage war, die Glukoneogenesestimulation abzuschwächen, existiert eine dementsprechend hohe Insulinkonzentration nicht in vivo. Es könnte also ein vorhandener zellulärer Defekt und ein bestimmtes hormonelles Milieu synergistisch wirken, um die Insulineffekte in vivo zu antagonisieren.

Funktion der Makrophagen

Zelluläre Immunität und unspezifische Abwehrmechanismen üben einen bedeutenden Einfluß auf Infektionsverlauf und Überleben nach Verletzungen und großen Operationen aus. Die Säuberung des Blutes von Bakterien ist normalerweise eine Funktion des retikuloendothelialen Systems (RES). Die Hauptorte der intravaskulären RES-Aktivität sind Leber und Milz. Sie machen ungefähr 85% bzw. 10% der gesamten Körperaktivität aus. Eine Beurteilung der funktionellen Integrität des RES bei Sepsis ist deshalb wichtig. Eine Unterdrückung der RES-Funktion wurde bisher nach hämorrhagischem Schock, Verbrennungen, hepatischer Ischämie, abdominellen chirurgischen Eingriffen und Endotoxinschock festgestellt. Wenig erforscht ist jedoch bisher die RES-Funktion in einem klinisch relevanten Sepsis- bzw. Peritonitismodell. Die Ergebnisse unserer Untersuchungen deuten darauf hin, daß die RES-Funktion bei Sepsis tatsächlich unterdrückt ist. Ob diese Unterdrückung früher als die Hemmung des Membrantransportprozesses eintritt, ist eine weitere Frage und wird weiter unten behandelt [16].

Leberzellfunktion

Im Gegensatz zur Unterdrückung der IZG-Clearance traten 5 h nach zökaler Ligatur und Punktion keine Veränderungen in den Enzymspiegeln der GOT, GPT und alkalischen Phosphatase auf. Eine Erhöhung dieser Enzyme wird i. allg. als Indikator des Leberversagens angesehen; 10 h nach zökaler Ligatur und Punktion waren sowohl die SGOT- als auch die GPT-Spiegel signifikant erhöht, und in den späten Phasen der Sepsis stiegen sie weiter an. Da der hepatozelluläre IZG-Membrantransport schon 5 h nach zökaler Ligatur und Punktion beeinträchtigt war, und da zu diesem Zeitpunkt noch keine Veränderung der Leberenzymspiegel festzustellen war, kann daraus geschlossen werden, daß die Messung der IZG-Clearance ein empfindlicherer Indikator der frühen hepatozellulären Dysfunktion ist. Die verminderte IZG-Clearance trat ebenfalls bei Verbrennungspatienten mit Sepsis auf. Die Untersuchungen von Cerra et al. zeigten, daß eine Leberdysfunktion sogar bei normotensiven Sepsispatienten auftrat [14, 15]. Auch von anderen Autoren wurde die Möglichkeit einer bei Sepsis gestörten Leberfunktion beschrieben [12]. Diese Untersuchungen in Zusammenhang mit unseren Experimenten betrachtet legen nahe, daß schon in den ganz frühen Phasen der Sepsis eine Leberdysfunktion eintritt.

Zusammenfassung

Untersuchungen an einem klinisch relevanten Peritonitismodell zeigen, daß weder die Adeninnukleotidspiegel im Gewebe abnehmen noch daß die RES-Funktion in den frühen Phasen einer Sepsis gestört ist. Der aktive hepatozelluläre Transport ist jedoch unterdrückt, und diese Tatsache scheint nicht durch Hypoperfusion bedingt zu sein. Außerdem findet sogar während der frühen hypermetabolen Phase der Sepsis eine Unterdrückung der hormonell stimulierten hepatischen Glukoneogenesefähigkeit statt. Zusätzlich zeigten die Lebern unseres Rattenmodells eine Resistenz gegen die Insulinwirkung auf die Glukoneogenese. Diese Resistenz könnte zumindest teilweise für die trotz bestehender Hyperinsulinämie beschleunigte Glukoneogenese bei früher Sepsis verantwortlich sein. In später Sepsis nehmen die Adeninnukleotidgewebespiegel ab, und die Serumenzymspiegel steigen signifikant an. Die RES-Funktion und substratinduzierte Glukoneogenese sind stark unterdrückt. Außerdem ist der hepatozelluläre aktive Transport gestört. Diese Veränderungen sind wahrscheinlich durch die bei Peritonitis verminderte Perfusion bedingt.

Die Syntheseaktivität von mitochondrialem Adenosintriphosphat (ATP) steigt bei Sepsis zunehmend an, bis der septische Schock eintritt. Bei später Sepsis sind die überfunktionierenden Mitochondrien jedoch unfähig, die Energieversorgung aufrechtzuhalten, möglicherweise wegen des steigenden Energieverbrauchs und der unterdrückten mitochondrialen Aktivität der Adenin-Nukleotid-Translokase. Die Beziehung zwischen ATP-Syntheseaktivität und Adenin-Nukleotid-Translokase-Aktivität bleibt jedoch ungeklärt. Die bei Sepsis eintretende mitochondriale Überfunktion scheint ein Kompensationsmechanismus für die Folgen der bei Sepsis gesteigerten Energieutilisation zu sein. In bezug auf eintretende Organdysfunktion und evtl. Organversagen scheint die Leber das erste Organ zu sein, in dem Abweichungen bzw. Störungen der zellulären Funktion bei Sepsis bzw. Peritonitis eintreten.

Endotoxinwirkungen

Die Auswirkungen von Bakterien und anderen infektiösen Organismen werden wahrscheinlich durch Exo- und Endotoxine und von ihnen aktivierte Mediatoren (Cachectin, Tumor-Nekrose-Faktor, Interleukin-1 u. a). übermittelt. Die initialen Effekte des Toxins oder des Mediators scheinen auf Zellmembranen ausgeübt zu werden. Lipide und insbesondere Phospholipide dienen als strukturelle Komponenten der Zellmembran und regulieren außerdem eine Reihe membrangebundener Enzymsysteme.

Bewiesen ist, daß Endotoxin die Phospholipase A aktiviert, die das Lipidprofil der Membran verändert [38]. Dies kann bei einer Interaktion von Endotoxin und Phospholipidvesikeln mit der Phospholipase A auftreten, was eine Abnahme der Adeninnukleotidtranslokation von der Syntheseseite in den Mitochondrien zur Verbrauchsseite im Zytosol zur Folge hat. Der Verlust an Adeninnukleotiden aus der Zelle wird gesteigert und die Energieverfügbarkeit eingeschränkt. Das Na-K-ATPase-System [37] und die α-adrenergen Zellrezeptoren [29] werden ebenfalls gehemmt.

Gibt es allgemeine Auswirkungen der Sepsis auf entfernte Organsysteme?

Obwohl signifikante Auswirkungen der Infektion auf entfernte Organsysteme auftreten, scheint es keine allgemeine oder gemeinsame Störung der Zellfunktion aller Organsysteme und aller Gewebe eines Organs zu geben. Endothelzellschaden mit erhöhter kapillärer Durchlässigkeit kann von Mediatoren und anderen Faktoren während einer Infektion verursacht werden. Es ist jedoch unwahrscheinlich, daß die Parenchymzellen eines Organs wie der Leber oder der Niere durch andere Mechanismen als metabolische und zirkulatorische Veränderungen beeinträchtigt werden. Alle mit Sepsis auftretenden Änderungen von Organfunktion (und Zellfunktion) scheinen mit folgenden Prozessen zusammenzuhängen: 1) gestörter Zirkulation und Ischämie; 2) vermindertem O_2-Verbrauch (verminderter Verfügbarkeit oder reduzierter Utilisation oder beidem); 3) starken metabolischen Ansprüchen verursacht durch viele Mediatoren; 4) Wirkungen von Toxinen oder endogenen Mediatoren.

Vor einigen Jahren haben wir das Konzept eines multiplen, progressiven oder sequenziellen Organversagens entwickelt, um eine häufige und übliche Ereignisfolge nach starken Verletzungen oder großen Operationen zu beschreiben, bei denen der Patient Komplikationen entwickelt und diese nicht überlebt [2–10]. Tilney et al. haben diese Ereignisfolge nach rupturierten Aneurysmen beschrieben [52]. Infektion war ein Hauptbestandteil bei der Entwicklung multipler Organprobleme und funktionellen Versagens. Die Bedeutung dieses Problems bei verletzten Patienten ist in einer Studie über multiples Organversagen nach Polytrauma veranschaulicht, die wir in Prof. Heberers Abteilung in München vor einigen Jahren durchgeführt haben. An dieser Untersuchung nahmen 78 Patienten teil, die an ihren Verletzungen starben. Ungefähr die Hälfte der Gruppe erlag den Kopfverletzungen [38]. Die anderen Todesfälle wurden durch Organversagen der Lunge oder multiples Organversagen bei Infektion verursacht. Interessanterweise entwickelten fast alle Patienten mit multiplem Organversagen einen Schock [25, 26]. In einer neueren Untersuchung in der Volksrepublik China schien dasselbe einzutreten, d.h. daß nach einer Verletzung ungefähr die Hälfte der Todesfälle durch Kopfverletzungen und der Rest durch multiples Organversagen bedingt waren [51]. Diese Aufteilung erwies sich als gültig, obwohl die technischen Mittel (Intensivstation, Monitoring, Beatmungsvorrichtung, etc.) in China von denen der westlichen Welt beträchtlich differieren.

In einer neuen Studie aus unserem umfangreichen Traumazentrum in Yale stellten wir fest, daß die Faktoren mit der größten prognostischen Bedeutung das Alter des Patienten, der „Total Injury Severity Score" (TISS), ein bei der Einweisung vorhandener Schock und die Länge des Schockzustands sind [1]: Tatsächlich war der Schock bei Einweisung der größte Risikofaktor für die Möglichkeit, eine Sepsis zu entwickeln:

erhöhtes Risiko für die Entwicklung einer Sepsis ($p \leq 0{,}01$),
Schock bei der Aufnahme,
Intubation in den ersten 24 h,
initial erhöhte Temperatur,
erhöhter ZVD und diastolischer Pulmonalisdruck,
Depression der Albuminspiegel.

So scheint es, daß bei Verletzungen die Gewebsischämie eine Rolle in der Entwicklung von Komplikationen, Infektionen und potentieller Morbidität und Mortalität spielt. Entwickelt sich eine Infektion, so wird der Kreislauf beeinträchtigt; dadurch verschlechtert sich die Fähigkeit der Zirkulation zu einer adäquaten Substratversorgung des Organismus. Wir glauben, daß Trauma – ob operativ oder durch Unfall – und Sepsis eine Ischämie produzieren, und daß all dies zum Organversagen beiträgt. Ischämie wird zu einer fundamentalen biologischen Läsion mit der Folge von Hypoxämie der Gewebe und Organe. Ischämie ist eine grundlegende Läsion im Rahmen der Chirurgie, weil sie mit Problemen wie Schock, Sepsis, Transplantatabstoßung, Trauma, Inzisionen, Anastomosen, Hautlappen und anderen Schwierigkeiten verbunden ist. Wir haben eine detaillierte Reihenfolge der Ereignisse, die mit einer Ischämie in den Zellen jedes Organs auftreten, entwickelt. Über eine Reihe von Jahren haben wir die Wirkungen einer einfachen Ischämie bei hämorrhagischem Schock auf Morphologie und Funktion verschiedener Zellpopulationen mehrerer Organe untersucht. Die hier eintretenden Veränderungen scheinen denen bei schwerer Sepsis, insbesondere beim septischen Schock, zu gleichen. Der einzige Unterschied besteht darin, daß in der hyperdynamen Phase der Infektion die Energieleistung der Zelle durch mitochondriale Überfunktion erhöht sein kann und die Hemmung später folgt, wenn die Reduktion des Blutflusses eintritt [42].

Zellschäden durch Ischämie

Grundlegende morphologische Veränderungen wie Anschwellung der gesamten Zelle, der Mitochondrien, des zytoplasmatischen Retikulums und anderer Zellorganellen (Abb. 1–3) entwickeln sich schon bei einfacher Ischämie. Es folgen schnell die Desintegration der Mitochondrien, Schädigungen der Basalmembran und Membrandysfunktion. Die Anschwellung der Zelle kann zu Problemen in der Mirkozirkulation führen, da angeschwollene Endothelzellen die Mikrozirkulation unterbinden können. Die zuerst eintretende Veränderung einer Zellpopulation, wenn Blutversorgung und O_2-Verfügbarkeit gestört sind, besteht in einem Anstieg intrazellulärer Wasserstoffionen. Die Zellmembran ist geschädigt und das Membranpotential nimmt ab (Abb. 4). Natrium strömt in die Zelle ein, Kalium strömt aus, und die Zelle schwillt an. Das Na-K-ATPase System ist aktiviert, ATP wird verbraucht, die Mitochondrien werden stimuliert, und die Spiegel an ATP und zyklischem AMP nehmen ab [18]. Die Wirkungen verschiedener Hormone können gestört sein. Die metabolische Verfügbarkeit nimmt mit Fortschreiten des Prozesses weiterhin ab. Via glykolytische und oxidative Mechanismen wird weniger ATP produziert [27]. Tritt eine weitere Verschlechterung ein, so werden die Lysosomen geschädigt, und ihre proteolytischen

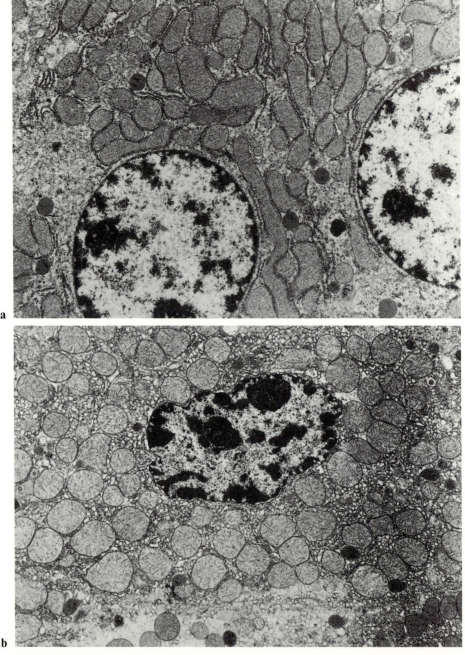

Abb. 1a, b. Elektronenmikroskopische Aufnahme, **a** normales Gewebe – Hepatozyt, **b** eine Zelle von einem Tier im Schockzustand – Zellschwellung

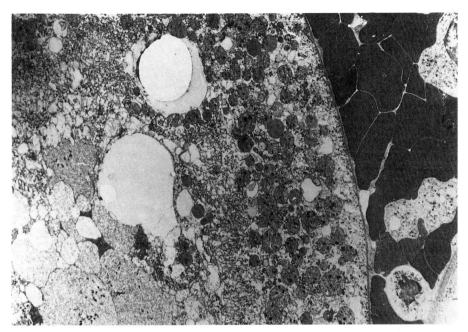

Abb. 2. Elekronenmikroskopische Aufnahme. Mikrozirkulation mit Zellschwellung des Endothels

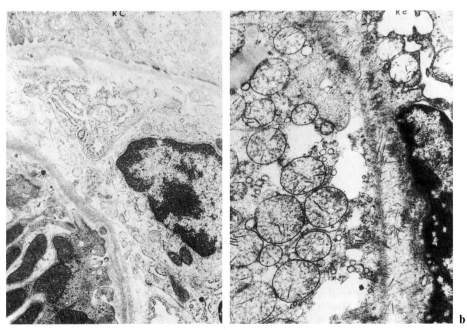

Abb. 3a, b. Elekronenmikroskopische Aufnahme. **a** normale renale Tubuluszelle, **b** Zelle im Schock – Zerstörung der Mitochondrien und der Basalmembran

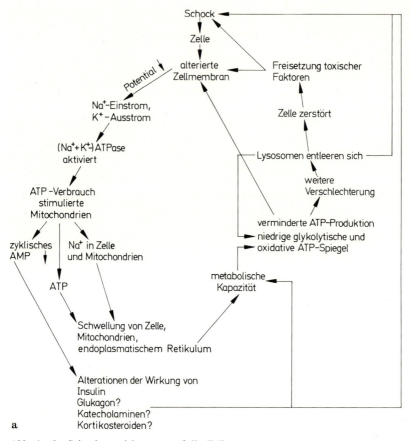

Abb. 4 a, b. Schockauswirkungen auf die Zelle

Enzyme gelangen in Zellen und Blutbahn. Schließlich beginnt ein Kalziumeinstrom, der letztlich zur Zellzerstörung beiträgt. Dies geschieht an verschiedenen Stellen eines Organs und ist vergleichbar mit dem, was früher „trübe Zellschwellung" und „fleckige Nekrose" genannt wurde. Von den anscheinend eintretenden Veränderungen scheint die Störung des Natrium- und Kaliummembrantransports, die zum Anschwellen der Zelle, einem verminderten Adeninnukleotidspiegel und einem möglichen Adenosinverlust aus der Zelle führt, die größte Bedeutung zu besitzen:

Zelluläre Alterationen beim Schock

mitochondriale Kapazität:	unter Therapie schnell reversibel,
Na^+-K^+-ATPase:	unter Therapie schnell reversibel,
mitochondriale Kationenveränderungen:	schnell reversibel,
$Na^+\uparrow$, $K^+\downarrow$, Mg^{++} labil;	
Zellmembrantransport:	langsame Rückkehr,
Na^+ und $K^+\downarrow$	
ATP, ADP, AMP-Spiegel	langsame Rückkehr.

Zelluläre und subzelluläre Funktionen der vitalen Organe bei Sepsis

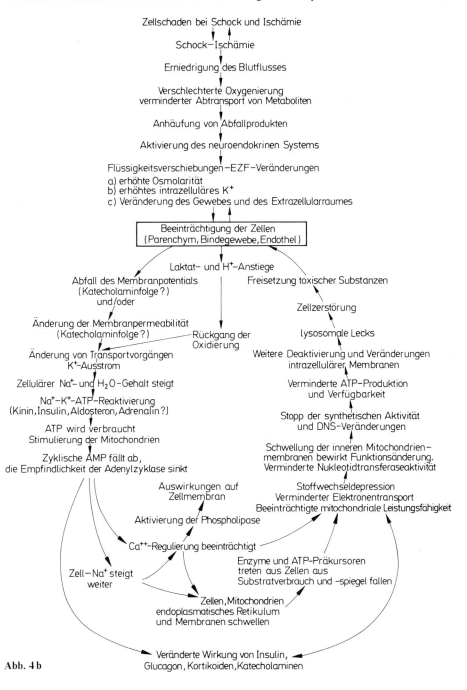

Abb. 4 b

Mehrere Veränderungen der Mitochondrien wie die verminderte mitochondriale ATP-Regeneration, Aktivierung der Na-K-ATPase und verschiedene kationische Veränderungen konnten experimentell unter unspezifischer Behandlung schnell wieder rückgängig gemacht werden. Demnach scheinen sie keine ausschlaggebende Bedeutung für das Überleben von Zelle und Organismus zu besitzen. Zwischen den Organen und ihren Veränderungen gibt es beträchtliche Unterschiede. In Leber und Niere nimmt der Energiespiegel der Zelle bei Ischämie schnell ab. In Skelettmuskel und Myokard tritt ein früher und schneller Abfall des Kreatinphosphats ein. Erst später nehmen die ATP-Spiegel ab.

Dies führte zu der Frage, ob eine Energiekrise der Zelle durch den Verlust von Adeninnukleotid ein großes Problem bei Schock und Sepsis darstellt. Diese Energiekrise würde eine bedeutende Rolle in bezug auf die Zellmembranfunktion, auf den Erhalt der Zellintegrität und die Verhinderung des Anschwellens spielen. Es ist bekannt, daß Zellen eine Ischämie und vielleicht eine Infektion besser tolerieren, wenn Substrate wie Glykogen und Glukose vor Eintritt des schädigenden Ereignisses in ausreichender Menge zur Verfügung stehen. Die Zellen profitieren weiterhin, wenn die Energie direkt in Form von ATP im Komplex mit Magnesiumchlorid (ATP-$MgCl_2$) zur Verfügung steht oder wenn sie durch polarisierende Lösungen, metabolische Verzögerer wie Kalium und hyperosmolare Lösungen wie Mannitol zugeführt wird:

Energiekrise

Zellmembran – Zellschwellung
1) Substrate – Glykogen, Glukose;
2) Energie – ATP-$MgCl_2$;
3) polarisierende Lösungen;
4) metabolische Verzögerer – K;
5) hyperosmotische Lösungen – Mannitol.

Tatsächlich stellte in der Herzchirurgie in den letzten 10–15 Jahren die Verwendung der kalten chemischen Kardioplegie einen großen Fortschritt dar. Hierbei wird das Herz angehalten und währenddessen ein hoher Energiespiegel an Nukleotiden und Kreatinphosphat im Myokard aufrechterhalten. Dies hat Sicherheit und Resultate der Herzoperationen wesentlich verbessert. Die ischämische Zelle schwillt an, setzt ihren Inhalt frei, verliert ihre Substrate und hört schnell auf zu arbeiten. Unsere Hypothese ist, daß bei jedem Organversagen, insbesondere bei Sepsis, eine marginale Durchblutung mit reduziertem Organfluß, gestörter Blutverteilung in den Organen, gestörter O_2-Aufnahme, erhöhtem zentralen Venendruck und anderen Problemen entsteht.

Hypothesen über das Multiorganversagen

Zur Erklärung der Entstehung eines einfachen und/oder multiplen Organversagens existieren eine Reihe von Hypothesen. Es scheint, als würden in komplizierten klinischen Situationen eine Reihe dieser Faktoren aktiviert und am Geschehen teilnehmen. Diese Hypothesen sind in folgender Übersicht aufgezählt [13, 24, 28, 33, 36, 45]:

Hypothese 1

Es wurde postuliert, daß bei kranken Patienten, insbesondere bei solchen mit normaler oraler Nahrungsaufnahme, die gastrointestinale Barrierefunktion vermindert ist [12]. Es ist bekannt, daß bei längerem Hungern die Schleimhauthöhe von Jejunum und Ileum abnimmt und der Übertritt gastrointestinaler Bakterien in den Portalkreislauf zunimmt. Die Organismen, die in den Portalkreislauf gelangen, können zerstört werden, doch sie sind in der Lage, Toxine, Mediatoren und andere Stoffe, die eine allgemeine Vergiftung und/oder Sepsis auslösen können, zu produzieren. Ein Kritikpunkt an dieser Hypothese ist, daß viel mehr Patienten sekundär Leberabszesse entwickeln müßten, als klinisch zu beobachten ist, würde der beschriebene Vorgang oft eintreten. Es kann jedoch sein, daß der Übertritt von Bakterien stattfindet und bei Patienten mit langem Krankheitsverlauf eine gewisse Rolle spielt. Andere Besonderheiten des Gastrointestinaltraktes können bei schwerkranken und stark septischen Patienten, insbesondere mit parenteraler Ernährung eintreten, Erosionen, Ulzerationen und Blutungen miteingeschlossen. Es wird deutlich, daß eine kontinuierliche orale Ernährung die gastrointestinale Mukosa und ihre Barrierefunktion in einer sehr viel besseren Weise erhält.

Hypothese 2

Sie schlägt vor, daß die bakterielle Invasion bei Infektionen von Lunge, Leber, Niere, Peritonealhöhle [48] u.a. Körperregionen humorale Mediatoren produziert, die Zirkulation stört, die O_2-Utilisation vermindert und Interleukin 1, Cachectin und Eicosanoide aktiviert. Neuropeptide werden produziert, Komplement aktiviert und viele weitere Veränderungen hervorgerufen. Diese Mediatoren schädigen das Endothel und andere Zellen in vom Infektionsherd entfernten Organen. Diese Vorgänge treten sicherlich ein und stellen einen bedeutenden Faktor bei der Entwicklung eines Organversagens dar.

Hypothese 3

Diese Hypothese besagt, daß die Aktivierung des Immunsystems bei einer begrenzten Infektion notwendig ist, daß jedoch bei einer erdrückenden Infektion die systemische Immunantwort die lokale Kontrolle überschreiten kann. Dann aktivieren Zell-zu-Zell-Interaktionen Neutrophile, Makrophagen, Monozyten und Monokine. Durch die Produktion von Immunkomplexen, Aktivierung von Komplement und andere Faktoren, die toxische und zellschädigende Wirkungen auf entfernte Organe wie die Lunge ausüben, entsteht ein Endothelzellschaden. Diese Hypothese vertritt die Meinung, daß ein protektiver Mechanismus – ein Abwehrsystem – zerstörend wirkt, wenn er überaktiviert oder unkontrolliert ist [34].

Hypothese 4

Sie schlägt vor, daß Bedingungen existieren, unter denen eine Gewebsnekrose oder Gangrän oder eine Entzündung ohne bakterielle Invasion eine ganze Reihe von Ereignissen in Gang setzen kann, was in multiplem Organversagen resultiert [30, 31]. Die Ursache hierfür könnten Verletzung oder Ischämie der Gewebe sein, die zur Aktivierung von Plasminogen, Thrombin, zellulären Proteasen und Komplement,

Produktion von Anaphylatoxinen, Aktivierung von Mastzellen, Leukozyten und anderen Zellen und Mediatoren führen. Dies alles könnte Endothelzellschäden, Ödeme durch Permeabilitätsverlust und ein ungenügendes O_2-Angebot zur Folge haben.

Hypothese 5

Sie ist eine Kombination aller bisher aufgestellten 4 Hypothesen und schlägt vor, daß in einem komplexen biologischen Organismus eine Reihe unterschiedlicher schädigender Vorgänge stattfinden können, daß es aber ein zentrales biologisches Thema gibt. Unsere Hypothese ist demnach, daß das Hauptproblem beim multiplen Organversagen bei Sepsis und anderen klinischen Problemen darin besteht, daß mit Verletzung, Schock und Sepsis eine *Ischämie* auftritt. Ischämie ist also das zentrale Thema [1, 40, 44]. Ischämie führt zu fokaler Nekrose, Organdysfunktion und Organversagen. Sie kann die Barrierefunktion vermindern, die bakterielle Invasion steigern, die Aktivierung humoraler Mediatoren, des Immunsystems u.a. erlauben. Dies würde die Möglichkeit nahelegen, daß ein großer Teil des Problems Sepsis durch eine Ischämie und eine dadurch gestörte Zell- und Organfunktion bedingt ist, was mit einem erhöhten metabolischen Bedarf einhergeht (Abb. 5).

Viele metabolische Störungen können dieses Problem bei Sepsis mitverursachen, insbesondere Veränderungen der Lipoproteinlipase, der mitochondrialen Funktion, des Carnitins und des Azetyl-CoA, wie Border et al. [11] und Cerra et al. [15] vorgeschlagen haben.

Es wurde mehrmals die Frage gestellt, ob ein multiples Organversagen ohne Sepsis eintreten kann. Sicherlich ist dies der Fall, obwohl die Sepsis eine verbreitete Ursache darstellt. Multiples Organversagen ohne Sepsis kann bei Patienten mit primär kardialen Problemen entstehen, bei denen ein marginales Herzminutenvolumen länger anhält. Diese Art des Versagens kann bei Gewebsnekrose, Gangrän und vielleicht generalisierter Entzündung auftreten, wie folgende Übersicht zeigt:

Schock,
Hypoxie,
Ischämie,
fokale Nekrose,
mikrozirkulatorisches Versagen.

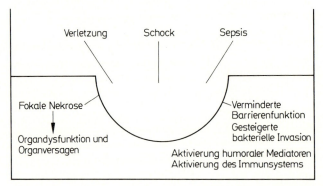

Abb. 5. Sowohl Verletzung als auch Schock und Sepsis resultieren in Ischämie

Organstörungen bei Sepsis

Eine Infektion kann entfernte Organe in der Weise beeinflussen, daß ein Organversagen resultiert. In den letzten Jahren führte die Identifikation eines einfachen oder multiplen Organversagens zu Untersuchungen der tiefgreifenden Auswirkungen einer systemischen Infektion auf das ganze Individuum und auf Organe, die vom Ort der Infektion entfernt liegen. So können Lungen-, Nieren-, Leberversagen mit erhöhtem Bilirubin, Herzversagen, Störungen der Koagulation, gesteigerter Metabolismus und gastrointestinales Versagen aus einer Infektion resultieren, bei der die Zirkulation zwar ausreicht, um einen Schock zu verhindern, bei der aber Organschäden entstehen.

Ein infektiöser Prozeß wie die Peritonitis ist oft mit Lungenversagen verbunden. Ein erhöhter Widerstand im Lungenkreislauf ist ein Charakteristikum des septischen Schocks und einer Ventilationsstörung [58]. Die Entwicklung des Lungenversagens, die benötigte ventilatorische Hilfe oder die Verschlechterung der Ventilation können frühe Zeichen einer okkulten Infektion sein [6, 46, 53]. Warum ein septischer Prozeß wie Peritonitis ein Lungenversagen verursacht oder damit in Verbindung steht, ist nicht klar. Experimentell hat sich mit großer Wahrscheinlichkeit herausgestellt, daß verschiedene Faktoren wie Polypeptidtoxin aus dem septischen Prozeß, Immunkomplexe, Leukozytenaggregation mit Produktion von Peroxyd, Komplementaktivierung, Thrombozyten- und Fibrinaggregation und Gewebetrümmer-, Kallikrein- und Kininaktivierung sowie Prostaglandinwirkungen durch Arachidonsäure und Lipoxygenasen alle einen Endothelzellschaden hervorrufen können. Cachectin und Interleukin 1 könnten die primären Mediatoren dieser Effekte sein. Solch eine Verletzung der pulmonalen Gefäße und damit der Mikrozirkulation würde einen Permeabilitätsanstieg, ein interstitielles Ödem, Proteinverlust und schließlich die Entwicklung des voll ausgeprägten Syndroms der posttraumatischen Lungeninsuffizienz oder ARDS („adult respiratory distress syndrome") hervorrufen.

Die Nieren können ebenfalls betroffen sein. Der Mechanismus einer dementsprechenden renalen Schädigung ist jedoch noch unklar. Zirkulierende Faktoren vom Infektionsherd wie Immunkomplexe können einen direkten Schaden verursachen oder den renalen und intrarenalen Blutfluß stören. Im hyperdynamen septischen Zustand ist der renale Blutfluß gesteigert. Die Urinproduktion kann hochnormal sein. Es liegt nahe, eine Schädigung des juxtaglomerulären Apparats oder der Tubuli dieser Region durch Immunkomplexe, aktiviertes Komplement oder andere Faktoren als Ursache anzunehmen [39]. Diese Schädigung könnte dann eine dem renalen Blutfluß inadäquate Polyurie produzieren. Daraufhin würde die Niere gegen jeden Blutdruckabfall anfällig. Interpretiert der Arzt die hohe Ausscheidung durch eine zu große Flüssigkeitszufuhr und reduziert diese, so kann die renale Durchblutung weiter vermindert werden und ein akutes Nierenversagen resultieren. Das Nierenversagen kann sowohl polyurisch als auch oligurisch oder anurisch verlaufen.

Inzwischen ist bekannt, daß auch ein posttraumatisches Leberversagen eintreten kann. Die Leber erleidet durch den septischen Prozeß Schaden. Ob dieser Schaden als ein direkt toxischer Effekt der verminderten Durchblutung oder einer anormalen intrahepatischen Blutverteilung anzusehen ist, bleibt unklar. Besteht ein septischer Prozeß fort, so steigt das Bilirubin oft auf Werte von 6–8 mg% an, was klinisch in einer Gelbsucht resultiert, obwohl die Durchblutung angemessen erscheint. Die Leber kann vergrößert sein und eine feste Konsistenz besitzen. Es besteht eine Abnahme der synthetischen und detoxifizierenden Tätigkeit der Leber bis hin zum voll ausgeprägten Bild des Leberversagens [35]. Cerra et al. konnten verdeutlichen, daß ein Teil der gestörten Leberfunktion die Folge eines exzessiven metabolischen Bedarfs und einer Substratüberhäufung aus dem Skelettmuskelabbau bei Sepsis ist [14, 15].

Der schwere oder späte septische Schock ist oft mit einer Myokarddepression, einer reduzierten Ejektionsfraktion und einer verminderten Kontraktilität assoziiert. Ungeklärt ist, ob dies aus der Produktion einiger toxischer Faktoren, der Schädigung des Myokards per se oder einer „Erschöpfung" des Myokardiums durch die prolongierte hyperdyname Zirkulation resultiert.

Koagulationsstörungen sind häufig, insbesondere Veränderungen der zirkulierenden Gerinnungsfaktoren. Zirkulierende Fibrinogenabbauprodukte können bei vielen Patienten nachgewiesen werden. Weniger häufig sind offenkundige Störungen, die Blutungen verursachen. Manchmal kann es zur disseminierten intravasalen Gerinnung kommen. Dies geschieht vorwiegend bei septischem Abort oder anderen dramatischen Ereignissen. Bei einer Reihe septischer Patienten finden sich zwar stark ausgeprägte Veränderungen der Prothrombinzeit, des Fibrinogenspiegels, der Thrombozytenzahl und der Fibrinspaltprodukte, von Bedeutung sind sie jedoch nur bei sehr wenigen. Ob eine mikroskopische intravasale Gerinnung bei der Entwicklung des Multiorganversagens eine Rolle spielt, ist noch nicht geklärt. Obwohl experimentell Fibrinablagerungen in der Mikrozirkulation nachgewiesen werden konnten, steht noch nicht fest, ob dies ein primärer oder ein sekundärer Effekt ist.

Die Auswirkung eines infektiösen Prozesses, der mehrere Tage oder Wochen andauert, auf den Metabolismus eines Individuums kann überwältigend sein. Cerra et al. nannten dieses Phänomen eine Art Autokannibalismus. Der letzte Schritt bei einem solchen Patienten kann die Erschöpfung der metabolischen Prozesse von Skelettmuskel und Leber sein, die ihr Protein zur Produktion von Glukose und Akute-Phase-Protein sowie zur Aufrechterhaltung der Abwehrmechanismen gegen den septischen Prozeß zur Verfügung gestellt haben.

So kann eine ganze Reihe von Sepsisfaktoren zum septischen Schock oder zum Tod führen:

1) Verlust intravaskulärer oder extrazellulärer Flüssigkeit in das Infektionsgebiet, wie bei Peritonitis oder einem großen Abszeß, die ein Volumendefizit mit Hypovolämie hervorrufen können;
2) periphere Vasodilatation mit einem extrem niedrigen vaskulären Widerstand als Folge der erhöhten Temperatur und des gesteigerten Blutflusses, wodurch ein sehr hohes Herzzeitvolumen notwendig wird:
3) Zirkulationsstörungen, die durch Endotoxin, Exotoxine, Leukozytenmediatoren, Prostaglandine, Kallikreine, Kinine und andere toxische Faktoren mit metabolischen und zellulären Wirkungen ausgelöst werden und zu hepatischer und muskulärer Dysfunktion, dem Zusammenbruch des Metabolismus und schließlich zum Tod führen können;
4) Herz, Nebennieren, Lungen, Nieren, Leber und andere Organe werden schließlich geschädigt, wodurch sie selbst zu bedeutenden Faktoren werden, die den eigentlichen Krankheitsprozeß fortsetzen oder intensivieren. Zellmembranschäden, die direkt durch Toxine, Mediatoren und Ischämie entstanden sind, spielen bei diesen Prozessen eine Rolle.

Literatur

1. Baker CC, DeSantis J, Degutis LD, Baue AE (1985) The impact of a trauma service on trauma care in a university hospital. Am J Surg 149:453–458
2. Baue AE (1981) Multiple organ or systems failure. In: Haimovici FD (ed) Vascular emergenices, chap 7. Appleton-Century-Crofts, New York, p 125
3. Baue AE (1983) Multiple systems failure and circulatory supports. Jpn J Surg 13:69–85
4. Baue AE (1985) Recovery from multiple organ failure. Am J Surgery 149:120–121
5. Baue AE, Guenther B, Hartl W, Pickard P, Heberer G (1984) Altered hormonal activity in severely ill patients after injury or sepsis. Arch Surg 119:1125–1132
6. Baue AE (1975) Multiple, progressive or sequential systems failure: a syndrome of the 1970s. Arch Surg 110:779–781
7. Baue AE (1979) Multiple systems failure. In: Dudrick S (ed) The American college of surgeons manual on pre- and postoperative care. Saunders, Philadelphia
8. Baue AE, Guthrie D (1986) Modern aspects of multiple organ failure. In: Eigler FW, Peiper HJ, Schildberg FW, Witte J, Zumtobel V (eds) Stand und Gegenstand chirurgischer Forschung. Springer, Berlin Heidelberg New York Tokyo
9. Baue AE (1977) Sequential or multiple systems failure. In: Najarian J, Delaney J (eds) Critical surgical care. Stratton Intercon, New York, pp 293–300
10. Baue AE, Chaudry IH (1980) Prevention of multiple systems failure. Surg Clin North Am 60:1167–1178
11. Border JR, Chenier R, McMenamy RH et al. (1976) Multiple systems organ failure: muscle fuel deficit with visceral protein malnutrition. Surg Clin North Am 565:1147–1167
12. Border JR, Hassett J, LaDuca J, Seibel R, Steinberg S, Mills B, Losi P, Border D (1987) The gut origin septic states in blunt multiple trauma (ISS=40) in the ICU. Ann Surg 206 4:427–448
13. Carrico CJ, Meakins JL, Marshall JC, Fry D, Maier RV (1986) Multiple-organ-failure syndrome. Arch Surg 121:196–208
14. Cerra FB, Siegel JH, Border JR et al. (1979) The hepatic failure of sepsis: cellular vs. substrate. Surgery 86:409–422
15. Cerra FB, Siegel JH, Coleman B et al. (1980) Septic autocannibalism: failure of exogenous nutritional support. Ann Surg 192:570–580
16. Chaudry IH, Clemens MG, Baue AE (1986) Cellular and subcellular function of the liver and other vital organs in sepsis and septic shock. In: Sibbald WJ, Sprung CL (ed) New horizons: Perspectives on sepsis and septic shock, chap 4. Society of Critical Care Medicine Fullerton, pp 61–76
17. Chaudry IH, Sayeed MM, Baue AE (1976) Insulin resistance in experimental shock. Arch Surg 109:412–415
18. Chaudry IH, Sayeed MM, Baue AE (1974) Effect of hemorrhagic shock on tissue adenine nucleotides in conscious rats. Can J Physiol Pharmacol 52:131–137
19. Chaudry IH, Schleck S, Clemens MG, et al. (1982) Altered hepatocellular active transport: an early change in peritonitis. Arch Surg 117:151–157
20. Chaudry IH, Wichterman KA, Baue AE (1979) Effect of sepsis on tissue adenine nucleotide levels. Surgery 85:205–211
21. Clemens MG, Chaudry IH, McDermott PD, et al. (1983) Regulation of glucose production from lactate in experimental sepsis. Am J Physiol 244:R794–R800
22. Clemens MG, Chaudry IH, Daigneau N, et al. (1984) Insulin resistance and depressed gluconeogenic capability during early hyperglycemic sepsis. J Trauma 24:701–708
23. Deutschman CS, Konstantinides FN, Tsai M, Simmons RL, Cerra FB (1987) Physiology and metabolism in isolated viral septicemia. Arch Surg 122:21–25
24. Eiseman B, Beart R, Norton L (1977) Multiple organ failure. Surg Gynecol Obstet 144:323–326
25. Faist E, Baue AE, Dittmar H, Heberer G (1983) Das mehrfache Organversagen beim polytraumatisierten Patienten. Krankenhausarzt 56:1–14
26. Faist E, Baue AE, Dittmer H, Heberer G (1983) Multiple organ failure in polytrauma patients. J Trauma 23:775–787

27. Fath JJ, Cyr St JA, Konstantinides FN, Alden P, Ascher NL, Bianco RW, Foker JE, Cerra FB (1985) Alterations in amino acid clearance during ischemia predict hepatocellular ATP changes. Surgery 98:396–404
28. Fry DE, Pearlstein L, Fulton RL, Polk HC Jr (1980) Multiple system organ failure. Arch Surg 115:1316–140
29. Ghosh S, Liu M (1983) Changes in α-adrenergic receptors in dog livers during endotoxic shock. J Surg Res 34:239–245
30. Goris RJA, Boekhorst TPA, Nuytinck JKS, Gimbrere JSF (1985) Multiple organ failure. Arch Surg 120:1109–1115
31. Goris RJA, Boekholtz WKF, van Bebber IPT, Nuytinck JKS, Schillings PHM (1986) Multiple organ failure and sepsis without bacteria. Arch Surg 121:897–901
32. Guillem JG, Clemens MG, Chaudry IH, et al. (1983) Hepatic gluconeogenic capability in sepsis is depressed before changes in oxidative capability. J Trauma 22:723–729
33. Hassett J, Cerra FB, Siegel J, Moyer E, Yu L, Border JR, McMenamy R (1982) Multiple systems organ failure – very brief summary. Injury 14 (1):93–97
34. Heideman M, Hugli TE (1984) Anaphylatoxin generation in multisystem organ failure. J Trauma 24:1038–1043
35. Keller GA, West MA, Cerra FB, Simmons RL (1985) Multiple systems organ failure – modulation of hepatocyte protein synthesis by endotoxin activated Kupffer cells. Ann Surg 201:87–95
36. Knaus WA, Draper EA, Wagner DP, Zimmerman JE (1985) Prognosis in acute organ-system failure. Ann Surg 202:685–693
37. Liu M, Onji T (1981) Effects of endotoxin on the myocardial $(Na^+ + K)$-ATPase enzyme system: involvement of lipids in endotoxin-induced changes in enzyme activities. Biochem Med 25:315–326
38. Liu M, Takeda H (1982) Endotoxin-induced stimulation on phospholipase A activities in dog hearts. Biochem Med 28:62–69
39. Lucas CE (1976) The renal response to acute injury and sepsis. Surg Clin North Am 56:953–975
40. Maetani S, Nishikawa T, Hirakawa A, Tobe Takayoshi T (1986) Role of blood transfusion in organ system failure following major abdominal surgery. Ann Surg 203:275–281
41. Nunes G, Blaisdell FW, Margarette S (1970) Mechanism of hepatic dysfunction following shock and trauma. Arch Surg 100:546–556
42. Ohkawa M, Chaudry IH, Clemens MG, et al. (1983) Hepatic mitochondrial responses to sepsis and septic shock. Circ Shock 10:273–274
43. Pasque MK, Murphy CE, Tright PV, et al. (1983) Myocardial adenosine triphosphate levels during early sepsis. Arch Surg 118:1437–1440
44. Perry MO, Fantini G (1987) Ischemia: profile of an enemy. J Vasc Surg 3:231–234
45. Polk HC, Baue AE, Trunkey DD, Frye DE (1981) Multiple system organ failure. Contemp Surg 19:107–139
46. Polk HC, Shield CL (1977) Remote organ failure: a valid sign of occult intra-abdominal infection. Surgery 81:310–313
47. Raymond RM, Harkema JM, Emerson TE (1981) In vivo skeletal muscle insulin resistance during *E. coli* endotoxin shock in the dog. Circ Shock 8:425–433
48. Schieppati E, Doglio G, Grosso RM, Bumaschny E (1986) Cirugia abdominal en 138 pacientes de alto riesgo. Rev Argent Cir 50:220–226
49. Schumer W (1968) Localization of energy pathway block in shock. Surgery 64:55–59
50. Shaw JHF, Wolfe RR (1984) A conscious septic dog model with hemodynamic and metabolic responses similar to responsiveness of human. Surgery 95:553–561
51. Shen, Peng-Fei, Zhang, Shi-chun (1987) Acute renal failure and multiple organ system failure. Arch Surg 122:1131–1133
52. Tilney NL, Bailey GL, Morgan AP (1973) Sequential system failure after rupture of abdominal aortic aneurysms: an unsolved problem in postoperative care. Ann Surg 178:117–122
53. Vito L, Dennis RC, Weisel RD, Hechtman HB (1974) Sepsis presenting as acute respiratory insufficience. Surg Gynecol Obstet 138:896–900
54. Wichterman KA, Baue AE, Chaudry IH (1980) Sepsis and septic shock. A review of laboratory models and a proposal. J Surg Res 29:189–201

55. Wichterman KA, Chaudry IH, Baue AE (1979) Studies of peripheral glucose uptake during sepsis. Arch Surg 114:740–745
56. Wiles JB, Cerra FB, Siegel JH, Border JR (1980) The systemic septic response: Does the organism matter? Crit Care Med 8:55–60
57. Wolfe RR, Burke JF (1978) Glucose and lactate metabolism in experimental septic shock. Am J Physiol 235:R219–R227
58. Zapol WM, Snider MT (1977) Pulmonary hypertension in severe acute respiratory failure. N Engl J Med 296:476–480

Sepsis und Leukozytenfunktion – Schaden und Nutzen

J. J. Zimmerman

> Die Aktivierung des Abwehrsystems gegen Entzündungen bei lokalen, bakteriellen Proliferationen hat den Nachteil, daß die Vernichtung der Bakterien auf Kosten einer gewissen körpereigenen Gewebsschädigung des Wirtes in dem entzündlichen Gebiet erreicht wird. In den meisten Fällen überwiegen die Vorteile für den Wirt [126].

Obwohl die Sepsis durch die eindringenden Bakterien und deren Toxine ausgelöst wird, führen hauptsächlich die ausgeprägten entzündlichen Reaktionen des Wirtes zu der Symptomatik des Sepsissyndroms [126, 152]. Störungen und Veränderungen des Immunsystems und des Metabolismus können zu einem multiplen Organversagen führen. Der septische Schock stellt eine weitreichende zelluläre Dysfunktion als Folge einer Reihe den Stoffwechsel beeinträchtigender Vorgänge dar. Die Leukozyten als „Infantrie" des Abwehrsystems des Wirtes scheinen eine führende Rolle unter den verschiedenen eine Sepsis bedingenden Ursachen und deren Erscheinungsform prägenden Faktoren zu spielen. Eine Reihe von Defekten der zellvermittelten Immunität bedingt eine individuell erhöhte Sepsisgefährdung. Das Zusammenwirken der gleichen zellulären Elemente ist jedoch auch für die verstärkte entzündliche Reaktion verantwortlich, die charakteristisch für das autoaggressive Sepsissyndrom des Wirtes sind. Die hier vorliegende kurze Betrachtung untersucht die zweischneidige Rolle – Schaden und Nutzen – der Leukozyten bei der Sepsis.

Zelluläre Mediatoren

Die Makrophagen sind primär für die Induktion der Immunantwort durch die Stimulation anderer zellulärer Elemente verantwortlich. Aus dem Knochenmark freigesetzte Monozyten zirkulieren im Blut mit einer mittleren Lebensdauer von weniger als 24 h. Der nachfolgende Austritt aus dem Blut und die Differenzierung führen zur Akkumulation von verschiedenen Gewebsmakrophagen wie den Histiozyten, den hepatischen Kupffer-Sternzellen, den dendritischen Milzzellen und den alveolären Makrophagen der Lunge. Diese Überwachungszellen sind vor dem Eintritt von Antigenen in das Immunsystem nicht an ein spezifisches Antigen gebunden. Die Makrophagenfunktion ist nicht von Wachstum oder Proliferation abhängig, wie ihre Resistenz gegen radioaktive Strahlung beweist. Diese Zellen können jedoch durch Säure abgetötet werden, was auf ihre Abhängigkeit von Hämoglobin-Sauerstoff-Interaktionen hinweist. Makrophagen sind an einer Anzahl von Reaktionen beteiligt, die in 3 Hauptgruppen eingeteilt werden können:

1) Die Erkennung des Antigens durch den Makrophagen erfordert den direkten Kontakt zwischen Antigen, Lymphozyten und Makrophagen [13, 144]. Es ist zu beachten, daß bei Makrophagen und Lymphozyten an einigen bestimmten Stellen eine spezifische genetische Determinierung bezüglich ihrer Histokompatibilität vorliegen muß, um diese Interaktion zu ermöglichen. Während dieser Verbindung werden sowohl Lymphozyt als auch Makrophage durch die Freisetzung von Lymphokinen und Monokinen aktiviert. In diesem Zusammenhang ist besonders das Lymphokin γ-Interferon wichtig [123]. Details der Makrophagen-Antigen-Interaktion sind:

a) Phagozytose des Antigens;
b) Abbau des Antigens zu kleinen Fragmenten, die von T-Zellen erkannt werden können;
c) Lokalisierung von Antigenfragmenten auf der Zelloberfläche in Verbindung mit Molekülen, die die Histokompatibilität determinieren.

2) Die Makrophagen unterstützen die Phagozytose und die Vernichtung von infektiösen Überträgern und Tumorzellen. Die Filterfunktion der Gewebephagozyten wird durch die an ihrer Oberfläche befindlichen Rezeptoren für die Fc-Region von γ-Globulin und C3b erhöht. Ebenso wie Granulozyten sind auch Makrophagen in der Lage, toxische O_2-Metaboliten zu produzieren [64].

3) Charakteristisch für die Makrophagen ist die Sekretion verschiedener biologisch aktiver Monokine [98]. Die Vielfalt der von den Makrophagen gebildeten Proteine ist mit der der Hepatozyten vergleichbar. Die Hauptgruppen der Monokine sind in nachfolgender Übersicht aufgeführt. Das bekannteste Monokin ist das Interleukin, welches weitreichende Auswirkungen auf fast alle Zellen des Körpers hat [33, 66].

Hauptgruppen der Monokine

- Enzyme (Lysozyme, neutrale Proteasen einschließlich Plasminogenaktivator, Säurehydrolasen, Arginasen);
- Komplementanteile;
- Enzyminhibitoren (einschließlich α_2-Makroglobulin);
- Transportproteine (z. B. Transferrin);
- toxische O_2-Metaboliten;
- bioaktive Lipide (Arachidonsäurestoffwechselprodukte, plättchenaktivierender Faktor);
- Interleukin 1;
- Faktoren, die die Zellreplikation fördern bzw. verhindern;
- Kachektin (Tumornekrosefaktor).

Kurz zusammengefaßt kann die Funktion der Makrophagen als unspezifische Immunantwort beschrieben werden, die durch die Interaktion mit Antigen und Lymphozyt ausgelöst wird [5]. Durch Makrophagen aktivierte Lymphokine sind (s. oben) für diverse Makrophagenfunktionen verantwortlich. Makrophagenabhängige Vorstufendifferenzierung, Zellsensibilisierung und Triggerreaktionen setzen die entzündliche Reaktion in Gang.

Die *Lymphozyten* stellen den Hauptanteil der spezifischen Immunantwort dar [34, 56]; 70% der mononukleären Zellen des Blutes sind langlebige T-Lymphozyten, die restlichen 30% setzen sich aus B-Lymphozyten, Killerzellen und Monozyten zusammen. T-Lymphozyten werden wie B-Lymphozyten im Knochenmark gebildet, erfahren aber eine zusätzliche Reifung unter Thymuseinfluß. Diese Zellen besiedeln die Lymphknoten und die Milz. Die T-Zellen werden als Memoryzellen rezirkuliert. Die Killerzellen sind groß und enthalten Granulakörnchen, sie scheinen vorwiegend für die Lyse von Tumorzellen und Viren zuständig zu sein.

Die T-Lymphocyten können bezüglich ihrer Funktion und der Antigenzusammensetzung ihrer Oberfläche zusätzlich in Untergruppen eingeteilt werden [2, 92, 111]. Vereinfacht dargestellt, fungieren die $CD4^+$-Lymphozyten als zytotoxische Helferzellen, während $CD8^+$-Lymphozyten eine Funktion als zytotoxische Suppressorzellen einnehmen. Vielen der bisher identifizierten Oberflächenmarkierungen kann noch keine definierte Funktion zugeordnet werden. Die Aktivierung der T-Zellen erfordert den Kontakt zwischen Makrophagen und Antigen in Assoziation mit einem histokompatiblen Antigen ebenso wie die Anwesenheit eines „second messenger", z. B. des IL 1 oder IL 2 [144].

Stimulierte T-Zellen reagieren in verschiedenster Weise: Durch Blastentransformation und Proliferation können antigenspezifische Zellen geklont werden; die Synthese von T-Helferzellenfaktor fördert die Reifung von B-Zellen und die Antikörperproduktion; die zytotoxische Differenzierung ermöglicht die Lyse durch Target-Zellen; und die Produktion von Lymphokinen erlaubt die Integration der T-Zellenaktivität in die gesamte Immunantwort. Die von T-Lymphozyten produzierten Lymphokine und ihre Wirkung sind folgende [34, 56]:

- CTX-Faktor,
- Migrationsinhibitionsfaktor,
- Makrophagenaktivierungsfaktor,
- Eosinophagen-CTX-Faktor,
- Eosinophilenstimulator,
- γ-Interferon,
- blastogener Faktor,
- hautreaktiver Faktor.

Die Suppressorzellen üben eine gewisse Kontrollfunktion über die Immunantwort aus. Ist diese Kontrolle defekt, kann es zu Autoimmunreaktionen kommen [110].

Obwohl es ihnen an Spezifität fehlt, stellen die *polymorphnukleären Leukozyten* (PMN) qualitativ und quantitativ wahrscheinlich den wichtigsten Teil des zellulären Abwehrsystems dar [18, 147]. Die Neutrophilen und ihre Vorstufen sind nicht nur im Blut, sondern auch im Knochenmark die am häufigsten vertretenen Leukozyten. Die Produktion von PMNs dauert ca. 18 Tage und unterteilt sich in die mitotische Proliferation (8 Tage) sowie die Phase der Reifung und der Speicherung (10 Tage). Nach der Freisetzung aus dem Knochenmark existieren die Neutrophilen im Blut als zirkulierende oder wandständige Populationen. Die mittlere Lebensdauer der PMN beträgt ungefähr 6–7 h. Dementsprechend wird die gesamte PMN-Population des Blutes ungefähr 2,5mal täglich ersetzt. Unter normalen Bedingungen findet die Elimination der Neutrophilen im Gastro- und Urogenitaltrakt statt, unter pathologischen Bedingungen in den entzündeten Gebieten [151].

Die schematische Morphologie der Neutrophilen ist in Abb. 1 dargestellt. Reife PMN (12–15 µm) haben ungefähr den doppelten Durchmesser eines normalen Ery-

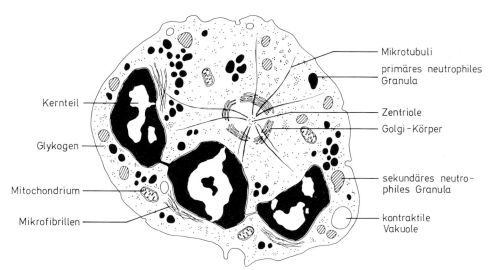

Abb. 1. Schematischer Aufbau eines polymorphkernigen Leukozyten (PMN). Primäre (azurophile) und sekundäre (spezifische) Granula, die Durchmesser von 600–800 bzw. 300–500 nm haben. In reifen PMN fehlen Kerne, das endoplasmatische Retikulum ist kaum vorhanden, die Golgi-Körper sind atrophisch und die Mitochondrien spärlich. *Kleine Punkte* entsprechen Glykogengranula (Vergr. 15000:1)

throzyten und können nach Wright-Färbung anhand ihres gelappten Nukleus und der reichlich im Zytoplasma auftretenden rosa-lila Granula identifiziert werden. Die Granula können in primäre (azurophile, 600–800 nm) und sekundäre (spezifische, 300–500 nm) Untergruppen unterteilt werden [151]. Die verschiedenen Granulabestandteile sind folgende:

Bestandteile in Granula polymorphkerniger Leukozyten

1) Primäre Granula (Azurophile):
   Myeloperoxidase;
   argininreiche basische Proteine;
   Lysozyme,
   sulfierte Mukopolysaccharide;
   saure Phosphatasen;
   andere Säurehydrolasen
   – β-Galactosidase,
   – β-Glucuronidase,
   – N-Ac-β-Glucosaminidase,
   – α-Mannosidase,
   – Arylsulfatase,
   – 5′ Nucleotidase,
   – Esterase,
   – neutrale Proteasen,
   – Elastase,
   – Cathepsin G,
   – Naphthylamidase.

Sekundäre Granula (spezifisch):
2) alkalische Phosphatase,
   Lysozyme,
   Aminopeptidase,
   Lactoferrin,
   Kollagenase,
   Vitamin-B_{12}-bindendes Protein.

Unter Ruhebedingungen ist der Neutrophile genügsam, die geringen metabolischen Bedürfnisse werden über anaerobe Glykolyse gedeckt. Im spärlich vorhandenen endoplasmatischen Retikulum und den Ribosomen des reifen PMN findet eine limitierte RNA- und Proteinsynthese statt. Eine DNA-Synthese findet jedoch nicht statt, wie das dicht verklumpte Chromatin der Zellen beweist. Eine Anzahl von löslichen und nichtlöslichen Substanzen sind in der Lage, den ruhenden Neutrophilen in einen Zustand höchster metabolischer Aktivität zu versetzen, den man als „respiratory burst" bezeichnet [7].

Die Charakteristika des „respiratory burst" schließen folgende Vorgänge ein: eine Verschiebung vom anaeroben zum aeroben Metabolismus mit einem gleichzeitigen Anstieg des O_2-Verbrauchs um 50–100%; eine Aktivitätssteigerung des Hexose-Monophosphat-Shunts zur Bereitstellung von NADPH-reduzierenden Äquivalenten; das Fehlen der Zyanidinhibition (d. h. keine Abhängigkeit von der mitochondrialen Atmung); die Aktivierung einer normalerweise ruhenden Elektronentransportkette, die zur Produktion einer Reihe von toxischen O_2-Metaboliten führt; sowie die Degranulation von lysosomalen (granulären) Bestandteilen. Als Folge dieser Aktivierung tragen die im folgenden dargestellten 3 Hauptaspekte des Neutrophilenmetabolismus zum Ablauf der entzündlichen Reaktion bei:

1) Der Fettstoffwechsel in den stimulierten PMN verstärkt die entzündliche Reaktion durch mehrere Rückkopplungsreaktionen. Die Neutrophilen produzieren und setzen Thromboxan [46], Leukotriene [20, 30, 44], plättchenaktivierenden Faktor [28, 77, 101] und Leukotoxin [55] frei. Die gleichen Substanzen können die Chemotaxie der PMN, deren Aggregation und Degranulation sowie die Synthese von aktiven O_2-Metaboliten auslösen oder unterstützen. Thromboxan und Prostacyclin liegen an der Plasma-Endothel-Grenze in einem reziproken Verhältnis vor. Obwohl hauptsächlich die Plättchen für die Thromboxansynthese verantwortlich sind, können bei entzündlichen Reaktionen auch die PMN die Synthese dieses Zyklogenaseprodukts fördern. Das Hauptprodukt der PMN-Lipogenase ist Leukotriene B_4 [40]. Wird diese Verbindung von anderen Zellen synthetisiert, z. B. von den alveolären Makrophagen, kann eine lokale Konzentration von Neutrophilen die Folge sein. Die Freisetzung von 1-0-Alkyl-2-Acetyl-sn-Glyceryl-3-Phosphorylcholin und Plättchenfaktor aus den PMN führt zur Aktivierung anderer entzündungsfördernder Elemente. Die Biosynthese und Freisetzung des Linolderivats Leukotoxin ergänzt die entzündliche Reaktion der PMN.

2) Die nichtoxidativen Neutrophilenverbände sind mit der Degranulation verschiedener lysosomaler Elemente befaßt [138, 139, 147]. Fremde Antigene werden durch Phagozytose und die Bildung von Lysophagosomen zerstört, indem sie einer feindlichen, unphysiologischen Umgebung ausgesetzt werden. Zu den schädigenden Einflüssen bei der Pinozytose zählen ein saurer pH-Wert, kationische Proteine, die Bildung von Eisenchelaten durch Laktoferrin sowie Hydrolasen, die zur Inaktivierung bzw. Denaturierung der Antigene beitragen. Die PMN-Elastase, ein Hauptprotein der azurophilen Granula, ist eingehend untersucht worden. Bei dem Enzym handelt es sich um eine Glykoprotein-Serin-Protease mit einem Molekulargewicht von 30 000. Die Neutrophilenelastase hydrolisiert außer Elastin auch Knorpelproteoglykan; Kollagen vom Typ 1–4 und Fibronektin. Die Makrophagenelastase, ein Metalloenzym, besitzt andere Eigenschaften als die PMN-Elastase. Die vor kurzem entdeckte Acyl-

oxyacylhydrolase der Neutrophilen spaltet die zum Lipid A-Anteil der Lipopolysaccharide (Endotoxin) gehörigen Fettsäureketten. Dies reduziert die Aktivität der Lipopolysaccharide [96].

3) Die Bildung von letal wirkenden O_2-Metaboliten kann als Hauptfunktion des „respiratory burst" des Neutrophilen definiert werden [8, 147]. Der erhöhte O_2-Verbrauch geht mit einer stark gesteigerten Produktion von Superoxydanionen, Hydrogenperoxid und unterchloriger Säure einher. Zusätzlich werden mittels nichtenzymatischer Katalyse über die Haber-Weiss- und die Fenton-Reaktion Hydroxylanionen, Hydroxylradikale, O_2-Radikale und N-Chloroamine gebildet. Die Bildung des am Anfang der Reaktion stehenden Sauerstoffradikal, des Superoxydanions ($O_2^{\pm}$), geschieht mit Hilfe eines Plasmalemma-Protein-Komplexes, der aus Flavoprotein, einem Typ B des Zytochroms und evtl. einem Ubichinonabkömmling zusammengesetzt ist [118]:

$$2\,O_2 + NADPH \rightarrow 2\,O_2^{\pm} + H^+ + NADP^+.$$

NADPH-reduzierende Äquivalente werden mittels des Hexose-Monophosphat-Shunts bereitgestellt. Sowohl das Flavoprotein als auch das b_{245}-Zytochrom konnten isoliert werden. $O_2^{\pm}$ reagiert entweder spontan oder via Superoxyddismutase [121]:

$$2\,O_2^{\pm} + 2\,H^+ \rightarrow H_2O_2 + O_2.$$

Die Myeloperoxidase, die sich in den Hauptgranula befindet und ungefähr 5% des gesamten PMN-Proteins ausmacht, katalysiert die Synthese von unterchloriger Säure aus Chloridanionen und Hydrogenperoxid [4]:

$$Cl^- + H_2O_2 \rightarrow HOCl^- + H_2O.$$

Die Chlorbleiche, $HOCl^-$, ist das bekannteste und am besten untersuchte bakterizide Agens der PMN. Hydrogenperoxid kann entweder durch eine Katalase oder durch Glutathionperoxidase entgiftet werden. Als Screeningtests für die intakte Fähigkeit des PMN zur Oxidation kommen die Chemolumineszenz oder der Nitroblau-Tetrazolium-Reduktionstest in Frage.

Immundefekte

Es sind zahlreiche kongenitale und erworbene Defekte der zellvermittelten Immunabwehr bekannt. Bei vielen dieser Erkrankungen spielen angeborene Störungen des Metabolismus eine Rolle; sie treten recht selten in Erscheinung, sind jedoch aufschlußreich. Die erworbenen und zum größten Teil iatrogenen Immundefekte stehen in Zusammenhang mit der weitentwickelten Chemotherapie bei Krebserkrankungen, Autoimmunerkrankungen und Transplantationen. Bei intensivmedizinisch betreuten Patienten treten Immunschädigungen in den Vordergrund, die durch die auf Intensivstationen häufigen, langanhaltenden Streßzustände in Verein mit Sepsis, Malnutrition, Polytrauma und Verbrennungen bedingt sind. Die daraus resultierende Immunschwäche hat auf alle Glieder der zellvermittelten Immunantwort Auswirkungen.

Kongenitale Defekte

Angeborene Lymphozytenanomalien finden sich am häufigsten bei Kindern [14, 116]. Das DiGeorge-Syndrom beruht auf einem Entwicklungsdefekt der 3. und 4. Schlundtasche und geht mit unterschiedlichen Defekten des Unterkiefers, des Herzens und der großen Gefäße einher. Charakteristisch sind qualitative und quantitative Veränderungen der T-Lymphozyten. Die X-Chromosom-gebundene Agammaglobulinämie vom Typ Bruton ist hingegen ein Beispiel eines relativ isolierten Defekts des B-Lymphozyten mit normaler Funktion der T-Lymphozyten. Die Differenzierung von Vorstufen der B-Zellen zu B-Zellen ist blockiert, was die Entwicklung von γ-Globulin-bildenden Plasmazellen verhindert. Typisch sind niedrige oder fehlende Immunglobulinspiegel. Die Therapie der Wahl besteht in der exogenen Zufuhr von γ-Globulin. Die Lymphknoten sind hypoplastisch. Dieser humorale Abwehrdefekt manifestiert sich in immer wieder auftretenden, persistierenden bakteriellen Infektionen, wobei besonders eingekapselte Organismen in Erscheinung treten (Pneumococcus, Hämophilia influenza, Streptokokken), die durch Immunglobuline der Phagozytose zugeführt werden müssen [54]. Bei schweren, kombinierten Immundefekten (SCID) sind beide Lymphozytenklassen betroffen; es kommt zu schweren bakteriellen und viralen Infekten sowie Pilzinfektionen. Häufig treten Dermatitis, Diarrhö und Otitis media auf. Die Übertragung von transplazentären mütterlichen Lymphozyten kann als eine Graph-versus-host-Erkrankung betrachtet werden. Einige Fälle sind durch einen Adenosin-Deaminase-Mangel bedingt, der durch wiederholte Bluttransfusionen behandelt werden kann. Die Therapie der Wahl scheint bei schweren Fällen von SCID jedoch die Knochenmarktransplantation zu sein. Bei der Ataxia teleangiectatica (Louis-Bar-Syndrom) liegen eine autosomal rezessive genetische Störung, Defekte der T-Helferzellfunktion und verschiedene Hypogammaglobulinämien vor. Fehlerhafte DNS-Reparaturen und bronchopulmonale Erkrankungen sind die Folge. Patienten mit Wiskott-Aldrich-Syndrom leiden unter Ekzemen, Thrombozytopenie und opportunistischen Infektionen. Bei dieser ebenfalls X-Chromosom-gebundenen Erkrankung sind Anzahl und Funktion der T-Lymphozyten gestört. Die Immunantwort auf aus Polysacchariden bestehende Antigene ist besonders vermindert.

Eine allgemeine, unterschiedlich ausgeprägte Abwehrschwäche kann sowohl bei Kindern als auch bei erwachsenen und geriatrischen Patienten in Erscheinung treten. Diese Patienten scheinen außer für pulmonale Infektionen besonders für Autoimmunerkrankungen und neoplastische Veränderungen anfällig zu sein. Häufig treten ein sprueähnliches Syndrom, Amyloidose sowie Granulome auf. Als Ursache dieser Erkrankung kommt neben einem Mangel an Ecto-5'-Nucleotidase die Agammaglobulinämie vom Typ Burton in Frage. Bei anderen Patienten scheint der Grund eine Überproduktion von T-Suppressorzellen zu sein. Ein selektiver IgA-Mangel kann auf einer erhöhten Aktivität der T-Suppressorzellen gegenüber den IgA-produzierenden Plasmazellen beruhen. Diese Immunschwäche tritt mit einer Häufigkeit von 1:800 auf, bei den betroffenen Individuen scheint ein erhöhtes Risiko für Autoimmunerkrankungen zu bestehen. Charakteristisch sind Infektionen der Atemwege. Diesen Patienten sollte niemals IgA verabreicht werden, da es die mukösen Membranen nicht erreicht und den Patienten der Gefahr einer möglicherweise fatalen anaphylaktischen Reaktion aussetzt.

Chronische granulomatöse Erkrankungen und ihre Begleiterscheinungen beruhen auf angeborenen, prototypischen Defekten des Phagozytosemetabolismus [19, 108]. Diese können als autosomale oder X-Chromosom-gebundene Merkmale vererbt werden. Eine gestörte Respiratory-burst-Aktivität kann in Zusammenhang mit einer abnormalen Depolarisation der Plasmamembran der Neutrophilen, fehlendem oder hohem NADPH-Km-Flavin-Oxidoreduktasespiegel, fehlendem oder defektem Zytochrom b_{245} oder einem ausgeprägten Mangel an Glucose-6-Phosphat-Dehydrogenase stehen. Charakteristisch sind Infektionen mit Organismen, die Katalase enthalten, z. B. Staphylokokken, Serratia, Nocardia und Aspergillen.

Der häufigste genetische Phagozytendefekt ist wahrscheinlich der Myeloperoxidasemangel, der jedoch selten zu infektiösen Komplikationen führt, da offensichtlich andere toxische O_2-Metaboliten als schwach-salzige Säuren die Abtötung der Bakterien übernehmen. Patienten mit dem autosomal rezessiv vererbten Chediak-Higashi-Syndrom weisen Leukozyten mit riesigen Granula auf und neigen zur Bildung von Lymphomen. Zu den klinischen Charakteristika zählen teilweiser Albinismus, periphere Neuropathien und Nystagmus. Bei den Neutrophilen solcher Patienten findet sich eine fehlerhafte Anordnung der Mikrotubuli mit daraus resultierender defekter Chemotaxis und Phagozytose. Eine beeinträchtigte Chemotaxie der PMN und Monozyten kann auch bei Patienten beobachtet werden, bei denen ein Job-Syndrom oder eine verminderte Zilienbeweglichkeit vorliegt. Bei ersterem fallen die erhöhten IgE-Spiegel auf. Ein löslicher Chemotaxieinhibitor setzt diese Patienten der Gefahr häufiger Staphylokokkeninfektionen aus. Ein Beispiel aus der letztgenannten Gruppe ist das Kartagener-Syndrom. Den Erkrankungen dieser Gruppe ist die fehlerhafte Anordnung der Mikrotubuli gemeinsam. Der Mangel an Plasmalemmaglycoprotein der Phagozyten (p 150, 95, CR3, gp 150, gp 100, LFA-1, Mo 1) führt zu fehlerhafter Bindung und Bewegung an der Endotheloberfläche [41, 51]. Außerdem sind einige Mangelzustände von spezifischen Granula bei Neutrophilen beschrieben worden [82].

Der ererbte Mangel an C3 und C5 führt zu einer verminderten Bildung von C3a und C5a und folgerichtig zu einer beeinträchtigten Phagozytenchemotaxis [5]. Opsonische Defekte wie Komplementmangel, Hypogammaglobulinämie und Tuftsinmangel (Splenektomie, Sichelzellanämie) haben eine beeinträchtigte Phagozytenfunktion zur Folge. Typisch für diese Defekte sind Infektionen mit eingekapselten Organismen (Pneumokokken, Hämophilus, Streptokokken).

Erworbene Defekte

Erworbene Defekte der Funktion der B-Lymphozyten, die zu Schwächen der humoralen Abwehr führen, liegen beim Myelom, bei der Makroglobulinämie, bei Heavy-chain-Erkrankungen und der chronischen lymphatischen Leukämie vor [14]. Bei dieser Form der Immunsuppression findet sich eine Überschwemmung des Knochenmarks mit Myeloblasten, eine verminderte Fähigkeit zur Antikörperbildung sowie die Anwesenheit von mononukleären Suppressorzellen. Als Beispiele für maligne Erkrankungen der T-Zellen, die im allgemeinen mit einer Immunsuppression einhergehen, können die Mycosis fungoides und das Sezary-Syndrom gelten. Beim M. Hodgkin, einer von den Makrophagen ausgehenden Erkrankung, sind verschiedene Aspekte der Immunantwort betroffen. Osler hat gesagt, daß „die Tuberkulose dem Morbus

Hodgkin wie ein Schatten folgt". Andere erworbene Erkrankungen, die die Makrophagenfunktion betreffen, sind die Histiozytosis X, die monozytäre Leukämie, das histiozytäre Lymphom, und die lysosomalen Speichererkrankungen (z. B. M. Gaucher).

Die erworbene Depression der verspäteten Immunantwort tritt in einer Reihe von Fällen auf: bei Virusinfektionen (Masern, Mononukleose, Windpocken); bei bakteriellen Infektionen (Tuberkulose, Lepra, Typhus); bei Impfungen (Mumps, Masern); bei malignen Erkrankungen (M. Hodgkin, Lymphome) und bei einer großen Anzahl von Medikamenten (Steroide, zytotoxische Substanzen, Chloramphenicol). Verschiedene Probleme wie Anämie, Diabetes mellitus, Radiotherapie, Anästhesie, hohes Alter, Sarkoidose und Urämie haben ebenfalls Einfluß auf die verzögerte Immunantwort. Unter diesen Voraussetzungen treten gehäuft Infektionen auf, wobei folgende im Vordergrund stehen: Pilze; monozytäre, intrazellulär persistierende Organismen (Listerien, Nocardia, Toxoplasmose, Tuberkulose, Salmonellen und Brucellen); Protozoen, besonders die Pneumozytose und latente Viren wie Varizellen, Herpes simplex und das Zytomegalievirus.

Die Immundefizienz, über die momentan am meisten publiziert wird, ist das „acquired immune deficiency syndrome" (Aids). Diese moderne Pest stellt eine erworbene, persistierende fatale Depression quantitativer und funktionaler Aspekte innerhalb der $OKT4^+$-Helferlymphozyten und damit verbundener refraktärer oder präaktivierter B-Zellen dar. Dabei erweisen sich Lymphozyten als unfähig, lösliche Antigene zu erkennen und darauf zu reagieren. Eine Zusammenstellung verschiedener Abnormitäten, die bei Aids beobachtet werden können, zeigt die folgende Übersicht:

Immunologische Besonderheiten bei AIDS

1) *Charakteristische Abnormitäten:*
   Lymphopenie,
   selektiver T-Zellen-Mangel (charakterisiert durch die Antigenuntereinheiten T_4 oder Leu-3 für monoklonale Antikörper),
   erniedrigte oder fehlende Hautreaktionen vom verzögerten Typ,
   erhöhte Serumimmunoglobulinspiegel (besonders IgA und IgG bei Erwachsenen und IgM bei Kindern),
   erhöhte spontane Immunglobulinsekretion durch individuelle B-Lymphozyten.
2) *Häufig beobachtete Abnormitäten:*
   erniedrigte Proliferationsrate von Lymphozyten bei In-vitro-Stimulation;
   verminderte zytotoxische Antwort vom natürlichen Killerzellen und Zytotoxizität (T-Zellen);
   verminderte Fähigkeit zur De-novo-Antikörpersynthese auf ein neues Antigen;
   veränderte Monozytenfunktion;
   erhöhte Immunkomplexspiegel im Serum.
3) *Weitere beobachtete Abnormitäten:*
   erhöhte Spiegel von säurelabilem α-Interferon;
   Antilymphozytenantikörper;
   Suppressorfaktoren;
   erhöhte Spiegel von B_2-Mikroglobulin und $α_1$-Thymosin, erniedrigte Thymulinserumspiegel.

Ein Charakteristikum von Aids scheint der progrediente Abfall der $CD4^+$- und eine leichte Zunahme der $CD8^+$-Zellen zu sein. Das „human immunodeficiency virus" (HIV) verbindet sich anscheinend direkt mit der $CD4^+$-Antigendeterminante. Häufig bei Aids-Patienten zu sehende opportunistische Infektionen sind: Pneumozystis, Zytomegalievirus, Mykobakterien, Toxoplasmose und Kryptosporidien. Deren Prognose bleibt weiterhin schlecht. Immunologische Interventionen zur Rekonstitution (z. B. Knochenmarktransplantationen) werden jedoch in der nahen Zukunft aus dem Aids-Kranken einen gewöhnlichen Patienten auf der Intensivstation machen. Eine Diskussion der erworbenen Immundefizienz wäre unvollständig ohne eine Betrachtung der Umstände, die für den kritisch kranken und sepsisgefährdeten Patienten häufig sind [152]. Eine Zusammenstellung der Risikofaktoren für Sepsis (s. Übersicht) zeigt in der Tat eine Anhäufung absoluter oder relativer Immundefizienzen. Dieses Patientengut beinhaltet behinderte, hospitalisierte (speziell auf Intensivstationen) schwerkranke Patienten der chirurgischen oder inneren Abteilung im unterschiedlichsten Alter, die oft mit Antibiotika behandelt sind und mit invasiven Methoden überwacht werden.

Risikofaktoren für Sepsis

Patientenbezogene Faktoren:

- hohes Alter
- Unterernährung
- allgemeine Hinfälligkeit
- Immunschwäche, Krebs
- Schwangerschaft
- chronische Erkrankungen (Leber, Diabetes, Herz, Niere, Alkoholismus)
- Trauma, Verbrennungswunden

Behandlungsbezogene Faktoren:

- invasive Chirurgie
- invasive Maßnahmen (Katheter, Kunststoffimplantate)
- Antibiotika
- Immunsuppression (zytotoxische Medikamente, Bestrahlung)
- Hypothermie
- Krankenhausumfeld (hochpathogene Keime)

Neutropenie ist eine relativ häufige Komplikation bei kritisch kranken Patienten. Absolute Neutrophilenzahlen unter 500/µl machen den Patienten besonders anfällig für opportunistische Infektionen, wobei speziell Saprophyten der normalen Schleimhautflora beteiligt sind (z. B. Pseudomonas, E. coli, Serratien, Staphylokokken, Candida und Aspergillus). Zytotoxische (wie Purinantagonisten, Alkylanzien, Vinca-Alkaloide) und idiosynkratische Medikamentenreaktionen (z. B. Chloramphenicol) sind normalerweise kausal bedingt, jedoch ist die Neutropenie auch häufig mit einer lymphozytären Leukämie assoziiert sowie dem Felty-Syndrom, der Splenomegalie; sie kann durch Hämodialyse, kardiopulmonalen Bypass oder Sepsis bedingt sein (besonders bei Kindern). Eine Leukozytentransfusion kann in solchen Fällen lebensrettend sein [89]. Unter der Vielzahl von Medikamenten eines kritisch kranken Patienten sind Steroide wahrscheinlich die häufigsten. Glukokortikoide besitzen eine Unzahl inhibitorischer Effekte auf allen Ebenen der zellgebundenen Immunantwort (s. Übersicht) [70].

Effekte von Glukokortikoiden auf isolierte Leukozyten

Zelltyp	Effekt
Monozyten und Makrophagen	verminderte Freisetzung aus dem Knochenmark verminderte Anzahl in der Zirkulation verringerte Endozytose und retikuloendotheliale Clearance verminderte Bakterizidie und Fungizidie Stabilisierung von Lysosomen verminderte Bildung von Mediatoren beeinträchtigte Antigenbildung
Lymphozyten	verminderte Anzahl in der Zirkulation verändertes Migrationsverhalten verringerte Reaktion auf Mitogene und Antigene verringerte autologe und allogene Reaktion gemischter Lymphozyten veränderter Zellmetabolismus verminderte Zellrezeptorenstellen
Neutrophile	vermehrte Freisetzung aus dem Knochenmark verringerte Ansammlung am Entzündungsort verringerte endotheliale Adhärenz und Chemotaxieaktivierung verminderte Phagozytose und Bakterizidie verminderte Stimulatorbindung an die Plasmamembran

Mangelernährung, speziell die Proteinmangelernährung, findet sich bei kritisch kranken Patienten häufig. Immundefizienzen mit diesem Hintergrund beinhalten die T-Zell-Lymphozytopenie, gestörten O_2-Verbrauch und bakterizide Aktivität bei Granulozyten in vitro und verminderter Granulozyten- und Makrophagenmobilisation in vivo, wie durch das „Rebuck skin window" festgestellt wurde [12].

Patienten mit extensiven Verbrennungen sind extrem vulnerabel durch sowohl lokale als auch systemische Infektionen. 75% aller Todesfälle nach Brandverletzungen sind auf Infektionen zurückzuführen. Bei diesen Patienten ist nicht nur die mechanische Funktion und die normale Hautflora gestört – man sieht für gewöhnlich eine verbrennungsinduzierte Immunsuppression, die sowohl die zellvermittelte als auch die humorale Immunität betrifft. Bei Verbrennungspatienten mit letalen Verletzungen sind die Stammzellen der Granulozyten vermindert. Die chemotaktischen, phagozytierenden und abtötenden Funktionen der Granulozyten sind herabgesetzt [31]. Es wurde bei Brandopfern eine reduzierte Aktivität der granulozytären NADPH-Oxidoreduktase beobachtet [57]. Alterationen der T-Zell–B-Zell-Interaktion könnten zu der Hypogammaglobinämie beitragen. Nicht nur der T-Zell-Metabolismus ist gestört, es konnten auch Veränderungen der T-Zell-Unterpopulationen beobachtet werden. Bis zu 50 Tage nach Verbrennung konnte eine reduzierte

Anzahl an OKT3$^+$- und OKT4$^+$-Zellen festgestellt werden. Einige Untersucher berichteten bei Verbrennungspatienten von einer verringerten Anzahl an T-Suppressorzellen, zusätzlich zu einer Reduktion der T-Helferzellen [90]. Die Existenz eines zirkulierenden humoralen T-Zell-Suppressorfaktors (Faktoren) ist ebenfalls postuliert worden. Aus welcher Ursache auch immer zeigen T-Zellen eine verringerte, in der Sensitivität reduzierte, oder auch nach unten regulierte In-vitro-Aktivität, die eine vorangegangene In-vivo-Aktivierung vermuten läßt [32].

Wie Verbrennungen ist auch das Polytrauma mit einer erworbenen Immundefizienz assoziiert, die sowohl die mononukleären als auch die granulozytären Zellelemente betrifft [78]; 60–90% der späten posttraumatischen, nicht neurologisch bedingten Todesfälle sind auf Sepsis zurückzuführen [9]. Eine beeinträchtigte zelluläre Immunität stellt sich durch eine reduzierte Lymphozytproliferation als Antwort auf Antigene und Mitogene dar, ferner in Lymphozytenmischkulturen [69, 75]. Dieser Zustand kann nach einem schweren Trauma wochenlang persistieren, wobei parallel dazu eine verringerte Produktion von Interleukin 2 durch mononukleäre Zellen zu beobachten ist [104, 114]. Im Fall der durch Hämorrhagie induzierten lymphozytären Dysfunktion wurden Serumfaktoren mit einem Molekulargewicht von $13 \cdot 10^3$ bis $23 \cdot 10^3$ Dalton angenommen [1]. Die Physiologie der neutrophilen Zellen, wie sie durch Chemilumineszenz, Produktion von Superoxidionen, Adhärenz, Degranulation oder Chemotaxie beurteilt ist, scheint nach einem schweren Trauma in ähnlicher Weise beeinträchtigt. Hypothesen vermuten in diesem Zusammenhang verantwortliche Serumfaktoren von $50 \cdot 10^3$ bis $100 \cdot 10^3$ Dalton [71]. Eine reversible Inhibition der neutrophilen Membrandepolarisation [72], ein autooxidativer Schaden [81] und eine Aktivierung/Desensibilisierung (z. B. durch C5a [135]) stellen alternative Erklärungen für die traumainduzierte granulozytäre Dysfunktion dar.

Scheinbar paradox, endet die Sepsis selbst in einer Vielzahl offenbarer Immundefizienzen. Ob diese Veränderungen in eine tatsächliche Immundefizienz münden oder ob sie eher Modulationen darstellen, die der Organismus der Entzündungsantwort auferlegt, um eine Eigenschädigung zu limitieren, wird nicht vollständig verstanden. Sepsis in Verbindung mit multiplem Organversagen wurde mit verringerten T-Lymphozytenzahlen, reduzierter lymphozytärer Proliferation und erniedrigten OKT3-B-1-Oberflächenmarkern in Zusammenhang gebracht [100]. In ähnlicher Weise ist bei Patienten mit letaler Sepsis die monozytäre Produktion von IL 1 vermindert [79].

Die meisten Studien, die sich mit den Auswirkungen der Sepsis auf das zelluläre Immunsystem beschäftigen, konzentrieren sich auf den polymorphkernigen Leukozyten, bei dem anscheinend widersprüchliche Antworten gefunden wurden. Endotoxin scheint sich direkt an die neutrophile Plasmamembrane zu binden mittels einer Lipid-A-Interaktion des Moleküls mit der Lipiddoppelschicht [148]. Charakteristisch bei Sepsis ist die initiale Neutropenie auf Grund einer erhöhten PMN-Adhärenz, gefolgt von einer anhaltenden Leukozytose durch eine Beschleunigung der Neutrophilenreifung und der Abgabe aus dem Knochenmark. In vitro hat es den Anschein, als ob bestimmte Endotoxine PMN direkt aktivieren könnten, was durch Freisetzung lysosomaler Enzyme, Synthese toxischer Sauerstoffgruppen oder Adhärenz festgestellt wurde [29, 48, 80, 142]. In vivo stehen vielleicht zahlreiche Endotoxinwirkungen auf Granulozyten mit einer Aktivierung einer Reihe von Komplementkomponenten in Zusammenhang, besonders dem C3b und den C5a [141].

Studien am Menschen [91] und an Tieren [45] mit Endotoxininfusionen zeigten eine erhöhte Zahl an Komplementrezeptoren am neutrophilen Plasmalemma. Eine Granulozytenaggregation, lysosomale Enzymfreisetzung und oxidative Metabolisierung kann nach Exposition an aktiviertes Komplement stimuliert werden [27, 47, 140]. Man beachte, daß zahlreiche andere Aktivatoren des PMN-„respiratory-burst" (z. B. Peptide der Bakterienzellmembran, Thrombozytenaktivierungsfaktor, Leukotrien B_4, opsonierte Partikel, Immunkomplexe, γ-Interferon, Cachexin) bei Sepsis ebenfalls aktiv sind.

Klinisch wurde die neutrophile Dysfunktion im Zusammenhang mit Sepsis für Patienten aller Altersgruppen beschrieben. PMN, die von septischen Neugeborenen isoliert wurden, zeigten, wie man anhand der verringerten Chemilumineszenz, der Nitroblau-Tetrazolin-Diaphorase und der Aktivität des Hexose-Monophosphat-Shunts nachweisen konnte, einen verminderten oxidativen Metabolismus [3, 127]. Bei Neugeborenen findet man im Rahmen einer generalisierten Sepsis häufig eine Neutropenie, nach Knochenmarkschwund und Margination. In dieser Konstellation zeigen PMN oft eine abnorme Morphologie [25]. Ein spezifischer Defekt der NADPH-Oxidoreduktase (Superoxidanionen-$[O_2]$-Synthetase) bei älteren Kindern konnte an von septischen Patienten isolierten PMN gezeigt werden [153]. In ähnlicher Weise konnte eine Verminderung der neutrophilen Aktivität, der Chemotaxie [35] und der Phagozytose [109] bei PMN septischer Erwachsener beobachtet werden. Nach Exposition an hohe Spiegel zirkulierender chemoattraktiver Substanzen (z. B. C5a) zeigten PMN eine unspezifische Deaktivierung (O_2-Produktion, Degranulation [136]) mit einem gleichzeitigen Defekt der Chemotaxie [137] und einem Verlust der C5a-Bindungsstellen [100]. Diese Befunde wurden als mögliche rezeptorvermittelte Herabregulation der Exozytose interpretiert [131, 137].

An Membranrezeptoren mancher Phagozyten wurden bei nosokomialen Infektionen Veränderungen bemerkt [83]. Zusätzlich zu Veränderungen der PMN-Membranrezeptoren während einer Sepsis könnten einige Komponenten der Degranulation einen Mechanismus für die unspezifische Deaktivierung darstellen [132, 133]. Plasmamembranbestandteile (z. B. NADPH-Oxidoreduktase), die einer extrazellulären Umgebung ausgesetzt werden, können durch eine Vielzahl verschiedener Entzündungsmediatoren geschädigt werden, wie z. B. durch Protease (Proteolyse) und toxische Sauerstoffgruppen (Sulfhydryloxidation). Erst kürzlich konnte gezeigt werden, daß von septischen Patienten gewonnenes Plasma direkt die Superoxidproduktion unterdrückt, wenn es mit normalen homologen Neutrophilen inkubiert wird [154].

Leukozytenvermittelte Autoaggression des Wirtsorganismus

Obwohl Leukozyten und ihre Produkte essentiell für die Wirtsimmunität sind, stellen sie bei Sepsis Schlüsselelemente der entzündungsvermittelten Autoaggression dar. Ursprünglich von Metchnikow vor mehr als 100 Jahren postuliert, wurde die leukozytenvermittelte Autoaggression alternativ als „Horror autotoxicus", „Mittel der Verteidigung und Vernichtung", „frustrierte Phagozytose" und „das Paradox der Entzündung" beschrieben [6, 59, 151]. Grundsätzlich befindet sich der „unschuldig danebenstehende" Wirt während des Kampfes zwischen eindringenden Mikroben und der zellulären Immunantwort in größerer Gefahr durch die Immunantwort als durch die

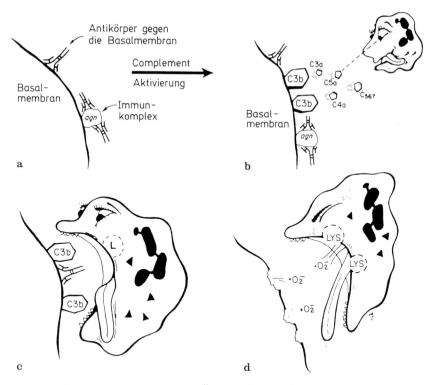

Abb. 2a–d. Frustrane Phagozytose. **a** Örtliche Gewebsschädigung führt zu Komplementaktivierung und der Bildung von chemischen Lockstoffen. **b** Durch Chemotaxie werden Neutrophile vom Verletzungsbezirk angezogen. **c** Phagozytose von opsoniertem Gewebe wird versucht. **d** Die Bildung von unvollständigen Phagosomen führt zur Freisetzung von lysosomalen Hydrolasen, toxischen O_2-Radikalen und Arachidonsäuremetaboliten im Gewebemilieu, was zur Autoaggression führt. (Aus [50])

Eindringlinge. Dieser Effekt wird schematisch in Abb. 2 dargestellt. Bestes klinisches Beispiel der Autoaggression bei septischem Schock sind diejenigen Patienten, die auf Grund einer leukozytenbedingten pathophysiologischen Antwort auf Endotoxin sterben, obwohl das Blut durch Antibiotika sterilisiert wurde [68]. Einige Beispiele der leukozytenvermittelten Wirtsautoaggression bei Sepsis werden im Detail betrachtet.

„Adult respiratory distress syndrome" (ARDS), als häufige Komplikation des septischen Schocks, erhöht signifikant die Morbidität und Mortalität [38]. Tatsächlich ist die gramnegative Sepsis die häufigste Grundlage eines ARDS [21]. Trotz der komplexen Pathophysiologie des ARDS und obwohl es sich gelegentlich ohne Beteiligung von Neutrophilen entwickelt, implizieren überzeugende Beweise aus Studien am Menschen und am Versuchstier, daß PMN in den meisten Fällen dieser häufigen Sepsiskomplikation beteiligt sind:

1) In bronchoalveolären Lavageproben (BAL) von Patienten mit ARDS werden Makrophagen durch Neutrophile als dominierende alveoläre Phagozyten ersetzt [146].

2) PMN-Akkumulation in der Lunge kann nach einer Reihe verschiedener Erkrankungen, inklusive Sepsis, nachgewiesen werden [53, 107, 112].

3) Von PMN stammende Elastase und/oder Kollagenase kann in BAL-Proben von ARDS-Patienten identifiziert werden [74, 87].

4) Freie Sauerstoffradikale, die (durch PMN?) während eines ARDS gebildet werden, inaktivieren bekanntermaßen das α_1-Antitrypsin im Serum [74]. Die aus Neutrophilen freigesetzte Elastase vermag sich nicht an diesen veränderten Proteaseinhibitor zu binden und kann an dem extrazellulären proteolytischen Verletzungsprozeß teilnehmen [62, 149]. Komplementaktivierung, die bei Sepsis häufig eintritt, kann die pulmonale Sequestration der Neutrophilen und subsequente Lungenverletzung beschleunigen [59, 134].

5) Auf PMN chemotaktisch wirkende Faktoren können bei ARDS aus BAL-Proben gewonnen werden [105]. Neutropenie am Versuchstier mit ARDS hat für gewöhnlich nur eine verminderte Lungenverletzung zur Folge, während sich ARDS bei Risikopatienten während der Rückbildung der Neutropenie entwickeln kann [113]. Zeichen der neutrophilen Aktivierung und/oder Aktivierung/Desensitivierung können an PMN nachgewiesen werden, die von Patienten mit bereits bestehendem ARDS isoliert wurden [16, 49, 155].

Meningitis ist besonders bei pädiatrischen Patienten eine häufige Begleiterscheinung der Sepsis. Für gewöhnlich ist die bakterielle Meningitis das Ergebnis einer hämatogenen Streuung von Mikroorganismen aus einem entferntliegenden Fokus. Die aktivierte Komplementkomponente C5a ist wahrscheinlich zumindest teilweise für eine chemotaktische Aktivität verantwortlich, die in einer PMN-Anhäufung im Liquor resultiert. Neutrophile Granulozyten erreichen den Liquor über den Plexus chorioideus, werden über die Konvexität gespült und können sich in Fibrinfasern der Arachnoidalzotten absiedeln und dort den Liquorfluß blockieren. Das pathologische Kennzeichen der akuten bakteriellen Meningitis ist neutrophiles, entzündliches Exsudat innerhalb des Subarachnoidalraums [115, 122]. Die venöse und arterielle Vaskulitis nach PMN-Infiltration ist für Meningitis charakteristisch und kann Kapillarlecks, den Zusammenbruch der Blut-Hirn-Schranke, ein gefäßbedingtes Hirnödem oder eine Thrombose zur Folge haben. Die neutrophile Phagozytose erscheint, vielleicht auf Grund der ineffizienten Opsonierung, beeinträchtigt [128]. Es wurde z. B. postuliert, daß PMN-neutrale Proteasen Komplement vermindern können [63]. Wie in folgender Übersicht gezeigt, kann jede der durch eingedrungene PMN vermittelten autoaggressiven Komponenten den bei Meningitis erhöhten intrakraniellen Druck noch potenzieren.

Disseminierte intravasale Gerinnung (DIC) kann als Autoaggression des Wirts bei Sepsis betrachtet werden. Die Gerinnung wird chaotisch, Gerinnungsfaktoren werden verbraucht, Thrombosen können entstehen, und Hämolyse auf Grund von Mikroangiopathien reduziert die Sauerstofftransportkapazität. Die Freisetzung einer leukozytären Elastase kann zu einer unspezifischen Aktivierung der Gerinnungskaskade führen und dieses Problem initiieren und/oder potenzieren [24, 130].

Diffuse Kapillarlecks stellen ein häufiges klinisches Bild des schweren septischen Schocks dar. Der transkapillare Albuminverlust kann bei septischen Patienten auf das 3fache erhöht sein und somit zu einem peripheren Ödem führen, dessen kolloid-

Durch Neutrophile bedingter Anstieg des intrakraniellen Drucks

Ursache	Wirkung
PNM-Ansammlung in den villösen Arachinoidzysten	interstitielles Ödem (Hydrozephalus)
PNM-vermittelter Endothelschaden mit erhöhter Kapillarpermeabilität (Vaskulitis)[a]	vasogenes Hirnödem
PNM-vermittelte neuronale und gliöse Schädigung	zytotoxisches Hirnödem

[a] Lysosomale Enzymfreisetzung, Produktion toxischer O_2-Abkömmlinge und Arachidonsäurestoffwechselmetabolite.

osmotischer Druck fast das Doppelte des normalen beträgt [36, 39]. Sepsis-assoziierte Kapillarlecks der Blut-Hirn-Schranke können ein Hirnödem und einen erhöhten Transport aromatischer Aminosäuren zur Folge haben und somit zur septischen Enzephalopathie beitragen [61]. Strukturelle Veränderungen des Fibronektins spielen möglicherweise bei sepsisinduzierten Kapillarlecks eine entscheidende Rolle.

Fibronektin ist ein überall vorkommendes, schnell umsetzendes, extrazelluläres Glykoprotein und hat 2 primäre Funktionen:

1) Zirkulierendes Fibronektin scheint als unspezifisches Opsonin zu wirken.
2) Unlösliches Fibronektin ist ein grundsätzlicher Bestandteil der extrazellulären Matrix mit Einschluß der Basalmembran [93, 94].

Verringerte Spiegel des Plasmafibronektins werden bei septischen Patienten häufig beobachtet und gehen vielleicht mit einer verminderten Funktion des retikuloendothelialen Systems einher [43, 119]. Proteasenfreisetzung nach Aktivierung von Neutrophilen kann in einer Fragmentierung des Gewebefibronektins [86], endothelialer Disadhäsion [52] und daraus entstehender veränderter Gefäßpermeabilität resultieren [120]. Veränderungen des Gewebefibronektins durch PMN-Proteasen können als durch Neutrophile vermittelte positive Verstärkungsmechanismen der Entzündungsantwort dienen. Namentlich die PMN-Proteasen katalysieren die Fragmentation des Fibronektins, wobei sie einen mehr adhäsiven Anteil generieren und eine erhöhte Expression des oberflächlichen immunoreaktiven Fibronektins an der Endothelzelle induzieren. Beide Effekte verstärken die neutrophile Aggregation und Adhärenz [145].

Leukozyten können, anders als Neutrophile, ebenfalls zur Autoaggression des Wirts bei Sepsis beitragen. Endotoxinstimulierte Makrophagen produzieren ein Monokin, Cachectin, das in der Lage zu sein scheint, zahlreiche nachteilige Effekte des Endotoxins zu induzieren [15, 143]. Als inaktives Prohormon synthetisiert, wird Cachectin an verschiedenen Stellen gespalten und so zum aktiven Polypeptid. Einige Übereinstimmungen der m-RNA-Sequenz werden apparent, wenn man Cachectin mit anderen Entzündungsmediatoren vergleicht wie Lymphotoxin, Interleukin 1, „Granulocyte-makrophage-colony-stimulating"-Faktor und Interferon. Gereinigtes Cachectin hat ein Molekulargewicht von $17 \cdot 10^3$ Dalton. Innerhalb von Minuten nach i.v.-Verabreichung von Endotoxin kann Cachectin entdeckt werden. Nachdem eine maximale Konzentration 2 h nach Endotoxingabe erreicht wird, fallen die Cachectinspiegel mit einer ungefähren Halbwertzeit von 6 min. Im Tierversuch werden, nach Verabreichung einer letalen Endotoxindosis, mg-/kg-Mengen Cachectin produziert, die 1–2% des totalen Makrophagensekretproteins darstellen. Von unzähligen Effekten seien folgende genannt:

- Lethargie, Fieber,
- Hypotension,
- metabolische Azidose,
- Schock, Hämokonzentration,
- Atemstillstand, Tod,
- Hyperglykämie, Hyperkaliämie,
- diffuse pulmonale Entzündung/Blutung,
- akute Tubularnekrose,
- Diarrhö,
- intestinale Ischämie/Blutung,
- Hemmung der Lipoproteinlipase,
- Aktivierung der PMN-Adhärenz und -Phagozytose.

Stimulierung der PMN-Adhärenz [42] und Phagozytose [125] durch Cachectin stellt ein weiteres Beispiel für die Entzündungsverstärkung dar wie sie bei Sepsis eintritt. Man beachte, daß passive Immunisierung gegen Cachectin im Tierversuch gegen letale Effekte des Endotoxins schützt [23].

Ein letztes Beispiel der leukozytenvermittelten Autoaggression bei Sepsis betrifft die Auswirkungen auf den Metabolismus – das sog. *Autokannibalismusphänomen*. Ein beschleunigter Katabolismus von Skelettmuskelprotein, wie er bei Sepsis zu finden ist, wurde Interleukin 1 (IL 1) zugeschrieben, dem $15 \cdot 10^3$ Dalton schweren Polypeptid, das primär von Makrophagen und anderen Phagozyten produziert wird. Ein von dem elterlichen Peptid abgespaltenes Glykopeptid, genannt „proteolysis inducing factor" ($4 \cdot 10^3$ Dalton) induziert die Muskelproteolyse [10] und die hepatische Synthese bestimmter Proteine [26, 76]. Diese Wirkung des IL 1 wird durch Synthese des Prostaglandin E_2 vermittelt, das wiederum eine lysosomale Thiolprotease aktiviert [10]. Das Interleukin 1 induziert eine beschleunigte Aminosäurenfreisetzung aus dem Muskel, eine negative Nettostickstoffbilanz und Myalgien, was sicherlich mit dem Konzept der Autoaggression während Sepsis im Einklang steht. Jedoch könnte dies eine falsche Annahme sein, da diese Aminosäuren nicht nur freigesetzt werden, sondern von der Leber auch für die *De-novo*-Synthese von Akute-Phase-Proteinen benutzt werden, wie z. B. Hepatoglobin, bestimmte Proteaseninhibitoren, Komplementkomponenten, Coeruloplasmin, Fibrinogen, Amyloid-A-Protein und C-reaktives Protein [33]. Diese Akute-Phase-Proteine unterstützen die körpereigene Abwehr während einer septischen Episode. Eine zusätzliche Beteiligung von IL 1 während Sepsis wird in Abb. 3 dargestellt [66]. Man beachte, daß die Aktivierung der PMN durch IL 1 nicht nur die mikrobielle Toxizität zum Tragen bringt, sonden auch, wie bereits früher erwähnt, die entzündungsbedingte Verletzung des Wirts [95, 129].

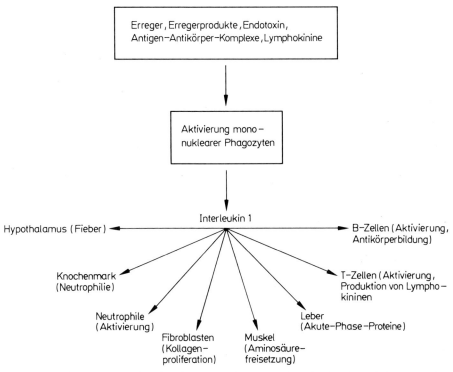

Abb. 3. Betätigung von Interleukin 1 in verschiedenen Aspekten des Sepsisgeschehens. Beachte, daß auch Lymphozyten Zytokinine bilden können

Zusammenfassung und Ausblick

Diese Diskussion versuchte, die duale Natur der Leukozyten in bezug auf Sepsis und ihre Folgeerscheinungen zu beleuchten. Obwohl die körpereigene Immunität natürlich durch eine Vielzahl verschiedener angeborener und erworbener Leukozytendefekte beeinträchtigt sein kann, ist es ebenso offensichtlich, daß eine heftige leukozytenvermittelte Immunantwort sowohl den Organismus als auch die eindringende Mikrobe schädigen kann. Obwohl an Bakteriämien zirkulierende Mikroorganismen und ihre Grundbestandteile beteiligt sind, spiegelt Sepsis – und besonders der septische Schock – die explosive Entzündungsreaktion des Körpers wider. Die Mortalität des septischen Schocks hat sich durch Einführung antimikrobieller Substanzen nur wenig geändert [152]. Die Benutzung spezifischer, gegen Zellwandendotoxine gerichteter Antikörper könnte bei der Reduzierung bestimmter Auslösemechanismen der Sepsis hilfreich sein. Wahrscheinlich jedoch wird die Therapie der Zukunft, die darauf ausgerichtet sein wird, den Leukozytenmetabolismus zu modulieren und reversibel zu gestalten, den Schlüssel für verbesserte Ergebnisse bei dieser in der modernen Intensivmedizin häufigen Krankheit besitzen.

Literatur

1. Abraham E, Chang Y (1986) Cellular and humoral bases of hemorrhage-induced depression of lymphocyte function. Crit Care Med 14:81
2. Acuto O, Reinherz EZ (1985) The human T-cell receptor. Structure and function. N Engl J Med 312:1100
3. Anderson DC, Pickering LK, Feigin FD (1974) Leukocyte function in normal and infected neonates. J Pediatr 85:420
4. Andrews PC, Krinsky NI (1986) Human myeloperoxidase and hemi-myeloperoxidase. Methods Enzymol 132:369
5. Angello V (1987) Complement deficiency states. Medicine 57:1
6. Babior BM (1984) Oxidants from phagocytes: agents of defense and destruction. Blood 64:959
7. Babior BM (1984) The respiratory burst of phagocytes. J Clin Invest 73:599
8. Babior BM (1984) Oxidants from phagocytes: agents of defense and destruction. Blood 64:959
9. Baker CC, Oppenheimer L, Stephans B et al. (1980) Epidemiology of trauma deaths. Am J Surg 140:144
10. Baracos V, Rodemann HP, Dinarello CA et al. (1983) Stimulation of muscle protein degradation and prostaglandin E_2 release by leukocyte pyrogen (interleukin-1). N Engl J Med 308:553
11. Barrett AJ (1981) Leukocyte elastase. Methods Enzymol 80:581
12. Belghiti J, Goldfarb G, Fekete F et al. (1983) Impaired in vitro bactericidal power of polymorphonuclear leukocytes in patients with protein calorie malnutrition. Surg Gynecol Obstet 156:489
13. Berkower I, Streicher HZ (1987) The mononuclear phagocyte as antigen-presenting cell. Pediatr Ann 16:395
14. Bernier GM: Immunodeficient and immunosuppressed patients. In: Shoemaker WC, Thompson WL (eds) Critical care – state of the art, chap K. Society Critical of Care Medicine Fullerton
15. Beutler B, Cerami A (1987) Cachectin: more than a tumor necrosis factor. N Engl J Med 316:379
16. Borg T, Gerdin B, Hällgren R et al. (1985) The role of polymorphonuclear leukocytes in the pulmonary dysfunction induced by complement activation. Acta Anaesthesiol Scand 29:231
17. Bowen DL, Lane HC, Fauci AS (1985) Immunopathogenesis of the acquired immunodeficiency syndrome. Ann Intern Med 103:704
18. Boxer GJ, Curnutte JT, Boxer LA (1985) Polymorphonuclear leukocyte function. Hosp Pract March:69
19. Boxer GJ, Curnutte JT, Boxer LA (1985) Disorders of polymorphonuclear leukocyte function. Hosp Pract April:129
20. Bremm KD, König W, Spur B et al. (1984) Generation of slow-reacting substance (leukotrienes) by endotoxin and lipid A from human polymorphonuclear granulocytes. Immunology 59:299
21. Brigham KL, Meyrick B (1986) Endotoxin and lung injury. An Rev Respir Dis 133:913
22. Buckley RH (1987) Advances in the correction of immunodeficiency by bone marrow transplantation. Pediatr Ann 16:412
23. Buetler B, Milsarn IW, Cerami AC (1985) Passive immunization against cachectin/tumor necrosis factor protects mice from lethal effect of endotoxin. Science 229:869
24. Canavan D, Robinson F, Turkington P (1986) Leukocyte elastase activity in meningococcal septicaemia associated coagulopathy. J Clin Pathol 39:1304
25. Christensen RD (1987) Morphology and concentration of circulating neutrophils in neonates with sepsis. Pediatr Infect Dis J 6:429
26. Clowes GHA, George BC, Villee CA et al. (1983) Muscle proteolysis induced by a circulating peptide in patients with sepsis or trauma. N Engl J Med 308:545
27. Craddock PR, Hammerschmidt D, White JG et al. (1977) Complement ($C5_a$)-induced

granulocyte aggregation in vitro: a possible mechanism of complement mediated leukostasis and leukopenia. J Clin Invest 60:260
28. Crespo MS, Inarrea P, Nieto ML et al. (1986) Evidence of a role for PAF-acether in the pathophysiology of the shock state. Pharmacol Res Commun 18:181
29. Dahinden C, Galanos C, Fehr J (1983) Granulocyte activation by endotoxin. I. Correlation between adherence and other granulocyte functions, and the role of endotoxin structure on biologic activity. J Immunol 130:857–863
30. Dahlens, Bjork J, Hedqvist P (1981) Leukotrienes promote plasma leakage and leukocyte adhesion in postcapillary venules: In vivo effects with relevance to the acute inflammatory response. Proc Natl Acad Sci USA 78:3887
31. Davis JM, Dineen P, Gallin JI (1980) Neutrophil degranulation and abnormal chemotaxis after thermal injury. J Immunol 124:1467
32. Deitch EA, Landry KN, McDonald JC (1985) Postburn impaired cell-mediated lymphocytes may not be due to lazy lymphocytes but to overwork. Ann Surg 201:793
33. Dinarello CA (1984) Interleukin 1 and the pathogenesis of the acute-phase response. N Engl J Med 311:1413
34. Dinarello CA, Mier JW (1987) Lymphokines. N Engl J Med 317:940
35. Duignan JP, Collins PB, Johnson AH et al. (1986) The association of impaired neutrophil chemotaxis with post operative surgical sepsis. Br J Surg 73:238
36. Ellman H (1984) Capillary permeability in septic patients. Crit Care Med 12:629
37. Ernst JD, Hartiala KT, Goldstein IM et al. (1984) Complement (C5)-derived chemotactic activity accounts for accumulation of polymorphonuclear leukocytes in cerebrospinal fluid of rabbits with pneumococcal meningitis. Infect Immun 46:81
38. Fein AM, Lippmann M, Holtzman H et al. (1983) The risk factors, incidence and prognosis of ARDS following septicemia. Chest 83:40
39. Fleck A, Hawker F, Wallace PI et al. (1985) Increased vascular permeability: A major cause of hypoalbuminemia in disease and injury. Lancet i:781
40. Ford-Hutchinson AW, Bray MA, Doig MN et al. (1980) Leukotriene B_4, a potent chemokinetic and aggregating substance released from polymorphonuclear leukocytes. Nature 286:264
41. Gallin JI (1985) Leukocyte adherence-related glycoproteins LFA-1, Mo 1, and p 150,95: a new group of monoclonal antibodies, a new disease, and a possible opportunity to understand the molecular basis of leukocyte adherence. J Infect Dis 152:661
42. Gamble JR, Harlan JM, Klebanoff SJ et al. (1985) Stimulation of the adherence of neutrophils to umbilical vein endothelium by human recombinant tumor necrosis factor. Proc Natl Acad Sci USA 82:8667
43. Gerdes JS, Yoder MC, Douglas SD et al. (1983) Decreased plasma fibronectin in neonatal sepsis. Pediatrics 72:877
44. Goetzel EJ (1983) Leukocyte recognition and metabolism of leukotrienes. Fed Proc 42:3128
45. Goldman DW, Enkel H, Gifford LA et al. (1986) Lipopolysaccharide modulates receptors for leukotriene B_4, $C5_a$, and formyl-methionyl-leucyl-phenylalanine on rabbit polymorphonuclear leukocytes. J Immunol 137:1971
46. Goldstein IM, Malmsten CL, Kindahl H et al. (1978) Thromboxane generation by human peripheral blood polymorphonuclear leukocytes. J Exp Med 148:787
47. Goldstein IM, Brai M, Oster AG et al. (1973) Lysosomal enzyme release from human leukocytes: mediation by the alternative pathway of complement activation. J Immunol 111:33
48. Goodman ML, Way BA, Irwin JW (1979) The inflammatory response to endotoxin. J Pathol 128:7
49. Hällgren R, Borg T, Venge P et al. (1984) Signs of neutrophil and eosinophil activation in adult respiratory distress syndrome. Crit Care Med 12:14
50. Hammerschmidt DE (1981) The stimulated granulocyte as an effector of immune injury (or: the fickle phagocyte, friend or foe?). J Miss State Med Assoc 22:280
51. Harlan JM (1985) Leukocyte-endothelial interactions. Blood 65:513
52. Harlan J, Killen P, Harker L et al. (1981) Neutrophil-mediated endothelial injury in vitro: mechanisms of cell detachment. J Clin Invest 68:1394

53. Haslett C, Worthen GS, Giclas PC et al. (1987) The pulmonary vascular sequestration of neutrophils in endotoxemia is initiated by an effect of endotoxin on the neutrophil in the rabbit. Am Rev Resp Dis 136:9, 19
54. Hassett JM (1987) Humoral immunodeficiency: a review. Pediatr Ann 16:404
55. Hayakawa M, Sugiyama S, Takamura T et al. (1986) Neutrophils biosynthesize leukotoxin, 9,10-epoxy-12-octadecenoate. Biochem Biophys Res Commun 137:424
56. Hayward AR (1987) T-lymphocytes: an update. Pediatr Ann 16:391
57. Heck ER, Edgar MA, Masters BS et al. (1979) The role of NADH-NADPH oxidase activity in the leukocyte function of burn patients. J Trauma 19:49
58. Ho DD, Pomerantz RJ, Kaplan JC (1987) Pathogenesis of infection with human immunodeficiency virus. N Engl J Med 317:278
59. Jacob HS, Craddock PR, Hammerschmidt DE et al. (1980) Complement-induced granulocyte aggregation – an unsuspected mechanism of disease. N Engl J Med 302:789
60. Janoff A (1985) Elastase in tissue injury. Ann Rev Med 36:207
61. Jeppsson B, Freund HR, Gimmon Z et al. (1981) Blood-brain barrier derangement in sepsis: cause of septic encephalopathy? Am J Surg 141:136
62. Jochum M, Duswald KH, Neumann S et al. (1984) Proteinases and their inhibitors in septicemia – basic concepts and clinical implications. Adv Exp Med Biol 167:391
63. Johnson V, Ohlsson K, Olsson I (1976) Effects of granulocytic neutral proteases on complement components. Scand J Immunol 5:421
64. Jonston RB (1978) Oxygen metabolism and the microbicidal activity of macrophages. Fed Proc 37:2759
65. Kahan BD (1981) Nutrition and host defense mechanisms. Surg Clin North Am 61:557
66. Kampschmidt RF (1984) The numerous postulated biological manifestations of interleukin-1. J Leukocyte Biol 36:341
67. Kantor FS (1975) Infection, anergy and cell-mediated immunity. N Engl J Med 292:629
68. Karakusis PH (1986) Considerations in the therapy of septic shock. Med Clin North Am 70:933
69. Keane RM, Birmingham W, Shatney CM et al. (1983) Prediction of sepsis in the multitraumatic patient by assays of lymphocyte responsiveness. Surg Gynecol Obstet 156:163
70. Kehrl JH, Fauci AS (1983) The clinical uses of glucocorticoids. Ann Allergy 50:2
71. Lanser ME, Mao P, Brown G et al. (1985) Serum-mediated depression of neutrophil chemiluminescence following blunt trauma. Ann Surg 202:111
72. Lanser ME, Brown GE, Mora T et al. (1986) Trauma serum suppresses superoxide production by normal neutrophils. Arch Surg 121:157
73. Layon J, Warzynski M, Idris A (1986) Acquired immunodeficiency syndrome in the United States: a selective review. Crit Care Med 14:819
74. Lee CT, Fein AM, Lippman M et al. (1981) Elastolytic activity in pulmonary lavage fluid from patients with adult respiratory distress syndrome. N Engl J Med 304:192
75. Levy EM, Alharbi SA, Grindlinger G et al. (1984) Changes in mitogen responsiveness lymphocyte subsets after traumatic injury: relation to development of sepsis. Clin Immunol Immunopathol 32:224
76. Loda M, Clowes GHA, Dinarello CA et al. (1984) Induction of hepatic protein synthesis by a peptide in blood plasma of patients with sepsis and trauma. Surgery 96:204
77. Lotner GZ, Lynch JM, Betz SJ et al. (1980) Human neutrophil-derived platelet activating factor. J Immunology 124:676
78. Lundy J, Ford CM (1983) Surgery, trauma, and immunosuppression. Ann Surg 197:434
79. Luser A, Graf H, Schwarz HP et al. (1986) Decreased serum interleukin-1 activity and monocyte interleukin-1 production in patients with fatal sepsis. Crit Care Med 14:458
80. MacGregor RR (1977) Granulocyte adherence changes induced by hemodialysis, endotoxin, epinephrine, and glucocorticoids. Ann Intern Med 86:35
81. Maderazo EG, Woronick CL, Albano SD et al. (1986) Inappropriate activation, deactivation, and probable autooxidative damage as a mechanism of neutrophil locomotory defect in trauma. J Infect Dis 154:471
82. Malech HL, Gallin JI (1987) Neutrophils in human diseases. N Engl J Med 317:687
83. Martin CI, Bongrand P, Saux P et al. (1987) Abnormalities of some phagocyte membrane receptors during nosocomial infections. Crit Care Med 15:467

84. Martin TR, Altman LC, Albert RK et al. (1984) Leukotriene B_4 production by the human alveolar macrophage: a potential mechanism for amplifying inflammation in the lung. Am Rev Respir Dis 129:106
85. Maunder RJ, Hackman RC, Riff E et al. (1986) Occurrence of the adult respiratory distress syndrome in neutropenic patients. Am Rev Respir Dis 133:313
86. McDonald JA, Baum BJ, Rosenberg DM et al. (1979) Destruction of a major extravascular adhesive glycoprotein (fibronectin) of human fibroblasts by neutral proteases from polymorphonuclear leukocyte granules. Lab Invest 40:350
87. McGuire WW, Spragg RG, Cohen AB (1982) Studies on the pathogenesis of the adult respiratory distress syndrome. J Clin Invest 69:543
88. Meltzer MS, Nacy CA (1987) Cell–cell interaction during inflammation: the role of the macrophage. In: Cerra FB, Shoemaker WC (eds) Critical care medicine – state of the art. Society Critical Care Medicine, pp 119
89. Menitove JE, Abrams RA (1987) Granulocyte transfusion in neutropenic patients. Oncol Hematol 7:89
90. Miller CL, Baker CC (1979) Changes in lymphocyte activity after thermal injury. The role of suppressor cells. J Clin Invest 63:202
91. Moore FD, Moss NA, Revhaug A et al. (1987) A single dose of endotoxin activates neutrophils without activating complement. Surgery 102:200
92. Moretta L, Webb SR, Grossi CE et al. (1977) Functional analysis of two human T-cell subpopulations: help and suppression of B-cell responses by T-cells bearing receptors for IgM or IgG. J Exp Med 146:184
93. Mosesson MW, Amrani DL (1980) The structure and biologic activities of plasma fibronectin. Blood 56:145
94. Mosher DF (1984) Physiology of fibronectin. Am Rev Med 35:561
95. Movat HZ, Cybulsky MI, Colditz IG et al. (1987) Acute inflammation in gram-negative infection: endotoxin, interleukin-1, tumor necrosis factor, and neutrophils. Fed Proc 46:97
96. Munford RS, Hall CL (1986) Detoxification of bacterial lipopolysaccharides (endotoxins) by a human neutrophil enzyme. Science 234:203
97. Munster AM (1984) Immunologic response to trauma and burns. An overview. Am J Med 76:142
98. Nathan CF, Murray HW, Cohn ZA (1980) The macrophage as an effector cell. N Engl J Med 303:622
99. Ninnemann JL (1982) Immunologic defenses against infection: alterations following thermal injuries. J Burn Care Rehabil 6:355
100. Nishijima MK, Takezawa J, Hosotsubo KK et al. (1986) Serial changes in cellular immunity of septic patients with multiple organ-system failure. Crit Care Med 14:87
101. O'Flaherty JT, Surles JR, Redman J et al. (1986) Binding and metabolism of platelet-activating factor by human neutrophils. J Clin Invest 78:381
102. Ognibene FP, Martin SE, Parker MM et al. (1986) Adult respiratory distress syndrome in patients with severe neutropenia. N Engl J Med 315:547
103. O'Mahony JB, Wood JJ, Rodrick ML et al. (1985) Changs in T lymphocyte subsets following injury. Assessment by flow cytometry and relationship to sepsis. Ann Surg 202:580
104. O'Mahony JB, Palder SB, Wood JJ et al. (1984) Depression of cellular immunity after multiple trauma in the absence of sepsis. J Trauma 24:869
105. Parsons PE, Fowler AA, Hyers TM et al. (1985) Chemotactic activity in bronchoalveolar lavage fluid from patients with adult respiratory distress syndrome. Am Rev Resp Dis 132:490
106. Peterson VM, Robinson WA, Wallner SF et al. (1985) Granulocyte stem cells are decreased in humans with fatal burns. J Trauma 25:413
107. Powe, JE, Short A, Sibbald WJ et al. (1982) Pulmonary accumulation of polymorphonuclear leukocytes in the adult respiratory distress syndrome. Crit Care Med 10:712
108. Quie PG (1986) Phagocytic cell dysfunction. J Allergy Clin Immunol 77:387
109. Regel G, Nerlich ML, Dwenger A et al. (1987) Phagocytic function of polymorphonuclear leukocytes and the RES in endotoxemia. J Surg Res 42:74

110. Reinherz EL, Schlossman SF (1980) Regulation of the immune response inducer and suppressor T-lymphocyte subsets in human beings. N Engl J Med 303:370
111. Reinherz EL, Haynes BF, Nadler LM et al. (eds) (1986) Leukocyte typing II, human T lymphocytes, vol I:3. Springer, New York
112. Rinaldo JE, Dauber GH, Christman J et al. (1984) Neutrophil alveolitis following endotoxemia. Am Rev Resp Dis 130:1065
113. Rinaldo JE, Borovetz H (1985) Deterioration of oxygenation and abnormal lung microvascular permeability during resolution of leukopenia in patients with diffuse lung injury. Am Rev Respir Dis 131:579
114. Rodrick ML, Wood JJ, O'Mahony JB et al. (1986) Mechanism of immunosuppression associated with severe nonthermal traumatic injuries in man: production of interleukin 1 and 2. J Clin Immunol 6:310
115. Rorke LB, Pitts FW (1963) Purulent meningitis: the pathologic basis of clinical manifestations. Clin Pediat 2:64
116. Rosen FS, Cooper MD, Wedgwood RJP (1984) The primary immunodeficiencies. N Engl J Med 311:235, 300
117. Rosenthal AS (1980) Regulation of the immune response – role of the macrophage. N Engl J Med 303:1153
118. Rossi F (1986) The O_2^--forming NADPH oxidase of the phagocytes: nature, mechanisms of activation and function. Biochim Biophys Acta 853:65
119. Saba TM (1986) Organ failure with sepsis after trauma or burn: support of the reticuloendothelial host defense system. In: Sibbald WJ, Spring CL (eds) Perspectives on sepsis and septic shock, chap 5. Society of Critical Care Medicine, Fullerton, pp 77
120. Saba TM (1981) Disturbances in plasma and cell surface fibronectin: relationship to altered vascular permeability and host defense. J Trauma 21:679
121. Salin ML, McCord JM (1974) Superoxide dismutases in polymorphonuclear leukocytes. J Clin Invest 54:1005
122. Scheld WM (1985) Pathogenesis and pathophysiology of pneumococcal meningitis. In: Sande MA, Smith AL, Root RK (eds) Bacterial meningitis, chap 4. Curchill Livingstone, New York, pp 37
123. Schreiber RD, Celada A (1984) Molecular characterization of gamma interferon as a macrophage activating factor. Lymphokines 11:87
124. Seligmann M, Chess L, Fahey JL et al. (1984) AIDS – an immunologic reevaluation. N Engl J Med 311:1286
125. Shalaby MR, Aggarwal BB, Rinderknecht E et al. (1985) Activation of human polymorphonuclear neutrophil functions by interferon-gamma and tumor necrosis factors. J Immunol 135:2069
126. Sheagren JN (1986) The pathogenesis and therapy of the complications of severe sepsis. In: Chernow B, Shoemaker WC (eds) Critical care medicine – state of the art. Society of Critical Care Medicine, Fullerton, pp 465
127. Shigeoka AO, Santos JI, Hill HR (1979) Functional analysis of neutrophil granulocytes from healthy, infected, and stressed neonates. J Pediatr 95:454
128. Simberkoff MS, Moldover NH, Rahal JJ (1980) Absence of detectable bactericidal and opsonic activities in normal and infected cerebrospinal fluids. A regional host deficiency. J Lab Clin Med 95:362
129. Smith RJ, Bowman BJ, Speziale SC (1986) Interleukin-1 stimulates granule exocytosis from human neutrophils. Int J Immunopharmacol 8:33
130. Smith-Erichsen N, Aasen AO, Amundsen E (1984) Changes in components of the plasma protease systems related to course and outcome of surgical sepsis. Adv Exp Med Biol 167:455
131. Solomki JS, Jenkins MK, Neslon RD et al. (1981) Neutrophil dysfunction is sepsis II. Evidence for the role of complement activation products in cellular deactivation. Surgery 90:319
132. Solomkin JS, Cotta LA, Brodt JK et al. (1984) Neutrophil dysfunction is sepsis. Degranulation as a mechanism for non-specific deactivation. J Surg Res 36:407
133. Solomkin JS, Brodt JK, Zemlan FP (1986) Degranulation inhibition. A potential mechanism for control of neutrophil superoxide production in sepsis. Arch Surg 121:77

134. Solomkin JS, Cotta LA, Satoh RS et al. (1985) Complement activation and clearance in acute illness and injury: Evidence for $C5_a$ as a cell-directed mediator of the adult respiratory distress syndrome in man. Surgery 97:668
135. Solomkin JS, Cotta LA, Ogle JD et al. (1984) Complement-induced expression of cryptic receptors on the neutrophil surface: a mechanism for the regulation of acute inflammation in trauma. Surgery 96:336
136. Solomkin JS, Brodt JK, Antrum RM (1985) Suppressed neutrophil oxidative activity in sepsis: a receptor-mediated regulatory response. J Surg Res 39:300
137. Solomkin JS, Cotta LA, Brodt JK et al. (1985) Regulation of neutrophil superoxide production in sepsis. Arch Surg 120:93
138. Spitznagel JK (1984) Nonoxidative antimicrobial reactions of leukocytes. Contemp Top Immunobiol 14:283
139. Spitznagel JK, Shafer WM (1985) Neutrophil killing of bacteria by oxygen independent mechanisms: a historical summary. Rev Infect Dis 7:398
140. Strauss RG, Mauer AM, Asbrock et al. (1975) Stimulation of neutrophil oxidative metabolism by the alternative pathway of complement activation: a mechanism for the spontaneous NBT test. Blood 45:843
141. Snyderman R, Gewurz H, Mergenhagen SE (1968) Interactions of the complement system with endotoxic lipopolysaccharide: generation of a factor chemotactic for polymorphonuclear leukocytes. J Exp Med 128:259
142. Thorne KJI, Oliver RC, Lackie J (1977) Changes in the surface properties of rabbit polymorphonuclear leukocytes, induced by bacteria and bacterial endotoxin. J Cell Sci 27:213
143. Tracey KJ, Beutler B, Lowry SF et al. (1986) Shock and tissue injury induced by recombinant human cachectin. Science 234:470
144. Unanue ER (1980) Cooperation between mononuclear phagocytes and lymphocytes in immunity. N Engl J Med 303:977
145. Vercellotti GM, McCarthy J, Furcht LT et al. (1983) Inflammation fibronectin: an altered fibronectin enhances neutrophil adhesion. Blood 62:1063
146. Weiland JE, Davis WB, Hilter JF et al. (1986) Lung neutrophils in the adult respiratory distress syndrome. Clinical and pathophysiologic significance. Am Rev Respir Dis 133:218
147. Weissman G, Smolen JE, Korchak M (1980) Release of inflammatory mediators from stimulated neutrophils. N Engl J Med 303:27
148. Wilson ME (1985) Effects of bacterial endotoxins on neutrophil function. Rev Infect Dis 7:404
149. Zaslow MC, Clark RA, Stone PJ et al. (1983) Human neutrophil elastase does not bind to alpha-1-protease inhibitor that has been exposed to activated human neutrophils. Am Rev Respir Dis 128:434
150. Ziegler EJ, McCutchan JA, Fierer J et al. (1982) Treatment of gram-negative bacteremia and shock with human antiserum to a mutant *Escherichia coli.* N Engl J Med 307:1225
151. Zimmerman JJ (1986) Polymorphonuclear leukocytes – agents of host defense and autoinjury. In: Chernow B, Shoemaker WC (eds) Critical care – state of the art. Society of Critical Care Medicine, Fullerton, pp 281
152. Zimmerman JJ, Dietrich KA (1987) Current perspectives on septic shock. Pediatr Clin North Am 34:131
153. Zimmerman JJ, Shelhamer JH, Parrillo JE (1985) Quantitative analysis of polymorphonuclear leukocyte superoxide anion generating in critically ill children. Crit Care Med 13:143
154. Zimmerman JJ, Millard JR, Farin-Rusk C (1987) Septic plasma suppresses superoxide anion synthesis by normal homologous polymorphonuclear leukocytes. Crit Care Med 15:376
155. Zimmerman GA, Renzetti AD, Hill H (1983) Functional and metabolic activity of granulocytes from patients with adult respiratory distress syndrome. Evidence for activated neutrophils in the pulmonary circulation. Am Rev Respir Dis 127:290

Mediatoren in der Pathogenese des septischen Schocks – eine Standortbestimmung*

E. Neugebauer, W. Lorenz, J. Schirren, A. Dietrich

Die Schockforschung der letzten 50 Jahre hat zunehmend deutlich gemacht, daß initial nicht Störungen der Makrozirkulation, sondern vielmehr die der Mikrozirkulation für die nutritive Mangelversorgung von Organen, die zelluläre Hypoxie und den Funktionsverlust von Zell- und Organsystemen im Schock sowie schließlich den Tod veantwortlich sind. Einigkeit besteht heute auch darin, daß die lokale Regulation der Mikrozirkulation stark abhängig von der Freisetzung bzw. Bildung chemischer Mediatoren ist, die entweder aus dem Gewebeparenchym in unmittelbarer Nähe der kleinen Blutgefäße, direkt aus dem Komplex glatte Muskelzellendothelzelle oder den Blutzellen selbst stammen [12–14]. Bei der Beschreibung von Störungen der Mikrozirkulation und damit auch von Ursache-Wirkungs-Prinzipien in der Pathogenese besonders des septischen Schocks, gewinnen deshalb in den letzten 15 Jahren verschiedene Mediatorkonzepte zunehmend an Bedeutung. Die Einschätzung der Rolle der verschiedenen Mediatoren und anderer aktiver Substanzen variiert in vielfältiger Weise und ist v.a. abhängig vom Schockparadigma des Wissenschaftlers, dem Stadium der Schockprogression (d.h. der Organinsuffizienz) sowie der untersuchten Spezies. Im folgenden soll der Versuch einer Standortbestimmung unternommen und Strategien zur Sicherung eines einzelnen Mediators aufgezeigt werden. Abschließend wird ein neues Kausalitätsmodell zur Einschätzung der relativen Bedeutung eines einzelnen Mediators in der Pathogenese des septischen Schocks beschrieben, von dessen Anwendung verbesserte therapeutische Konzepte abgeleitet werden können.

Definitionen, Charakteristika und Mediatorenvielfalt

Allgemein formuliert kann nach Roth et al. ein Mediator als ein „Nachrichtenmolekül in der interzellulären Kommunikation" definiert werden [28]. Als Charakteristika werden von Lorenz et al. genannt, daß er eine endogene, chemisch definierte Verbindung und nicht nur ein Phänomen ist, daß er über definierte Rezeptoren biologische Effekte auslösen kann, für die das Massenwirkungsgesetz und Dosiswirkungsbeziehungen gelten, und daß er die Freisetzung, die Bildung oder den Stoffwechsel von über Rezeptoren wirkenden Substanzen beeinflussen und hierüber andere „Second Messenger Systeme" modulieren (hemmen oder stimulieren) kann [16]. Bei pathophysiologischen Störungen der Mirkozirkulation superponieren, abhängig

---

* Die Arbeit wurde von der Deutschen Forschungsgemeinschaft Lo 199/14-2 unterstützt.

vom Ausmaß der Störung, eine Reihe weiterer aktiver Substanzen (Hormone, Transmitter, Autacoide, Stoffwechselprodukte), die ebenfalls entweder direkt auf die Kapillaren wirken (Vasokonstriktion oder -dilatation), die die Reaktivität der Mikrogefäße auf endogene Stimuli verändern oder die die lokale Inaktivierung von Konstriktor/Dilatorsubstanzen beeinflussen [1]. Diese verschiedenen Typen aktiver Substanzen werden in der Schockliteratur nur noch selten begrifflich voneinander getrennt. Es finden sich inzwischen Bezeichnungsweisen wie humorale Mediatoren [34], Schocktoxine [6, 7, 15] oder andere mehr oder weniger oberflächliche Begriffe für alle Arten aktiver Substanzen, die als Kandidaten für pathologische Reaktionen im Schock angesehen werden können (Tabelle 1). Meist wird jedoch die „Bezeichnung Mediator" synonym für alle Typen endogener, aktiver, pathologisch wirksamer Substanzen im Schock verwendet – eine nach den beschriebenen Charakteristika falsche Bezeichnungsweise – die aber im folgenden wegen des meist parallelen Auftretens der verschiedenen Substanztypen der Einfachheit halber für die Beschreibung globaler Zusammenhänge beibehalten werden soll.

Für das exzessive bzw. Neuauftreten der in Tabelle 1 zusammengestellten „Mediatoren" können unter Bedingungen eines septischen Schocks die unterschiedlichsten Mechanismen (Faktoren) verantwortlich sein: lokale Gewebshypoxie (O_2-Transportstörung, O_2-Aufnahmestörung, O_2-Verwertungsstörung), Ischämie und Zellzerstörung, Veränderungen verschiedener körpereigener Systeme (Komplement-, Kallikrein-Kinin-, Gerinnungs-, Fibrinolysesystem), Aktivierung proteolytischer (lysosomaler) Enzyme, Hormonausschüttungen, Veränderungen der Stoffwechsellage (Stoffwechselprodukte) sowie Bildung und Freisetzung aktiver Substanzen aus verschiedenen Zellen (Mastzellen, RES-Zellen, Endothelzellen). Exzessive Konzentrationen dieser hochaktiven Substanzen können, besonders wenn die Konzentration zueinander disproportioniert, zu einer Inbalance vieler spezifischer Homöostasemechanismen in der Mikrozirkulation führen [1]. Abhängig vom betroffenen Gewebe oder Organ kann die Auswirkung auf die Progression des Schocksyndroms sehr unterschiedlich sein.

Probleme der Sicherung und Einschätzung einzelner Mediatoren

Versuche, die kausale Rolle einzelner Mediatoren in der Pathogenese eines septischen Schocks unter klinischen Bedingungen zu sichern und einzuschätzen sind bisher v. a. wegen der Limitierungen der verschiedenen klinischen und experimentellen Studien außerordentlich schwierig: bei *klinischen Studien* sind hierfür die mangelnde Standardisierung des untersuchten Patientenkollektivs (Heterogenität hinsichtlich Ätiologie, Lokalisation und Schweregrad der Infektion sowie Art und Schweregrad der Grunderkrankung, Uneinheitlichkeit und Vielfalt verschiedener Therapieschemata) sowie die Mißachtung von Grundprinzipien klinischer Studien (v. a. der Verzicht auf geeignete Kontrollgruppen) verantwortlich. Hier kann in Zukunft v. a. von der Entwicklung von krankheitsspezifischen, prospektiv validierten Scoringsystemen in Verbindung mit besseren Studiendesigns ein entscheidender Fortschritt erwartet werden.

Bei vielen *experimentellen Studien* ist besonders die mangelnde klinische Relevanz des verwendeten Schockmodells und/oder der verwendeten Spezies auffällig [9]. Die

Tabelle 1. Aktive Substanzen als Kandidaten für pathologische Reaktionen im septischen Schock. Die Auswahl der Substanzen erfolgte auf der Basis ihres Vorkommens beim Menschen und ihrer Fähigkeit, pathologische Reaktionen auf Kreislauf, Lungenfunktion, Nieren- und Leberfunktion und Zentralnervensystem auszuüben. (Aus Neugebauer et al. 1987 [24])

Klassen chemischer Substanzen	Aktive Substanzen (einzelne Verbindungen oder Gruppen)	Spezifikation oder Beispiele aktiver Substanzen
Biogene Amine	Histamin	
	Azetylcholin	
	Serotonin (5-HT)	
	Katecholamine	Adrenalin, Noradrenalin, Dopamin, Tyramin
Oligo- und Polypeptide	Tachykinine	Substanz P
	Bradykinine	Bradykinin, Kallidin
	Peptidhormone	Neurotensin, Somatostatin, vasoaktives intestinales Peptid (VIP), Vasopressin, Angiotensin
	endogene Opioide	Enkephaline, β-Endorphin
	Anaphylatoxine	C_{4a}, C_{3a}, C_{5a}
	chemotaktische Faktoren	eosinophiler chemotaktischer Faktor der Anaphylaxie (ECF-A)
	Lymphokine	
	Faktoren aus Makrophagen	Interleukin 1
Proteine	α_2-Glykoprotein	
	Fibronektin	
	chemotaktische Faktoren	neutrophiler chemotaktischer Faktor (NCF-A)
	proteolytische Enzyme	Hageman-Faktor (HF_a), Plasmin, Chymase, Tryptase, C_1-Esterase, Argininesterasen
	Komplement	Faktoren des klassischen und alternativen Weges
	saure Hydrolasen	β-Glucoronidase, Arylsulphatase
Fettsäurederivate	Prostaglandine	Prostaglandin E_2, D_2, $F_{2\alpha}$
	Thromboxane	Thromboxan A_2, B_2
	Prostazyklin	Prostaglandin I_2
	Leukotriene	LTC_4, LTD_4, LTE_4
	Arachidonsäuremetaboliten	5-HETE, 5-HPETE
	plättchenaktivierende Faktoren	PAF-acether und Derivate
Varia	Heparine	
	Nukleotide und Nukleoside	ATP, Inosin, zyklische Nukleotide
	Ca-Ionen und Ionophore	Ca_2^+, Kalziumionophore (z. B. Tetrazykline)
	O_2-Verbindungen	O_2, $O_2^{\pm}$, H_2O_2, $OH^{\cdot}$

Übertragung von gemessenen Mediatorverläufen aus tierexperimentellen Studien auf die sehr viel komplexere klinische Situation eines septischen Schocks erfolgt häufig zu vorschnell und berücksichtigt nicht oder nicht ausreichend die bestehenden *Unterschiede zwichen Tiermodell und Patient*. Eine von Hinshaw gemachte Aufstellung nennt [10]: speziesspezifische Reaktionen (hyper- bzw. hyporeaktive Spezies oder Stämme bezüglich eines Mediators), Unterschiede im allgemeinen Gesundheitszustand (gesundes Tier vs Patient mit zahlreichen Vorerkrankungen), Unterschiede vor Schockbeginn hinsichtlich Voroperationen, Infektionen, Ernährungsstatus, Immunstatus etc., Unterschiede im Schweregrad und im Verlauf der Sepsis (akut vs. chronisch), Unterschiede in der Antibiotikawirksamkeit, Interaktionen verschiedener Therapieregimen, psychosomatische Faktoren (Angst) und Unterschiede in der beim Patienten und selten beim Tier parallel durchgeführten obligaten Schocktherapie. In diesem Zusammenhang sieht Hinshaw (1985) das heute wichtigste Problem der tierexperimentellen Schockforschung darin zu beantworten, ob und wieweit die erzielten Ergebnisse tierexperimenteller Untersuchungen überhaupt eine Übertragung auf den Menschen zulassen [10]. Diese Feststellung trifft in besonderem Maße auf die experimentellen Endotoxinschockmodelle zu, aus denen die meisten Mediatorkonzepte abgeleitet wurden. Meist werden zu hohe Dosen und zu rasche Applikationsregimen verwendet, die zu 100% Letalität innerhalb weniger Stunden führen [24]. Mediatorfreisetzung/-bildung, gemessen unter solch extremen Bedingungen, ist von sehr zweifelhafter klinischer Relevanz und führt zur Überbewertung des Mediators als hauptursächlich (notwendige oder ausreichende Determinante [24]) für die untersuchte Schockreaktion.

Viele Untersucher verwenden ausschließlich Endotoxin (meist E. coli Baktolipopolysaccharide) zur Untersuchung von Pathomechanismen des septischen Schocks. McCabe et al. (1983) weisen aber zu Recht darauf hin, daß die verschiedenen für die Schockentwicklung verantwortlichen Organismen (grampositive, gramnegative Bakterien, Viren, Pilze etc.) eine Vielzahl zellulärer Komponenten (z.B. Kapselpolysaccharide, Peptidoglycane, Lipoteicholsäure, Lipopolysaccharide etc.) besitzen und/ oder eine große Zahl extrazellulärer Produkte/Toxine (Lysine, Kinase, Hyaluronidasen, Entertoxine, Exotoxine, Proteasen etc.) mit biologischer Aktivität bilden können [20]. Sie alle sind als Effektoren für die Auslösung und Unterhaltung eines septischen Schocks denkbar, spielen aber in der experimentellen Schockforschung bisher so gut wie keine Rolle. Ursachen hierfür sind wahrscheinlich die leichtere Handhabung von Endotoxin sowie die scheinbar idealen Voraussetzungen, die Endotoxin für die Schockforschung mitbringt, wie aus einem Zitat von Hinshaw hervorgeht [8]: "An investigator in almost any biological field is likely to obtain a positive result if he tries endotoxin in the experiment."

Die Liste der bisher beschriebenen Mediatoren oder aktiven Substanzen enthält weit mehr als 100 verschiedene Kandidaten (Tabelle 1). Diese Liste erweitert sich ständig, und modeabhängig stehen über die Jahre mal das Histamin, mal die Prostaglandine und zur Zeit der „tumour necrosis factor" (TNF), der plättchenaktivierende Faktor (PAF) sowie die O_2-Radikale im Zentrum der Diskussion (1. Internationaler Schockkongreß, Juni 1987, Montreal, Kanada). Der Intensivmediziner, ob der Vielzahl diskutierter Mediatoren eher verwirrt, vermißt zu Recht Versuche zur Integration und Einschätzung der relativen Bedeutung der verschiedenen Faktoren, nicht nur in qualitativer, sondern v.a. in quantitativer Hinsicht, um so zu verbesserten therapeutischen Entscheidungen zu kommen. Die meisten Untersucher konzentrieren sich verständlicherweise, weil oft komplex genug, auf einen speziellen Mediator. Sie messen die Serum- bzw. Gewebekonzentrationen, seltener die Bildungs- bzw. Abbauraten und versuchen eine Korrelation zwischen kardiovaskulären, respiratorischen oder metabolischen Veränderungen im septischen Schock mit denen des speziellen Mediators herzustellen. Weitere Anstrengungen gehen in der Regel dahin, die Produktion, die Speicherung, den Abbau oder die Effekte des Mediators am Rezeptor pharmakologisch zu beeinflussen. Wenn dann, wie in vielen tierexperimentellen Studien gezeigt, die prophylaktische Gabe eines Rezeptorantagonisten gegen einen Mediator die komplexen metabolischen und/oder zirkulatorischen Effekte des Schocks verbessert oder gar die Überlebensrate beeinflußt, besteht die Neigung, diesen speziellen Mediator als *hauptursächlich* für das Schockgeschehen auch unter klinischen Bedingungen anzusehen. Die Schockliteratur und dabei speziell die Literatur über Mediatoren im Schock bietet viele Beispiele für eine solche unikausale Betrachtungsweise und dies, obwohl die Mehrzahl der Untersucher die Anwesenheit und die Beteiligung anderer Mediatoren akzeptieren. Ein Zitat des Glasgower Physiologen Parratt (1983) möge dies beispielhaft belegen [27]:

"...one might legitimately conclude from much of the published literature that catecholamines, or histamine, or prostaglandins, or angiotensin, or endorphins etc. is (are) each ultimately responsible for the irreversibility in shock."

Die *Einschätzung* eines einzelnen Mediators als hauptursächlicher sog. Schlüsselmediator für die Entwicklung oder Irreversibilität des Schockgeschehens basiert teils bewußt, teils unbewußt auf der Anwendung der klassischen Kriterien von Koch-Dale [17]:

1) Anwesenheit bei Krankheit in ausreichenden Konzentrationen/Aktivitäten die Krankheit auszulösen,
2) Abwesenheit bei Gesundheit in pathologisch wirksamen Konzentrationen/ Aktivitäten,
3) Auslösung der Krankheit durch exogene Gabe,
4) Blockade der Wirkungen *und* Verhinderung der Krankheit durch Hemmstoffe der Synthese/Freisetzung oder durch spezifische Rezeptorantagonisten.

Erstmals von Robert Koch 1882 für Infektionen aufgestellt und 1929 von Sir Henry Dale auf chemische Faktoren (Transmitter) übertragen, kann in deren absoluter Anwendung der Hauptgrund für die eher fruchtlose Diskussion und die bessere Wahrheit angesehen werden [23]. Koch war mit der Anwendung seiner Kriterien und dem Versuch, Infektionskrankheiten auf der Basis der Ätiologie zu klassifizieren erfolgreich, da *eine* spezielle Krankheit nur *eine* spezielle Ursache und *eine* spezielle Ursache nur die Auslösung *einer* speziellen Krankheit zur Folge hat. Der septische Schock, im Gegensatz hierzu, ist ein Krankheitssyndrom. Viele Faktoren wirken zusammen und interaktionieren miteinander, um das komplexe Krankheitssyndrom zu verursachen. Dieses „Netz von Ursachen" [19] ist für die Limitierungen des klassischen Ursache-Wirkungs-Konzeptes von Koch-Dale verantwortlich. Das einfache Ursache-Wirkungs-Konzept von Koch-Dale (eine Ursache – eine Krankheit) ist lediglich für die wenigen Spezialfälle gültig, in denen eine einzelne Ursache (z.B. ein einzelner Mediator) dominiert. Andere Determinanten der Krankheit sind dabei zwar anwesend, aber qualitativ und quantitativ nicht ausreichend, um selbst die Krankheit auszulösen. Die Hauptgründe, warum die klassischen Koch-Dale-Kriterien (s. oben) unzureichend sind, die Bedeutung eines einzelnen Mediators beim septischen Schock einzuschätzen, faßt folgende Übersicht zusammen:

- viele Mediatoren nebeneinander – Zusammensetzung zeitlich variabel, organabhängig und nicht immer additiv und schädlich,
- einzelne Mediatoren interferieren mit der Bildung/Wirkung anderer Mediatoren (Potenzierung/Inhibierung),
- Inhibitoren/Antagonisten gegen einzelne Mediatoren beeinflussen gegenseitig direkt[1] und indirekt, die Wirkung einer Vielzahl anderer Mediatoren.

Diese Kriterien werden deshalb nicht mehr zur Einschätzung der relativen Bedeutung eines Mediators, wohl aber, und hier liegt weiterhin ihr außerordentlicher Wert, als Richtlinien zur Sicherung der kausalen Rolle eines Mediators im Schock angesehen.

Strategie zur Sicherung eines einzelnen Mediators

Es stellt sich nun die Frage, welche der Mediatoren auf der Basis in den formulierten Koch-Dale-Kriterien unter klinischen oder klinisch relevanten Bedingungen eines septischen Schocks zum jetzigen Zeitpunkt als gesichert (kausale Rolle) angesehen werden können. Die Beantwortung dieser Frage macht die detaillierte Analyse und Bewertung der bisher in der Literatur publizierten klinischen und experimentellen Studien für jeden der einzelnen Mediatoren nötig. Ungeachtet dessen, daß dies den Rahmen des Artikels bei weitem überschreiten würde, ist jeder Versuch eines einzelnen Untersuchers, der das nötige Spezialwissen höchstens für einen oder auf einem wenigen Mediatoren begrenzten Gebiet haben kann, mehr oder weniger subjektiv, unvollständig und von nur fragwürdiger Gültigkeit. Aus der Mediatorliteratur lassen sich hierfür eine Reihe kürzlicher Übersichtsartikel anführen [2, 3, 11, 22, 27, 34]. Es soll deshalb an dieser Stelle bewußt auf eine ähnliche Darstellungsform verzichtet werden, um, wie Parratt, sich der Problematik bewußt, zutreffend bemerkt, „das Wasser nicht noch weiter einzutrüben" [27]. Als Alternative zum traditionellen Ansatz eines Übersichtsartikels wird statt dessen im folgenden eine neue Strategie zur Sicherung der kausalen Rolle eines Mediators beim Krankheitsbild des septischen Schocks mit Hilfe der Koch-Dale-Kriterien vorgeschlagen:

Zur Herstellung einer Ursache-Wirkungs-Beziehung beim septischen Schock sind – wie im allgemeinen gültig – mindestens 2 Ereignisse in einem gemeinsam betrachteten Ereignisraum notwendig: wirksamer Mediator und Krankheitsmanifestation. Dies erlaubt dann in einem Modell (Mengentheorie) eine Assoziation, deren Qualität als „kausal" in weiteren Schritten zu prüfen ist. Nicht kausale („vezerrte" oder „zufällige") Assoziationen müssen dabei ausgeschlossen werden. Besonders gefährlich für Fehlinterpretationen sind verschiedene Arten von Bias (ein durch verzerrende Einflüsse, Verdrehungen, Voreingenommenheiten oder bewußte Einschränkungen entstandenes Ergebnis). Selektionsbias bei der Auswahl von Schockpatienten oder Kontrollpersonen („Gesunden") oder Tierspezies, systematische Meßfehler sowie Fehleinschätzungen durch vermengte Effekte („confounding bias") täuschen eine scheinbare, in Wirklichkeit (d.h. unter echten Zufallsbedingungen) gar nicht existierende Assoziation vor.

---

[1] Verwendung von Substanzen/Konzentrationen mit bekannter unspezifischer/unselektiver Wirkung.

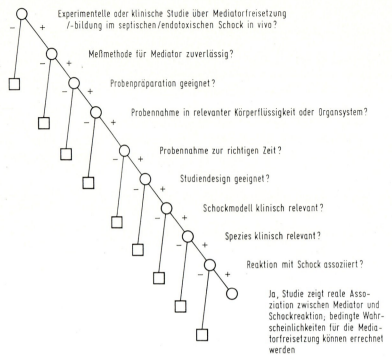

Abb. 1. Entscheidungsbaum zur Prüfung einer real existierenden Assoziation zwischen Mediatorfreisetzung/-bildung und septischem/endotoxischem Schock. Studienergebnisse können durch schrittweise Prüfung beurteilt werden. Die Struktur enthält 10 Testknoten und 9 binäre Zweige, von denen 9 positiv sind. Wird die Antwort auf eine Frage verneint (−), muß die Studie von der weiteren Kausalanalyse ausgeschlossen werden. Endet eine Studie mit einer positiven Antwort (+) auch auf die letzte Frage, können die Ergebnisse der Studie mit Hilfe des erweiterten Kausalitätsmodells (Abb. 2) weiteranalysiert werden. (Nach Neugebauer et al. 1987, 1987a [24, 25] und Lusted 1968 [18])

Zur Ausschaltung von nicht kausalen Assoziationen zwischen Mediatorfreisetzung/-bildung und Schocksymptomatik wurde für die Koch-Dale-Kriterien 1 und 2 (S. 226) eine spezielle Form eines sog. *Entscheidungsbaumes* konstruiert (Abb. 1).

Die Verwendung von Entscheidungsbäumen („thinking aloud technique") hat sich in abgewandelter Form bereits als hilfreich in der Diagnosestellung verschiedener Krankheiten erwiesen [18] und wurde erstmals auch in der Mediatorforschung bei allergischen und pseudoallergischen Reaktionen angewandt [16]. Der konstruierte Entscheidungsbaum enthält eine Folge von hierachisch angeordneten Fragen, die Testknoten entsprechen und deren binäre Verzweigung Ja-Nein-Antworten enthalten. Eigene und/oder publizierte experimentelle oder klinische Studien, die das Ziel haben, die kausale Rolle eines Mediators beim septischen Schock nachzuweisen, sollten im ersten Schritt zur Sicherung dieser Rolle den Fragen des Entscheidungsbaumes ausgesetzt werden. Wird eine Frage mit „Nein (−)" beantwortet, fällt die Studie strenggenommen für die Beweisführung eines Kausalzusammenhanges heraus. Erst die positive Antwort (+) auch auf die letzte Frage läßt den begründeten Schluß auf eine real existierende Assoziation zwischen beiden Ereignissen zu.

Analyse und Bewertung von Ergebnissen bereits publizierter Studien zu einem Mediator mit dem Entscheidungsbaum (Metaanalyse)

Für viele Untersucher liegt der Reiz nur in der Durchführung eines neuen Experimentes oder einer neuen Studie, um den Wissensstand zu erweitern. Die Betrachtung alter, bereits publizierter Ergebnisse wird dagegen oft als langweilig und wenig kreativ angesehen. Dies ist ein grober Denkfehler [32]. Neue Studien beschäftigen sich selten mit isolierten Problemen, sondern sind vielmehr Teil eines Kontinuums, in welchem jeder neuer Befund vorhergehendes Wissen erweitern soll. Neue Befunde verlieren aber erheblich an Wert, wenn sie nicht ausreichend und pointiert mit dem bisher akkumulierten Wissen verbunden sind. Eine nur oberflächliche Bewertung bisheriger Ergebnisse, wie sie häufig in vielen Übersichtsartikeln vorgenommen wird, ignoriert meist das Ausmaß der gefundenen Effekte und die Qualität des Forschungsdesigns. In den letzten 15 Jahren wurden jedoch neue Methoden wie die Methode der *Metaanalyse* entwickelt, um die Mängel des traditionellen Vorgehens zu beseitigen [4, 5, 29, 30, 32]. Die Methode der Metaanalyse benutzt bisher existierende Daten, wie der traditionelle Ansatz auch, konzentriert sich aber auf die quantitative Integration von Ergbnissen und Methoden aus einer Gruppe von voneinander unabhängigen Studien. Voraussetzung hierfür ist, daß in den Originalstudien die Ergebnisse ausreichend detailliert für eine quantitative Analyse dargestellt sind. Ohne eine weitere Studie kann also die Metaanalyse bestehende Hypothesen widerlegen, indem sie Ergebnisse publizierter Studien nach heutigem Wissensstand reanalysiert. Sie kann damit eine wissenschaftliche Alternative sowohl zur Durchführung einer neuen Studie als auch zum traditionellen Vorgehen beim Schreiben von Übersichtsartikeln liefern.

Zur Beantwortung der oben gestellten Fragen, inwieweit die kausale Rolle eines einzelnen Mediators beim Krankheitsbild des septischen Schocks aufgrund der Literatur als gesichert angesehen werden kann, können in einer Metaanalyse die Ergebnisse publizierter Studien, welche die Freisetzung/Bildung eines *einzelnen* Mediators untersuchen, entsprechend den Kriterien und methodologischen Standards des Entscheidungsbaumes (Testknoten in Abb. 1) analysiert und bewertet werden. Diese Art der Analyse entspricht einem neuen Experiment. Histamin ist der bisher einzige Mediator, der nach der beschriebenen Methode analysiert wurde [25]. Die durch die Testknoten des Entscheidungsbaumes vorgegebenen Standards werden in Neugebauer et al. für den Mediator Histamin ausführlich beschrieben [25].

Außer für Histamin ist eine solche metaanalytische Bestandsaufnahme auch für eine Reihe anderer Mediatoren möglich (z. B. für Katecholamine, einzelne Prostaglandine, einzelne Proteasen), für andere hingegen müssen aus Mangel an geeigneten Studien weitere Entwicklungen abgewartet werden.

Die Metaanalyse sollte sich nicht nur auf die beiden ersten Koch-Dale-Kriterien beschränken, sondern sollte zur weiteren Sicherung der kausalen Rolle eines Mediators ebenso auf die Koch-Dale-Kriterien 3 und 4 ausgedehnt werden. Hierfür wäre ein neuer Typus eines Entscheidungsbaumes zu konstruieren, der eine Reihe von Gesichtspunkten, wie im folgenden kurz skizziert, miteinschließt.

Läßt sich durch die exogene Gabe eines Mediators dieselbe Schockreaktion wie in einem klinikrelevanten experimentellen Schockmodell auslösen oder läßt sich diese verstärken (Koch-Dale-Kriterium 3, S. 226) erhöht dieser Befund über eine Assoziation hinaus ebenfalls die Wahrscheinlichkeit für eine Kausalbeziehung zwischen einem Mediator und der Krankheit. Dosiswirkungsbeziehungen verstärken noch diese Argumentation. Aufgrund von bekannten bzw. nichtbekannten Mediatorinteraktionen sollte man sich aber beim Fehlen einer direkten pharmakologischen Wirkung unbedingt davor hüten, eine Beteiligung des untersuchten Mediators auszuschließen, d. h. dieses Kriterium ist nur im positiven Falle ein Hinweis für das Bestehen einer Kausalbeziehung. Ein negatives Ergebnis schließt eine solche Beziehung nicht aus. Ethische Gesichtspunkte machen eine Prüfung unter klinischen Bedingungen so gut wie unmöglich und können tierexperimentelle Studien ebenfalls sehr einschränken (s. neues Tierschutzgesetz). Bei der Konstruktion eines Entscheidungsbaumes müssen wie in Abb. 1 Testknoten zum Studiendesign, Schockmodell und der klinischen Relevanz der gewählten Spezies einbezogen werden.

Die besondere Schwierigkeit der Beurteilung von Studien zum 4. Koch-Dale-Kriterium (S. 226) liegt in 2 Umständen begründet:

1) Es muß bedacht werden, daß durch die Blockade eines Mediators und Verhinderung der Krankheit mit Hilfe von Hemmstoffen der Synthese/Freisetzung oder durch Rezeptorantagonisten wegen der Vielfalt der Mediatorwechselbeziehungen untereinander immer auch die Bildung oder die Freisetzung anderer Mediatoren modifiziert wird (indirekte Wirkung dieser Substanzen).
2) Durch Verwendung unselektiver Substanzen (bekannt oder nicht bekannt) in meist zu hohen Dosen werden unspezifisch auch andere Mechanismen blockiert oder stimuliert, die ebenfalls an der Progression des Schocks beteiligt sind (direkte Wirkung dieser Substanzen). Die meist prophylaktische Gabe kann abhängig vom zu blockierenden Mediator und seiner zeitabhängig unterschiedlichen kausalen Rolle zu artifiziellen Effekten führen. Am Beispiel der Histaminantagonisten ist dies von Neugebauer et al. [26] gezeigt.

Für eine Metaanalyse und Bewertung der Studien mit Hilfe eines Entscheidungsbaumes ist die möglichst vollständige Erfassung der Literatur Voraussetzung. Als *Datenbank*systeme können große Literaturerfassungssysteme, wie z. B. Medline (Index medicus) oder eigene Literatursammlungen dienen. Ziel sollte es sein, über die Erfassung von Sekundärliteratur aus Originalarbeiten und Übersichtsartikeln ein möglichst spezielle Datenbank für den jeweiligen Mediator zu erstellen. In bezug auf das zu untersuchende Koch-Dale-Kriterium sollte die Literaturerfassung vollständig sein. Für die *Auswahl der Studien,* die metaanalytisch untersucht werden sollen, ist es notwendig, zuerst die Frage eindeutig zu formulieren (z. B. Testknoten 1 in Abb. 1). Die weitere Vorgehensweise und Eingrenzung der Literatur muß je nach Gegebenheiten individuell (mediatorspezifisch) entschieden werden [32]. Werden Studien ausgeschlossen (z. B. wegen ungenügender Informationen zu Fragen des Entscheidungsbaumes) muß dies begründet werden. *Die Analyse und Einschätzung der Ergebnisse von Studien* ist der schwierigste Teil. Die Metaanalyse für die Frage der „Histaminfreisetzung im septischen endotoxischen Schock in vivo" [25] hat v. a. deutlich gemacht, daß es wegen der oft komplexen Sachverhalts- und Speziesunterschiede ausschließlich Spezialisten der jeweiligen Mediatoren bzw. Mediatorgruppen vorbehalten bleiben sollte, eine Beurteilung und Einschätzung des betreffenden Mediators vorzunehmen. Es wird daher vorgeschlagen [23], sog. „Konsensuskonferenzen" mit „Experten" auf dem jeweiligen Gebiet einzuberufen, um zu gültigen und allgemein akzeptierten Aussagen und Schlußfolgerungen zu kommen [21].

Strategie zur Einschätzung der relativen Bedeutung eines einzelnen Mediators

Es besteht kein Zweifel, daß eine Vielzahl von Mediatoren als kausale Faktoren zur Pathogenese des septischen Schocks beitragen. Es ist aber ebenso unzweifelhaft, daß eine kritische metaanalytische Bestandsaufnahme der publizierten Literatur zu verschiedenen Mediatoren eine Reihe schwerer Mängel offenbart, die oft weitere Studien erforderlich machen, um den Mediator als kausalen Faktor zu sichern. Die kritische Frage lautet nun: wie kann die relative Bedeutung eines einzelnen Mediators in einer klinischen Situation eingeschätzt werden, unabhängig davon, daß gleichzeitig eine Vielzahl von Mediatoren vorliegt, die man alle weder zur gleichen Zeit messen, noch in ihrer Vielfalt zunächst beurteilen kann? Über das klassische Kausalitätskonzept von Koch-Dale (eine Ursache – eine Krankheit) hinaus schlagen wir ein Konzept von multipel determinierenden Faktoren vor, welches es erlaubt, über die Berechnung von bedingten Wahrscheinlichkeiten die relative Bedeutung des gemessenen Mediators quantitativ zu erfassen.

Das Modell (Abb. 2) geht auf Wulff [33] zurück, der für Krankheiten generell *qualitativ* zwischen 3 verschiedenen Typen von Ursache-Wirkungs-Beziehungen unterscheidet. *Quantitativ* wurde dieses Modell erstmals zur Einschätzung einer Histaminfreisetzung bei Zwischenfällen in Anästhesie und Chirurgie von Lorenz et al. [17] angewendet. Auf den septischen Schock übertragen ist dies in Abb. 2 gezeigt. In den 3 abgebildeten Kausalketten kommt dem Mediator eine unterschiedliche relative Bedeutung zu: der 1. Fall beschreibt den Mediator als notwendige Determinante, der 2. Fall als ausreichende Determinante, der 3. Fall schließlich nur noch als beitragende Determinante für den Endpunkt Tod (finale Krankheitsausprägung) aufgrund eines z. B. Multiorganversagens im septischen Schock. Alle 3 Typen des Kausalitätsmodells werden im folgenden kurz erläutert.

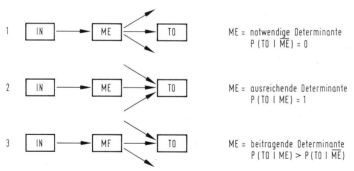

Abb. 2. Ein Wahrscheinlichkeitsmodell zur Beschreibung von Ursache-Wirkungs-Beziehungen zwischen ätiologischen Faktoren Infektion (*IN*), der Bildung/Freisetzung eines einzelnen Mediators (*ME*) und dem Tod (*TO*) als Folge des septischen Schocks. Die unterschiedlichen Typen von Ursache-Wirkungs-Beziehungen, die einen einzelnen Mediator entweder als notwendige (Typ 1), ausreichende (Typ 2) oder beitragende Determinante (pathogenetischer Faktor) für den Tod aufgrund eines Multiorganversagens im septischen Schock definieren, sind im Text beschrieben. Die Pfeile geben den Zeitvektor an, *P* Wahrscheinlichkeit, $P(TO|ME)$ Wahrscheinlichkeit für den Tod in Verbindung mit Ereignis Mediatorfreisetzung, $\overline{ME}$ Mediatorfreisetzung tritt nicht auf. (Nach Lorenz et al. 1984 [17], in Anlehnung an Wulff 1976 [33])

Typ 1: Der Mediator ist eine notwendige Determinante für den Tod als Folge des septischen Schocks

Der 1. Typ des Wahrscheinlichkeitsmodells ist identisch mit dem klassischen monokausalen Ansatz von Koch-Dale (eine Ursache – eine Krankheit) und trifft nur für die Fälle zu, in denen der einzelne Mediator prädominant für den gewählten Endpunkt Tod verantwortlich ist; andere Determinanten (Mediatoren) können dabei zwar anwesend sein, spielen aber ursächlich keine Rolle. In der Kausalkette ätiologischer Faktor (z. B. bakterielle Infektionen, Endotoxinämie) → Bildung/Freisetzung des kausalen Mediators → Krankheitsausprägung (Multiorganversagen, Tod), geht die Bildung/Freisetzung des Mediators dem Tod voraus, was aber nicht heißt, daß der Tod immer Folge des Auftretens des Mediators ist. Geringe Bildung/Freisetzung des Mediators kann ohne sichtbare klinische Symptomatik erfolgen, was durch die Pfeile nach außen in Abb. 2 (1. Fall) ausgedrückt werden soll. In Form bedingter Wahrscheinlichkeiten (P) ausgedrückt heißt dies, daß *kein* Todesfall als Folge des septischen Schocks zu erwarten ist, wenn der kausale $\overline{\text{Mediator}}$ *nicht* gemessen werden kann. Dies läßt sich in Form der Gleichung $P(TO/\overline{ME}) = 0$ beschreiben. Dies hat zur Folge, daß „die Eliminierung" dieser Determinante z. B. durch Hemmstoffe der Bildung/Freisetzung oder durch Antagonisten den Tod verhindern müßte. Trotz vieler tierexperimenteller Befunde, die in diese Richtung weisen, ist unter klinischen Bedingungen *kein* Mediator in Sicht, der eine solche notwendige Determinante für den Tod darstellen könnte.

Typ 2: Der Mediator ist eine ausreichende Determinante für den Tod als Folge des septischen Schocks

Während es unter klinischen Bedingungen eher unwahrscheinlich ist, einen angenommenen kausalen Faktor (Mediator) als notwendige Determinante für das Ereignis Tod als Folge eines Multiorganversagens im septischen Schock zu definieren, ist eher denkbar, Mediatoren zu beschreiben, die als *ausreichende Determinanten* angesehen werden können. Dieser 2. Typ des erweiterten Kausalitätsmodells (Abb. 2) geht von der Diktion aus, daß wenn der Mediator während der Schockentwicklung nachgewiesen werden kann, dieser *immer* den Tod zur Folge hat. Die bedingte Wahrscheinlichkeit ist 1 und läßt sich in diesem Fall mit $P(TO/ME) = 1$ beschreiben. Dieser Typ 2 stellt insofern eine Erweiterung zum oben genannten Typ 1 dar, als daß er anderen kausalen Faktoren erlaubt, zum betrachteten Endpunkt beizutragen, welches in Abb. 2 durch die von außen kommenden Pfeile angedeutet ist. Dem Tod geht also nicht immer die Bildung einer Freisetzung des betrachteten kausalen Mediators voraus. Die Evaluierung eines Mediators als ausreichende Determinante könnte trotz der Anwesenheit anderer kausaler Mediatoren für die Prophylaxe bzw. Therapie von allergrößter Bedeutung sein, da zumindestens ein Teilerfolg bei Verwendung von Hemmstoffen der Bildung/Freisetzung oder von sepzifischen Antagonisten des Mediators erwartet werden kann.

Typ 3: Der Mediator ist eine beitragende Determinante für den Tod als Folge des septischen Schocks

Ein angenommener kausaler Mediator wird dann nur noch als beitragende Determinante für den Endpunkt Tod angesehen, wenn die Wahrscheinlichkeit für den Tod bei

Anwesenheit des Mediators größer ist als die Wahrscheinlichkeit für einen tödlichen Ausgang bei Fehlen des Mediators: $P(TO/ME) > P(TO/\overline{ME})$. Mit anderen Worten: die Gegenwart des Mediators erhöht die Wahrscheinlichkeit für den Tod aufgrund des septischen Schocks. Das Auftreten des Mediators führt danach nicht immer zum Tod (unterer Pfeil, Abb. 2, 3. Typ), und der Tod ist ebenfalls nicht immer Folge der Mediatorbildung oder -freisetzung (oberer Pfeil, Abb. 2, 3. Typ). Quantitativ läßt sich auch dieser Kausalzusammenhang wie Typ 1 und 2 leicht über die einfache Berechnung von Inzidenzen erfassen [24].

In klinischen oder auch experimentellen Studien ist die meßbare Konzentration eines Mediators häufig entweder sehr gering oder bei einzelnen Patienten/Tieren überhaupt nicht meßbar. Mediatorbildung/-freisetzung, selbst in geringem Ausmaß, kann aber aufgrund möglicher Interaktionen mit anderen Mediatoren ein durchaus bedeutender pathogenetischer Faktor sein. Über die Berechnung bedingter Wahrscheinlichkeiten kann nun für diese Situation der angenommene kausale Mediator als beitragende Determinante bestimmt werden. Beispiele für eine solche Berechnung in klinischen und experimentellen Bedingungen wurden in kürzlichen Publikationen von Lorenz et al. [17] und Neugebauer et al. [24] gegeben. Das Verhindern des Auftretens einzelner Mediatoren (Prophylaxe) oder ihre „Blockade" durch Therapie mit Antagonisten selbst bei rechtzeitigem Einsatz, läßt klinisch nur einen geringen Effekt erwarten, der sich bei der Heterogenität des Patientenkollektivs mit einem septischen Schocksyndrom, wenn überhaupt, nur sehr schwer nachweisen läßt.

Schlußfolgerungen

Die bisherige monokausale Denkweise in der Bewertung einzelner Mediatoren hat beim septischen Schock bisher zu keinen überzeugenden therapeutischen Konzepten geführt. Unter klinischen Bedingungen scheint es äußerst unwahrscheinlich, daß einem speziellen Mediator eine Schlüsselrolle für die Progression des septischen Schocks zukommt. Es ist dagegen eher denkbar, daß gleichzeitig eine Vielzahl von Mediatoren für die Progression des Schocks verantwortlich sind. Diesen kommt zu verschiedenen Zeiten eine unterschiedliche Gewichtung zu. Die therapeutische Strategie zur Verhinderung schädlicher Mediatoreffekte sollte deshalb multikausal sein. Dies läßt sich entweder durch Kombinationen verschiedener selektiver Pharmaka oder durch Pharmaka mit multiplen Wirkungen (z. B. Glukokortikoide) erzielen. Um zu sinnvollen Kombinationen verschiedener Pharmaka zu kommen, könnte das hier beschriebene erweiterte Kausalitätsmodell hilfreich sein. Um dieses Ziel zu erreichen, scheint folgender Weg gangbar:

Es ist zunächst nötig, die kausale Beteiligung einzelner Mediatoren beim septischen Schock unter klinischen und klinisch relevanten experimentellen Bedingungen weiter zu sichern. Fehleinschätzungen aufgrund von Biasbildungen können mit Hilfe von Entscheidungsbäumen vermindert werden. Für diese Sicherung sollten die Koch-Dale-Kriterien (S. 226) weiter Verwendung finden. Konsensuskonferenzen mit Spezialisten für einzelne Mediatoren sollten initiiert werden, um zu allgemeingültigen Bewertungen für einzelne Mediatoren zu kommen.

Über die Berechnung von bedingten Wahrscheinlichkeiten könnte für die so gesicherten Mediatoren eine Einschätzung der relativen Bedeutung für verschiedene Endpunkte (z. B. pulmonale Hypertension, systemische Hypertension) im Zeitverlauf des Schocks erfolgen. Für jeden definierten Endpunkt käme man zu einer Untergruppe von kausalen Mediatoren. Verschiedene solcher Untergruppen in variabler Zusammensetzung sind für verschiedene Zeiten der Schockentwicklung sowie verschiedene Endpunkte denkbar. Unter Verwendung von Methoden der medizinischen Entscheidungsfindung [31] könnte im 3. Schritt die prognostische Bedeutung verschiedener Mediatoruntergruppen evaluiert werden. Von der Blockade der Mediatoruntergruppen zum Zeitpunkt ihrer größten Prognoserelevanz durch Hemmstoffe der Synthese, Freisetzung oder durch Rezeptorantagonisten können so für die Zukunft verbesserte therapeutische Konzepte erwartet werden. Die Sicherung sollte mittels randomisierter, kontrollierter Studien erfolgen.

Literatur

1. Altura BM (1983) Endothelium, reticuloendothelial cells, and microvascular integrity: roles in host defense. In: Altura BM, Lefer AM, Schumer W (eds) Handbook of shock and trauma, vol 1. Raven, New York, pp 51–95
2. Emerson TE Jr (1985) Release and vascular effects of histamine, serotonin, angiotensin II and renin following endotoxin. In: Hinshaw LB (ed) Pathophysiology of endotoxin. Elsevier, Amsterdam, pp 173–202 (Handbook of endotoxin, vol 2)
3. Giertz H (1979) Mediatoren des Schocks. Verh Dtsch Ges Pathol 62:112–117
4. Glass GV (1976) Primary, secondary and meta-analysis of research. Educ Res 5:3–8
5. Glass GV (1982) Meta-analysis: an approach to the synthesis of research results. Res Sci Teach 19:93–112
6. Goldfarb RD (1979) Characteristics of shock-induced circulation cardiodepressant substances: a brief review. Circ Shock [Suppl] 1:23–33
7. Haglund U (1983) Shock toxins. In: Altura BM, Lefer AA, Schumer W (eds) Handbook of shock and trauma, vol 1. Raven, New York, pp 377–390
8. Hinshaw LB (1971) Release of vasoactive agents and the vascular effects of endotoxemia. In: Kadis S (ed) Microbiological toxins, vol 6. Academic, New York, pp 209–260
9. Hinshaw LB, Beller-Todd BK, Archer LT, Peyton MD (1983) Septic endotoxemia. In: Altura BM, Lefer AM, Schumer W (eds) Handbook of shock and trauma, vol 1. Raven, New York, pp 425–435
10. Hinshaw LB (1985) Application of animal models to the human. Circ Shock 17:205–212
11. Jacobs (1985) Overview of mediators affecting pulmonary and systemic vascular changes in endotoxemia. In: Hinshaw LB (ed) Pathophysiology of endotoxin. Elsevier, Amsterdam, pp 1–15 (Handbook of endotoxin, vol 2)
12. Kaley G, Altura BM (eds) (1977) Microcirculation, vol 1. University Park Press, Baltimore
13. Kaley G, Altura BM (eds) (1978) Microcirculation, vol 2. University Park Press, Baltimore
14. Kaley G, Altura BM (eds) (1980) Microcirculation, vol 3. University Park Press, Baltimore
15. Lefer AM (1973) Blood-borne humoral factors in the pathophysiology of circulatory shock. Circ Res 32:129–139
16. Lorenz W, Doenicke A, Schöning B, Neugebauer E (1981) The role of histamine in adverse reactions to intravenous agents. In: Thornton JA (ed) Adverse reactions of anaesthetic drugs. Elsevier, Amsterdam, pp 169–238
17. Lorenz W, Röher HD, Doenicke A, Ohmann C (1984) Histamine release in anaesthesia and surgery: a new method to evaluate its clinical significance with several types of causal relationship. Clin Anaesthesiol 2:403–426
18. Lusted LB (1968) Introduction to medical decision making. Thomas, Springfield
19. MacMahon B, Pugh TF (1970) Epidemiology. Principles and methods. Little, Brown, Boston, pp 1–120

20. McCabe WR, Treadwell TL, De Maria Jr A (1983) Pathophysiology of Bacteremia. Am J Med 28:7–17
21. McKneally MF, Mc Peek B, Mulder DS, Spitzer WO, Troidl H (1986) Chairing panels, seminars and consensus conferences. In: Troidl H, Spitzer WO, Mc Peek B, Mulder JS, Mc Kneally MF (eds) Principles and practice of research. Strategies for surgical investigators. Springer Berlin Heidelberg New York, pp 249–253
22. Morrisson DC, Ryan JL (1987) Endotoxins and disease mechanisms. Annu Rev Med 38:417–432
23. Neugebauer E, Lorenz W (1988) Causality in circulatory shock: strategies for integrating mediators mechanisms and therapies. In: Progress in Clinical and Biological Research Vol 204, Bond RF, Adams HR, Chaudry IH (eds) Perspectives in Shock Research. Liss, New York, pp 295–305
24. Neugebauer E, Lorenz W, Maroske D, Barthlen W (1987) Mediatoren beim septischen Schock: Strategien zu ihrer Sicherung und Einschätzung ihrer kausalen Bedeutung. Chirurg 58:470–481
25. Neugebauer E, Lorenz W, Maroske D, Barthlen W, Ennis M (1987) The role of mediators in septic/endotoxic shock. A meta-analysis evaluating the current status of histamine. Theor Surg 2:1–29
26. Neugebauer E, Lorenz W, Beckurts T, Maroske D, Merte H (1987) Significance of histamine formation and release in the development of endotoxin shock: proof of current concepts by randomized controlled studies in rats. Rev Infect Dis 9:S 585–593
27. Parratt JR (1983) Neurohumoral agents and their release in shock. In: Altura BM, Lefer AM, Schumer W (eds) Handbook of shock and trauma, vol 1. Raven, New York, pp 311–336
28. Roth J, Le Roith D, Shiloach J, Rosenzweig JC, Lesniak MA, Havrankova J (1982) The evaluationary origins of hormones, neurotransmitters and other extracellular chemical messengers: implications for mammalian biology. N Engl J Med 306:523–527
29. Sacks HS, Berrier J, Reitman D, Ancona-Berk VA, Chalmers TC (1987) Meta-analysis of randomized controlled trials. N Engl J Med 316:450–455
30. Stock WA, Okun M, Haring M, Witter R (1983) Age difference in subjective well-being: a meta-analysis. In: Light RJ (ed) Evaluation studies review annual, vol 8. Sage, Beverly Hills, pp 279–302
31. Weinstein MC, Fineberg HV, Elstein AS, Frazier HS, Neuhauser D, Neutra RR, McNeil BJ (1980) Clinical decision analysis. Saunders, Philadelphia, pp 1–351
32. Wood-Dauphinee S, McPeek B (1986) Systematically reviewing previous work. In: Troidl H, Spitzer WV, McPeek B, Mulder JS, McKneally MF (eds) Principles and practice of research. Strategies for surgical investigators. Springer Berlin Heidelberg New York, pp 45–52
33. Wulff HR (1976) Rational diagnosis and treatment. Blackwell, Oxford p 182
34. Zimmermann JJ, Dietrich KA (1987) Current perspectives on septic shock. Pediatr Clin North Am 34:131–163

Probleme der Sepsis beim Neugeborenen

W. Storm

Einleitung

Trotz zunehmender Erfolge in der intensivmedizinischen Betreuung von Neugeborenen bleiben septische Infektionen auch weiterhin eine nicht zu unterschätzende Realität. Diese Erkenntnis ergibt sich aus zahlreichen klinischen Untersuchungen, die deutlich werden lassen, daß die Häufigkeit systemischer bakterieller Infektionen bei Neugeborenen in den letzten Jahren konstant geblieben, wenn nicht sogar angestiegen sind [3, 11, 28]. Das durch die Intensivmedizin zunehmend möglich gewordene Überleben von v. a. Frühgeborenen mit einem Geburtsgewicht von < 1500 g hat nosokomiale Infektionen stark in den Vordergrund treten lassen. So scheint eine inverse Beziehung zwischen dem Geburtsgewicht und dem Risiko einer nosokomialen Infektion zu bestehen [15]: 9% der Neugeborenen > 2500 g entwickelten eine Infektion gegenüber 46% der Kinder mit einem Geburtsgewicht < 1000 g. Goldman et al. [12] schätzen, daß das Risiko, an einer nosokomialen Infektion zu erkranken, mit der Abnahme von je 500 g des Geburtsgewichtes um 3% ansteigt.

Besonders beunruhigend sind aber Befunde, die aus postmortal durchgeführten bakteriologischen Erhebungen gewonnen wurden [7, 23, 32]: daraus geht hervor, daß die Häufigkeit bakterieller Infektionen bei verstorbenen Neugeborenen noch höher anzusetzen ist als zu Lebzeiten vermutet. Diese Problematik ist um so bedeutender, als viele der postmortal wahrscheinlich gemachten systemischen Infektionen weder durch eine besondere klinische Symptomatik noch durch pathologische Labordaten aufgefallen waren.

Quantitative Aspekte können demnach als eine erste Besonderheit der Sepsis bei Neugeborenen herausgestellt werden.

Hinzu kommt noch eine qualitative Besonderheit der Symptomatik, die in zunehmenden Maße auch Neugeborene betrifft, und zwar die durch zusätzliche Schocksymptome komplizierten Verlaufsformen einer neonatalen Sepsis [8, 44]. Auch hierbei stellen intensivpflegebedürftige Frühgeborene die bedeutendste Risikogruppe dar, obwohl auch reife Neugeborene diese Infektion mit v. a. B-Steptokokken Verlaufsformen mit Schocksymptomatik bieten können.

Anhand des relativ häufigen Vorkommens v. a. nosokomialer Sepsen und der Möglichkeit foudroyant verlaufender Verlaufsformen eines septischen Schocks lassen sich die beiden Hauptproblemgruppen einer Neugeborenensepsis herausstellen:

Die Notwendigkeit, die Diagnose einer septischen Infektion relativ oft in differentialdiagnostische Überlegungen bei (v. a. intensivpflegebedürftigen) Neugeborenen einzubeziehen, beruht nicht nur auf der vorgegebenen Realität des häufigen Vorkommens, sondern v. a. auch auf den weiter unten diskutierten Problemen ihrer klinischen

Diagnostik. Da eine frühzeitige Diagnose aber weitgehend Letalität bzw. Prognose bestimmen, muß die *Diagnostik* und ihre Problematik als wichtigster und bedeutendster Aspekt hervorgehoben werden.

Die hohe Letalität v. a. der durch eine Schocksymptomatik komplizierten Verlaufsformen leitet zum 2. Hauptproblem, der *Therapie,* über. Hier müssen v. a. Art, Risiko und Indikation therapeutischer Maßnahmen erörtert werden.

Diagnostische Probleme

Definition einer Sepsis

Der modernen Begriffsbestimmung einer Sepsis müssen die in folgender Übersicht aufgeführten Kriterien zugrundeliegen [42]:

1) Keimquelle:
   a) endogen: Darm, Nasenrachenraum, Harnwegssystem, Respirationstrakt, Nabelschnur,
   b) exogen: künstliche Beatmungssysteme, Infusionen, Katheterismus, Manipulationen durch ärztliches und Pflegepersonal;
2) Keimart;
3) „septisches Bild" (systemische Reaktion nach Keiminvasion);
4) Immunitätslage:
   a) allgemein: verminderte Abwehrlage
      – physiologisch (Früh- und Neugeborene),
      – durch Grunderkrankung,
      – durch Medikamente,
   b) lokal: Abwehrschwäche durch
      – gestörte Organfunktionen,
      – defekte anatomische Infektbarrieren (Haut, Schleimhäute) bei invasiven Techniken (z.B. intravaskuläre Katheter, künstliche Beatmungssysteme).

Für die weiteren Erörterungen soll daher auf dieser Grundlage folgende Definition einer septischen Infektion gelten:

Sepsis bedeutet eine disseminierte mikrobielle Infektion durch Invasion von Keimen aus einer endogenen bzw. exogenen Keimquelle bei gestörter Immunitätslage, die aufgrund einer positiven Blutkultur (Bakteriämie) und einer systemischen Reaktion in Form von klinischen Symptomen und Laborbefunden diagnostiziert wird [35].

Sepsis ohne Erregernachweis?

Grundsätzlich muß zur Diagnose einer septischen Infektion ein Erregernachweis gefordert werden. In der klinischen Praxis sind aber Schwierigkeiten dieses Vorgehens unübersehbar, die besonders in den folgenden Situationen anzutreffen sind:

– negative Blutkulturen bei antibiotisch vorbehandelten Patienten,
– fehlerhafte Abnahme einer Blutkultur (z.B. zu geringe Menge, ungenügendes Transport- bzw. Kulturmedium) [22, 27],

– Nichtberücksichtigung anaerober Keime bei der Blutkulturabnahme bzw. weiteren Verarbeitung,
– Möglichkeit einer Virusinfektion mit Virämie bei klinischer Symptomatik wie bei einer bakteriellen Infektion [18, 20].

Wie aus der Definition einer septischen Infektion hervorgeht, gründet sie sich auf die 3 „Datengruppen": klinische Symptomatik, Labordaten und Erregernachweis im Blut.

Im folgenden soll der Versuch unternommen werden, diese 3 Kriterien hinsichtlich ihrer Wertigkeit in der Diagnose zu beurteilen.

Fehlen spezifischer klinischer Kriterien für eine septische Infektion

Neugeborene und insbesondere Frühgeborene verfügen über ein nur begrenztes „Reaktionsmuster" auf die Einwirkung verschiedener Krankheitsursachen. Hieraus resultiert eine weitgehend unspezifische klinische Symptomatik auch im Falle einer Sepsis [35]:

Befunde des ZNS:	Lethargie, Hyporeflexie, unregelmäßige Atmung, Tremor, Krämpfe, Irritabilität, gespannte Fontanelle, Apnoe;
Befunde der Atmungsorgane:	Tachypnoe, Dyspnoe, Zyanose, Apnoe;
Befunde der Intestinalorgane:	gebähtes Abdomen, Hepatomegalie, Erbrechen, Durchfall, Stuhlverhaltung;
Befunde des hämatologischen Systems:	Gelbsucht, Splenomegalie, Hautblässe, Purpura, Petechien, Blutungen;
Befunde des Kreislaufsystems:	Hautblässe, Zyanose, Hautmarmorierung, Hypothermie, abnormale Atmung (Apnoe, Tachypnoe), kalte feuchte Haut, Hypotension;
allgemeine Befunde:	Fieber, Hypothermie, Sklerem;
Befunde einer lokalen Infektion:	Meningitis, Pneumonie, Harnwegsinfektion, Omphalitis, Konjunktivitis, Abszeß der Haut, Impetigo, Otitis media, Arthritis, Osteomyelitis, Peritonitis, Vaginitis, infiziertes Kephalhämatom.

Die Erfahrung zeigt, daß kein Symptom, keine Symptomengruppe oder keine Kombination von Symptomen aus verschiedenen Organmanifestationen verläßliche Hinweise auf eine Sepsis bedeuten und somit auch differentialdiagnostischen Erwägungen hinsichtlich nichtinfektiöser Krankheitsgeschehen breiten Raum lassen müssen. Klinische Untersuchungsmethoden mit Hilfe eines Sepsisscores [39, 40] sind der Versuch einer quantitativen Präzisierung häufiger in Zusammenhang mit einer Sepsis beobachteten Symptome bzw. Befunde, doch scheint die Spezifität dieser Diagnostik gerade bei intensivpflegebedürftigen Neugeborenen unzureichend. In folgender Übersicht sind, ausgehend von einigen „septischen" Symptomen, differentialdiagnostische Möglichkeiten ihrer Ursache nach aufgezeigt [17]:

Klinischer Befund	Nichtinfektiöse Ursache
„Atemnotsyndrom" (Apnoe, Zyanose, Einziehungen, Stöhnen, Tachypnoe):	Hyaline-Membranen-Syndrom, Aspirationssyndrome, Atelektase, zerebrale Erkrankung infolge einer Hypoxie oder Blutung, angeborene Fehlbildungen (Choanalatresie, Enterothorax), Vitium cordis, Pneumothorax, Pneumomediastinum;
Gelbsucht:	Blutgruppenunverträglichkeit, Hämatome, Gallengangatresie, angeborene Erkrankungen (z. B. Galaktosämie, Hypothyreose, Mukoviszidose), Unreife;
Hepatomegalie:	Blutgruppenunverträglichkeit, Stoffwechselerkrankungen (z. B. Glykogenspeichererkrankung), Herzinsuffizienz;
Gastrointestinale Befunde (Erbrechen, Durchfall, geblähtes Abdomen):	Ileus, Hypokaliämie, Aerophagie, Stenose, angeborene Fehlbildungen, adrenogenitales Syndrom;
Lethargie:	zerebrale Erkrankungen infolge einer Hypoxie oder Blutung, Hypoglykämie, Vitium cordis;
Krämpfe:	intrakranielle Blutung, Hypoglykämie, Hypokalzämie, Hypoxie;
Petechien, Purpura:	Geburtstrauma, Verbrauchskoagulopathie.

Die klinischen Symptome bei Neugeborenen, die wir bei einer Sepsis behandelten, im Vergleich zu Symptomen bei nichtinfektiösen Kindern sind folgende [35]:

Klinische Frühsymptome bei einer Sepsis	Klinische Symptome bei nichtinfektiösen Kindern
Tachypnoe	Gelbsucht
Zyanose	Tachypnoe
Gelbsucht	Hepatomegalie
Lethargie	Hyporeflexie
Hyporeflexie	Hautmarmorierung
Hepatomegalie	Zyanose
geblähtes Abdomen	Krämpfe, Lethargie
Krämpfe	geblähtes Abdomen
Apnoen	Hypothermie
Petechien	Sklerem
Hypothermie	Erbrechen
Hautmarmorierung	Splenomegalie
Fieber	Blutungen
	Durchfall

Frustrierende Suche nach Labordaten

Wegen der unspezifischen klinischen Symptomatik bei Neugeborenen ist immer wieder versucht worden, einfache Labormethoden heranzuziehen, die die Diagnose einer septischen Infektion unterstützen, wenn nicht gar beweisen sollen:

Hämatologische Untersuchungen: Verhalten der Leukozyten (Gesamtzahl, Subpopulationen), Verhalten der Thrombozyten, Blutkörperchensenkungsgeschwindigkeit, Nitroblau-Tetrazolium-Test;

Serumproteine
   Akute-Phase-Proteine: Immunglobuline, α_1-Antitrypsin, α_2-Coeruloplasmin, α_2-Haptoglobin, Fibrinogen, α_1-Glykoprotein (Orosomucoid), C-reaktives Protein,
   Fibronektin,
   Elastase der polymorphkernigen Leukozyten;

Serumelektrolyte: Natrium, Kalzium, Phosphat;

histologisch-bakteriologische Untersuchungen: Magensaft (Leukozyten, Bakterien), äußerer Ohrkanal (Leukozyten, Bakterien);

Limulus-Lysat-Test.

Die Anwendung vieler dieser Laboruntersuchungen zeigt Ähnlichkeiten, die in Abb. 1 angedeutet werden. Nach der Erstbeschreibung eines Laborbefundes folgt eine Phase der „Euphorie", in der eine fast 100%ige Sicherheit der Bestätigung einer septischen Infektion angenommen wird. Daran schließt sich eine Periode der „Resignation" an, in der v.a. die Sensitivität als auch die Spezifität der Methode deutliche Einbußen hinnehmen müssen. Letztlich pendelt sich der Enthusiasmus einer Methode auf einem

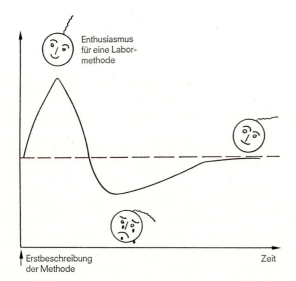

Abb. 1. Zeitlicher Verlauf der „Begeisterung" für eine Labormethode

Niveau des „gedämpften Optimismus" ein, um – wenn auch nicht als sicheres frühdiagnostisches Kriterium – im Dienste der Verlaufsbeobachtung evtl. wertvolle Hinweise zu geben. Ein derartiger Verlauf konnte nicht nur am Beispiel des quantitativen Verhaltens der Leukozyten bzw. bestimmten Leukozytensubpopulationen und des C-reaktiven Proteins beobachtet werden, sondern kann mit ähnlicher Wahrscheinlichkeit auch von der Methode der Bestimmung der Elastase polymorphkerniger Leukozyten im Serum erwartet werden, die sich z. Z. im Stadium der Euphorie befindet [29].

Beurteilung positiver Blutkulturen

Es erscheint vielleicht merkwürdig, einen Befund zu bewerten, der als einer der Hauptpfeiler der Diagnose bzw. als eine Grundlage der Definition einer Sepsis angesehen wird. Es ist jedoch anzumerken, daß nicht jede positive Blutkultur, d. h. der Nachweis bakterieller Keime durch die konventionelle Methode der Anzüchtung in einem Nährmedium, als letztgültiger Beweis für eine septische Infektion bei v. a. wieder intensivpflegebedürftigen Neugeborenen angesehen werden kann. Das Spektrum differentialdiagnostischer Möglichkeiten einer positiven Blutkultur erstreckt sich vielmehr auf die in folgender Übersicht aufgeführten Gegebenheiten [35]:

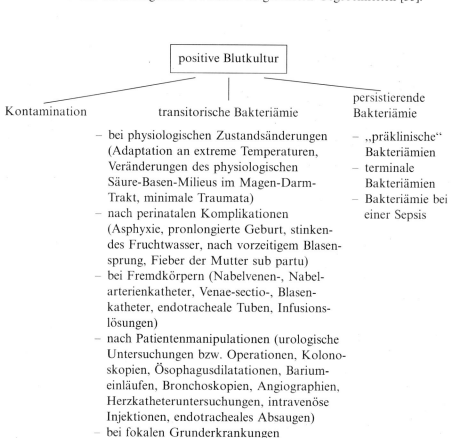

Zu häufige (nichtindizierte?) antibiotische Therapie

Ausdruck dieser Verunsicherung hinsichtlich der klinischen Symptomatik bzw. der Labordaten ist eine anscheinend zu häufige (nichtindizierte?) antibiotische Therapie bei Neugeborenen [10, 13, 16, 21]. Relationen von 15 bis 28:1 (mit Antibiotika behandelte Neugeborene: Patienten, bei denen eine Bakteriämie nachgewiesen wurde) sind in der Literatur berichtet worden [13]. Dieser zu häufigen Anwendung von Antibiotika auf Neugeborenenintensivpflegestationen stehen nicht nur die oft fehlende Indikation zur Behandlung, sondern auch eine Reihe von Nebenwirkungen entgegen [1].

Anforderungen an diagnostische Kriterien

Morbidität und Letalität bei septischen Infektionen werden v. a. von einer frühzeitigen Diagnose bestimmt. Diagnostische Kriterien müssen demnach in der Lage sein, die Zeitspanne zwischen Verdacht und endgültiger Diagnose möglichst kurz zu gestalten. Dies trifft sowohl die klinische Symptomatik als auch Labordaten sowie den Erregernachweis.

Hinsichtlich bestimmter Laboruntersuchungen, die zur Unterstützung bzw. zum Beweis einer septischen Infektion herangezogen werden, als auch in bezug auf den Nachweis bakterieller Erreger sind hierzu Methoden zu fordern, die schnell und leicht durchführbar und in ihrem Kostenaufwand zumutbar sind.

Neben einem frühzeitigen Nachweis von Symptomen müssen diagnostische Hilfsmittel aber auch noch 2 weiteren Anforderungen genügen. So müssen sie sowohl verläßlich in der Anwendbarkeit (Sensitivität, positiver Befund bei Vorliegen einer Sepsis) als auch spezifisch (Spezifität, negativer Befund bei fehlender Sepsis) sein.

Viele Untersuchungen in der Literatur erfüllen die Kriterien der schnellen und leichten Durchführbarkeit bzw. der Sensitivität, was z.T. in der Phase nach der Erstbeschreibung die „Euphorie" erklärt. Leider fehlen häufig nichtinfizierte Kontrollpatienten mit einer vergleichbaren Schwere der Erkrankung in diesen Erhebungen, so daß die Anforderung der Spezifität nicht berücksichtigt wird. Erst in der erwähnten Periode der „Resignation" erfolgen Einschränkungen der Methode, die sich in vielen Fällen auf die Spezifität beziehen.

Die zur Zeit üblichen diagnostischen Kriterien (klinische Symptome bzw. Befunde, Labordaten) zum frühzeitigen Nachweis einer Sepsis (d.h. vor Erhalt des Erregernachweises der Blutkultur) sind nicht in der Lage, eine systemische Infektion zu beweisen. Der Erfolg ihrer Anwendbarkeit in der Phase des „gedämpften Optimismus" beruht v. a. in einer brauchbaren Verlaufskontrolle der Erkrankung. Zuweilen gewinnt man den Eindruck, daß sie auch dazu beitragen, den Mut zum Risiko zu stärken, bei negativen Befunden eine antibiotische Therapie zu unterlassen. Auf welcher gefährlichen Gratwanderung man sich hierbei befinden kann, lehren die täglichen Erfahrungen häufig negativer Labordaten bei einer septischen Infektion (v.a. in der Frühphase) bzw. die postmortal wahrscheinlich gemachten systemischen Infektionen, die zu Lebzeiten weder durch eine besondere klinische Symptomatik noch durch pathologische Labordaten aufgefallen waren [7, 23, 32].

Möglichkeiten, die Sensitivität und Spezifität diagnostischer Kriterien zu verbessern

Aus der erwähnten modernen Begriffsbestimmung einer Sepsis gehen die letztlich beweisenden Kriterien einer septischen Infektion hervor, die Möglichkeiten zur Verbesserung der Sensitivität und Spezifität diagnostischer Methoden erkennen lassen:

- positive Blutkultur (Bakteriämie),
- gestörte Immunitätslage.

Erweiterung der Sepsisdefinition

Obwohl die Definition einer Sepsis nur den Befund einer positiven Blutkultur verlangt, scheint eine Erweiterung des diagnostischen Programms auf Urin- und Liquorkulturen gerechtfertigt [35]. Dieses erweiterte diagnostische Programm erhöht die Erregerausbeute und kann u.a. bei Übereinstimmen der Keime in wenigstens 2 Körperflüssigkeiten eher den Verdacht auf eine mögliche Kontamination ausräumen.

Methoden für einen frühzeitigen Erregernachweis

Der Zeitraum, der zwischen der Abnahme und dem Ergebnis einer Blutkultur unter den Bedingungen der herkömmlichen bakteriologischen Technik vergeht, ist zu lange. Deswegen sind andere Methoden notwendig, die einen Erregernachweis schon in ca. 1–2 h ermöglichen.

Hierzu sind bisher folgende Techniken erfolgreich in die klinische Praxis eingeführt worden:

- peripherer Blutausstrich [33],
- Buffy-coat-Ausstrich [5, 9],
- Magensaftuntersuchung [24, 40],
- Gegenstromimmunelektrophorese [38],
- Latexagglutination [34],
- Pool-Immunglobulin-Fluoreszenztest [25].

Gestörte Immunitätslage

Der heutige Sepsisbegriff ist geprägt durch Verlaufsformen, die früher relativ selten beobachtet wurden. Das iatrogene Moment in der Pathogenese muß mehr hervorgehoben werden. Keimselektion durch Antibiotikamißbrauch, Immunsuppression, Hospitalismus durch apparative Maßnahmen (z. B. künstliche Beatmung, Katheterismus, parenterale Infusionen) prägen heute das klinische Bild der Sepsis [19]. Die Definition Lincks (zit. in [19]), die Sepsis sei „Ausdruck eines vollkommenen Versagens oder Zusammenbrechens der Abwehrkräfte gegenüber der Invasion und der Verbreitung pathogener Keime und ihrer Stoffwechselprodukte im Säftekreislauf des Organismus" trifft für die heutigen Sepsisbilder in vielen Fällen zu. Ein frühzeitiger Erregernachweis vor dem Hintergrund eines, durch schnell und einfach durchzuführende Laboruntersuchungen zu dokumentierenden, aktuellen Immunstatus erlaubt dann vielleicht, über die Indikation und Art einer Behandlung zu entscheiden.

Folgende Untersuchungen können hierbei z. Z. prognostische Hinweise geben [35, 36]:

- Leukozyten (v.a. Gesamtzahl),
- Akute-Phase-Proteine,
- NBT-Test,
- Serumphosphat,
- Howell-Jolly-Körperchen im peripheren Blutausstrich als Ausdruck einer funktionellen Hyposplenie.

Die Kombination einer nachgewiesenen Bakteriämie mit prognostisch ungünstigen Faktoren hinsichtlich der aktuellen Immunitätslage (z. B. Leukopenie, fehlende Reaktionen der Akute-Phase-Proteine, Hypophosphatämie, gehäuftes Auftreten von Howell-Jolly-Körperchen im peripheren Blutbild) wären eine sichere Indikation für eine antibiotische Therapie, während bei der Kombination einer Bakteriämie mit prognostisch günstigeren Befunden (z. B. Leukozytose, erhöhtes CRP, normaler Serumphosphatspiegel, kein Nachweis von Howell-Jolly-Körperchen im peripheren Blutbild) differentialtherapeutische Maßnahmen wie

antibakterielle Hyperimmunsera gegen spezifische Erreger,
Austauschtransfusionen,
Immunstimulationen bzw. Modulationen und
Immunsubstitution (Immunglobuline, Opsoninkonzentrate, Frischplasma, Granulozytentransfusionen)

wahrgenommen werden könnten (s. unten).

Therapeutische Probleme

Der Therapieerfolg bei einer septischen Infektion des Neugeborenen hängt ohne Zweifel von einer schnellen und exakten klinischen und bakteriologischen Diagnosestellung und einer so bald wie möglich gezielt begonnenen antibiotischen Behandlung ab.

Beispielhaft kann hierzu der frühzeitige Nachweis von B-Streptokokkenantigenen im Urin von Neugeborenen unmittelbar nach der Geburt durch den Latexagglutinationstest angeführt werden, der eine sofortige antibiotische Therapie mit günstiger Prognose für alle diagnostizierten Kinder zur Folge hatte [34]. Auch der schnelle postpartale Nachweis von Kokken im Magensaft mit anschließender sofortiger Behandlung muß hier erwähnt werden [40]. Solange aber eine derartige Frühdiagnostik nur unter bestimmten Bedingungen möglich ist (z. B. Nachweis v.a. nur einzelner, spezieller Erreger) beruht die Diagnose „Sepsis" bis zum definitiven Beweis auch weiterhin weitgehend auf Verdachtsmomenten (Risikofaktoren, unspezifische klinische Symptome, Labordaten), die eine therapeutische Entscheidung erzwingen. Bei großzügiger Indikationsstellung für eine Therapie ist zwar ein günstiger Ausgang erreichbar, doch dürfen die sich später als nichtindiziert herausstellenden Behandlungen als auch die Nebenwirkungen der therapeutischen Maßnahmen nicht vernachlässigt werden.

Folgt man einem mehr zurückhaltenden Einsatz möglicher Behandlungsmaßnahmen, der sich vorwiegend auf den Nachweis angeblich eindeutiger Symptome (Klinik, Labor) stützt, so wird man immer wieder – das lehrt der klinische Alltag – von der Möglichkeit des foudroyanten Verlaufs einer neonatalen Sepsis überrascht.

Die dann relativ spät einsetzende Therapie trifft dann auf das „Vollbild" eines schweren Krankheitsbildes, bei dem auch der Einsatz aller therapeutischen Register leider einen ungünstigen Verlauf oft nicht verhindern kann.

Prinzipiell stehen folgende therapeutische Prinzipien für die Behandlung einer septischen Infektion zur Verfügung:

– Keimelimination,
– Immuntherapie zur Behandlung angeborener bzw. erworbener Störungen der physiologischen Infektionsabwehrmechanismen,
– Behandlung von Komplikationen.

Keimelimination

Anders als in der Erwachsenenmedizin ist eine (chirurgische) Eliminierung eines Sepsisherdes bzw. überhaupt der Nachweis eines Ausgangsherdes beim Neugeborenen – bis auf Ausnahmesituationen – meist nicht möglich, so daß eine Keimelimination vorwiegend einer antibiotischen Therapie überlassen bleiben muß. Der rechtzeitige Einsatz suffizienter Antibiotika ist oft ausreichend, um die Prognose günstig zu gestalten. Bei der antibiotischen Initialtherapie handelt es sich immer um eine Kombinationstherapie, wobei die Auswahl der Partner folgenden Bedingungen unterworfen ist [41]:

– auswahl der besten Vertreter der jeweiligen Antibiotikagruppen;
– es sollte zumindest ein additiver, möglichst ein synergistischer Effekt auf die am häufigsten vorkommenden Erreger vorhanden sein;
– es sollte eine Spektrumserweiterung erzielt werden;
– die Verträglichkeit der Antibiotika muß – v.a. auch im Hinblick auf Frühgeborene – gut sein.

Immuntherapie

Aufgrund der physiologischen Unreife der Immunabwehr von Neu- bzw. Frühgeborenen, aber auch aufgrund der durch Grunderkrankungen erworbenen Beeinträchtigung der Immunitätslage [35] tritt mehr und mehr eine Immuntherapie zur Behandlung dieser angeborenen bzw. erworbenen Störungen der physiologischen Infektionsabwehrmechanismen in den Vordergrund. Hierbei können u.a. folgende Maßnahmen unterschieden werden [2]:

Immunregulation:
  z. B. Thymushormone, Lymphokine, Interferon, Tuftsin,
Immunstimulation:
  z. B. Adjuvantien, Antigene (Impfungen),

Immunsubstitution:
  Zellen: Granulozyten, Vollblut, Austauschtransfusion, Plasma,
  Plasmabestandteile: Immunglobuline, Hyperimmunseren, Komplementkomponenten, Monoklonale Antikörper, Fibronektin
Interferenzmechanismen:
  bakterielle Interferenz, virale Interferenz
Synergismen:
  Antikörper und Chemotherapie, Antibiotika und Phagozyten.

In folgender Übersicht sind einige Wirkprinzipien und Effekte aktiver und passiver Immuntherapie bei Infektionen dargestellt [2]:

Behandlungsmaßnahme	Wirkprinzip
1) Therapieeffekt erwiesen	
Immunglobuline	Antikörpersubstitution
Hyperimmunseren	Opsonisation, Neutralisation
Frischplasma	Antikörper, Opsonine
Granulozytentransfusionen	Substitution, Phagozytose
Impfungen	Antikörperbildung
Chemotherapie	Antigenreduktion
Knochenmarktransplantation	Rekonstitution der Hämopoese
Austauschtransfusion	Eliminierung bakterieller Toxine
	Antigenreduzierung, Opsonisation, Antikörpersubstitution
	Zufuhr phagozytierender Granulozyten
2) In klinischer Erprobung	
Thymushormone	T-Zellregulation
Lymphokine (z. B. Transferfaktor)	unspezifische (?) Stimulation
Immunadjuvantien	unspezifische Stimulation
IgM-angereicherte Serumpräparationen	Opsonine
„Opsoninkonzentrate"	Opsonine
Gnotobiotik	Dekontamination, Isolation, Keimreduktion und -inventarisieren
Antibiotika und Immunglobuline	Synergismus
3) In Entwicklung	
Impfungen gegen nosokomiale Erreger	Antikörperbildung
Endotoxinneutralisation	Schockbekämpfung
Impfung von Schwangeren	Schutz des Neugeborenen
T-Zellhelferstimulation	Antikörperregulation
Plasmapherese	Elimination von Immunkomplexen (?)

Als bedeutendste immuntherapeutische Verfahren können z. Z. Austauschtransfusionen, Granulozytentransfusionen und Transfusionen von Immunglobulinen angesehen werden [43]. Dazu kommen noch einige experimentelle Ansätze, die sich im

Stadium der Erprobung befinden wie z. B. Endotoxinantikörper, Anti-C_{5a}-Antikörper und Fibronektin (Kryoprezipitate [44].

Die weitere Entwicklung auf dem Gebiet der Infektionsimmunologie, insbesondere der Immuntherapie, sollte jedenfalls vom Kliniker sorgfältig verfolgt werden, da hier mit der Einführung spezifischer Behandlungsmöglichkeiten gerechnet werden kann.

Die bisher entwickelten Verfahren haben in vorwiegend retrospektiven Studien z. T. erstaunliche Ergebnisse gezeigt, doch muß es weiteren Untersuchungen vorbehalten bleiben, die Indikationen der unterschiedlichen Behandlungen herauszuarbeiten. Nicht zuletzt wegen möglicher Nebenwirkungen, v. a. bei einer Austausch- bzw. Granulozytentransfusion wie in nachfolgenden Übersichten dargestellt [43], bleiben diese Verfahren heute noch vorwiegend auf Situationen beschränkt, in denen konventionelle antibakterielle Chemotherapie und kardiopulmonale Stabilisierungsversuche anscheinend erfolglos bleiben. Diese Methoden können demnach z. Z. als therapeutische Behandlungsmöglichkeiten betrachtet werden, die in einer Übergangszeit zur Anwendung kommen, wenn andere Methoden weniger zu leisten scheinen und bessere noch nicht zur Verfügung stehen [2].

1) *Mögliche Komplikationen einer Austauschtransfusion:*
Elektrolytverschiebungen,
Hypoglykämie,
Säure-Basen-Haushaltsstörungen,
Infektionen,
Thrombozytopenie,
Leukopenie,
Hypervolämie,
nekrotisierende Enterokolitis,
Luftembolie,
Pfortaderthrombose,
Thromboembolie,
Graft-versus-host-Reaktion.

2) *Nebenwirkungen einer Granulozytentransfusion:*
Graft-versus-host-Reaktion,
Übertragung von Hepatitis- oder Zytomegalieviren,
Leukozytenaggregation,
Sensibilisierung für Leukozytenalloantigene,
Sequestrierung von weißen Blutzellen in der Lunge.

Behandlung von Komplikationen

Trotz des frühzeitigen Einsatzes moderner antibiotischer Medikamente ist der weitere Verlauf einer neonatalen Sepsis häufig durch eine Reihe von Komplikationen charakterisiert, die u.a. die Letalität weitgehendst mitbestimmen. Gefürchtet ist hier v. a. der septische Schock mit seinem Endpunkt einer Insuffizienz verschiedener Organsysteme (Herzinsuffizienz, Ateminsuffizienz, Nierenversagen, Verbrauchskoagulopathie, Koma). Die Behandlung dieser Komplikationen ist demnach darauf ausgerichtet, die zum multiplen Organversagen führenden pathophysiologischen Mechanismen zu unterbinden und die Organfunktionen aufrechtzuerhalten [44]:

1) *Erste Maßnahmen:*
   – Stabilisierung der Vitalfunktionen (ABCD-Regel),
   – Unterstützung des Herz-Kreislauf-Systems,
     Volumen-Therapie,
     inotrop wirkende Substanzen (Dopamin, Dobutamin),
   – Breitspektrumantibiotika,
   – Überwachung der Vitalfunktionen.
2) *Spezifische Maßnahmen:*
   – Behandlung der Infektion (evtl. Ausräumung eines Sepsisherdes),
   – myokardiale Unterstützung,
     optimale Vorlast,
     inotrope Substanzen,
     Verminderung des myokardialen O_2-Bedarfs,
     Kalzium,
   – Unterstützung der Atmung,
     Sauerstoff,
     frühzeitige Beatmung,
     PEEP,
   – Normalisierung biochemischer Befunde,
     Elektrolyte,
     Glukose,
     Koagulopathien,
   – Kortikosteroide(?):
     frühzeitige Indikation,
     Methylprednisolon,
   – zusätzliche Maßnahmen,
     Opiatantagonisten,
     Thromboxansynthesehemmer.

Schlußfolgerung

Wie läßt sich die klinische Probelematik einer Neugeborenensepsis zusammenfassen, wo stehen wir heute?

Wie die vorausgegangenen Erörterungen deutlich gemacht haben sollen, liegt der Schwerpunkt ungelöster Probleme nicht nur, aber in erster Linie auf seiten der Diagnostik bzw. – genauer formuliert – der Frühdiagnostik. Durch eine Verbesserung der Frühdiagnostik könnte die Letalität noch weiter gesenkt werden.

Aufgrund der Variabilität und Mannigfaltigkeit klinischer Symptomatik wird v. a. die Suche nach einfachen Laborparametern zur Unterstützung bzw. zum Nachweis einer Sepsis weitergehen. Es wäre sinnvoll, neben diesen bisher frustrierenden Anstrengungen einen weiteren Schwerpunkt der Untersuchungen auf einen frühzeitigen Erreger- bzw. Antigennachweis zu lenken, um in der klinischen Praxis u.a. auch definitiver von einer Sepsis reden und den Anteil „mutmaßlicher" und „wahrscheinlicher" Sepsen zugunsten wirklich bewiesener Sepsen vermindern zu können. Erste Ansatzpunkte sind erfolgversprechend verlaufen (u.a. Gegenstromimmunelektrophorese, Latexagglutination).

Trotz eines gesicherten Zusammenhanges zwischen perinatalen Risikofaktoren und dem Auftreten der neonatalen Sepsis ist es bisher nicht gelungen vorherzusagen, welche Kinder an einer septischen Infektion erkranken werden. Hier wäre der Ansatzpunkt einer funktionellen Analyse des neonatalen Immunsystems zu suchen, um möglicherweise vorhandene Defizienzen zu erkennen und ggf. therapeutisch zu beeinflussen [28]. Ein durch schnell und einfach durchzuführende Laboruntersuchungen zu dokumentierender aktueller Immunstatus erlaubt dann vielleicht, Risikokinder für eine Sepsis näher zu definieren und einer differenzierteren Behandlung (d.h. auch einer Immuntherapie) zuzuführen [35].

Neben einer kontinuierlichen Überwachung des aktuellen Immunstatus ist die Kenntnis eines „bakteriologischen Profils" v.a. der Patientenflora von nicht untergeordneter Bedeutung. Hier können Phänomene der bakteriellen Interferenz z.B. im Bereich der Rachenflora, Risikokinder für das Auftreten einer Sepsis ausfindig machen, die letztlich auch Ausgangspunkt neuartiger therapeutischer Ansätze bedeuten können [30, 31].

Die Frage einer zu häufigen antibiotischen Therapie auf einer Neugeborenenstation muß v.a. im Hinblick auf die schon erwähnten postmortal durchgeführten bakteriologischen Erhebungen neu diskutiert werden.

Ohne die noch in den 60er Jahren häufig praktizierte antibiotische Prophylaxe aller Frühgeborenen heraufzubeschwören, muß doch der anscheinend antibiotisch zuviel behandelte Anteil der Neugeborenen mit zunächst nur Sepsisverdacht vor dem Hintergrund dieser postmortalen Untersuchungen gesehen werden. Dabei waren zahlreiche Infektionen zu Lebzeiten nicht diagnostiziert worden, d.h. sie waren häufig weder durch eine besondere klinische Symptomatik noch durch pathologische Labordaten aufgefallen. Septische Infektionen müssen deswegen bei den v.a. intensivpflegebedürftigen Neugeborenen auch weiterhin häufig in differentialdiagnostische Überlegungen einbezogen werden. Trotz erhöhter Aufmerksamkeit können Symptome bzw. Befunde einer Sepsis leicht verkannt und übersehen werden. Eine frühzeitige diagnostische Abklärung mit ebenso frühzeitigem Beginn einer antibiotischen Therapie ist deshalb bei vielen klinischen Auffälligkeiten zur Zeit noch gerechtfertigt.

Letztlich sollten im Zusammenhang mit der Problematik einer neonatalen Sepsis prophylaktische Maßnahmen nicht vernachlässigt werden. Neben den Möglichkeiten einer optimalen Stationshygiene (Verbesserung pflegerischer Techniken, Händewaschen, Sterilisation und Desinfektion von Geräten und Instrumenten sowie Motivation und Schulung des ärztlichen und Pflegepersonals) können hier die folgenden Maßnahmen angeführt werden:

1) Immunstimulanzien, z.B. durch Antigene [37],
2) pränatale mütterliche antibiotische Therapie bei Risikogeburten (z.B. Besiedlung mit B-Streptokokken, [4])
3) prophylaktische Immunglobulingabe, v.a. bei Frühgeborenen [6, 14, 26],
4) nasopharyngeale Implantation „normaler" α-hämolysierender Streptokokken [31].

Literatur

1. Aranda JV, Portuguez-Melavasi A, Collinge J, Outerbridge E (1978) Adverse drug reaction in the newborn intensive care unit. Pediatr Res 9:422
2. Belohradsky BH (1981) Immunität und Infektionen des Neugeborenen. Immuntherapeutischer Einfluß des Blutaustausches. Urban and Schwarzenberg, Munich
3. Bennet R, Eriksson M, Zetterström R (1981) Increasing incidence of neonatal septicemia: causative organisms and predisposing risk factors. Acta Paediatr Scand 70:207
4. Boyer KM, Gotoff SP (1986) Prevention of early-onset neonatal group B streptococcal disease with selective intrapartum chemoprophylaxis. N Engl J Med 314:1665
5. Boyle RJ, Chandler BD, Stonestreet BS, Oh W (1978) Early identification of sepsis in infants with respiratory distress. Pediatrics 62:744
6. Chirico G, Rondini G, Plebani A et al. (1987) Intravenous gammaglobulin therapy for prophylaxis of infection in high-risk neonates. J Pediatr 110:437
7. Eisenfeld L, Ermocilla R, Wirtschafter D, Cassady G (1983) Systemic bacterial infections in neonatal deaths. Am J Dis Child 137:645
8. Ellner JJ (1983) Septic shock. Ped Clin North Am 30:365
9. Faden HS (1976) Early diagnosis of neonatal bacteremia by buffy coat examination. J Pediatr 88:1032
10. Franco JA, Eitzman DV, Baer H (1973) Antibiotic usage and microbial resistance in an intensive care nursery. Am J Dis Child 126:318
11. Freedman RM, Ingram DL, Gross I, Ehrenkranz RA, Warshaw JB, Baltimore RS (1981) A half century of neonatal sepsis at Yale, 1928–1978. Am J Dis Child 135:140
12. Goldmann DA, Durbin WA Jr, Freeman J (1981) Nosocomial infections in a neonatal intensive care unit. J Infect Dis 144:449
13. Hammerschlag MR, Klein JO, Herschel M, Chen FCJ, Fermin R (1977) Patterns of use of antibiotics in two newborn nurseries. N Engl J Med 296:1268
14. Haque KN, Zaidi MH, Haque SK, Bahakim H, El-Hazmi M, El-Swailam M (1986) Intravenous immunoglobulin for prevention of sepsis in preterm and low birth weight infants. Pediatr Infect Dis 5:622
15. Hemming VG, Overall JC Jr, Britt MR (1976) Nosocomial infections in a newborn intensive-care unit. N Engl J Med 294:1310
16. Isenberg H (1985) Neugeborenen-Sepsis. Kinderarzt 16:1657
17. Klein JO, Marcy SM (1976) Bacterial infections. In: Remington DS, Klein JO (eds) Infectious diseases of the fetus and newborn infant. Saunders, Philadelphia
18. Krajden S, Middleton PJ (1983) Enterovirus infections in the neonate. Clin Pediatr (Phila) 22:87
19. Lang W (1977) Entwicklung des Sepsisbegriffes im klinischen Sinn. In: Marx H, Thies HA (eds) Infektion, Blutgerinnung und Hämostase. Schattauer, Stuttgart
20. Meibalane R, Sedmak GV, Sasidharan P, Garg P, Grausz JP (1977) Outbreak of influenza in a neonatal intensive care unit. J Pediatr 91:974
21. Naqvi SH, Dunkle LM, Timmerman KJ, Reichle RM, Stanley DL, O'Connor D (1979) Antibiotic usage in a pediatric medical center. JAMA 242:198
22. Neal PR, Kleiman MB, Reynolds JK, Allen SD, Lemons JA, Yu PL (1986) Volumen der für Kulturzwecke entnommenen Blutproben von Neugeborenen. J Clin Microbiol 24:353
23. Pierce JR, Merenstein GB, Stocker JT (1984) Immediate postmortem cultures in an intensive care nursery. Pediatr Infect Dis 3:510
24. Sahib El-Radhi A, Jawad M, Mansor N, Jamil I, Ibrahim M (1983) Sepsis and hypothermia in the newborn infant: value of gastric aspirate examination. J Pediatr 103:300
25. Seitz RC, Fischer K, Grundmann A, Hellwege HH (1986) Nachweis neonataler Infektionen durch Pool-Immunglobulin-Fluoreszenz-Test (PIT). 12th Symposium Deutsch-Österreichische Gesellschaft für Neonatologie und Pädiatrische Intensivmedizin, 8–10 May 1986
26. Sidiropoulos D, Boehme U, von Muralt G, Morell A, Barandun S (1986) Immunoglobulin supplementation in prevention or treatment of neonatal sepsis. Pediatr Infect Dis 5 [Suppl]:S193

27. Simon C, Bahr A, Kreller G, Kiosz D (1984) Untersuchungen über eine optimale Blutkulturtechnik. Monatsschr Kinderheilkd 132:168
28. Speer CP, Gahr M, Hauptmann D, Stubbe P, Schröter W (1986) Sepsis und Meningitis neonatorum: Epidemiologie, Erregerspektrum, Therapie. Monatsschr Kinderheilkd 134:794
29. Speer CP, Ninjo A, Gahr M (1986) Elastase-α_1-proteinase-inhibitor in early diagnosis of neonatal septicemia. J Pediatr 108:987
30. Sprunt K, Leidy G, Redman W (1978) Abnormal colonization of neonates in an intensive care unit: means of identifying neonates at risk of infection. Pediatr Res 12:998
31. Sprunt K, Leidy G, Redman W (1980) Abnormal colonization of neonates in an ICU: conversion to normal colonization by pharyngeal implantation of alpha hemolytic streptococcus strain 215. Pediatr Res 14:308
32. Squire E, Favara B, Todd J (1979) Diagnosis of neonatal bacterial infection: hematologic and pathologic findings in fatal and nonfatal cases. Pediatrics 64:60
33. Storm W (1981) Early detection of bacteremia by peripheral blood smears in critically ill newborns. Acta Paediatr Scand 70:415
34. Storm W (1983) Diagnostik neonataler B-Streptokokken-Infektionen schon in der Geburtsklinik? Geburtshilfe Frauenheilkd 43:147
35. Storm W (1984) Neugeborenensepsis und Intensivpflege. Sepsis-Diagnostik bei intensivpflegebedürftigen Neugeborenen. Perimed, Erlangen
36. Storm W (1985) Prognostic implications of functional hyposplenia in neonatal septicemia. Acta Paediatr Scand 74:611
37. Storm W (1985) Behandlung von Neugeborenen nach vorzeitigem Blasensprung durch "Paramunisierung". Kinderarzt 16:1678
38. Storm W (1987) Die Gegenstromimmunelektrophorese. Prinzip und klinische Anwendung in der Pädiatrie. Fischer, Stuttgart
39. Töllner U (1982) Early diagnosis of septicemia in the newborn. Clinical studies and sepsis score. Eur J Pediatr 138:331
40. Töllner U, Pohlandt F, Usadel J, Teller W (1985) Früherkennung bakterieller Kontaminationen und Infektionen bei Neugeborenen. In: Hellbrügge T (ed) Screening- und Vorsorgeuntersuchungen im Kindesalter. Hansisches Verlagskontor, Lübeck
41. Vogel F, Exner M, Franke P, Gien C (1987) Nosokomiale Sepsis. Immun Infekt 15:91
42. Werner HP (1980) Der "septische" Patient in der Intensivmedizin. In: Farthmann EH, Horatz K (eds) Der septische Patient auf der Intensivstation. Bibliomed, Melsungen
43. Yoder MC, Polin RA (1986) Immunotherapy of neonatal septicemia. Pediatr Clin North Am 33:481
44. Zimmerman JJ, Dietrich KA (1987) Current perspectives on septic shock. Pediatr Clin North Am 34:131

Kolloide versus Kristalloide beim septischen Schock

J.-L. Vincent, C. W. Armistead jr.

Trotz der Vielzahl von Studien, in denen die Wirkung kristalloider und kolloidaler Lösungen miteinander verglichen wird, bleibt der verwirrende Eindruck, daß die Debatte kein Ende nimmt. Dennoch sollte es bei Betrachtung aller derzeit verfügbaren Erkenntnisse möglich sein, eine rationalere Annäherung an dieses Problem zu finden und die Diskussion weniger leidenschaftlich zu gestalten.

Kristalloide Lösungen wurden bereits vor dem 2. Weltkrieg zur Korrektur von Flüssigkeitsdefiziten verwendet, denn sie sind leicht verfügbar, leicht zu lagern, kostengünstig und frei von Nebenwirkungen. Kristalloide können nicht nur zirkulierendes Blutvolumen ersetzen, sondern auch extravasale Flüssigkeitsverluste bei Dehydratationszuständen.

Kolloidale Lösungen wurden bereits zum effektiven Ersatz von Blutvolumen und zur Verbesserung der Gewebeperfusion angewendet, ehe Starling seine Hypothese über die am transkapillären Flüssigkeitsaustausch beteiligten Faktoren veröffentlichte. Da kolloidale Lösungen weitgehend im intravasalen Raum verbleiben und dort den plasmaonkotischen Druck wiederherstellen bzw. aufrechterhalten, können sie eine Überfüllung des interstitiellen Flüssigkeitsraumes mit nachfolgender Ausbildung von Ödemen verhindern.

Tatsächlich zeigten die vielen Studien, in denen die Wirksamkeit kristalloider und kolloidaler Lösungen miteinander verglichen wurden, übereinstimmend, daß die 2- bis 3fache Menge an Kristalloiden benötigt wird, um im Zustand der Hypovolämie hämodynamische Stabilität zu erreichen. Die Befürworter kristalloider Lösungen beriefen sich darauf, daß damit nicht nur Blutverluste, sondern auch Verluste an extravasaler Flüssigkeit ersetzt werden können.

Frühere Studien wiesen tatsächlich darauf hin, daß nach Blutverlust und Trauma sowohl extravasale Flüssigkeitsdefizite als auch ein erhöhter intrazellulärer Wassergehalt bestehen. Allerdings wurde die Methodik dieser Arbeit und damit die Richtigkeit der Beobachtungen in Zweifel gezogen. Noch wichtiger erscheint die Tatsache, daß ein günstiger Effekt des interstitiellen Flüssigkeitsersatzes nicht gezeigt werden konnte. Im Gegenteil, die Überfüllung des interstitiellen Raumes mit nachfolgender Entwicklung peripherer Ödeme ist eine häufig gemachte klinische Beobachtung nach Flüssigkeitsersatz.

Verhütung der Schocklunge

Die Starling-Gleichung, die die Menge an Flüssigkeit (Q) beschreibt, die durch Kapillarmembranen filtert wird, kann wie folgt ausgedrückt werden:

$$Q = K_F [(P_{MV} - P_{PMV}) - \sigma(\pi_{MV} - \pi_{PMV})]$$

Dabei ist K_F der Filtrationskoeffizient, σ der Reflexionskoeffizient, P_{MV} und P_{PMV} stehen jeweils für die hydrostatischen Drücke im mikrovaskulären und perimikrovaskulären Raum, und π beschreibt die onkotischen Drücke in diesen beiden Kompartimenten.

Die Überlegung, kolloidale Lösungen zur Vorbeugung eines Lungenödems einzusetzen, wurde durch die klassischen Versuche von Guyton u. Lindsey [7] bekräftigt, die zeigen konnten, daß sich der kritische hydrostatische Druck, bei dem die Flüssigkeitsfiltration in die Lunge beginnt, erniedrigt, wenn gleichzeitig der kolloidosmotische Druck (COP) vermindert ist. Die Kontroverse beginnt dann, wenn diese physiologischen Beobachtungen auf die klinische Wirklichkeit übertragen werden. Natürlich beeinflussen sich die einzelnen Komponenten der Starling-Gleichung auch gegenseitig, so daß die klinische Anwendung dieser unter kontrollierten. experimentellen Bedingungen gemachten Beobachtungen nicht ohne weiteres möglich ist.

Es wurden Anstrengungen unternommen, das Ausmaß eines Lungenödems mit 2 klinisch gebräuchlichen Parametern zu korrelieren: dem pulmonalarteriellen Verschlußdruck einerseits (als Maß für den hydrostatischen Druck im Kapillarbett) und dem Plasma-COP andererseits [16, 25]; allerdings wurde die Zuverlässigkeit solcher Schätzungen in Frage gestellt. Sicherlich ist die Bedeutung des hydrostatischen Drucks wesentlich größer als die des COP [12, 13,]. Eine Hypoproteinämie führt alleine nicht zum Lungenödem, hauptsächlich deshalb, weil parallel dazu der Lymphfluß im Lungengewebe zunimmt [18]. Dennoch kann die Anwendung kolloidaler Lösungen mit rascher Zunahme des intravasalen Volumens eine signifikante Steigerung des hydrostatischen Druckes verursachen, die dann die Ausbildung eines Lungenödems erleichtert [24]. Ein solcher Anstieg des hydrostatischen Druckes kann teilweise sehr gefährlich werden, nämlich dann, wenn die Permeabilität der Kapillaren derart verändert ist, daß jeder Anstieg des hydrostatischen Druckes zu einem verstärkten Austritt von Flüssigkeit aus den Kapillaren ins Interstitium führt. So wurde vermutet, daß – wenn sich ein Lungenödem erst einmal ausgebildet hat – kolloidale Infusionslösungen noch schlimmere Wirkungen entfalten könnten, indem sie durch „Lecks" in der Kapillarmembran ins Interstitium gelangen und dort den Eiweißgehalt und den onkotischen Druck erhöhen. Diese Hypothese wurde jedoch nie eindeutig bewiesen. Beim Vorliegen eines Lungenödems mit „Kapillarlecks" hat die Anwendung kolloidaler Lösungen wenig Einfluß auf den transkapillären Fluß von Ödemflüssigkeit [13, 20].

Wie bereits zuvor angedeutet wurde, ist es wesentlich wichtiger, den Patienten auf der „trockenen" Seite zu halten, um Anstiege des hydrostatischen Druckes im Kapillarbett zu vermeiden, als den Plasma-COP zu normalisieren.

Daher konnten die vielen Studien, die die Anwendung kristalloider und kolloidaler Lösungen zum massiven Flüssigkeitsersatz nach Trauma oder ausgedehnten Operationen miteinander verglichen, einen günstigen Einfluß von Kolloiden nicht überzeugend darlegen. Das gilt sowohl für die Lungenfunktion als auch für die Prognose.

Unter solchen Bedingungen, bei denen die Kapillarpermeabilität für gewöhnlich nicht verändert ist, kommt es zu ausgeprägten Kompensationsvorgängen zum Ausgleich der erniedrigten Onkozität, beispielsweise zum gleichzeitigen Abfall des interstitiellen onkotischen Druckes und, in besonderem Maße, zu einer Zunahme des Lymphflusses im Lungengewebe [18].

Folgerungen für andere Gewebe

Wie bereits ausgeführt wurde, gehorcht der transkapilläre Flüssigkeitsaustausch der Starling-Gleichung. In diesem Ausdruck ist der Reflexionskoeffizient $\sigma = 1$ für eine Lösung, welche die Kapillarmembran nicht passieren kann, und $\delta = 0$ für eine Lösung, die diese Membran genauso leicht wie Wasser überwinden kann. Ist $\sigma = 1$, so kommt die Wirkung des kolloidosmotischen Druckes vollständig zum Tragen; dagegen hat er keinen Einfluß bei $\sigma = 0$ ungeachtet der unterschiedlichen Proteinkonzentrationen auf beiden Seiten der Membran. Wie in Tabelle 1 gezeigt wird, haben verschiedene Organe auch unterschiedliche, charakteristische Eigenschaften, die den transkapillären Austausch von Flüssigkeit und Proteinen beeinflussen. So ist beispielsweise die Leber wesentlich weniger empfindlich für hypoonkotische Zustände als Muskelgewebe.

Wie zuvor erwähnt wurde, wird bei der Infusion von kristalloiden Lösungen 2–3mal mehr Flüssigkeit benötigt, da Kolloide zu einem größeren Anteil im Gefäßbett verbleiben. Befürworter der Kristalloide haben als Begründung angeführt, daß die größeren Flüssigkeitsmengen kein besonderes klinisches Problem darstellen, solange ein ausreichendes intravasales Volumen aufrechterhalten wird. Allerdings ist dies wahrscheinlich nicht immer richtig, wenn man die allgemein übliche, klinische Vorgehensweise bedenkt, bei der die Gesamtmenge an bereits verabreichter Flüssigkeit in die Beurteilung der Angemessenheit eines Flüssigkeitsersatzes eingeht. Ebenso könnte der Zeitraum, in dem der Volumenersatz stattfindet, einen wichtigen Faktor darstellen.

Es sollte betont werden, daß der rechtzeitige und vollständige Ersatz von Flüssigkeitsdefiziten von übergeordneter Bedeutung ist, viel wichtiger als die Auswahl der zu diesem Zweck verwendeten Lösungen. Periphere Ödeme werden in erste Linie als ästhetisches Problem angesehen, aber sie könnten durchaus auch ernstere Folgen haben. So besteht z. B. die Möglichkeit einer Minderperfusion ödematöser Gewebe aufgrund der Kompression von Kapillaren durch die erhöhten interstitiellen Drücke.

Sonderfall Sepsis

Die meisten Studien, die Kolloide und Kristalloide miteinander vergleichen, betrachteten die Auswirkungen eines massiven Flüssigkeitsersatzes nach ausgedehnten operativen Eingriffen oder nach schwerem Trauma. Unter solchen Umständen sind die Veränderungen der Kapillarpermeabilität relativ gering und der Verlust von Flüssig-

Tabelle 1. Größenordnungen der verschiedenen Parameter in der Starling-Gleichung für den transkapillären Flüssigkeitsaustausch

	Q	$=$	K_F	$[(P_{MV}$	$-$	$P_{PMV})$	$-$	σ	$(\pi_{MV}$	$-$	$\pi_{PMV})]$
Lunge			0,25	7		−3		0,8	20		12
Leber			0,35	5		+2		0,1	20		12
Darm			0,25	14		+2		0,5	20		10
Muskel			0,02	17		–		0,8	20		5

keit ins Intestitium ist begrenzt. Im Gegensatz dazu ist die Kapillarpermeabilität wahrscheinlich schon in der Frühphase einer Sepsis verändert [5]. Auch können in entzündeten Geweben signifikante Eiweißverluste auftreten. Unter diesen Bedingungen könnte die Ausbildung von Ödemen eine ernste Angelegenheit darstellen. Weiterhin macht das häufige Auftreten eines Organversagens, das in direkter Beziehung zur schlechten Prognose dieser Patienten steht, die Bedeutung einer frühzeitigen und raschen Wiederherstellung des nutritiven Blutflusses zu den Geweben deutlich. Unter solchen Umständen könnten Flüssigkeitsverluste in den extravasalen Raum mit nachfolgender Ausbildung von Ödemen den O_2-Transport von den Kapillaren zu den Zellen beeinträchtigen und zur Entwicklung einer zellulären Hypoxie beitragen. Hauser et al. betonen die Überlegenheit von Kolloiden gegenüber kristalloiden Lösungen in bezug auf ihre Effektivität bei der Wiederherstellung eines ausreichenden Plasmavolumens und O_2-Angebotes in kritischen Situationen [8]. Die Verbesserung des zellulären O_2-Angebotes könnte auch in Beziehung zu charakteristischen rheologischen Wirkungen stehen, die in einer Verminderung von „Sludgephänomenen" und verbesserter Mikrozirkulation manifest werden. Schnellere und effektivere hämodynamische Stabilisierung mit Kolloiden könnte dazu beitragen, die nachfolgende Entwicklung eines Multiorganversagens zu verhindern [14].

Alternativen zum Albumin

Für Albumin sind eine Vielzahl unerwünschter Wirkungen beschrieben worden, u.a. Veränderungen der Blutgerinnung, Abnahme der Globulinfraktion, Störungen der respiratorischen Funktionen, Beeinflussung der Natriurese, negativ inotrope Effekte und eingeschränkte Immunantwort. Die größte Beschränkung für den Einsatz von Albumin ergibt sich allerdings aus den hohen Kosten. In Belgien kostet eine 5%ige, kolloidale Lösung 42mal mehr als die gleiche Menge einer isotonen Kochsalzlösung (Abb. 1).

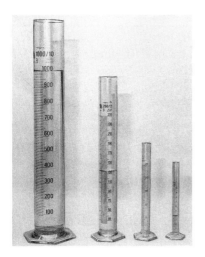

Abb. 1. Preisvergleich zwischen Kochsalzlösungen, stabilen Plasmaproteinlösungen (5%), Albuminkonzentrat (25%) und Hydroxyäthylstärke (*HAES*)

Künstliche Kolloide könnten eine wertvolle Alternative darstellen. In den vergangenen Jahren waren die gebräuchlichsten Substanzen die Dextrane und die Hydroxyäthylstärke (HAES). Dextran 40 ist mit einem mittleren Molekulargewicht von 40 000 kleiner als Albumin und wird daher rasch mit dem Urin ausgeschieden. Es wird hauptsächlich wegen seiner „Anti-sludge"-Eigenschaften bei peripheren Gefäßerkrankungen verwendet. Dextran 70 hat bei einem mittleren Molekulargewicht von 70 000 eine sehr viel längere Halbwertszeit als Dextran 40 und ist daher zum Volumenersatz bei schwerer Sepsis besser geeignet. Mögliche Komplikationen bestehen in allergischen Reaktionen und Gerinnungsstörungen, sind aber selten.

HAES besteht aus Molekülen unterschiedlicher Größe, die nach Spaltung durch Amylasen ein mittleres Molekulargewicht von ungefähr 70 000 aufweisen und damit dem Albumin entsprechen. Die Wirksamkeit von HAES bei der Behandlung des septischen Schocks wurde bereits nachgewiesen [15, 17]. Die Volumenwirkungen von HAES und Dextran 70 sind vergleichbar, allerdings wird HAES langsamer eliminiert und weist weniger Nebenwirkungen auf. Zwar kann es zu Blutungen kommen, diese sind aber weniger schwer als bei den Dextranen. Auch kann die Infusion von HAES zu einem mäßigen Anstieg der Serumamylase führen, was sich bei der Diagnostik einer Pankreatitis störend auswirken könnte.

Hypertone Lösungen

Hypertone Lösungen wurden für die Behandlung des hypovolämischen Schocks vorgeschlagen, um rasch kardiovaskuläre Stabilität zu erreichen und die Gewebeperfusion zu verbessern. Solche Lösungen können eine Flüssigkeitsverschiebung aus dem Intrazellulärraum ins Interstitium und den intravasalen Raum bewirken. Obwohl hypertone Lösungen seit vielen Jahren verwendet werden, stehen sie aufgrund verschiedener experimenteller Untersuchungen in letzter Zeit wieder mehr im Mittelpunkt des Interesses. Zum Beispiel berichteten Velasco et al. [23] in Sao Paulo, daß kleine Mengen einer Kochsalzlösung mit einer Osmolarität von 2400 mosmol bei Hunden im hämorrhagischen Schock eine rasche und effektive Stabilisierung bewirken konnten. Traverso et al. [22] veröffentlichten ähnliche Ergebnisse. Sie fanden bei Schweinen verbesserte Perfusion und eine Steigerung der Überlebensrate nach Infusion von 7,5%iger Kochsalzlösung. Auch wurden günstige Wirkungen hypertoner Lösungen bei der Vorbeugung des akuten Lungenversagens [9] und des Hirnödems nach Reanimation beschrieben [6].

Bei Patienten nach Operationen an der Aorta wurden hypertone Lösungen erfolgreich eingesetzt, um die intravenöse Flüssigkeitszufuhr zu begrenzen und nachfolgende Ödembildung zu vermindern [2, 19]. Auch das Herzminutenvolumen war bei Patienten, die mit hypertoner Kochsalzlösung behandelt worden waren, höher [2].

Bei der Behandlung des septischen Schocks wurden in großem Umfang Infusionen aus Glukose, Insulin und Kalium (GIK) verwendet, um sowohl den kardiovaskulären Zustand zu verbessern als auch metabolische Veränderungen zu korrigieren. Bronsveld et al. zeigten einen signifikanten Nutzen solcher Mischungen sowohl beim Tier [3] als auch beim Menschen [4]. Allerdings konnten sie die Überlegenheit von GIK gegenüber anderen Arten hypertoner Lösungen nicht definitiv darlegen [3].

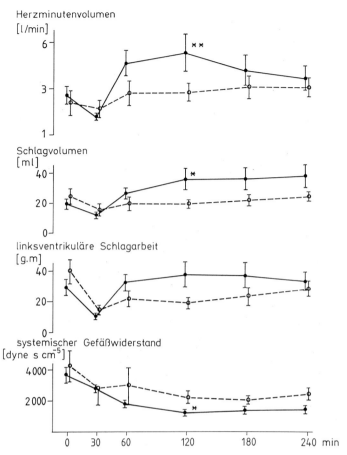

Abb. 2. Verlauf von Herzminutenvolumen, Schlagvolumen, linksventrikulärer Schlagarbeit und systemischem Gefäßwiderstand in der Stabilisierungsphase nach septischem Schock bei Behandlung mit hypertoner Kochsalzlösung (*ausgefüllter Kreis, durchgezogene Linie*; $n = 8$) und isotoner Kochsalzlösung (*offener Kreis, gepunktete Linie*; $n = 8$) für *$p \leq 0{,}05$ und **$p \leq 0.025$ zwischen beiden Gruppen. (Mit Genehmigung von Luyart et al. 1986 [11])

Beim experimentell induzierten, septischen Schock konnten wir beobachten, daß Hunde, die mit einer kontinuierlichen Infusion von hypertoner Kochsalzlösung behandelt wurden, eine deutlich höhere O_2-Transportrate und eine schnellere Verbesserung der O_2-Utilisation zeigten als Hunde, die mit 0,9%iger Kochsalzlösung behandelt wurden [11] (Abb. 2). Die günstigen Wirkungen hypertoner Lösungen sind noch nicht vollständig geklärt, könnten jedoch auf folgenden Effekten beruhen: Erhöhung des Plasmavolumens, Dilatation von Arteriolen, Anstieg der Herzfrequenz und möglicherweise auch gesteigerte Myokardkontraktilität. Für solche hypertonen Lösungen scheint es eine optimale Konzentration zu geben; wird diese überschritten, so nimmt die Kontraktilität des Myokards ab und es kann sich ein hypotensiver Zustand einstellen. Auch birgt die Infusion hypertoner Lösungen die Gefahr von Elektrolytstörungen in sich.

Hypertone Kochsalzkolloidlösungen?

Die Zusammensetzung der infundierten, hypertonen Lösungen ist wahrscheinlich von untergeordneter Bedeutung. Smith et al. [21] verglichen hyperosmolare Lösungen unterschiedlicher Zusammensetzung und fanden stets vergleichbare Wirkungen, außer bei den Gemischen, denen Kolloide zugesetzt waren. Hier traten die Effekte noch stärker in Erscheinung. Ausgehend von dieser Beobachtung untersuchte dieselbe Gruppe die Möglichkeit, bei Schafen im hämorrhagischen Schock eine initiale Stabilisierung mit hypertonen Kochsalz-Dextran-Lösungen zu erzielen [10]. Nach initialer Schockbekämpfung mit intravenöser Zufuhr von 200 ml Flüssigkeit wurden die Tiere 30 min lang beobachtet, um den Transport eines Patienten vom Unfallort in die Klinik zu simulieren. In der Gruppe, die mit hypertoner Lösung behandelt worden war, waren Herzminutenvolumen, Blutdruck, O_2-Verbrauch und Urinproduktion höher, gleichzeitig war der Gesamtbedarf an Volumen erniedrigt [10].

In letzter Zeit untersuchten wir die Wirkungen einer hypertonen Kochsalz-HAES-Kombination auf Hämodynamik und Blutgase bei der Behandlung des experimentellen septischen Schocks [1]. Zur initialen Flüssigkeitssubstitution nach der Applikation von Endotoxin erhielten Hunde 10 mg/kg HAES, kombiniert entweder mit isotoner (0,9%) oder hypertoner (7,8%) Kochsalzlösung. Bei den letztgenannten kam es zu einem rascheren und stärker ausgeprägten Anstieg von Herzminutenvolumen und O_2-Transport. Obwohl der endgültige Nutzen dieser Art von Behandlung noch besser untersucht werden muß, zeigen diese Ergebnisse, daß die Kombination von Kolloiden mit hypertoner Kochsalzlösung interessante Eigenschaften bei der raschen Wiederherstellung der Gewebeoxygenierung besitzt.

Schlußfolgerungen

Die Prognose des septischen Schocks hängt von verschiedenen Faktoren ab. Eine Rolle spielen z. B. Grunderkrankung, Schwere der Infektion, radikale Sanierung des septischen Herdes und der rasche und vollständige Ausgleich von Flüssigkeitsdefiziten. Dabei spielt die Art der hierzu verwendeten Lösungen nur eine untergeordnete Rolle. Natürlich können auch Bluttransfusionen erforderlich werden, um die O_2-Transportkapazität zu erhöhen. Abgesehen davon konnten Unterschiede bezüglich Morbidität und Mortalität für verschiedene Flüssigkeitsregimes nicht eindeutig gezeigt werden.

Die Hauptbedeutung kolloidaler Lösungen liegt in ihrer Eigenschaft, weitgehend im intravasalen Raum zu verbleiben. Diese Eigenschaft erlaubt eine rasche Wiederherstellung von Plasmavolumen und Gewebeperfusion und verhindert oder vermindert die Zunahme des interstitiellen Flüssigkeitsvolumens, die gewöhnlich im Verlauf einer schweren Sepsis auftritt. Obwohl die Lunge aufgrund ihres sehr effizienten Lymphsystems und anderer Schutzmechanismen gegenüber Hypoproteinämie relativ unempfindlich ist, betrifft dieses Problem alle Gewebe, da eine Zunahme des interstitiellen Raumes den O_2-Transport zu den Zellen behindern kann. Neben anderen günstigen Eigenschaften kann die Anwendung hypertoner Lösungen zu einer frühzeitigen Wiederherstellung der Gewebeperfusion beitragen und gleichzeitig die exogene

Flüssigkeitszufuhr beschränken. Unter diesem Gesichtspunkt erscheint die Kombination von Kolloiden mit hypertoner Kochsalzlösung als vielversprechende Möglichkeit.

Literatur

1. Armistead CW Jr, Vincent JL, De Backer D, Preiser JC. Hypertonic saline colloids in the early resuscitation from septic shock in dogs (submitted)
2. Auler JOC, Pereira MH, Gomide-Amaral RV, Stolf NG, Jatene AD, Rocha e Silva M (1987) Hemodynamic effects of hypertonic sodium chloride during surgical treatment of aortic aneurysms. Surgery 101(5):594–601
3. Bronsveld W, van Lambalgen AA, van den Bos GC, Teule GJJ, Thijs LG (1982) Ventricular function, hemodynamics and oxygen consumption during fusion of blood and glucose-insulin-potassium (GIK) in canine endotoxin shock. Circ Shock 9:145–156
4. Bronsveld W, van den Bos C, Thijs LG (1985) Use of glucose-insulin-potassium (GIK) in human septic shock. Crit Care Med 13(7):566–570
5. Groeneveld ABJ, Thijs LG (1987) Systemic microvascular permeability in septic shock. In: Vincent JL, Thijs LG (eds) Septic shock: European view (update in intensive care and emergency medicine), vol 4. Springer, Berlin Heidelberg New York Tokyo, pp 43–50
6. Gunnar WP, Merlotti GJ, Jonasson O, Barrett J (1986) Resuscitation from hemorrhagic shock: alterations of the intracranial pressure after normal saline, 3% saline and dextran-40. Ann Surg 204 (6):686–692
7. Guyton AG, Lindsey AW (1959) Effect of elevated left atrial pressure and decreased plasma protein concentration on the development of pulmonary edema. Circ Res VII:649–657
8. Hauser CJ, Shoemaker WC, Turpin I, Goldberg SJ (1980) Oxygen transport responses to colloids and crystalloids in critically ill surgical patients. Surgery 150 (6):811–816
9. Johnston WE, Alford PT, Prough DS, Howard G, Royster RL (1985) Cardiopulmonary effects of hypertonic saline in canine oleic acid-induced pulmonary edema. Crit Care Med 13 (10):814–817
10. Kramer GC, Perron PR, Lindsey DC, Hung Sy Ho, Gunther RA, Boyle WA, Holcroft JW (1986) Small-volume resuscitation with hypertonic saline dextran solution. Surgery 100 (2):239–247
11. Luypart P, Vincent JL, Domb M, Van der Linden P, Blecic S, Azimi G, Bernard A (1986) Fluid resuscitation with hypertonic saline in endotoxic shock. Circ Shock 20:311–320
12. Matthay MA (1987) Formation and clearance of pulmonary edema. In: Vincent JL (ed) Update 1987 (update in intensive care and emergency medicine), vol 3. Springer, Berlin Heidelberg New York Tokyo, pp 95–108
13. McKeen CR, Bowers RE, Harris TR, Hobson JE, Brigham KL (1986) Saline compared to plasma volume replacement after volume depletion in sheep: lung fluid balance. J Crit Care 1 (3):133–141
14. Modig J (1986) Effectiveness of dextran 70 versus Ringer's acetate in traumatic shock and adult respiratory distress syndrome. Crit Care Med 14:454–457
15. Puri VK, Howard M, Paidipaty BB, Singh S (1983) Resuscitation in hypovolemia and shock: a prospective study of hydroxyethyl starch and albumin. Crit Care Med 11 (7):518–523
16. Rackow EC, Fein IA, Siegel J (1982) The relationship of the colloid osmotic-pulmonary artery wedge pressure gradient to pulmonary edema and mortality in critically ill patients. Chest 82 (4):433–437
17. Rackow EC, Falk JL, Fein IZ, Siegel JS, Packman MI, Haupt MT, Kaufman BS, Putnam D (1983) Fluid resuscitation in circulatory shock: a comparison of the cardiorespiratory effects of albumin, hetastarch and saline solutions in patients with hypovolemic and septic shock. Crit Care Med 11 (11):839–850
18. Rutili G, Parker JC, Taylor AE (1984) Fluid balance in ANTU-injured lungs during crystalloid and colloid infusions. J Appl Physiol 56 (4):993–998

19. Shackford SR, Sise MJ, Fridlund PG, Rowley WR, Peters RM, Virgilio RW, Brimm JE (1983) Hypertonic sodium lactate versus lactated Ringer's solution for intravenous fluid therapy in operations on the abdominal aorta. Surgery 94 (1):41–51
20. Sibbald WJ, Driedger AA, Wells GA, Myers ML, Lefcoe M (1983) The short-term effects of increasing plasma colloid osmotic pressure in patients with noncardiac pulmonary edema. Surgery 93 (5):620–633
21. Smith GJ, Kramer GC, Perron P, Nakayama SI, Gunther RA, Holcroft JW (1985) A comparison of several hypertonic solutions for resuscitation of bled sheep. J Surg Res 39:517–528
22. Traverso W, Bellamy RF, Hollenbach SJ, Witcher LD (1987) Hypertonic sodium chloride solutions: effect on hemodynamics and survival after hemorrhage in swine. J Trauma 27 (1):32–39
23. Velasco IT, Pontieri V, Rocha e Silva M, Lopes OU (1980) Hyperosmotic NaCl and severe hemorrhagic shock. Am J Physiol 239:H664–H673
24. Virgilio RW, Rice CL, Smith DE, James DR, Zarins CK, Hobelmann CF, Peters RM (1979) Crystalloid vs colloid resuscitation: is one better? Surgey 85 (2):129–139
25. Weil MH, Henning RJ, Morisette M, Michaels S (1978) Relationship between colloid osmotic pressure and pulmonary artery wedge pressure in patients with acute cardiorespiratory failure. Am J Med 64:643

Ernährungstherapie bei Sepsis: Gesichertes und Perspektiven

F. B. Cerra

Gegenwärtige Konzepte

Infektion und die systemische Antwort darauf (Sepsis) ist immer noch eine hauptsächliche Ursache für Morbidität und Mortalität bei chirurgischen Patienten [25]. Diese Morbidität und Mortalität resultieren vorwiegend aus dem mit Organversagen einhergehenden Syndrom des Hypermetabolismus, das häufig einer septischen Episode folgt [10]. Die mittlere Aufenthaltsdauer auf der Intensivstation beträgt 21 Tage. Daraus ergeben sich Kosten von im Durchschnitt 81 000 US-Dollar [25]. Die überlebenden Patienten benötigen zusätzlich 8–12 Monate Rehabilitation, was im Durchschnitt 250 000 US-Dollar zusätzlich kostet. Das Mortalitätsrisiko bei Hypermetabolismus liegt nach wie vor bei ca. 25% mit einem scharfen Anstieg auf 40–50% bei frühem und 80–100% bei spätem Organversagen [10].

Unterernährung, eine unangemessene Reduktion der fettfreien Körpermasse, stellt eine der ersten Manifestationen des Syndroms dar [12]. Aufgrund dieser Beobachtung wurde zuerst die Hypothese aufgestellt, daß die künstliche Ernährung die Malnutrition korrigieren und den Verlauf der Krankheit beeinflussen kann. Aus den heutigen Untersuchungen geht jedoch eindeutig hervor, daß künstliche Ernährung den Verlauf des Krankheitsprozesses nicht beeinflussen kann, daß sie jedoch die viszerale Malnutrition effektiv unter Kontrolle bringen und die Malnutrition als eine Kovariable der Mortalität begrenzen kann [10, 12, 18, 31, 34]. Bei diesem Prozeß scheint die bedeutende Komponente der künstlichen Ernährung die zu sein, ohne exzessiven Kalorienverbrauch eine positive Stickstoffbilanz zu erzielen [10, 13].

Der Krankheitsprozeß von Hypermetabolismus und Organversagen führt zu einer Rückverteilung des Körperstickstoffs aus der fettfreien Körpermasse in das viszerale Kompartment (Autokannibalismus) und hemmt eine effektive Wiederherstellung der fettfreien Körpermasse, da die Aminosäureaufnahme in den Muskel reduziert, die Aminosäureoxidation im Muskel gesteigert und das absolute Maß des Muskelkatabolismus weit über die Muskelproteinsynthese hinausgeht [10, 12, 19–21].

Diese metabolischen Prozesse des Hypermetabolismus und ihre klinischen Manifestationen wie z.B. niedriger Gesamtkörperwiderstand, hoher Flow, hoher O_2-Verbrauch, gesteigerte Glukose- und Laktatproduktion und erhöhte Stickstoffausscheidung im Urin werden zunehmend als die Folge der Auswirkungen der Mediatorensysteme auf Zell- und Organfunktion angesehen [10]. Die kombinierte Beteiligung aller Mediatorensysteme, d.h. des zentralen Nervensystems (ZNS), der klassischen endokrinen Antwort und des vor kurzem entdeckten Zell-zu-Zell-Mediatorensystems [8, 37], scheint dazu notwendig zu sein. Die Signale, die den Beginn der Antwort auslösen, sind unbekannt. Ebenso die Stimuli, die die Antwort wieder aufheben. Die gegenwärtige Art der künstlichen Ernährung ist nicht in der Lage, diese Prozesse zu beeinflussen. Es besteht ein wachsendes Bedürfnis, das Problem als ein durch Systemregulation bedingtes Problem anzugehen.

Zu den Zielen der metabolischen Unterstützung gehören folgende:

1) Keinen Schaden anrichten,
2) substratlimitierten Metabolismus vermeiden,
3) Organstrukturen und -funktionen unterstützen,
4) lernen, den Krankheitsverlauf zu beeinflussen,
5) Morbidität und Mortalität reduzieren.

Der Energieverbrauch ist bei Hypermetabolismus und Organversagen gesteigert. Diese verstärkte Nutzung spiegelt sich in der für den Hypermetabolismus typischen Erhöhung des O_2-Verbrauchs der Kohlendioxidproduktion wider. Der endogene R/Q scheint bei 0,78–0,82 zu liegen, was eine gemischte Energiequelle widerspiegelt, d.h. die Kohlenstoffquelle für die oxidative ATP-Produktion stellt nicht reine Glukose, sondern eher eine Mischung aus Kohlenhydraten, Fetten und Aminosäuren dar [10]. Auf den höheren Stufen des Hypermetabolismus, je nach Hungerzustand, entsteht eine signifikante Reduktion der aus Glukose und Fett gewonnenen und eine Steigerung der aus Aminosäuren gewonnenen Kalorien. Die Fette, die oxidiert werden, sind vorwiegend mittel- und kurzkettige, jedoch mit einem signifikanten Anteil langkettiger Fettsäuren versehen. Die Kohlenhydrat- und Kohlenstoffquellen umfassen Glukose, Glyzerol und Laktat [10]. Die ATP-Produktion scheint nur bei einem Versagen der Energieproduktion ausreichend aufrecht erhalten zu bleiben, das durch Perfusionsversagen oder spätes Organversagen bedingt ist.

Es konnte gezeigt werden, daß ein Übermaß an totalen Kalorien oder an Kalorien, die aus Glukose gewonnen werden, eine Reihe schädlicher Wirkungen auf Metabolismus, Organstruktur und Organfunktion ausübt. Diese Wirkungen umfassen: Syndrom der Fettleber, hyperosmolare Zustände, übermäßige CO_2-Produktion und übermäßigen O_2-Verbrauch, Stimulation der Katecholaminfreisetzung, gesteigerte Laktatbildung, eine nicht unterdrückbare Glukoneogenese, fehlende Beeinflussung der Katabolie bzw. der Synthese, Darmblähung und gesteigerte Gasproduktion, wenn die Kalorien enteral verabreicht werden [22, 23, 33, 39, 40]. Die aktuellen Empfehlungen in bezug auf die Kalorienzufuhr geben 40–45 cal/kg/Tag (1 cal ≙ 4,18 J) als Höchstmaß an; bei Glukose sollen 4–5 g/kg/Tag nicht überschritten und Leberfunktionstests und R/Q-Berechnungen engmaschig kontrolliert werden. Für den R/Q erscheint ein Wert kleiner als 0,9 wünschenswert.

Indem die Kalorien, die aus Glukose gewonnen werden, durch aus Fett gewonnene Kalorien ersetzt werden, lassen sich die nachteiligen Wirkungen einer gesteigerten Glukoseadministration abschwächen [4, 5, 30]. Bis zu 40–50% Non-Protein-Kalorien wie die aus Fett gewonnenen scheinen in der Anwendung unproblematisch zu sein, jedenfalls so lange, wie die Clearance der gegenwärtigen Triglyzeridemulsionen im Normbereich bleibt. Der Fettyp, der sich am besten für die exogene Administration eignet, bleibt kontrovers. Daß Gemische aus mittel- und langkettigen Fetten oder Strukturlipide leistungsfähiger und wirksamer sind, muß noch bewiesen werden.

Die Triglyzeride der langkettigen Fette können auch unerwünschte Nebenwirkungen besitzen. Bei der Administration von mehr als 2–3 g/kg/Tag können sie eine hepatische Steatosis hervorrufen, das Lungenshuntvolumen erhöhen, eine Diarrhöe hervorrufen und die Persistenz von Partikeln in randständigen Makrophagen zur Folge haben [7, 24, 36]. Ob der letztere Effekt umgekehrt die bakterielle Clearance beim Menschen beeinflussen kann, ist zur Zeit noch ungeprüft.

Die zur Zeit verfügbaren langkettigen Fettsäurepräparate können die klinischen Manifestationen eines Mangels an langkettigen Fettsäuren behandeln und verhindern. Ebenso können sie niedrige plasmatische Oleinsäurespiegel aufrechterhalten. Sie sind jedoch nicht in der Lage, eine Reihe der anderen Fettsäurenprofilstörungen der plasmatischen vielfach ungesättigten Fettsäuren, die Spiegel der Linoleinsäure und ihrer Metaboliten miteingeschlossen, zu normalisieren. Es sieht auch so aus, als würden die vorhandenen Emsulsionen den Turnover der Arachidonsäure und die Produktion der Arachidonsäuremetaboliten erhöhen [1, 2].

Die Administration von Aminosäuren hat eine Stickstoffretention und möglichst ein Stickstoffgleichgewicht zum Ziel. In diesen metabolisch aktiven Patienten fand man, daß die Stickstoffretention der verabreichten Stickstoffdosis proportional war [10, 14]. Es scheint eine Reihe von Faktoren zu geben, die zu diesem Phänomen beitragen:

1) In jeder Studie existiert eine Vielfalt an metabolischen Reaktionsweisen, sogar in ein und demselben Versuch. So haben z.B. nicht alle septischen Patienten einen O_2-Verbrauchsindex von 180 ml/m². Bei höheren Werten ist eine höhere Stickstoffzufuhr notwendig, um ein Gleichgewicht herzustellen.
2) Es existieren zahlreiche Verwendungsmöglichkeiten für Stickstoff: die Proteinsynthese des Gesamtkörpereiweißes, die viszerale Proteinproduktion, die ATP-Produktion und die Glukoneogenese. Diese Verwendungsmöglichkeiten müssen nicht notwendigerweise bei allen Patienten in den gleichen Proportionen vorkommen [10].
3) Der Katabolismus reagiert auf das Stickstoffloading relativ refraktär; die Proteinsynthese reagiert dagegen relativ empfindlich. Ein Stickstoffgleichgewicht scheint einzutreten, wenn die Synthese so restimuliert wurde, daß sie dem Katabolismus proportional ist [10].
4) Eine unvermeidliche Konsequenz des gesteigerten endogenen Stickstoffflusses und der exogenen Stickstoffzufuhr ist eine gesteigerte Harnstoffbildung. Die Menge scheint mit dem Grad des Organversagens zu variieren. In den späteren Stadien wird bei gleicher Stickstoffgabe mehr Harnstoff gebildet und die Proteinsynthese verringert [10, 12].

Aufgrund dieser Phänomene wurde der Versuch gemacht, ein effizienteres Protein zu entwerfen. Proteineffizienz wurde dabei folgendermaßen definiert: zurückbehaltenes Gramm Stickstoff pro zugeführtes Gramm Stickstoff; produziertes Gramm Harnstoff pro zugeführtes Gramm Stickstoff; Betrag der Proteinsynthese pro zugeführtes Gramm Stickstoff. Um dieses Ziel zu erreichen, wurden die wechselnden Aminosäureschemata so entworfen, daß die Proportion der oxidierten Aminosäuren erhöht und die Anzahl glukoneogenetischer und potentiell hepatotoxischer Aminosäuren verringert wurden. Im klinischen Versuch, wo eine Dosis angewendet wurde, die bei hypermetabolen Patienten zum Stickstoffequilibrium führte, konnte eine verbesserte Stickstoffretention mit verminderter Harnstoffgenese und einer verbesserten Proteinsynthese gezeigt werden [14, 31]. Auswirkungen auf das Ergebnis, Mortalität miteingeschlossen, konnten bisher nicht demonstriert werden. Als Teil eines gezielten Programms mit aggressiver Intensivmedizin zeigte sich jedoch eine Reduktion der Inzidenz und Mortalität in bezug auf das Multiorganversagen [15].

Zukünftige Perspektiven

Es existiert eine Reihe experimenteller Ansätze, die das Ziel haben, den Kohlenstoffluß in den metabolischen Zyklen, d.h. dessen Endpunkt, die oxidative Pyruvatutilisation, positiv zu beeinflussen. Diese Versuche basieren auf der Annahme, daß eine reduzierte Energieproduktion den Gebrauch von Fett- und Aminosäuren im Krebszyklus und eine Funktionsstörung des Enzyms Pyruvatdehydrogenase stimuliert [11]. Die Verbesserung der Pyruvatoxidation sollte dann durch Verringerung der Aminosäureoxidation die Laktatbildung reduzieren und Stickstoff sparen. Neue Studien mit Stimulation der Pyruvatdehydrogenase zeigen einen Anstieg der Pyruvatoxidation und eine reduzierte Laktatproduktion [29]. Es wurden jedoch keine Abnahme der Glukoneogenese oder der Aminosäureutilisation beobachtet, und die aufgezeigten Wirkungen differierten nicht von denen der Kontrollgruppe.

Messungen der plasmatischen Ketonkörper zeigten bei metabolischem Streß im Vergleich zu einem vergleichbaren Zustand bei Hunger einen reduzierten Spiegel [10]. Dies erklärte man sich als Ergebnis einer reduzierten hepatischen Produktionsmenge. Experimentelle Daten legen nahe, daß bei Hunger und einer durch einen zökalen Infarkt bedingten Peritonitis die Freisetzung von hepatischem Acetoacetat und β-Hydroxybutyrat derjenigen bei einer ähnlichen Hungerperiode ohne septische Peritonitis ungefähr vergleichbar sind [3]. Ebenso scheinen die intramuskulären Mitochondrien bei experimenteller Sepsis eine vermehrte und bevorzugte Kapazität für die Oxidation von Ketonkörpern für die Energieproduktion zu besitzen [28].

Es sieht deshalb so aus, daß die Mediatorensysteme den Kohlenstofffluß regeln und die Energieproduktion per se wahrscheinlich nicht das klinische Problem darstellt. Die Effizienz neuerer Substrate der Energiegewinnung muß noch in der klinischen Praxis erprobt werden.

Langkettige mehrfach ungesättigte Fettsäuren sind ein integraler Teil der Zellmembranen und sind darum eine bedeutende Komponente des Reparationsprozesses nach einer Entzündung. In einem Tiermodell des ARDS („adult respiratory distress syndrome") verbesserte die Addition einer intravenösen Lipidemulsion zu der parenteralen Ernährung die Lezithinproduktion und die Rückkehr zu einer normalen Compliance [6].

Translokation und die Überwucherung des oberen Gastrointestinaltrakts mit Darmbakterien und Toxinen ist inzwischen ein bekanntes experimentelles und klinisches Phänomen [17, 26]. Es wurde ebenfalls die Hypothese aufgestellt, daß die Translokation ein primärer Faktor bei der Produktion der für das Syndrom des Organversagens typischen Leberinsuffizienz sei. Zwei Ansätze, die die Translokation minimieren, werden klinisch überprüft. Eine ist die antibiotische Kontrolle der Darmflora, die andere ist die enterale Ernährung. Die antibiotischen Protokolle sind so konzipiert, daß sie die aerobe Flora mit nicht absorbierbaren Antibiotika, die per os oder durch eine Magensonde zugeführt werden, unterdrücken sollen. Experimentell minimiert diese selektive Suppression das Auftreten einer bakteriellen Translokation. Die entsprechenden klinischen Studien sind zur Zeit noch nicht abgeschlossen.

Zusätzlich zu der Fähigkeit, die Translokation durch eine verbesserte Ernährung der Darmwand zu minimieren, gewinnt die enterale Ernährung als Möglichkeit Beachtung, die hypermetabole Antwort zu limitieren. In einem experimentellen Verbrennungsmodell reduzierte eine frühe enterale Ernährung wenige Stunden nach der Verletzung das Ausmaß der hypermetabolen Reaktion [32]. In einer vor kurzem fertiggestellten Studie über enterale vs. parenterale Ernährung bei einer großen Gruppe septischer Patienten wurde dieses Ergebnis jedoch nicht erzielt. Die Ernährung wurde 3–5 Tage nach Beginn der Sepsis begonnen und bis zum Tod oder über ein Behandlungsintervall von 10–14 Tagen fortgesetzt. Es trat weder in bezug auf die Mortalität (25%) noch auf die Inzidenz eines Organversagens (25%) ein Unterschied auf [16]. Demnach bleibt offen, ob Dauer und Überleben des postseptischen Hypermetabolismus durch früheres Einsetzen der enteralen Ernährung zu ändern sind und ob oder ob nicht die enterale Ernährung das Translokationsphänomen beeinflussen kann.

Leberversagen wird für das Organversagen gehalten, welches zum Zeitpunkt der klinischen Diagnose eines Organversagens festgestellt wird [10]. Es entwickelte sich die Hypothese, daß diese hepatozelluläre Dysfunktion eine abnorme Regulation der stationären Lebermakrophagen (Kupffer-Sternzellen) darstellt [38]. In einem Zweikultursystem mit Kupffer-Sternzellen und Hepatozyten ist es möglich zu demonstrieren, daß die Proteinsynthese der Leberzelle durch Endotoxin und/oder hypoxisch aktivierte Kupfferzellen verändert werden kann. Diese Modulation wird von Prostanoiden (PgE_2) und Monokinen (IL_1) vermittelt. Die kontinuierliche Produktion von Interleukin erfordert ebenfalls die aktive Teilnahme der Leberzelle, vermutlich durch ein weiteres Zytokin [27].

Da PgE_2 aus Arachidonsäure gebildet wird, wurde die Hypothese aufgestellt, daß durch eine Beeinflussung der Menge an Arachidonsäure die PgE_2-Produktion und die hepatische Proteinsynthese ebenfalls beeinflußt werden können [9]. Diese Phänomene wurden in einem Zweikultursystem mit progressiver Substitution von Eicosapentonsäure demonstriert. Die Substitution schien auch das Überleben zu beeinflussen. In einem Rattenmodell mit zökalem Infarkt korreliert die Mortalität direkt mit der Relation Arachidonsäure/Eicosapentonsäure der Leberzellmembran [35].

Schlußfolgerungen

Die metabolische Unterstützung bei der Sepsis wird zu einer klinischen Realitität. Sie hat die Konzepte einer simplen Ernährung weit hinter sich gelassen und konzentriert sich nun darauf, die Zellfunktion zu verändern. Gegenwärtige Ernährungskonzepte bestehen aus 30 Non-Protein Kalorien/kg/Tag mit 40% Fett und 2,0 g/kg/Tag modifizierten Aminosäuren, die hinzugefügt werden, um ein Stickstoffgleichgewicht zu erzielen und aufrechtzuerhalten. Sie sind in der Lage, eine Malnutrition als Kovariable der Mortalität bei Sepsis zu beeinflussen. Es wird aber zunehmend klarer, daß diese Konzepte den Krankheitsprozeß, der die Veränderungen innerhalb des Körpers bewirkt, und die Veränderungen selbst nicht beeinflussen können. So wird der Verlust an Skelettmuskelsubstanz von den Ernährungskonzepten wenig beeinflußt und bleibt damit der Hauptfaktor einer prolongierten Rehabilitation. Die Funktion des viszeralen Kompartments wird jedoch durch die gegenwärtige Art der künstlichen Ernährung effektiv unterstützt.

Es gibt einen Wechsel in der Bewertung der metabolischen Unterstützung in Richtung Erhaltung und Wiederherstellung der Organstrukturen und -funktionen. Die Mechanismen zur Erreichung dieses Ziels werden intensiv untersucht. Die Möglichkeit, die Prostanoid- und Zytokinproduktion durch die künstliche Ernährung zu beeinflussen, ist in vitro Realität. Ob sie erfolgreich in ein nützliches klinisches Werkzeug umgesetzt werden kann, wird sich noch zeigen.

Im Rahmen der aufeinander aufbauenden Schritte in der Patientenversorgung ist die künstliche Ernährung eine wichtige Modalität, die jedoch anderen bedeutenderen therapeutischen Interventionen untergeordnet bleibt. Die Kontrolle der septischen Quelle bleibt die wichtigste therapeutische Intervention. In Verbindung damit steht die Wiederherstellung und Aufrechterhaltung des O_2-Transports. Sind diese primären therapeutischen Interventionen erledigt, sollte die künstliche Ernährung eingeleitet werden. Sie sollte dann über 5–7 Tage fortgesetzt werden, um zu gewährleisten, daß das Stickstoffgleichgewicht und die -retention eingetreten sind, und Kalorien und Glukose sollten nicht im Überschuß gegeben werden. Wird die künstliche Ernährung in dieser Art und Weise eingesetzt, so ist sie ein effektives Werkzeug im therapeutischen Behandlungsspektrum einer klinischen Sepsis und des septischen Syndroms.

Literatur

1. Alden PB, Svingen BA, Holman R et al. (1986) Partial correlation of exogenous lipid of abnormal patterns of PUFA in stressed and septic patients. Surgery 100:671–678
2. Alden PB, Svingen BA, Holman R et al.: Essential fatty acid states in isolated closed head injury. J Trauma (in press)
3. Alden P, Cancel Y, Chou R: Sepsis enhances hepatic ketone release metabolism (submitted)
4. Askanazi J, Rosenbaums H, Hyman A, Elwyn D, Kinney J (1980) Respiratory changes induced by high glucose loads of total parenteral nutrition. JAMA 243:1444–1447
5. Askanazi J, Carpentier Y, Elwyn D, Kenney J (1980) Influence of total parenteral nutrition on fuel utilization in injury and sepsis. Ann Surg 191:40–46
6. Bahrami S, Gasser H, Schlag G (1986) Effect of parenteral nutrition on phospholipid metabolism in posttraumatic rat lung. JPEN 10:617
7. Barke S, Holm I, Hakansson et al. (1976) Nitrogen-sparing effect of fat emulsion compared with glucose in the postoperative period. Acta Chir Scand 142:423–427
8. Bessey PQ, Watters JM, Aoki TT, Wilmore DW (1984) Combined hormonal infusion stimulates the metabolic response to injury. Ann Surg 200:264–281
9. Billiar T, Svingen B, West M et al.: Diets high in fish oil in suppressed Kupffer cell prostanoid production while preserving IL-1 release in response to endotoxin. Surgery (in press)
10. Cerra FB (1987) Hypermetabolism, organ failure, and metabolic support. Surgery 101 (1):1–14
11. Cerra FB, Caprioli J, Siegel JH, McMenamy RH, Border JR (1979) Proline metabolism in sepsis, cirrhosis, and general surgery: the peripheral energy deficit. Ann Surg 190:577–586
12. Cerra FB, Siegel JH, Coleman B, Roder JR, McMenamy RH (1980) Septic autocannibalism – a failure of exogenous nutritional support. Ann Surg 192 (4):570–580
13. Cerra FB, Chung NK, Fischer JE, Kaplowitz N, Schiff ER, Dienstag JL, Bower RH, Mabry CD, Leevy CM, Kiernan T (1985) Disease-specific amino acid infusion (FO80) in hepatic

encephalopathy: a prospective, randomized, double-blind controlled trial. J Parenter Enter Nutr 9 (3): 288–295
14. Cerra F, Blackburn G, Hirsch J, Mullen K, Luther W (1987) The effect of stress level, aminoacid formula, and nitrogen dose on nitrogen retention in traumatic and septic stress. Ann Surg 205: 282–287
15. Cerra FB, Eyer S, Perry JP: Effect of aggressive critical care on the mortality and occurrence of the organ failure syndrome. Crit Care Med (submitted)
16. Cerra FB, Shronts EP, McPherson J: Effect of route of nutrition administration on organ failure and mortality. Ann Surg (submitted)
17. Deitch EA, Winterton J, Berg R (1987) The gut as a portal of entry for bacteremia. Role of protein malnutrition. Ann Surg 205: 681–692
18. Dickerson RN, Rosato EF, Mullen JL (1986) Net protein anabolism with hypocaloric parenteral nutrition in obese stressed patients. Am J Clin Nutr 44: 747–755
19. Hasselgren PO, James JH, Fischer JE (1986) Imhibited muscle amino acid uptake in sepsis. Ann Surg 203: 360–365
20. Hasselgren PO, Talamini M, James JH, Fischer JE (1986) Protein metabolism in different types of skeletal muscle during early and late sepsis in rats. Arch Surg 121: 918–923
21. Hasselgren PO, James JH, Warner BW, Ogle C, Takehara H, Fischer JE (1986) Reduced muscle amino acid uptake in sepsis and the effects in vitro of septic plasma and interleukin-1. Surgery 100: 222–228
22. Hasselgren PO, James JH, Takehara H, Warner BW, Fischer JE (1986) β-Adrenergic-mediated insulin resistance of protein breakdown in septic muscle. Surg Forum 37: 60–61
23. Keim NL (1987) Nutritional effectors of hepatic steatosis induced by parenteral nutrition in the rat. J Parenter Enter Nutr 11: 18–22
24. Kirkpatrick J, Dann M, Haynes M (1981) The therapeutic advantages of a balanced nutrition support system. Surgery 89: 370–374
25. Madoff RD, Sharpe SM, Fath JJ, Simmons RL, Cerra FB (1985) Prolonged surgical intensive care. Arch Surg 120: 698–702
26. Marshall JC, Christou NV, de Santis N, Meakins JL (1987) Proximal gastrointestinal flora and systemic infection in the critically ill surgical patient. Surg Forum 38: 89–91
27. Mazuski JE, West MA, Towle HC, Simmons RL, Cerra FB (1987) Enhanced release of interleukin-1-like activity by hepatocyte: macrophage cocultures. Surg Forum 38: 21–23
28. Mela-Niker L, Alexander P, Oh G et al.: Chronic hyperdynamic sepsis in the rat. I. Characterization of the animal model. Circ Shock (submitted)
29. Miyoshi H, Jahoor F, Herndon DN, Desai M, Wolfe RR (1987) Stimulation of pyruvate dehydrogenase activity increases pyruvate oxidation and decreases lactate production in several burned patients. Surg Forum 38: 26–27
30. Nordenstrom J, Askanazi J, Elwyn DH, Kenney J (1983) Nitrogen balance during total parenteral nutrition: glucose vs. fat. Ann Surg 197: 27–33
31. Robinson G, Goldstein M, Levine GM (1987) Impact of nutritional status on DRG length of stay. J Parenter Enter Nutr 11: 49–51
32. Saito H, Trocki O, Alexander JW, Kopcha R, Heyd T, Joffe SN (1987) The effect of route of nutrient administration on the nutritional state, catabolic hormone secretion, and gut mucosal integrity after burn injury. J Parenter Enter Nutr 11: 1–7
33. Sax HC, Talamini MA, Brackett K, Fischer JE (1986) Hepatic steatosis in total parenteral nutrition: failure of fatty infiltration to correlate with abnormal serum hepatic enzyme levels. Surgery 100: 697–703
34. Sax HC, Warner BW, Talamini MA, Hamilton FN, Bell RH, Fischer JE, Bower RH (1987) Early total parenteral nutrition in acute pancreatitis: lack of beneficial effects. Am J Surg 153: 117–124
35. Svingen B, Holman R, Alden P: Effect of EPA content on cecal infarction mortality. JPEN (submitted)
36. Vallgren M, Tranberg K-G, Vallgren S, Bjornson HS, Fischer JE (1986) Effect on intralipid on clearance and organ uptake of bacteria in intra-abdominal sepsis in rats. Clin Nutr 5: 67–71
37. Watters JM, Bessey PQ, Dinarello CA, Wolff SM, Wilmore DW (1986) Both inflammatory and endocrine mediators stimulate host response to sepsis. Arch Surg 121: 179–190

38. West MA, Keller G, Hyland B, Cerra F, Simmons R (1985) Hepatocyte function in sepsis: Kupffer cells mediate a biphasic protein synthesis response in hepatocyte after endotoxin and killed *E. coli*. Surgery 98:388–395
39. White RH, Frayn KN, Little RA, Threlfall CJ, Stoner HB, Irving MH (1987) Hormonal and metabolic responses to glucose infusion in sepsis studied by the hyperglycemic glucose clamp technique. J Parenter Enter Nutr 11:345–353
40. Wolfe RR, Jahoor F, Shaw JHF (1987) Effect of alanine infusion on glucose and urea production in man. J Parenter Enter Nutr 11:109–111

Prävention und Therapie der Sepsis bei operativen Risikopatienten

R. F. Wilson

Einführung

Sepsis ist wahrscheinlich die größte Einzelkomplikation in den USA, was Mortalität, Morbidität und Kosten anbelangt. Annähernd 20 Mio. Menschen werden jährlich chirurgisch behandelt. Von diesen entwickeln etwa 7% (1,4 Mio.) eine Infektion [70]. Die Extrakosten für die Behandlung dieser Infektionen betragen wenigstens 1100–1500 $ pro Patient und annähernd 15–20 Mrd. $ jährlich. Dazu kommen wenigstens 5–10% von den 3 Mio. Verletzungen, die in den USA zu Arbeitsunfähigkeit und gleichfalls zu Infektionen führen. Auf die jährlich 100 000 Verletzungstoten kommen wenigstens 10% Sepsisfälle. Bei Verletzungsopfern, die 48 h überleben, verursacht Sepsis den größten Teil der Todesfälle.

Infektion ist bei schwerverbrannten Patienten ein besondes schwieriges Problem gewesen, und trotz zahlreicher Fortschritte in der Vorsorge und Behandlung von Infektionen nach der Verbrennung beruht die Hälfte der Mortalität bei schwerverbrannten Patienten auf Komplikationen durch Infektion [70].

Weniger gut als Todesursache bekannt, aber genauso wichtig, sind Infektionen bei Patienten mit schweren Verletzungen anderen Typs. Schimpf et al. beobachteten, daß wenigstens 48% der Patienten mit schweren Verletzungen (ISS > 25) eine oder mehrere nosokomiale Infektionen entwickelten, verglichen mit 3% Patienten mit weniger schweren Verletzungen [67]. Patienten, die eine verlängerte Intensivbehandlung benötigten (5 oder mehr Tage), hatten sogar eine noch höhere Infektionsrate (60%), die mehr als ¾ der Todesfälle ausmachte.

Eine steigende Zahl von Patienten mit hohem Risiko, fortgeschrittenem Alter und präexistenten Erkrankungen sind nach schwerwiegenden Verletzungen und Operationen durch hochentwickelte Intensivbehandlung am Leben erhalten worden. Diese Patienten wurden in steigendem Maße als Patienten mit gestörter Abwehrlage erkannt. Daher erleiden sie eine 4fache Gefährdung, verglichen mit Patienten mit normaler Abwehrlage, weil

1. sie häufiger infiziert werden,
2. eine Frühdiagnose schwieriger ist,
3. eine Frühbehandlung weniger wahrscheinlich ist,
4. sie eher an ihrer Infektion sterben.

So ist es nicht überraschend, daß die Sterblichkeit bei Infektion auf Intensivstationen über 60–70% hinausgeht.

Tabelle 1. Hauttestergebnisse bei 5 üblichen Antigenen. *A* anerg, keine Antwort auf eines der 5 Antigene; *RA* relativ anerg, Antwort auf eines der 5 Antigene; *N* normal, Antwort auf 2 oder mehr der 5 Antigene

	n	Sepsis [%]	Tod [%]
(A)	76	54	34
(RA)	34	44	27
(N)	244	4	3

Die Resultate einer der ersten Untersuchungen von Hauttestanergie wurde von Meakins et al. im Jahre 1976 vorgestellt [53]. Sie untersuchten 354 Patienten, die in die chirurgische Klinik der McGill-Universität eingeliefert worden waren mit 5 standardisierten Antigenen: Candida, Mumps, PPD (gereinigtem Eiweißderivat zum Tuberkulosenachweis), Trichomonas und Varidase (zum Streptokokkennachweis). Wenn ein Patient weniger als 5 mm Induration innerhalb von 24 h nach den 5 intradermalen Injektionen hatte, wurde er als anerg angesehen (A). Wenn er nur auf ein Antigen reagiert hatte, wurde er als normal betrachtet (N). Etwa 1/5 (21%) der Patienten waren anerg (Tabelle 1), und von diesen wurden 54% septisch, 34% starben. Im Gegensatz dazu wurden von den Patienten, die normal reagierten, nur 4% septisch und nur 3% starben.

Bestimmte Faktoren der Infektionsentwicklung

Als Hauptfaktoren, die entscheiden, ob sich eine Infektion entwickeln wird, gelten als gesichert:

a) Anzahl und Typ der mikrobiellen Kontamination;
b) lokale Faktoren, die die mikrobielle Invasion begünstigen;
c) die Wirtsanfälligkeit, d. h. die intrinsische Fähigkeit des Patienten, mit mikrobieller Kontamination und Invasion fertigzuwerden.

Diese werden im einzelnen im folgenden Abschnitt unter überwiegend klinischem Gesichtspunkt behandelt. Die Hauptrisikofaktoren, die wir erwähnen und die mit einem erhöhten Infektionsrisiko während der ersten 48 Überlebensstunden oder mehr nach der Verletzung oder der Operation in Verbindung stehen, schließen folgende Risikofaktoren der Entstehung posttraumatischer Infektionen ein:

1) Massivtransfusionen (mehr als 15 Einheiten in 24 h),
2) verlängerter Schock (mehr als 30 min),
3) fäkale Kontaminationen durch Dickdarmverletzungen,
4) Verletzung von 4 oder mehr Organen,
5) verlängertes Koma (mehr als 48 h),
6) verlängerte Beatmungstherapie,
7) hohes Alter (>65 Jahre),
8) vorbestehende Krankheiten.

Mikroorganismen

Die Fähigkeit der Mikroorganismen, Infektionen zu verursachen, variiert mit ihrer Virulenz, der Zahl der vorhandenen Bakterien, der Anwesenheit anderer Bakterien und der Widerstandsfähigkeit gegen antimikrobielle Agentien.

Virulenz

Exotoxine

Die Virulenz der Bakterien und die Fähigkeit, in Organismen eindringen zu können und Infektionen zu verursachen, variiert enorm. Einige der wichtigeren Virulenzfaktoren schließen verschiedene Toxine oder Enzyme ein, die diese Organismen freisetzen können. Diese Substanzen können entweder den Wirt direkt schädigen, oder sie können dem Abwehrmechanismus des Wirts entgegenwirken oder diesen neutralisieren. Clostridium tetani produziert verschiedene starke Exotoxine, die sich rasch ausbreitende Gewebsschäden und Nekrosen (Gasgangrän) verursachen können.

Endotoxine

Die Lipopolysaccharide (Endotoxine) in der äußeren Membran der Zellwand von gramnegativen Bakterien können indirekt über ihre Aktion auf verschiedene Gewebe und speziell auf Makrophagen-Fieber, intravaskuläre Koagulation, Hypotension und Tod hinwirken. Obgleich einige Endotoxine teilweise in perifokale Flüssigkeiten exsudieren, scheint beim gramnegativen Bakterium als ganzes der Hauptteil der Endotoxinwirksamkeit zu verbleiben.

Die Endotoxine der glatten Bakterien sind Makromoleküle aus 3 Hauptbereichen: Lipid A, Kernpolysaccharide und „O"-Antigene. Die äußerste Schicht des „O"-Antigens besteht aus aneinandergereihten Oligosaccharideinheiten, die jede aus 3–5 Zuckern bestehen. Abwesenheit des „O"-Antigens macht die Bakterien rauh, so daß sie nicht länger glatte Suspensionen in Flüssigkeitskulturen oder glatte Kulturen auf festen Trägern bilden.

Antikörper entweder gegen „O"- oder „core"-Liposaccharidantigene können die Toxizität des Endotoxins verhindern. Der Schutz durch „O-Antikörper" ist spezifisch und auf homologes Endotoxin beschränkt. Im Gegensatz dazu schafft der „Kernantikörper" einen breiten Schutz gegen Endotoxin aus einer Vielfalt von Bakterien mit nicht verwandtem „O-Antigen". Diese Tatsache ist klinisch benutzt worden, um effektive Antisera gegen Endotoxin aus verschiedenen Arten gramnegativer Bakterien zu entwickeln.

Bakterienkapseln

Bakterienkapseln können die Virulenz erheblich verstärken. Diese losen, gelatinösen Umkleidungen aus gemischten Polysacchariden können die Phagozytose behindern oder völlig blockieren. Einige gramnegative Bakterien, z. B. Klebsiellen, haben extrem dicke Kapseln, welche sie in hohem Maße widerstandsfähig gegen Phagozytose und das Abtöten durch Makrophagen machen.

Anzahl der Organismen

Die Inzidenz oder der Grad der Infektion, die sich in einer Wunde entwickelt, steht in direktem Verhältnis zur Anzahl der kontaminierenden Organismen. Die Zahl der Bakterien, die notwendig ist, eine Infektion zu verursachen, wird oft als das „kritische Inokulum" bezeichnet. Für die meisten Bakterien sind es um 10^5 Organismen pro Gramm Gewebe [63]. Jedoch auch viel geringere Zahlen (10^1–10^2) betahämolysierender Streptokokken können eine Infektion verursachen: Das kritische Inokulum variiert beträchtlich mit der lokalen Umgebung. Fremdkörper, Blut und Wundhöhlen können das kritische Inokulum erheblich reduzieren bis zu einem Faktor von 10^{-4} (1:10000).

Kombination von Organismen (bakterieller Synergismus)

Ein anderer wichtiger Faktor der Virulenz sind Anzahl und Typen der anderen Bakterien in dem Bereich. Diese anderen Bakterien können antagonistisch sein und die Chance der Infektion durch den Konkurrenzkampf um die Nahrung verringern, oder sie können synergistisch sein und daher die Infektion verstärken. Zum Beispiel können aerobe Keime in einer Wunde den vorhandenen Sauerstoff verbrauchen und damit die Umgebung für das Wachstum und die Vermehrung anaerober Keime verbessern.

Die Verletzungen, die am meisten mit großen Zahlen von aeroben und anaeroben Organismen in Verbindung gebracht werden können, sind solche, die den Dickdarm betreffen, besonders, wenn die Verletzung groß genug ist, eine Kolostomie erforderlich zu machen. Das Kolon wird in 15–39% der Fälle von perforierenden Bauchwunden verletzt, und daraus resultiert eine infektiöse Komplikationsrate von 12–71% sowie eine Mortalität von 3–15%. In Dellingers [17] kürzlich vorgelegten Serien gab es 6 Tote und eine Infektionsrate von 30% bei 79 aufeinanderfolgenden Patienten mit Dickdarmverletzungen.

Allgemein verbreitete Keime im Vergleich zu Hospitalismuskeimen

In steigendem Maße wird eine Unterscheidung zwischen primärer und sekundärer endogener Besiedlung und Infektion vorgenommen. Die primäre endogene Besiedlung und Infektion entsteht innerhalb von 3 Tagen nach dem Eintritt der Bakterien und wird gewöhnlich durch in der Umwelt vorkommende Erreger (wie den Staphylococcus pneumoniae, Haemophilus influenzae, Branhamella catarrhalis, Staphylococcus aureus und Escherichia coli) verursacht, welche den Oropharynx und den Verdauungstrakt in vielen gesunden Menschen besiedeln. Im Gegensatz dazu entwickelt sich die sekundäre endogene Kolonisation und Infektion 7 oder mehr Tage nach dem Eintritt, verursacht durch Hospitalismuskeime, die zur Gruppe der Enterobakterien/Pseudomonaden gehören und die während einer verlängerten Intensivbehandlung erworben wurden.

Ein polytraumatisierter Patient mit Dauerbeatmung wies ein besonders hohes Risiko der Besiedlung durch Hospitalismuskeime auf, die zur Infektion führen können. Veränderte Abwehrlage des Oropharynx, des Verdauungstraktes und der anderen wichtigen Organsysteme gegenüber der Kolonisation durch Hospitalismuskeime zusammen mit einer erworbenen Immunabwehrschwäche sind die Hauptursachen der hohen Besiedlungs- und Infektionsraten bei Patienten, die von einem Polytrauma betroffen sind.

Die Länge der Intensivbehandlung ist eine der vielen entscheidenden Faktoren der Besiedlung im Oropharynx und im Darm mit nachfolgender Besiedlung und Infektion der Hauptorgansysteme. Besiedlungs- und Infektionsraten, die von verschiedenen Autoren publiziert werden, zeigen, daß nach 5 Tagen 90% der beatmeten Patienten Besiedlungen im Oropharynx und Verdauungstrakt sowie der Hauptorgansysteme aufwiesen, während eine aktuelle Infektion bei etwa 40% dieser Patienten vorhanden war [83].

Nach 2 Wochen hatten mehr als 80% der Intensivpatienten eine oder mehrere nosokomiale Infektionen. Die Kolonisation des Oropharynx und des Verdauungstraktes geschieht zuerst, danach erfolgt die Besiedlung des Atmungstraktes, des Urogenitaltraktes und der Haut mit Enterobakterien/Pseudomonaden. Die Infektion der Hauptorgansysteme ist das 3. und endgültige Stadium in der Pathogenese der sekundären endogenen Infektion. Wenn die Infektion der Hauptorgansysteme mit Enterobakterien/Pseudomonaden erst einmal besteht, ist eine Therapie oft erfolglos und sind die Letalitätsraten hoch.

Entwicklung von Resistenzen gegen Antibiotika

Eine bakterielle Population kann gegen ein antimikrobielles Agens entweder durch spontane Mutation oder durch Übertragung genetischen Materials von resistenten Bakterien auf sensitive Keime resistent werden. Die Organismen, die hauptsächlich eine Sepsis verursachen, sind in der gegenwärtigen Zeit nicht die klassischen hochvirulenten Keime, wie die der betahämolysierenden Streptokokken der Serogruppe A, sondern eher Keime wie Pseudomonas, die, obgleich sie gewöhnlich von relativ geringer Virulenz sind, eine große genetische Vielseitigkeit haben. Die meisten Bakterien, die eine Infektion in einem Menschen verursachen können, reproduzieren sich durch Zweiteilung alle 20 min. Daher kann, wenn die passende Ernährung und Temperatur vorhanden sind, ein Organismus über 10 Milliarden (10^9) andere Organismen in 10 h erzeugen. Bei solch großen Zahlen von Bakterien braucht die Mutationsrate nicht sehr hoch zu sein (z. B. $1:10^7$ oder 1 in 10 Mio.), um regelmäßig mutante Organismen hervorzubringen.

Wenn Bedingungen auftreten, wodurch die mutierenden Bakterien Vorteile gegenüber den übrigen Bakterien erhalten, steigt die Proliferationsrate. Ein Weg, solche Organismen auszuselektieren, ist es, Antibiotika einzusetzen, gegen die die mutante Abart resistent, die andere aber sensitiv ist. Nun muß die mutierte Abart nicht länger in Konkurrenz zu den anderen stehen, da sie die einzigen Organismen sind, die in der Lage sind, sich in Abwesenheit der Antibiotika zu reproduzieren. Innerhalb eines Tages kann die Bakterienpopulation durch Nachkommen der mutierten antibiotikaresistenten Organismen ersetzt sein.

Extrinsische Risikofaktoren

Haut und Schleimhäute

Die wichtigsten, nichtspezifischen Verteidigungsmechanismen des Wirtsorganismus sind Haut, Schleimhäute und die Phagozytose. Die Haut ist das größte Organ des

Körpers und ist gewöhnlich eine sehr effektive Barriere für die meisten Bakterien. Die Trockenheit der Keratinschicht der Haut schützt speziell gegen eine Invasion von Staphylokokken. Wenn die Haut feucht gehalten wird, geht diese Barriere verloren, und es kann sich schnell eine Follikulitis entwickeln. Offensichtlich ermöglichen es schwere Verbrennungen oder große Rißwunden und Abschürfungen den Organismen, diese Verteidigung zu durchdringen.

Jede Verletzung oder Erkrankung der Schleimhautbarriere schafft wichtige Eintrittspforten für Bakterien und die von ihnen produzierten toxischen Substanzen. Sie ist besonders wichtig im Dickdarmbereich, wo die Konzentration der Bakterien 10^8-10^{12}/g Kot betragen kann. Bei Patienten mit Achlorhydrie und besonders bei solchen mit Obstipation des Darms kann die Zahl der Organismen im proximalen Darm sehr stark ansteigen. Diese Tatsache hat manche Chirurgen zu der Spekulation veranlaßt, daß wir die Rate der Infektionen, die vom Gastrointestinaltrakt ausgehen, erhöhen, wenn wir es zulassen, daß große Zahlen von Bakterien in einem Magen wachsen, der nicht mehr durch seine Säure geschützt wird.

Kontamination von Wunden als Folge der Verletzung selbst ist offensichtlich und verursacht 10–15% der posttraumatischen Infektionen. Jedoch noch wichtiger ist der Gebrauch von invasiven Kathetern, hochentwickelten Überwachungsgeräten und Dauerintubation. Dies sind bei vorgeschädigten Patienten oft die Eingangsbahnen der Mikroorganismen.

Gastrointestinale Verletzung

Nach Gastrointestinalverletzungen oder -operationen werden Wundinfektionen fast immer von Darmbakterien verursacht, die die Inzision während der Operation kontaminieren. Anhand einer Studie über 1000 chirurgische Operationen zeigten Davidson und seine Kollegen [16], daß der wichtigste Faktor der Pathogenese der Wundsepsis die Anwesenheit von Bakterien in der Wunde während der Zeit des Verschließens ist.

Unter normalen Umständen residiert keine Flora im Ösophagus, aber eine große Zahl von oralen Schmarotzern und koliformen Bakterien werden bei Patienten mit Ösophagusobstruktion gefunden. Da die Magensäure die meisten verschluckten Bakterien schnell abtötet, ist abgesaugtes Sekret i. allg. entweder steril oder enthält nur eine kleine Menge an Keimen. Allerdings können Patienten mit Pylorusstenose, Achlorhydrie, ständiger Alkalisierung des Magens mit H_2-Blockern und massiver Blutung innerhalb des oberen Magen-Darm-Trakts schwere Kontaminationen des Magens mit koliformen Bakterien und Streptokokken haben. Wenn diese Patienten Breitspektrumantibiotika erhalten, wird der obere Magen-Darm-Trakt schnell mit resistenten Enterobakterien besiedelt.

Ältere Patienten und solche mit Choledocholithiasis weisen ein hohes Infektionsrisiko nach Gallenwegsoperationen auf. Die meisten Bakterien in der Galle sind aerobe, gramnegative Bakterien, besonders Escherichia coli und Klebsiella aerogenes. Ein kleiner Prozentsatz sind aerobe, grampositive Kokken, von welchen der Steptococcus faecalis der häufigste ist. Von den anaeroben Bakterien (die spärlich vorkommen), sind die häufigsten die Clostridien und anaerobe Streptokokken. Von den Patienten mit bullärer Sepsis haben fast zwei Drittel mehr als einen anwesenden Keim.

Die zahlreichsten Bakterien im Dickdarm und im Appendix sind die anaeroben, besonders die Bacteroidesarten, Peptostreptococcus, Lactobacillus und Clostridium

Welchi. Die Bacteroidaceen sind besonders wichtig. Die Zahl der Anaerobier im unteren Kolon übersteigt gewöhnlich die Zahl der Aerobier um einen Faktor von 10000 (10^4).

Intravenöse Katheter

Die katheterverursachte Sepsis ist eine der schwersten Komplikationen der i.v.-Therapie, die meistens 25000 Patienten in jedem Jahr betrifft. Die beträchtliche Häufigkeit legt nahe, daß die meisten durch Katheter verursachten Septikämien als lokale Infektion im Bereich des intrakutanen Katheteranteils beginnen [49]. Das Problem kann besonders groß sein bei Patienten mit totaler parenteraler Ernährung. Bis zu 40% des Fiebers, das sich am 2. oder 3. postoperativen Tag entwickelt, kann einer Infektion an einer i.v.-Katheterstelle zugeschrieben werden. Allerdings treten nur in 25% dieser Fälle lokale Entzündungszeichen auf. Kulturen der Katheterspitze sind, selbst wenn sie klinisch in Frage kommen, in weniger als 50% positiv. Kulturen vom Schlauch des Katheters, der intrakutan liegt, sind wahrscheinlich positiv. Folglich sollte bei jedem Patienten, der plötzlich Fieber entwickelt, das nicht auf eine andere Ursache zurückzuführen ist, der Katheter gewechselt werden.

Atelektasen

Atelektasen und Pneumonien sind die häufigsten postoperativen und posttraumatischen Komplikationen. Dies manifestiert sich charakteristisch innerhalb von 24–48 h nach der Operation oder Verletzung durch Fieber, verminderte Atemgeräusche oder Bronchialatmen und ein Infiltrat bei der Thoraxröntgenaufnahme. Kurzweg [42] fand, daß postoperative Atelektasen in wenigstens 2,5–3% aller Operationen vorkommen. Die Häufigkeit des Auftretens der Atelektasen kann 10–20% in der unteren Abdominalchirurgie und 20–30% in der oberen Abdominalchirurgie betragen.

Pneumonie folgt üblicherweise einer ausgeprägten Atelektasenentwicklung. Shields [69] fand experimentell, daß i.v. injizierte Organismen selektiv in jedem Segment der Lungen lokalisiert werden, in dem eine bronchiale Obstruktion oder eine beeinträchtigte Ventilation vorliegt.

Ätiologische Faktoren bei einer postoperativen Atelektasenentwicklung schließen ein:

1) gesteigerte Volumen und Zähigkeit des Bronchialsekrets,
2) gestörte Expektoration,
3) Reduktion des Bronchialkalibers.

Andere Faktoren, die das Auftreten der Atelektasen begünstigen, schließen Narkotika (die den Hustenreflex unterdrücken), verlängerte Immobilisation, Schonatmung wegen Schmerzen, Aspiration von Fremdmaterial und Schwäche der Atemmuskulatur ein.

Von den verschiedenen Bestandteilen der Beatmungsgeräte scheinen Vernebler die Hauptquelle bakterieller Kontamination zu sein. Vernebler produzieren Wassertropfen, die – wenn sie kontaminiert sind – ohne weiteres tief hinein in die Bronchialverzweigungen gelangen können, weil die normalen Schutzmechanismen des Patienten in den oberen Luftwegen umgangen werden.

Fehler bei der richtigen Handhabung beim Absaugen der Luftwege können gleichfalls rasch eine Infektion der Lunge verursachen. Aspiration von Oralsekreten verstärkt die Kontamination. Eine nicht richtig liegende Magensonde kann ein besonderes Problem sein, denn sie kann wie ein Docht wirken und die Möglichkeit verstärken, daß Mageninhalt an der Außenseite der Sonde in den Pharynx gelangt, von wo er in die Lunge eintreten kann.

Wenn der Intensivpflegepatient einen Hämatopneumothorax mit einer Pleuradrainage hat, kann sich in 3–10% der Fälle ein Empyem entwickeln. Die Häufigkeit des Empyems steigt erheblich, wenn ein längerbestehender Hämatothorax mit einem persistierenden Luftleck vorliegt und der Patient Dauerbeatmung benötigt.

Katheter des Urogenitaltrakts

Etwa 10–15% aller hospitalisierten Patienten haben Blasenkatheter und davon können stets bis zu 25% infiziert sein [28]. Bakteriämie kommt bei etwa 8% der Patienten unmittelbar nach einer einzigen Katheterisierung vor [77]; Wenn der Katheter für mehr als 10–12 Tage in situ bleibt, werden über 50% der Patienten eine Urogenitalinfektion mit 10^5 oder mehr Bakterien/ml Urin entwickeln. Weiterhin sind von den 40000 im Krankenhaus erworbenen Urogenitalinfektionen, die im Jahr in den USA vorkommen, bis zu 86% auf die Katheterisierung der Blase zurückzuführen. Bis zu 10000 Fälle gramnegativer Bakteriämien in den USA werden jährlich auf liegende Blasenkatheter zurückgeführt, und die Letalitätsrate durch diese Bakteriämie kann bis zu 30–50% betragen.

Intensivpflegeeinheit

Viele der Faktoren, die das Infektionsrisiko erhöhen, sind bei Intensivpflegepatienten vorhanden. Eine krankenhausweite nosokomiale Infektionsrate von im Durchschnitt 3,3% ist von den Akutkrankenhäusern berichtet worden, die an der „Nationalen Studie über nosokomiale Infektionen" in den USA teilgenommen haben [32]. Jedoch war die Häufigkeit bei Intensivpatienten der inneren und der chirurgischen Abteilung viel höher. Sie wiesen 23–36% nosokomiale Infektionen auf.

In einer Schätzung kommen 33–45% aller nosokomialen Bakteriämien bei Intensivpatienten vor, dabei belegen die Intensivpatienten nur 8% aller Hospitalbetten. Bei Patienten auf Verbrennungsstationen, Neugeborenenstationen und chirurgischen Intensivstationen bestand eine 24fach, 10fach und 8fach höhere Wahrscheinlichkeit, eine nosokomiale Infektion zu entwickeln, verglichen mit Patienten auf allgemeinen Stationen. Die Sterblichkeitsrate bei Patienten mit nosokomialer Infektion ist wenigstens 14mal höher als bei uninfizierten Patienten mit der gleichen Primärdiagnose [80].

Intrinsische Risikofaktoren bezogen auf gestörte Immunität

Einige der wichtigeren allgemeinen Ursachen gestörter Immunitätsmechanismen schließen große Traumen, Unterernährung, hämatolymphatischer Erkrankungen und eine Menge von Medikamenten mit entzündungshemmender oder zytostatischer oder transplantatabstoßungshemmender Wirkung ein. Die Anwesenheit irgendeiner Infektion kann auch die Fähigkeit des Körpers, andere Infektionen zu verhindern, vermindern.

Trauma

Traumata, speziell schwere Verbrennungen, führen zu schweren Beeinträchtigungen aller Aspekte der Immunmechanismen und einer hohen Infektions- und Todesrate.

Spezifische immunologische Veränderungen

T-Zell-Funktionen

Bei den meisten Verletzungen ist der Prozentsatz der T-Zellen im peripheren Blut normal, aber die Gesamtzahl ist oft vermindert. Nach schweren Verbrennungen kann der Prozentsatz der T-Zellen auch abnehmen und innerhalb von 6–10 Tagen unter 40% fallen.

Kaene et al. [40] fanden heraus, daß eine verminderte Lymphozytenfunktion die konsistenteste immunologische Störung nach schweren Verletzungen ist. Dies scheint in erster Linie auf verstärkte Aktivität von Suppressorzellen zurückzuführen zu sein. In einer anderen Studie fanden Renk et al. [61], daß ein beeinträchtigtes Reaktionsvermögen von In-vitro-Lymphozyten auf Mitogene mit negativen Stickstoffbilanzen einhergeht. Jedoch bleibt noch unklar, ob es eine kausale Verbindung zwischen beiden gibt.

Verzögerte Hauttestreaktionen auf Antigene (DCH)

Verschiedene Forscher haben gezeigt, daß Patienten dazu neigen, nach schweren Verletzungen anerg auf DCH-Tests zu reagieren. Diese Anergie dauert gewöhnlich 4–7 Tage, aber wenn sie andauerte, war das Auftreten von septischen Komplikationen sehr hoch. McLaughlin et al. [52] fanden, daß Seren von Patienten mit schweren Verletzungen PHA-induzierte Lymphozytentransformation hemmten; dieser Hemmstoff wurde nicht im Serum von Patienten gefunden, die kleine chirurgische Eingriffe hinter sich hatten. Weitere Studien haben gezeigt, daß Anergie oder Unfähigkeit, eine Hautreaktion vom Spättyp auf Hauttestantigene zu produzieren, verbunden ist mit:

1) phagozytischer Zelldysfunktion,
2) verstärkter In-vivo-Entzündung,
3) einem erhöhten Sepsisrisiko [78].

Einige Autoren haben gezeigt, daß es eine klare Verbindung zwischen Hauttestreaktionen und dem Überleben von Verbrennungspatienten gibt. Hiebert et al. [39] fanden, daß all ihre Patienten, deren Hauttests tatsächlich positiv waren oder positiv wurden, überlebten. Von 20 Patienten, deren Hauttests gleichbleibend negativ waren oder negativ wurden, starben 17 (85%). Heggers et al. [38] waren hingegen nicht in der Lage, bei Verbrennungspatienten eine klare Beziehung zwischen Anergie und der Überlebensrate aufzuzeigen. Von 69 Patienten mit mehr als 25% verbrannter totaler Körperoberfläche (TBSA) hatten 9 eine normale DCH-Reaktion, 16 waren relativ anerg und 44 waren anergisch. Im Gegensatz zu den meisten anderen Studien fanden sie, daß total anerge Patienten wahrscheinlich nicht öfter eine Sepsis entwickeln oder an Sepsis sterben als normal reagierende Patienten.

B-Zell-Funktionen

Der totale Immunglobulinspiegel fällt nach einem Trauma, aber der größere Teil dieser Abnahme scheint auf Verdünnung zu beruhen. Patienten, die mit Vollblut behandelt wurden, zeigten einen geringeren Abfall des IgG-Spiegels als solche, bei denen Erythrozytenkonzentrate verwandt wurden. Bei vorher gesunden Patienten, die Nierenspender wurden, wird die Zahl der B-Zellen durch den chirurgischen Eingriff verringert, aber sie kehren innerhalb von 5 Tagen in den Normalbereich zurück.

Viele chirurgische Patienten produzieren weniger Antikörper gegen Tetanustoxoide als normale Individuen [51]. Diese verringerte Fähigkeit chirurgischer Patienten, spezifische IgG-Antikörper nach einer Immunisation zu erzeugen, scheint jedoch auf einem totalen Scheitern der IgG-Synthese zu beruhen [57]. In der Tat produzieren Verletzungspatienten, selbst solche mit reduzierter DCH-Reaktion, größere Mengen von IG in nicht stimulierten Kulturen als irgendein normales Individuum oder als Patienten mit normaler DCH-Reaktion [57].

Studien von Alexander u. Fischer [2], die bei schweren Verbrennungen ein polyvalentes Pseudomonasvakzin benutzten, zeigen, daß die humorale Immunreaktionsfähigkeit bei den meisten Verbrennungspatienten wirksam ist. Die Anwendung des Vakzins reduzierte das Auftreten von Pseudomonasbakteriämien von 19 auf 6%. Die Hauptdefekte, die bei dieser Studie in vitro identifiziert wurden, waren eine verminderte antibakterielle Funktion der neutrophilen Leukozyten und ein Komplementmangel. Die resultierende Abnahme des Opsoninspiegels wurde einer „Verbrauchsopsoninopathie" zugeschrieben, weil dieser Prozeß denen mit DIC und „Verbrauchskoagulopathie" parallel zu sein scheint. So scheint es, daß die B-Zell-Dysfunktion wahrscheinlich nicht die herausragende Ursache herabgesetzter Resistenz gegen Infektionen bei Patienten mit Verbrennungsverletzung ist.

Calvano et al. [8] meinten, daß viele der berichteten Leukozytenfunktionsdefizite, die bei Patienten beobachtet wurden, eher auf ein Leukozytenredistributionsphänomen als auf eine absolute Depression des gesamten Immunsystems zurückzuführen sind. Nach ihren Untersuchungen gab es 48 h nach der Verbrennung

1) einen unspezifischen Verlust von Lymphozyten aus der Milz und dem Thymus,
2) einen spezifischen Verlust von B-Zellen aus Lymphknoten, die die Verbrennungswunde drainieren,
3) eine relative Vermehrung von T-Helferzellen im Knochenmark.

Der Verlust der B-Zellen in Lymphknoten, die die Brandwunden drainieren, kann die Fähigkeit des Körpers, spezifische Antikörper zu produzieren, erheblich herabsetzen.

Monozyten- bzw. Makrophagenfunktion

Ein Trauma tendiert dazu, die Monozytenchemotaxie zu reduzieren und die Aktivität von Suppressormonozyten zu steigern [86]. Dieser Monozytenwechsel resultiert in reduzierter Entzündungsaktivität der polymorphkernigen Leukozyten [PMN] und des Komplements. Andere Monozytenfunktionen können auch geschädigt werden.

PMN- bzw. Nentrophilenfunktionen

Innerhalb von 2 h nach einer größeren Verletzung sind die neutrophile Chemotaxie und die Phagozytose vermindert. Das ist mit dem Auftreten suppressiver Serumfaktoren verbunden [10]. Warden et al. [87] fanden, daß verringerte PMN-Chemotaxie in den ersten 72 h nach der Verbrennung in Wechselbeziehung mit dem klinischen Zustand des Patienten steht und eine Vorhersage über das Versterben möglich macht. Bei geringeren Traumen können die Phagozytose und das Abtöten von bakteriellen Testorganismen normal oder leicht verringert sein; jedoch war bei großen Verbrennungen die PMN-Abtötungsaktivität in allen Patienten verringert und ging gewöhnlich mit einer Sepsis einher.

Komplement und andere Faktoren

Die Serumspiegel von Komplement und Fibronektin sind nach einer schweren Verletzung niedrig; dies ist teilweise durch Hämodilution bedingt [30]. Plasmafibronektin neigt dazu, innerhalb von 4 h nach der Verletzung zu fallen, aber es kehrt gewöhnlich nach 3 Tagen zum normalen Wert zurück, wenn es keine Komplikationen gibt.

Der Effekt massiver Bluttransfusionen und des Schocks

Eine Blutung, die Massivtransfusionen von 10 oder mehr Bluteinheiten innerhalb von 24 h verlangt, verläuft bei 50% der Patienten tödlich (Tabelle 2).

Obgleich die Verletzungsopfer i. allg. junge Erwachsene mit keiner vorbestehenden Krankheit sind, beträgt die Sterblichkeitsrate bei denen, die 25 oder mehr Bluteinheiten brauchten, 71%; Nicht-Traumapatienten, die Massivtransfusionen empfingen, haben sogar eine noch höhere Sterblichkeitsrate.

Wenn ein Schock oder eine vorbestehende Krankheit vorliegen oder die Patienten höheren Alters sind (65 Jahre oder älter), steigt die Sterblichkeitsrate mit der Anzahl der benötigten Blutkonserven. Zum Beispiel hat eine kurze Schockphase bei jüngeren Patienten ohne vorbestehende Krankheit eine Mortalitätsrate von nur 9%. Wenn der Schock länger dauert und bei älteren Patienten auftritt, beträgt die Letalitätsrate 87% (Tabelle 3).

Es ist nun klar, daß Bluttransfusionen in irgendeiner Form die Immunreaktion unterdrücken. Das ist so konstant, daß vielen Organspendern vorsätzlich Transfusionen gegeben werden, um die Inzidenz und die Lebensdauer des Transplantats zu erhöhen. Eine kürzlich erschienene Studie von Dellinger demonstrierte, daß der Transfusionsbedarf der bedeutsamste Vorhersagefaktor für eine nachfolgende Infektion war [17]. Das Auftreten einer Infektion stieg von weniger als 10% bei denen ohne Transfusion bis über 80% bei solchen, die mehr als 15 Bluteinheiten erhielten.

Tabelle 2. Letalitätsraten bei Massivtransfusion

Bluteinheiten	Verletzung		Keine Verletzung	
	Zahl der Toten/ Gesamtzahl der Patienten	Mortalitätsrate [%]	Zahl der Toten/ Gesamtzahl der Patienten	Mortalitätsrate [%]
10–14	63/210	(16)	73/151	(48)
15–19	42/ 99	(42)	50/ 77	(64)
20–24	48/ 81	(59)	10/ 12	(83)
≥ 25	58/ 82	(71)	32/ 34	(94)
Gesamt	211/472	(45)	165/274	(60)

Tabelle 3. Mortalitätsrate (%) bei massiven Transfusionen: Ergebnis bei verlängertem Schock, vor bestehender Krankheit oder höherem Alter. (In Klammern jeweils Zahl der Patienten in jeder Gruppe)

Schock-dauer	Vorbestehende Erkrankungen der ≥ 65 Jahre	Bluteinheiten				
		10–14	15–19	20–24	≥ 25	Gesamt
< 30 min	Nein	9 (92)	12 (26)	9 (11)	11 (9)	9 (138)
< 30 min	Ja	31 (70)	61 (23)	50 (10)	44 (9)	40 (112)
≥ 30 min	Nein	36 (132)	41 (81)	60 (48)	82 (60)	50 (321)
≥ 30 min	Ja	87 (67)	91 (46)	96 (24)	95 (38)	91 (174)
Gesamt		38 (361)	52 (176)	62 (93)	78 (116)	50 (746)

Tabelle 4. Überlebensdauer bei nach Massivtransfusionen verstorbenen Verletzungsopfern. (Angaben in %, in Klammern jeweils Zahl der Patienten jeder Gruppe)

Blut-einheiten	Überlebensdauer (Tage)						Gesamt
	0–2	3–10	11–20	21–30	31–40	≥ 40	
10–14	78 (25)	9 (3)	6 (2)			6 (2)	100 (32)
15–19	61 (11)	11 (2)	11 (2)		11 (2)	6 (1)	100 (18)
20–29	88 (23)	4 (1)		8 (2)			100 (26)
≥ 30	68 (15)	18 (10)		14 (4)			100 (22)
Gesamt	76 (74)	10 (10)	4 (4)	5 (5)	2 (2)	3 (3)	100 (98)

Tabelle 5. Zahl der Krankenhaustage bei überlebenden Verletzungsopfern mit Massivtransfusionen. (Angaben in %, in Klammern jeweils Zahl der Patienten jeder Gruppe)

Blut-einheiten	Zahl der Krankenhaustage						Gesamt
	0–2	3–10	11–20	21–30	31–40	≥ 40	
10–14		23 (15)	30 (20)	12 (8)	11 (7)	24 (16)	100 (66)
15–19		14 (4)	21 (6)	24 (7)	10 (3)	31 (9)	100 (29)
20–29			32 (6)	26 (5)	11 (2)	32 (6)	100 (19)
≥ 30			29 (3)	36 (4)	9 (1)	27 (3)	100 (11)
Gesamt		15 (19)	28 (35)	19 (24)	10 (13)	27 (34)	100 (125)

Von den Verletzungsopfern, die nach Massivtransfusionen starben, starben 74% innerhalb von 48 h; 26% starben später, manche mehr als 40 Tage später. Todesursache hierbei war fast immer die Sepsis (Tabelle 4).

Von denen, die das Trauma und die Massivtransfusionen überlebten, konnten nur 15% nach 3–10 Tagen nach Hause gehen. Über ⅓ (37%) der Überlebenden konnten nach 30 Tagen entlassen werden und der mittlere Krankenhausaufenthalt betrug 28 Tage (Tabelle 5).

Veränderungen nach Splenektomie

Bakterien, denen es gelingt, an den verschiedenen mechanischen und zellulären Barrieren des Patienten vorbeizukommen und Zutritt zum inneren Milieu des Körpers zu erhalten, werden gewöhnlich von der Lymphe aufgenommen und zu den regionalen Lymphknoten transportiert, wo ihrer weiteren Verbreitung Einhalt geboten wird. Wenn sie nicht in den Lymphknoten abgesondert und zerstört werden, gelangt der Organismus über die efferenten Lymphkanäle in den Körperkreislauf mit der Folge einer Bakteriämie.

Studien über die Beseitigung von Bakterien aus der Zirkulation bei normalen und splenektomierten Tieren zeigen, daß sowohl Leber als auch Milz wichtig für die Entfernung von Bakterien aus dem Blut sind. Wegen ihres größeren Umfangs und ihrer größeren Durchblutung entfernt die Leber einen größeren Teil der Organismen aus dem Blutkreislauf als die Milz, jedoch auf der Basis des Gewichts ist die Milz dabei weit effizienter.

Die besondere Anatomie und der Kreislauf der Milz scheinen für die Elimination fremder Teilchen und abnormer Zellen besonders geeignet zu sein. Über 90% ihrer Durchblutung werden durch die Sinus der roten Pulpa gefiltert, wo abnorme Zellen und Teilchen den phagozytierenden Zellen gründlich ausgesetzt sind. Dazu kommt, daß die Milz ein wichtiger Platz für die Produktion von Antikörpern ist, besonders der Antikörper, die gegen diejenigen Antigene gerichtet sind, die intravenös zugeführt werden.

Obgleich es klar erwiesen ist, daß bei Kindern ein erhöhtes Risiko für größere Infektionen nach einer Splenektomie besteht [71], ist der Effekt bei Erwachsenen kontrovers und noch unsicher. Walker et al. [85] waren in der Lage, eine Wechselbeziehung zwischen Splenektomie und großen postoperativen Infektionen nicht nur im Bauch, sondern auch in der Brust aufzuzeigen, verglichen mit einer gleichen Gruppe von Patienten mit großen Bauchverletzungen, wovon die meisten ein Lebertrauma hatten. Jedoch ist dabei nicht klar, ob es sich hier um einen lokalen oder einen Körpereffekt oder um beides handelt.

Steroide bei Patienten mit Kopfverletzungen

Obwohl Kortikosteroide umfassend bei der Behandlung von schweren stumpfen Kopfverletzungen gebraucht werden, ist ihre Wirksamkeit wieder umstritten. Prospektive randomisierte Doppelblindstudien zeigen keine verringerten Letalitäts- und Sterblichkeitsraten mit Steroidbehandlung gegenüber einem Plazebo [7, 13]. Weiterhin haben In-vitro- und In-Vivo-Studien die weitreichenden immunsuppressiven Effekte der Kortikosteroidverabreichung dokumentiert [15, 22].

In einer kürzlich erschienenen Studie an 197 aufeinanderfolgenden polytraumatisierten Patienten ging es denen mit einem Traumascore von weniger als 20 gut, gleich, ob sie Steroide erhielten oder nicht. Es waren jedoch bei Patienten mit mehreren schweren Verletzungen alle Todesfälle, die nach 5 oder mehr Tagen eintraten, durch Sepsis verursacht, und all diese Todesfälle traten bei Patienten ein, die Steroide empfangen hatten [18]. 29 (48%) von 61 steroidbehandelten Patienten, die die ersten Tage überlebten, entwickelten infektiöse Komplikationen, verglichen mit nur 8 (15%) von 55 Patienten, die keine Steroide erhalten hatten ($p<0{,}001$; Tabelle 6).

Tabelle 6. Infektionsraten nach größeren Verletzungen mit und ohne Steroidbehandlung

	Mit Steroid	Ohne Steroid
ZNS-Verletzung	42% (8/19)	
ZNS-Verletzung und Polytrauma	50% (21/41)	13% (2/15)
Polytrauma		16% (6/38)
Gesamt	48% (29/61)	15% (8/55)

Es gab keine Wechselbeziehung zwischen der Schwere des ZNS-Traumas und der infektiösen Komplikationsrate. Steroidbehandelte Patienten entwickelten häufig Primärinfektionen mit verschiedenen pathogenen Keimen und simultane multiple septische Herde. Die Studie belegt sowohl einen bedeutenden Anstieg des Vorkommens als auch der Schwere von infektiösen Komplikationen bei Patienten, die wegen eines ZNS-Traumas mit Kortikosteroiden behandelt werden.

Sepsisprophylaxe

Allgemeine Bemühungen zur Stärkung der Resistenz des Patienten

Kardiopulmonale Funktionen

Wann immer möglich, sollte bei Patienten mit Sepsisrisiko ein normaler oder erhöhter Herzindex ($3{,}0-4{,}5$ l/min/m^2) und ein Hb von wenigstens 10,0 und noch besser 12,5 mg/dl aufrechterhalten werden. Der P_aO_2 sollte wenigstens 60 mmHg[1] oder noch besser 80 mmHg betragen. Im allgemeinen sollte man versuchen, ein Gesamtsauerstoffangebot von wenigstens 550 ml/min/m^2 und einen O_2-Verbrauch von wenigstens $130-160$ ml/min/m^2 zu gewährleisten.

Ernährung

Patienten mit mittelschwerer Verletzung sollten wenigstens 35 Nichteiweißkalorien und $1{,}5-2{,}0$ g Eiweiß/kg täglich gegeben werden. Wenn der Patient bereits schlecht ernährt ist, sind $40-50$ Nichteiweißkalorien und 2,5 g Eiweiß/kg und Tag vorzuziehen. Die Menge der Kalorien und des Eiweiß sollte gesteigert werden, bis eine positive Stickstoffbilanz von $2-3$ g/Tag vorliegt. Wenn eine totale parenterale Ernährung erforderlich ist, entsteht die Frage, welche Nahrungszusammenstellung am besten ist. Fried et al. [25] fanden, daß die Versorgung septischer Ratten mit gemischten Brennstoffsubstraten zu einer verbesserten Stickstoffretention und einer verstärkten endogenen Lipidmobilisation führten, wenn man sie mit Werten vergleicht, die man erhält, wenn reine Kohlenhydratinfusionen gegeben werden. Die Chance, klinisch ein spezielles Ernährungsziel zu erreichen, sind mit einer ausgewogenen Substratbalance aus 10%iger Glukose und Intralipid besser als mit einer hochprozentigen Kohlenhydratmischung.

---

[1] 1 mmHg = 133,322 Pa.

Obgleich i.v. verabreichte Lipide eine gute Kalorienquelle sind, wurden einige Fragen über ihren Gebrauch bei Patienten, die ein erhöhtes Sepsisrisiko haben, aufgeworfen. Wernick et al. [89] fanden, daß 20%iges Intralipid in vitro die chemotaktische und spontane Wanderung der Granulozyten vermindert.

Daher verlangt die Wirkung der i.v. verabreichten Lipide auf das Immunsystem weiteres Studium, jedoch haben wir durch ihren Gebrauch bei unseren eigenen Patienten kein gesteigertes Sepsisrisiko beobachten können.

Gebrauch von antimikrobiellen Substanzen

Der wichtigste Faktor, der in den letzten 40 Jahren zur Beeinflussung der Balance zwischen eindringenden Mikroorganismen und körpereigener Abwehr eingeführt wurde, ist der Gebrauch antimikrobieller Substanzen. Die Verabreichung eines antimikrobiellen Agens zur rechten Zeit und in ausreichender Menge, um therapeutisch aktiv sein zu können, sollte wirksam sein, Infektionen durch empfindliche Organismen zu verhindern oder zu behandeln. Jedoch hat die bequeme Verwendbarkeit und der ausgedehnte Gebrauch der Antibiotika operative Infektionen besonders bei Hochrisikopatienten nicht verhindert. Außerdem ist es augenscheinlich, daß der weit verbreitete und manchmal wahllose Gebrauch dieser Substanzen verantwortlich dafür ist, daß sich die Resistenzmuster der Bakterien, die in nosokomiale Infektionen verwickelt sind, geändert haben. Dies schließt das Erscheinen von „Pathogenität" bei bestimmten bakteriellen Spezies, die „Amphibionten" genannt werden, ein, die man bisher für nichtpathogen gehalten hatte.

Es gibt 4 Hauptindikationen für die „prophylaktische" Antibiotikatherapie bei Verletzungen:

1) Anwesenheit signifikanter Kontamination,
2) Operationen, die wahrscheinlich mit einer Kontamination durch Mikroorganismen, die aus dem Magen-Darm-, Urogenital- oder dem Respirationstrakt stammen, einhergehen,
3) Operationen, bei denen eine lebenswichtige Prothese eingesetzt wird, z.B. eine Herzklappe, bei welcher eine Infektion katastrophal wäre,
4) bei Patienten mit erheblich geschädigter Abwehr.

Wenn man sich entschieden hat, daß die mögliche Infektionsgefahr ausreicht, den Gebrauch eines Antibiotikums zu rechtfertigen, gibt es 4 Hauptpunkte, die man beachten muß, bevor man das Mittel tatsächlich einsetzt:

1) Das Antibiotikum sollte auf der Basis seiner Wirkung auf Mikroorganismen, die wahrscheinlich anwesend sein könnten, ausgewählt werden.
2) Wenn immer möglich, sollten Proben für Kultur und Empfindlichkeitsüberprüfung durchgeführt werden.
3) Die Dosis, die Art der Verabfolgung, die Dauer der Behandlung sollte angemessen sein, die Bakterien auszurotten.
4) Die möglichen Nebenwirkungen des Mittels, besonders in Hinsicht auf einen zugrundeliegenden Organschaden, sollten geringer sein als der mögliche Nutzen.

Bei den meisten Gelegenheiten sollten die Antibiotika intravenös so schnell wie möglich nach der Verletzung oder 30 min vor jeder geplanten Operation gegeben werden, um den höchstmöglichen Blutspiegel zu haben, während die Kontamination geschieht oder geschehen kann. Obgleich es eine fortgesetzte Kontamination gibt, sind gewöhnlich nur 1 oder 2 Dosen des Antibiotikums notwendig. Wenn die Operation länger als 4 h dauert, kann es sinnvoll sein, Gaben des Antibiotikums mit relativ kurzen Halbwertzeiten zu wiederholen.

Verhinderung spezifischer Infektionen

Wundinfektionen

Einführung

Operative Wundinfektionen stehen an 2. Stelle nach den Urogenitaltraktinfektionen, die die häufigsten nosokomialen Infektionen in den meisten Krankenhäusern ausmachen. Wundinfektionen können eingeteilt werden in:

1) solche, die beschränkt sind auf die Schnittwunde,
2) solche die Strukturen einbeziehen, in die während einer Operation eingedrungen wurde oder die dargestellt wurden (sog. tiefe Infektionen).

Etwa 60–80% der Wundinfektionen befinden sich in der Inzisionsstelle, der Rest liegt intraabdominal, retroperitoneal oder betrifft andere tiefe Weichteilgewebe [37].

Epidemiologie

Im allgemeinen kann man eine Wunde als infiziert betrachten, wenn sich eitriges Material entleert, selbst ohne die Bestätigung einer bestimmten Kultur. Es sollte bemerkt werden, daß

1) eine bestimmte Kultur nicht notwendigerweise eine Infektion anzeigt, da manche Wunden nur von Bakterien besiedelt sind;
2) infizierte Wunden nicht unbedingt pathogene Keime in der Kultur erbringen müssen, weil
   – einige pathogene Keime anspruchsvoll sind,
   – die Kulturtechnik unzulänglich ist oder
   – der Patient eine antimikrobielle Therapie erhalten hat.

Klassifizierung von Wundinfektionsrisiken
Traditionelle Kriterien

Einige Systeme sind benutzt worden, um Wunden nach dem Grad der Wundkontamination zur Zeit der Operation zu klassifizieren. Das am meisten akzeptierte Klassifikationsschema ist hier aufgelistet:

1) Saubere Wunden

Dies sind uninfizierte Operationswunden, in welchen keine Entzündung angetroffen wird und nicht in den Atmungs-, Verdauungs- und Urogenitaltrakt eingedrungen wird. Außerdem sind saubere Wunden in erster Linie geschlossen. Wenn nötig, werden geschlossene Drainagesysteme wie Hemovac benutzt. Operative Schnittwunden, die auf ein nichtpenetrierendes (stumpfes) Trauma folgen, sollten in diese Kategorie eingeschlossen werden, wenn sie den anderen Kriterien entsprechen.

2) Saubere kontaminierte Wunden

Dieses sind Operationswunden, in welchen in den Atmungs-, Verdauungs- und Urogenitaltrakt unter kontrollierten Bedingungen ohne ungewöhnliche Kontamination eingedrungen wurde. Diese schließen den Gallentrakt, den Appendix, die Vagina, den Oropharynx ein, vorausgesetzt, daß kein Zeichen einer Infektion und kein Fehler bei der Technik vorliegen.

3) Kontaminierte Wunden

Diese schließen offene, frische Unfallwunden, Operationen mit ausgeprägter Durchbrechung in der Steriltechnik oder solche Wunden ein, die mit Sekreten aus dem Gastrointestinaltrakt, dem Urogenitaltrakt oder dem Atmungstrakt in Berührung gekommen sind. Sie schließen auch Inzisionen ein, in denen akute, nichteiternde Entzündungen vorhanden sind.

4) Schmutzige oder infizierte Wunden

Diese schließen alte traumatische Wunden ein, die devitalisiertes Gewebe enthalten, und solche, die bestehende klinische Infektionen oder perforierte Eingeweide betreffen. Diese Definition legt nahe, daß die Organismen, die postoperative Infektionen verursachen, im Operationsfeld anwesend waren.

Saubere Wunden haben ein 1- bis 5%iges Infektionsrisiko, sauber kontaminierte Wunden ein Risiko von 3–11%, kontaminierte Wunden von 10–17% und schmutzige Wunden von über 27% [33].

Multivariationsrisikoindex

Ein Multivariationsrisikoindex, der die Abwehrlage des Patienten und die Wundkontamination kombiniert, wurde während der CDC-Studie auf die Wirksamkeit der nosokomialen Infektionskontrolle (SENIC) entwickelt und getestet [34]. Dieser Index, der 4 Risikofaktoren umfaßt, sagte das Auftreten von postoperativen Wundinfektionen doppelt so gut vorher wie das traditionelle Wundklassifikationssystem. Die 4 Risikofaktoren sind:

1) eine Bauchoperation,
2) eine Operation, die länger als 2 h dauert,
3) eine kontaminierte, schmutzige oder infizierte Operation nach dem traditionellen Klassifizierungssystem
4) 3 oder mehr ausgedehnte Infektionen (ausgenommen Diagnosen, die sich auf die Infektion oder ihre Komplikation beziehen).

Indem dieser vereinfachte Risikoindex benutzt wird, kann man Patienten in 5 Risikogruppen einteilen. Die chirurgischen Infektionsraten von 1970 und 1975/76 waren überall in den USA ziemlich ähnlich und zeigten eine stufenweise Steigerung.

Tabelle 7. Chirurgische Wundinfektionsraten (%) unter 59 352 zufällig herausgesuchten Patienten, die 1975–1976 in Krankenhäusern lagen, nach Kategorien des traditionellen Wundklassifizierungssystems und nach dem „multivarianten Risikoindex"

Traditionelles Wundklassifizierungssystem	Multivarianter Risikoindex					Gesamt
	Geringes Risiko 0	Mittleres Risiko 1	Hohes Risiko 2	3	4	
Sauber	1,1	3,9	8,4	15,8		2,9
Sauber kontaminiert	0,6	2,8	8,4	17,7		3,9
Kontaminiert		4,5	8,3	11,0	23,9	8,5
Schmutzig infiziert		6,7	10,9	18,8	27,4	12,6
Gesamt	1,0	3,6	8,9	17,2	27,0	4,1

Wenn der vereinfachte Risikoindex mit dem traditionellen Klassifizierungssystem verglichen wird, werden die stufenweise Steigerung und die Vorteile des vereinfachten Risikoindex deutlich (Tabelle 7). Bemerkenswert ist, daß eine nach den traditionellen Kriterien als sauber geltende Wunde nach dem multivariaten Risikoindex ein Infektionsrisiko von fast 16% haben kann.

Berichte, die für die nationale Nosokomialinfektionsstudie ermittelt wurden, machten deutlich, daß der Staphylococcus aureus die einzige am häufigsten isolierte Spezies bleibt, jedoch machen gramnegative aerobe Bakterien annähernd 40% der pathogenen Keime aus, die in chirurgischen Wunden isoliert wurden.

Im Krankenhaus vorhandene Kontaminationsquellen

Mit Ausnahme der Gewebezerstörungen, die durch Unfallverletzungen verursacht wurden, scheinen die meisten Wundinfektionen von Kontaminationen zu stammen, die im Operationssaal erworben werden. Wenige Infektionen werden nach der Operation erworben, wenn die Wunde primär geschlossen wird und wenn kein Drain benutzt wird. Unter diesen Umständen versiegelt der normale Heilungsprozeß die meisten Wunden innerhalb weniger Stunden nach dem Verschließen. Pathogene Keime, die Operationswunden infizieren, können vom Patienten, aus der Krankenhausumgebung oder dem Personal stammen. Die eigene Flora des Patienten scheint für die meisten Infektionen verantwortlich zu sein, besonders wenn Infektionen sauberer Wunden ausgeschlossen werden [46]. Kontaminationsquellen schließen den Magen-Darm-, Atmungs- und Urogenitaltrakt, die Haut und Nasenlöcher ein.

Exogene Kontamination scheint für ein beträchtliches Ausmaß von Infektionen sauberer Wunden, besonders während epidemischer Perioden verantwortlich zu sein [35]. Exogene Kontamination kann von überall her, vom Personal und von der Umgebung stammen, obgleich der direkte Kontakt mit der Wunde durch das Operationsteam wahrscheinlich der wesentliche Weg für die meisten solcher Kontaminationen ist. Epidemien von Infektionen, die auf die A-Gruppe der Streptokokken und auf Staphylococcus aureus zurückzuführen sind, zeigen an, daß Überträger aus dem Personal eine Quelle sein können. Epidemien, die auf gramnegative Mikroorganismen zurückzuführen sind, können von Quellen aus der Umgebung verbreitet worden sein, besonders von solchen, die Wasser enthalten (z. B. Irrigatorlösungen).

Kontrollmaßnahmen

Behandlung aktiver Infektionen anderer Lokalisation

Ein Patient, der eine aktive bakterielle Infektion hat, selbst wenn sie an einer Stelle sitzt, die von der Operationswunde entfernt ist, trägt ein größeres Risiko, eine Wundinfektion zu entwickeln, als ein nichtinfizierter Patient. Man nimmt an, daß die Behandlung einer „entfernten" Infektion, die vor einer Operation vorhanden ist, das Risiko einer Wundinfektion reduzieren kann.

Haarentfernung

Haare, die auf dem Operationsfeld vorhanden sind, werden oft entfernt, um zu verhindern, daß die Wunde während der Operation kontaminiert wird. Jedoch haben verschiedene Studien gezeigt, daß das Rasieren mit einem Messer die Haut verletzen und das Risiko einer Infektion vergrößern kann. Entfernen des Haars mit Enthaarungsmitteln oder überhaupt nicht Rasieren wurde anstelle des Rasierens vorgeschlagen. Resultate zweier Studien zeigen, daß, wenn das Rasieren notwendig ist, es unmittelbar vor der Operation geschehen sollte [1, 68].

Reinigung der Haut

Die Haut an der vorgesehenen Operationsstelle ist gründlich zu reinigen, um die oberflächliche Flora, Schmutz und alte Wundreste vor der Operation zu entfernen und um das Risiko, die Wunde mit der Hautflora des Patienten zu kontaminieren, zu reduzieren. Unmittelbar vor der Operation kann eine präoperative Hautvorbereitung, z. B. Betadine, auf die Haut des Patienten verbracht werden, um festsitzende, tief angesiedelte Flora abzutöten oder zu hemmen.

Chirurgisches Händewaschen

Eine Übertragung von Mikroorganismen von der Haut des Operateurs auf die Wunde wird durch ordentliches Abschrubben und das Tragen von sterilen Gummihandschuhen reduziert. Das gewissenhafte Säubern ist dazu bestimmt, so viele Bakterien wie möglich abzutöten oder zu entfernen, ständig anwesende Bakterien eingeschlossen. Die ideale Dauer der Händedesinfektion der Chirurgen ist nicht bekannt, aber Zeiten um 5 min scheinen sicher zu sein [27]. Sowie die Hände abgeschrubbt sind, dienen sterile Handschuhe als zusätzlicher Schutz vor der Übertragung von Mikroorganismen auf die Wunde. Jedoch können sich Bakterien sehr rasch unter den Handschuhen vermehren und die Wunde durch Löcher bzw. Einstiche, die oft vorkommen, kontaminieren.

Kontamination aus der Luft

Luft ist eine potentielle Quelle für Mikroorganismen, die Operationswunden kontaminieren können. Ihre Rolle bei der Wundkontamination ist bei gewissen „sauberen Operationen" demonstriert worden [45], besonders bei solchen, bei denen ein Fremdkörper implantiert wird. Kontamination aus der Luft nimmt ab mit

1) der verringerten Zahl und Aktivität des Operationspersonals,

2) verstärkter Ventilation, die die kontaminierte Luft mit relativ sauberer gefilterter Luft verdünnt,
3) richtigem Gebrauch von abschließender Kleidung, Masken und Handschuhen, welche ein Ausschütten von Bakterien in die Luft verringert.

Bewegung und Aktivität im Operationsraum können verringert werden, indem die OP-Türen geschlossen bleiben und die Zahl des Personals im Operationsraum und den angrenzenden Korridoren beschränkt wird. Um Kontamination aus der Luft zu verringern, wird für moderne Operationsräume ein Ventilationssystem empfohlen, das ein Minimum von einem 20fachen Austausch von bestens gefilterter Luft pro Stunde vorsieht. Einige Krankenhäuser haben Laminar-flow-Einheiten zur Benutzung in Operationsräumen, besonders für Räume, die für orthopädische Eingriffe benötigt werden. Diese Ventilationseinheiten können fast sterile Luft mit minimaler Turbulenz liefern. Jedoch hat ein kürzlich erschienener Bericht einer Multicenterstudie behauptet, daß antimikrobielle Prophylaxe kosteneffektiver sei als ein ultrasauberes Luftsystem [44].

Dauer der Operation

Da das Risiko der Wundinfektion mit der Dauer der Operation steigt, ist ein schnelles Operieren wichtig [14]. Jedoch muß der Operateur die Notwendigkeit, schnell zu operieren, mit der Notwendigkeit abwägen, das Gewebe zart zu behandeln, Blutungen und Hämatombildungen zu reduzieren, möglichen Totraum gering zu halten und avitales Gewebe sowie Fremdstoffe in der Wunde zu minimieren. Andere Vorsorgemaßnahmen, die nicht so gut dokumentiert sind, aber ratsam erscheinen, sind z. B. der Gebrauch von feinem und monofilem Nahtmaterial anstelle von dickem oder geflochtenem und ein minimaler Gebrauch von Nähten und Elektrokauter.

Überwachung des Auftretens chirurgischer Infektionen

Verbesserungen in der chirurgischen Technik können angeregt werden, wenn man die Chirurgen über die Zahl ihrer Wundinfektionen aufklärt. Ein Bericht von dem CDC-SENIC-Projekt zeigte, daß die Einrichtung eines Infektionsüberwachungs- und Kontrollprogramms, welches den Bericht über die Infektionsraten für jeden Chirurgen einschloß, zu einer Verringerung der Gesamtinfektionszahl in einem Krankenhaus von durchschnittlich 35% führte [33]. Mehr noch, der Bericht zeigte an, daß Programme, die solche chirurgischen Infektionsraten aufzeigten, genauso effektiv waren, die Infektionsraten bei kontaminierten oder schmutzigen Wunden zu reduzieren. Ein anderer Bericht, eine Übersichtsstudie über 5 Jahre in einem großen medizinischen Zentrum der Behörde für Kriegsveteranen, die eine Überwachung einschloß und die individuellen chirurgischen Wundinfektionsraten berichtete, wies eine 55%ige Verringerung in der Inzidenz chirurgischer Wundinfektionen auf und dazu Ersparnisse von 750.000 $ an Krankenhauskosten während der Fünfjahresperiode der Studie.

Wundbehandlung

Während der postoperativen Periode können Wunden infiziert werden, wenn sie von kontaminierten Händen oder Objekten berührt werden, besonders, wenn die Wunde offen gelassen wird oder ein Drain benutzt wird. Bis die Wundränder gut verschlossen sind (etwa 24 h nach der Operation bei den meisten Wunden), sollten die Wunden mit trockenem sterilem Verband bedeckt sein, um das Risiko einer solchen Kontamination zu verringern. Das Personal, das sich um die Wunden kümmern muß, kann das Risiko einer Kontamination verringern, indem es sich gründlich die Hände wäscht und Instrumente benutzt beim Umgang mit Verband und Gewebe (die „No-touch-Technik") oder indem es sterile Handschuhe trägt, wenn es notwendig ist, die Wunde zu berühren.

Drains

Chirurgen sollten nur solche Wunden drainieren, von denen erwartet werden muß, daß sie erhebliche Mengen Blut oder andere Flüssigkeiten produzieren. Außerdem sollten sie geschlossene Drainagen benutzen (solche wie Hemovac) anstelle offener Drainagen mit Penrose-Drains [82]. Wenn ein Drain benutzt wird, sollte man ihn durch eine separate Stichwunde und nicht durch die primäre Operationswunde einführen, wodurch das Infektionsrisiko verringert wird. Bei schmutzigen Wunden ist eine Verzögerung des Verschließens der Wunde einer Einlage des Drains vorzuziehen.

Prophylaktische Antibiotikatherapie

Bei einigen Operationen kann eine prophylaktische Antibiotikatherapie das Risiko einer Wundinfektion verringern. Diese Prophylaxe ist am nützlichsten bei Operationen mit einer geringen Kontamination. Diese Prophylaxe ist nicht generell angezeigt für saubere Operationen, außer wenn die Folgen der Infektion sich katastrophal auswirken würden, so z. B. bei Herzklappenprothesen oder Gefäßimplantaten. Einer der ersten klinischen Berichte, die die Wichtigkeit präoperativer Antibiotika bei der Verhinderung einer Infektion bei Verletzungsopfern zeigte, ging aus einer retrospektiven Multicenterstudie, die von Fullen im Jahr 1976 [26] publiziert wurde, hervor. Nachträglich durchgeführte gut kontrollierte klinische Studien von Stone et al. [75] haben den Nutzen von Antibiotika, wenn sie vor Beginn des Schnitts eingesetzt werden, bei vielen chirurgischen Eingriffen bestätigt. Die Kürze der entscheidenden Periode, in der Antibiotika in kontaminierten Wunden wirksam sind, stellt ein spezielles Problem für den traumatisierten Patienten dar, da die Behandlung oft verspätet einsetzt. Die oben genannten Studien betonen die Notwendigkeit für den sofortigen Einsatz der Antibiotika nach der traumatischen Verletzung, wenn er effektiv sein soll.

Wundreinigung

Alle Weichteilwunden sollten eine sofortige Reinigung, Wundausschneidung und Spülung erfahren, um eine Kontamination zu minimieren. Als eine generelle Regel sollte man traumatische Wunden mit großen Mengen einer nicht reizenden, ausgewogenen Elektrolytlösung spülen. Obgleich viele verschiedene Substanzen benutzt worden sind, haben einige Chirurgen geraten, daß niemand ein Wundspülmittel benutzen sollte, mit dem er nicht sein eigenes Auge spülen würde.

Man nimmt generell an, daß eine Wundspülung wegen ihres mechanischen Reinigungseffekts segensreich sei. Antibiotika in der Lösung tragen wenig dazu bei. Jedoch führten Lindsey et al. [46] einen kontrollierten Doppelblindversuch bei 260 Rißwunden durch, die im Erste-Hilfe-Raum genäht worden waren. Nach der Standardvorbereitung des Wundbereichs wurden die Wunden entweder mit 10 ml physiologischer

Kochsalzlösung oder 5%iger Sodium-Benzyl-Penicillin-Lösung direkt vor dem Nähen gespült. Die Inzidenz der Infektion bei Verwendung der Penicillinlösung war bedeutend niedriger als bei der Kochsalzlösung.

Jodophorlösungen wurden extensiv benutzt, um traumatische Wunden zu reinigen, obwohl eine ausreichende Dokumentation für ihre Effizienz und Sicherheit fehlte. Neuerdings sind Bedenken entstanden, daß Jodophore nicht nur Bakterien abtöten, sondern auch die Gewebemakrophagen, mit denen sie in Kontakt kommen, schädigen.

Rodehaerer et al. [62] fanden, daß Hemmung des Bakterienwachstums in direktem Zusammenhang mit dem Spiegel des freien Jods steht. Wäßriges Jod beseitigt in vitro Escherichia coli schneller als komplexe Jodbereitungen und weist eine längere keimtötende Wirkung auf. Jedoch führte die Anwendung von wäßrigem oder komplexem Jod zur Infektion aller Wunden, die 10^5 Bakterien enthielten, während gleiche Wunden, die mit physiologischer Kochsalzlösung behandelt worden waren, sich nicht entzündeten. Freischlag et al. [24] stellten das gleiche fest. Sie zeigten, daß Polyvidon-Jod in voller Stärke mehr Schaden als Nutzen in offenen Wunden verursachte und mehr Leukozyten abtötete als Bakterien.

Hämatome und Eisen

Es sollte jede Anstrengung unternommen werden, eine Hämatombildung in der Wunde oder in der Peritonealhöhle zu verhindern. Wenn die Blutung nicht vollständig kontrolliert werden kann, sollte eine geschlossene Drainage (z. B. mit Hemovac) angewandt werden. Eisen scheint für viele Bakterien ein Wachstumsstimulans zu sein. Man sollte nicht nur die Verwendung von Eisen wegen dieser Mirkoorganismen reduzieren, indem man die Hämatombildung in Wunden verhindert, man sollte auch versuchen, Eisen in jeder Form von Patienten mit hohem Sepsisrisiko fernzuhalten [88].

Infektionen durch intravenöse Zugänge

Bei der Anlage von intravenösen Zugängen sollte eine peinlich sorgfältige Technik angewandt werden. Man sollte die Dauer ihrer Plazierung auf 3 Tage oder weniger in peripheren Venen und auf 4 Tage oder weniger in Arterien beschränken. Alle intravenösen Zugänge, die in der Ersten-Hilfe angelegt worden sind, sollten – wenn möglich – am nächsten Tag ausgewechselt werden. Wenn immer möglich, sollten Metall- statt Plastiknadeln verwandt werden. Bei Anlage eines intravenösen Katheters scheint ein langer subkutaner Tunnel zwischen der Penetrationsstelle der Haut und der Vene die Wahrscheinlichkeit einer Katheterinfektion und einer sekundären Bakteriämie zu verringern. Infektionen durch intravenöse Katheter sind ein besonderes Problem bei Patienten mit totaler parenteraler Ernährung (TPN). Jedoch können die meisten infektiösen Komplikationen bei der TPN-Therapie durch peinlich genaue Beachtung aseptischer Techniken verhindert werden. Im Jahre 1977 betonten Berichte in der medizinischen Literatur, daß die TPN-Therapie bei akutkranken Patienten mit einer erwarteten Sepsishöchstrate von 1 oder 2% einhergeht, das bedeutet bei diesen Patienten weniger als 2 Infektionen auf 1000 Patiententage bei der TPN-Therapie.

Sanders u. Sheldon [66] berichteten eine Abnahme der Inzidenz der Septikämien von 29 auf 5% nach der Einführung eines TPN-Teams. Nehme [55] dokumentierte ebenfalls die Vorteile eines TPN-Teams und berichtete, daß die Inzidenz der Kathetersepsis bei Patienten, die von dem TPN-Team behandelt wurden, 1,3% betrug, verglichen mit 26%, die von einzelnen Ärzten behandelt worden waren.

Keine Studien haben bis jetzt klar die Häufigkeit ermittelt, mit welcher die Verabreichungssets für TPN gewechselt werden sollten. Die Empfehlungen reichen vom Einsetzen neuer Schläuche auf jeden neuen Behälter der TPN-Flüssigkeit bis zum Wechseln der Sets alle 24–48 h.

Viele Chirurgen meinen, daß die Anwendung eines lokalen Antibiotikums an der Katheterisierungsstelle etwas Schutz gegen eine bakterielle Invasion verleiht. Dieses Problem ist in verschiedenen gut kontrollierten klinischen Versuchen untersucht worden, aber es wurden widersprüchliche Ergebnisse berichtet. Maki u. Band [49] fanden in einer Studie, in der 827 Gefäßkatheter untersucht wurden, daß die Rate von lokalen katheterbezogenen Infektionen beträchtlich geringer war (2,2%, $p < 0,02$), wenn eine Salbe mit Polymyxin, Neomyxin und Bacteracin benutzt wurde, was anhand von Kontrollgruppen verglichen wurde. Der Gebrauch einer jodhaltigen Salbe (PI_2) auf den Kathetern führte aber auch zu fiebrigen Infektionen (3,6%). PNB-Salbe schien teilweise hilfreich bei peripheren Venenkathetern zu sein, wo der Staphylococcus aureus der wichtigste Keim ist. Für arterielle Katheter und für zentrale Venenkatheter, die für die TPN benutzt werden und an denen Candida, Enterokokken und resistente gramnegative Keime häufig angetroffen werden, scheinen PI_2-behandelte Katheter besser zu sein.

Lungeninfektionen

Verringerungen der Immobilisierung

Patienten sollten nur so kurze Zeit wie möglich feste Bettruhe einhalten. Frakturen sollten so bald wie möglich eingerichtet und fixiert werden, um Patienten so schnell wie möglich zu mobilisieren. Analgetika sollten gegeben werden, um Schmerzen zu lindern und ein tiefes Atmen, häufiges Abhusten und Veränderung der Lage zu erlauben. Interkostale Nervenblockade mit 5%iger Marcaine oder epidurale Analgesie können teilweise hilfreich sein, um Schmerzen durch Thorakotomien oder Brustverletzungen für 6–8 h zu verringern.

Ausstattung für die Atemtherapie

Die Häufigkeit pulmonaler Infektionen bei Patienten, die eine Beatmung brauchen, kann durch eine strikte Dekontamination der dazu benutzten Ausstattungsgegenstände, durch deren Instandhaltung und Überwachung reduziert werden. Alle Schläuche, Ausatmungsventile und Vernebler sollten gereinigt, verpackt und dann in Dampf oder Gas sterilisiert werden. Das ganze Kreissystem sollte je nach der Menge der vorhandenen Sekretion alle 8–24 h gewechselt werden.

Absaugen

Das Absaugen der Patienten sollte so steril wie irgend möglich jedesmal mit einem Absaugkatheter vorgenommen werden. Es sollten auch Anstrengungen gemacht werden, Pharynx und Larynx von Oralsekreten freizuhalten. Wenn eine Magensonde eingelegt ist, müssen ihre Funktion und ihre Durchlässigkeit aufrechterhalten werden, um eine Überblähung des Magens und mögliche Regurgitation des Mageninhalts in den Rachenraum und dann in die Lungen zu verhindern.

Bauchlage

Bei beatmeten Patienten mit übermäßiger Sekretion kann die Lungendrainage erheblich verbessert werden, wenn man sie alle 4–6 h vollständig auf den Bauch legt. Dieses Manöver kann sehr schwer auszuführen sein, aber es kann beträchtlich helfen, die Sekretion zu mobilisieren und die Inzidenz hypostatischer Pneumonien zu reduzieren. Ventilations- und Perfusionsprobleme können ebenfalls, wenigstens zeitweise, weitgehend verbessert werden.

Thoraxtrauma

Die Häufigkeit einer Lungeninfektion kann nach einer großen Thoraxverletzung extrem hoch sein. In einer kürzlichen Studie bei 254 Patienten, die 5 Tage nach einer großen Thoraxverletzung noch überlebten, entwickelten 84 (33%) Thoraxinfektionen und 15 (6%) hatten erhebliche Infektionen außerhalb des Thorax (Tabelle 8). Eine Pneumonie entwickelte sich bei 64 und ein Empyem bei 25 Patienten.

Dauer der Intubation

Die Häufigkeit der Lungeninfektion hängt sichtbar mit der Dauer der endotrachealen Intubation zusammen. Die Inzidenz der Pneumonie bei Patienten mit 1- bis 6tägiger endotrachealer Intubation betrug 17%, bei längerer Intubation 77% (Tabelle 10).

Prophylaktische Antibiotika

Das Risiko einer Infektion steigt auch deutlich an, wenn prophylaktisch Antibiotika nicht benutzt werden (66% gegenüber 21%; Tabelle 10).

Tracheotomie

Interessanterweise entwickelten nur wenige Patienten mit einer Tracheotomie neue Lungeninfektionen. Die Autoren meinten, daß die Tracheotomie die Reinigung der

Tabelle 8. Sitz der Infektion nach einer Thoraxverletzung

Infektionsort	n
Pneumonie	44
Pneumonie/Empyem	19
Empyem	8
Abdominalabszeß/Pneumonie	7
Abdominalabszeß/Empyem	2
Abdominalabszeß/Empyem/Pneumonie	4
Abdominalabszeß	2
Gesamt	86

Tabelle 9. Infektionsrate bei Thoraxtumoren, bezogen auf die Dauer der endotrachealen Intubation

Tage	Patienten	Pneumonie	[%]
0	68	1	1
1– 2	67	6	9
3– 4	37	9	24
5– 6	17	6	35
7–10	18	11	61
11–14	14	10	71
15–21	17	14	82
≥22	16	15	94

Tabelle 10. Infektion bei Thoraxtumoren mit und ohne prophylaktische Antibiotikatherapie

	Patienten	Infektionen	[%]
Antibiotikatherapie	181	38	21
Keine Antibiotikatherapie	73	48	66

Luftwege, die Hygiene des Mundes und des Pharynx verbessert und die Häufigkeit der akuten Sinusitis verringern kann. Nach einer Tracheotomie schienen sich viele Patienten unmittelbar von der Toxikämie (Fieber, Tachykardie, schwache Gastrointestinalfunktion und daraus folgende Unterernährung), die mit einer weitgehenden subklinischen Infektion der oberen und unteren Luftwege in Zusammenhang stand, zu erholen.

Während viele Chirurgen eine frühe Tracheotomie wegen der Atmungsstörung nach Thoraxverletzungen bevorzugen, haben verschiedene Studien gezeigt, daß eine verlängerte endotracheale Intubation für Patienten, die eine Langzeitbeatmung benötigen, genau so gut sein kann [21]. Außerdem kann die Tracheotomie selbst schwere Komplikationen verursachen [19]. Jedoch haben diese Untersuchungen nicht gleichermaßen Patienten mit verletzten Lungen studiert.

Öffnung der Pleurahöhle

Fehler bei der angemessenen Drainage der Pleurahöhle steigern die Bereitschaft zu pleuralen und pulmonalen Infektionen. Verklumpte Hämatothoraxe und pleurale Ergüsse, besonders mit begleitendem Pneumothorax, müssen so schnell wie möglich und so vollständig wie möglich drainiert werden. Diese Ansammlungen fördern nicht nur pleurale Infektionen, sondern reduzieren die Ausdehnung der Lunge und tragen zur Entwicklung von Atelektasen und Pneumonie bei. Effektiver Gebrauch von Thoraxdrainagen, richtige Beatmung und, wenn nötig, frühe Thorakotomie können die Häufigkeit schwerer intrathorakaler Infektionen und ihre potentiellen, zum Tode führenden Komplikationen bei diesen schon beeinträchtigten Patienten verringern. Beale hat darauf hingewiesen, daß eine frühzeitige Thorakotomie mit Dekortikation restlicher traumatischer Hämatothoraxe eine geringere Morbidität, keine Sterblichkeit und einen durchschnittlichen Krankenhausaufenthalt von nur 10 Tagen zur

Folge hatte. Dagegen erhöhte eine verspätete Dekortikation die Sterblichkeit und verlängerte den Krankenhausaufenthalt bis zu durchschnittlich 25 Tagen [5].

Verringerung oropharyngealer Besiedelung

Kürzlich berichteten van Saene et al. über den Gebrauch oraler, nicht absorptionsfähiger Breitspektrumantibiotika, um eine oropharyngeale Kontamination und nachfolgende Infektion der Lungen durch Enterobacteriaceae und Pseudomonadaceae bei Patienten mit Brustverletzungen, die eine Beatmung von mehr als 5 Tagen benötigten, zu reduzieren [83]. Eine Suspension von Polymyxin-E, Tobramycin und Amphotericin-B wurde im Oropharynx in einer 2%igen Konzentration in einer haftenden Carbomethylzellulosezubereitung angewandt. Eine 10-ml-Lösung der Antibiotika wurde auch über die Nasen-Magen-Sonde verabreicht mit nachfolgender Abklemmung der Sonde für jeweils 1 h nach Verabreichung der Dosis. Cefotoxin wurde 4 Tage lang intravenös 50-60 mg/kg/Tag als Prophylaxe gegen Umweltkeime, wie z.B. S. Pneumoniae, H. influencae, B. catarrhalis und E. coli gegeben. Infizierte oder besiedelte Wunden oder Pleurahöhlen wurden mit einem lokalen Desinfektionsmittel gespült (Taurolin). Durch diese Technik wurde der Oropharynx innerhalb von 3 Tagen und der Gastrointestinaltrakt innerhalb von 7 Tagen von potentiellen pathogenen Keimen befreit. Von 63 Patienten mit einem ISS-Score von mehr als 25 entwickelten nur 5 (8%) frühe Infektionen (innerhalb von 3 Tagen) und ebenfalls nur 5 (8%) Spätinfektionen (nach 7 Tagen). Sehr beachtenswert war, daß es keine Sepsisschübe durch Enterobacteriaceae oder Pseudomonadaceae gegeben hat. Es gab nur 2 positive Blutkulturen; bei diesen beiden Patienten keimte Staphylococcus epidermidis.

Prophylaktische Antibiotika für Thoraxdrainagen

Eines der umstrittensten Themen bei Brustverletzungen ist die Frage, ob Patienten mit Thoraxdrainage Antibiotika gegeben werden sollten. Interessanterweise sagen die meisten retrospektiven Studien aus – unsere eigene eingeschlossen –, daß es keine Vorteile bringt, solchen Patienten Antibiotika zu geben. Jedoch unterstützen 3 der 4 veröffentlichten Studien die Anwendung prophylaktischer Antibiotika (Tabelle 11).

Grover et al. randomisierten prospektiv 75 Patienten mit isolierten penetrierenden Thoraxtraumen. Gruppe A (38 Patienten) wurde alle 6 Stunden Clindamycin +

Tabelle 11. Prophylaktische Antibiotika bei penetrierenden Thoraxverletzungen

Autor	Medikament	Infektionsrate	
		Medikament	Plazebo
Grover et al. 1977	Clindamycin 300 mg i.v. alle 6 h	1/3 (2,6%)	6/37 (16,2%)
Stone et al. 1981	Cefamandole 1 mg alle 6 h	1/60 (1,7%)	8/60 (13,3%)
Mandal et al. 1985	Doxycycline 200 mg, dann 100 mg alle 12 h	0/40 (0%)	0/40 (2,5%)
LoCurto et al. 1986	Cefoxitin 1 mg alle 6 h	0/17 (0%)	7/23 (30,4%)

Phosphat gegeben, beginnend mit der Krankenhausaufnahme und fortgesetzt bis zum 1. Tag nach der Entfernung der Thoraxdrainage oder bis zu 5 Tagen. Gruppe B (37 Patienten) wurde ein Plazebo nach demselben Muster gegeben. 13 der Patienten in der Gruppe B (35%) hatten Anzeichen einer Pneumonie bei der Thoraxröntgenaufnahme, verglichen mit nur 4 Patienten (11%) in der mit Clindamycin behandelten Gruppe ($p<0,003$). Zusätzlich wurde gefunden, daß 6 Patienten (16%) in Gruppe B klinisch ein Empyem aufwiesen, gegenüber nur einem (3%) in Gruppe A.

In einer anderen randomisierten Doppelblindstudie werteten Stone et al. [74] eine antibiotische Prophylaxe bei 120 Patienten aus, die sich einer Thorakotomie mit geschlossener Drainage unterzogen hatten. 46 Patienten hatten ein penetrierendes Thoraxtrauma erlitten, 37 hatten ein stumpfes Thoraxtrauma und 35 hatten einen spontanen Pneumothorax. Zur Zeit der Anlage der Drainage wurde entweder mit einem Plazebo ($n=60$) oder mit 1 mg Cefamandol i.v. begonnen, und diese Therapie intravenös oder intramuskulär bis zum 2. Tag nach Entfernung der Sonde fortgesetzt. Eine Infektion der Lunge oder der Pleurahöhle war 8mal häufiger in der Plazebogruppe (13,3%) als in der Cefamandolgruppe (1,7%; $p<0,01$). Dazu kommt, daß die einzige Infektion (ein Empyem) trotz Gabe des Antibiotikums auf einen sensiblen Keim zurückzuführen war. In der nicht mit Antibiotikum behandelten Gruppe gab es 3 Empyeme, 3 Pneumonien und 2 Lungenabszesse. Es wurden keine größeren Komplikationen und Nebenwirkungen bezogen auf die Medikamente bemerkt.

LoCurto et al. fanden auch eine große Differenz bezüglich der Infektionsraten zwischen solchen Patienten, denen Antibiotika verabreicht wurden (Cefoxitin 1 mg alle 6 h) und denen, die ein Plazebo erhielten (0/17 gegenüber 7/23, [47]). LoCurto zeigte außerdem, daß während etwa 90% der anfänglich entfernten Flüssigkeit steril war, die Zahl der Organismen um 83% bei den Patienten ohne Antibiotika und nur um 35% bei denen mit Antibiotika zunahm.

Die einzige prospektive Studie, die keinen Vorteil für den Gebrauch der Antibiotika zeigte, war die von Mandal, der Doxicyclin initial 200 mg und dann 100 mg alle 12 h anwandte. Die Infektionsraten waren zu klein (0% gegenüber 2,5%), um einen Vorteil beim Gebrauch von Antibiotika zu zeigen [50].

Blasendauerkatheter

Sorgfältige Beachtung der Einführungstechnik und Handhabung können die Inzidenz von Infektionen des Urogenitaltraktes, die durch Dauerkatheter verursacht werden, weitgehend verringern. Die üblichen Empfehlungen für Blasenkatheterbehandlung enthalten [23]:

1) Sorgfältige Auswahl der Patienten (Vermeidung der Anlage, bis es wirklich nötig ist) und Entfernung so bald wie möglich.
2) Benutzung eines geschlossenen Schwerkraftdrainagesystems.
3) Katheterisierung mit sorgfältiger steriler Technik.
4) Sorgfältige Sicherung des Katheters, um eine Bewegung in der Urethra zu vermeiden.
5) Waschung des Bereichs des Urethragangs mit einer antibakteriellen Lösung 1- oder 2mal täglich.

6) Wenn öftere Spülung notwendig ist, Benutzung eines geschlossenen Systems oder konstante Blasenspülung mit Neosporin-Polymyxin-Bacitracin (NPB) oder Eisessig.
7) Vermeidung prophylaktischer Antibiotika.
8) Urinkulturen durch Nadelabsaugung vom Katheter, täglich oder jeden 2. Tag.
9) Trennung der Patienten mit Bakteriurie von denen, die keine Bakteriurie haben.
10) Wechsel des Katheters nur, wenn er verstopft ist oder wenn sich Verhärtungen im Lumen entwickeln.
11) Gewinnung von Katheterurin für Kulturen; wenn positiv, Behandlung mit geeigneten Antibiotika während 2 Wochen.

Verbrennungen

Frühparenterale Antibiotika

Wegen der Gefahr früher Invasionen durch betahämolysierende Streptokokken der Serogruppe A bei Verbrennungen verordnen viele Ärzte bei akutverbrannten Patienten 1–2 Mio. Einheiten von i.v. zu verabreichendem Penicillin alle 4–6 h. Das ist besonders wichtig bei den Patienten, die keine lokale antibakterielle Behandlung erhalten. Wenn mit der Penicillintherapie begonnen wurde, sollte sie über die Ödemphase (48–72 h) fortgesetzt und dann gestoppt werden, um die Möglichkeit des Auftretens resistenter Organismen zu reduzieren. In vergangenen Jahren haben viele Verbrennungsspezialisten sich der Anfangsbehandlung mit Penicillin enthalten, augenscheinlich ohne eine gesteigerte Inzidenz septischer Komplikationen zu sehen, die durch β-hämolysierende Streptokokken verursacht wurden.

Frühe Exzision und Transplantation

Aggressive frühe Exzision und unmittelbare Deckung tiefer begrenzter Verbrennungen durch Transplantate wird zunehmend in vielen Verbrennungszentren durchgeführt. Unglücklicherweise können solche Exzisionen große Blutungen und Hypothermie hervorrufen und müssen deshalb gewöhnlich auf tiefe Verbrennungen beschränkt werden. Trotzdem, obgleich Massivtransfusionen, Anästhetika und große Operationen i. allg. einen immunsuppressiven Effekt haben, verringerten bei Verbrennungspatienten eine frühe Exzision und ein früher Verschluß der Brandwunden die katabole Reaktion, kehren die Immunsuppression um und verringern das Risiko nachfolgender Infektionen [29, 76].

Lokale Antibiotika

Der Eckpfeiler der Prophylaxe bei Verbrennungssepsis sind lokale Antibiotika [63].

Silbersulfadiazin

Das häufigste antibiotische Medikament, das weltweit angewandt wird, ist Silbersulfadiazin (Silvadene), welches als Kombination von Silberionen und Sulfadiazin in einer 1%igen wasserlöslichen Creme vorliegt. Das Silberion wirkt augenscheinlich durch Bindung an die DNA der Bakterien. Das Sulfonamid, das dabei freigesetzt wird, wirkt ebenso gegen die Bakterien. Die Vorteile dieses Medikamentes sind die leichte Anwendung und die Schmerzlosigkeit. Es hat die Fähigkeit, Schorf zu durchdringen, aber viel weniger als Mafenide (Sulfamydon). Viele gramnegative Bakterien entwickeln ganz schnell eine Resistenz dagegen, und es verursacht gelegentlich eine Neutropenie.

Silbernitrat

Das Silber in 0,5%igem Silbernitrat hat einen breitspektrumbakteriostatischen Effekt, der von besonderer Hilfe bei frischen Brandwunden sein kann. Das Medikament verringert auch Stickstoffverluste und schont den Stoffwechsel durch Verringerung des Wasserverlusts durch Verdampfung. Jedoch hat Silbernitrat einige Nachteile bezüglich der bakteriellen und metabolischen Effekte. Klebsiellen, Enterobacteriaceae und Providentiaspezies sind relativ resistent. Dazu kommt, daß Enterobacter cloacae das Nitrat in Nitrit umwandeln und dadurch Methämoglobinbildung provozieren kann. Die Durchdringung des Schorfs ist gering, besonders, wenn Silberionen auf die Wundoberfläche präzipitiert worden sind. Infolgedessen sind diese Medikamente nicht sehr effektiv, wenn Besiedlung und invasive Infektion bereits stattgefunden haben. Außerdem können sich eine schwere Hyponatriämie und Hypochlorämie entwickeln, wenn nicht zusätzliches Natrium gegeben wird.

Mafenidacetat

Mafenidacetat (Sulfamylon) ist in einer 10%igen wasserlöslichen Creme oder in einer 5%igen Lösung erhältlich und kann ohne einen Verband aufgetragen werden. Es hat die größte Zahl objektiver bakteriologischer Untersuchungen, die seine Wirksamkeit belegen. Der Hauptvorteil der Mafenide sind ihre Fähigkeit, eine Brandwundensepsis durch Pseudomonas zu bekämpfen, die Einfachheit ihrer Anwendung, ihre große Fähigkeit, Brandschorf zu durchdringen und ihre gute Wirkung bei stark besiedelten Wunden.

Ihre beiden Hauptnachteile sind ihre Tendenz, mittelschwere Schmerzen zu erzeugen, und ihre Hemmung der Carboanyhdrase, was eine metabolische Azidose hevorruft. Wenn eine Inhalationsverletzung mit respiratorischer Azidose vorliegt, könnte die Kombination mit einer metabolischen Azidose durch Mafenide lebensgefährlich sein.

Quantitative Gewebekulturen

Wenn möglich, sollte das Vorliegen einer invasiven Brandwundeninfektion durch eine Biopsie und durch Gewebekulturberechnung bestimmt werden, bevor eine klinische Sepsis auftritt. Quantitative Kulturen und Staphylokokken, die 10^5 Bakterien/g Brandwundengewebe überschreiten, verlangen systemische penicillinaseresistente Antibiotika und mögliche Änderung in der lokalen antibakteriellen Behandlung. Eine Bestimmung von mehr als 10^5 Pseudomonaskeimen/g verbranntes Gewebe verlangt eine intensive Wundbehandlung und wahrscheinlich auch einen Wechsel der lokalen Medikamente [63]. Wenn sich eine Septikämie entwickelt, werden geeignete intravenös verabreichte Antibiotika erforderlich.

Abdominaltrauma

Antibiotika

Fullen et al. [26] studierten retrospektiv 295 Patienten mit penetrierendem Bauchtrauma. Patienten, die präoperativ mit Antibiotika behandelt worden waren, hatten eine Komplikationsrate durch Infektionen von 7%, verglichen mit 33%, wenn die Antibiotika während der Operation, und 30%, wenn die Mittel nach der Operation verabreicht worden waren. Thadepalli et al. [79] führten eine prospektive Studie durch, die ebenfalls die Effektivität prophylaktischer Antibiotika belegte. Sie zeigten auch, daß Erfassung von anaeroben *und* gramnegativen aeroben Bakterien wichtig für die Verhinderung von Infektionen bei penetrierendem Bauchtrauma war.

Obgleich Aminoglykoside oft bei Bauchverletzungen angewandt werden, erreicht die üblicherweise benutzte Dosis von Gentamycin und Tobramycin (1,0–1,7 mg/kg) alle 8 h nur einen Blutspiegel von ungefähr 4–6 µg/ml. Diese Blutspiegel sind unzureichend, um eine schwere gramnegative Sepsis aufgrund einer Peritonitis zu behandeln. Blutspiegel von wenigstens 8 µg/ml werden gewöhnlich benötigt, und das verlangt Aufsättigungsdosen von 2,5–3 mg/kg. Jedoch muß der Zwischenraum zwischen den Dosen gewöhnlich von 12 auf 24 h erhöht werden, um sicher zu sein, daß die untersten Werte des Plasmaspiegels unterhalb von 2 µg/ml bleiben, um die Möglichkeit von Nieren- und Ototoxizität zu vermindern. Um sicher zu sein, sollten die Tal- und Spitzenspiegel der Aminoglykoside wenigstens jeden 2. Tag ermittelt werden.

Die antibiotische Standardbehandlung bei Abdominaltraumen ist eine Kombination von Aminoglykosiden (Gentamycin oder Tobramycin), um die aeroben gramnegativen Keime auszuschalten, und Clindamycin, um Bacteroides fragilis abzudecken. Wir glauben, daß Enterokokken schon ein genügendes Risiko darstellen, so daß auch Penicillin oder Ampicillin gegeben werden sollten, besonders bei Schockpatienten, die dadurch eine Dreifachtherapie benötigen. In einem Versuch, die Wirkdosis zu verringern, die aus 2 oder 3 Mitteln mit verschiedenen Dosierungen besteht, und um häufige pharmakokinetische Untersuchungen zu vermeiden, wurde eine Anzahl neuerer Cephalosporine, besonders Moxalactam und Cefoxitin als Einzelantibiotika versucht, um das gleiche Ziel zu erreichen.

Unsere Untersuchungen mit verschiedenen antibiotischen Behandlungen zeigten, daß der Gebrauch von prophylaktischem Moxalactam (1–2 g innerhalb 8–12 h) bei penetrierender Bauchverletzung mit einer postoperativen Infektionsrate verbunden war, die leicht höher, aber nicht statistisch verschieden von einer Aminoglykosidtherapie mit Clindamycin oder einer 3fachtherapie von Penicillin plus Aminoglykosid plus Clindamycin war (Tabelle 12).

Eine andere Kontroverse betrifft die Häufigkeit der Antibiotikaapplikationen, die prophylaktisch gegeben werden sollten. Es gab nur sehr wenige Versuche, die für den Chirurgen hilfreich waren, eine Entscheidung zu treffen. Es scheint eine größere Gefahr zu bestehen, daß antibiotikaresistente Bakterien auftreten, wenn lange dauernde Behandlungen mit Antibiotika durchgeführt werden. Folglich gibt es eine steigende Tendenz, nur 2 oder 3 Dosen zu verabreichen, die erste 30–60 min vor der Operation und die anderen innerhalb der nächsten 6–12 h [60].

Tabelle 12. Häufigkeit abdomineller Infektionen nach penetrierendem Trauma. M Moxalactam; CT Clindamycin mit Tobramycin; PAC Penicillin, Aminoglykoside und Clindamycin

Darm-verletzung	Antibiotikatherapie				Gesamt
	Keine	M	CT	PAC, andere	
Keine	2/46	1/42	4/39	1/70	8/197 (4,1%)
Dünndarm	1/13	0/14	1/26	1/ 9	3/ 62 (4,8%)
Dickdarm	4/17	4/12	3/15	1/ 3	12/ 48 (25,0%)
Gesamt	13/92 (14,1%)	10/83 (12,0%)	11/101 (10,9%)	3/84 (3,6%)	37/360 (10,3%)

Kolostomie bei Kolontrauma

Bei Kolonverletzungen sind einige Fragen aufgetreten, wie die über den relativen Nutzen eines primären Verschlusses gegenüber einer Exteriorisation oder Verschluß mit einer Kolostomie bei geeigneten Wunden. Stone u. Fabian [73] berichteten über einen 44-Monats-Versuch, bei dem 268 Patienten mit Wunden des Kolons in eine prospektive, randomisierte, offene Studie einbezogen wurden. Entschluß zum primären Verschluß verlangte, daß

1) der präoperative Schock niemals hochgradig war,
2) der Blutverlust weniger als 20% der geschätzten Gesamtmenge betrug,
3) nicht mehr als 2 Organe verletzt waren,
4) die fäkale Kontamination nur gering war,
5) die Operation innerhalb von 8 h begonnen werden konnte,
6) die Verletzungen des Kolons und der Bauchdecke nie so ausgedehnt waren, daß eine Resektion notwendig gewesen wäre.

Wenn solche Kriterien erfüllt waren, wurde die Behandlung der Dickdarmwunde randomisiert für den primären Verschluß, oder der primäre Verschluß wurde unter dem Schutz einer proximalen Kolostomie vorgenommen. Ergebnisse von 139 Patienten, die für die Randomisierung geeignet waren, zeigten, daß es beim primären Verschluß (67 Patienten) eine geringere Wundinfektionsrate (48% gegenüber 57%, $p<0,05$) und eine noch niedrigere Innenbauchinfektionsrate (15% gegenüber 29%, $p<0,05$) gab im Vergleich zu den 72 Patienten, die eine Kolostomie erhielten.

Peritonealspülung

Peritonealspülungen wurden angewendet, um starke Verschmutzungen und schwere bakterielle Kontaminationen als Folge einer Perforation des Darmtrakts zu entfernen. Wenn jedoch nach einer solchen Spülung etwas von der Spülflüssigkeit in der Peritonealhöhle verbleibt, kann das die Entwicklung einer Infektion durch das Zusammentreffen mit peritonealen Makrophagen, die in einer Flüssigkeit gelöste Bakterien nicht phagozytieren können, potenzieren.

Der Wert einer Spülung mit einer antibiotischen Lösung ist sehr umstritten, jedoch zeigt Noon et al., daß eine Spülung mit antibiotikahaltigen Lösungen zu einer 50%igen Reduktion der Infektionsrate infolge Perforation des Magen-Darm-Trakts führte [58].

Dessen ungeachtet sollte die Peritonealhöhle mit antibiotikahaltigen Lösungen gespült werden, weil es eine schnelle Absorption der Antibiotika durch die Peritonealmembran gibt und es zu einer Atemdepression durch Aminoglykoside wie Neomycin kommen kann. Unsere gegenwärtige Meinung ist, eine Wundausschneidung vorzunehmen, um alle groben Verschmutzungen zu entfernen, gefolgt von einer Spülung mit Kochsalzlösung und danach einer abschließenden Spülung mit einer Lösung, die eine antibiotikahaltige Kombination enthält, z. B. Neosporin. Am Ende der Spülung sollte soviel wie möglich abgesaugt werden. Zwei andere häufig angewandte lokale antibiotische Spülungen sind 0,1%ig Kanamycin und 0,1%ige Cephalosporinlösung.

Second-look-Operationen

Es gibt Situationen, bei denen es ratsam ist, eine Nachoperation des Bauches nach der Verletzung oder der Operation durchzuführen, weil das Risiko der Infektion, der fortgesetzten Blutung, der Insuffizienz einer Anastomose oder von Darmischämien sehr groß ist. Offensichtlich muß der Bauch wieder operativ untersucht werden, wenn der Patient Tamponierungen benötigte, um die Blutungen nach der Verletzung des Beckens oder der Leber zu stillen, um sie später zu entfernen. Es ist nicht ungewöhnlich, unter solchen Umständen Blutansammlungen oder ähnliches zu finden, die später Komplikationen bereiten können, die aber relativ leicht bei einer Second-look-Operation beseitigt werden können. Es ist auch nicht ungewöhnlich, bei schwerverletzten Patienten, die hypotherm sind und eine Koagulopathie zu entwickeln scheinen, den Bauch zu schließen, selbst wenn der Bauch noch nicht vollständig trocken ist und der Blutdruck unter dem Optimum liegt. Solche Patienten neigen dazu, Blutansammlungen zu entwickeln, die bakterielles Wachstum stimulieren können, besonders, wenn der Bauch durch eine Eingeweideverletzung kontaminiert wurde.

Ein vorsichtiger Chirurg versucht, sich nie mit einer zweifelhaften Anastomose zufriedenzugeben, aber manchmal ist der vorhandene Darm ödematös verändert, entzündet oder ischämisch. Bei anderen Gelegenheiten kann die Wiederherstellung der A. mesenterica superior oder der Pfortader nicht optimal gewesen sein, aber aus anästhesiologischer Sicht ist es sicherer, die laufende Operation zu einem raschen Abschluß zu bringen. Wenn es dem Patienten leidlich gut geht, er aber noch kritisch krank ist, kann es besser sein, eher aufmerksam abzuwarten als neu zu operieren, um nachzusehen, ob alles im Bauch so gut wie möglich saniert ist. Unglücklicherweise ist der Zustand des Patienten unrettbar, wenn die Second-look-Operation zu spät vorgenommen wird und sich der Zustand des Patienten so verschlechtert hat, daß keine andere Wahl als zu reexplorieren besteht.

Verstärkung der Immunabwehr des Patienten

George Bernhard Shaw bemerkte in *Doctors Dilemma*: „Es gibt im Grunde nur eine wirklich wissenschaftliche Behandlung aller Krankheiten, und das ist, die Phagozyten zu stimulieren. Medikamente sind eine Illusion". Einige der Versuche, die Abwehr der Patienten zu verstärken, bestanden darin, Medikamente mit immunsuppressiver Wirkung abzusetzen, die Ernährung zu verbessern und frisch gefrorenes Plasma, Kryopräzipitate oder menschliches Antiserum gegen E. coli einzusetzen.

Vermeidung von abwehrschwächenden Faktoren

Einige der Faktoren, die die Abwehr des Patienten schwächen und eliminiert werden sollten, wann immer es bei Patienten mit hohem Sepsisrisiko möglich ist, sind:
- invasive Katheter,
- Fremdkörper,
- immunsuppressive und chemotherapeutische Medikamente.

Metabolische Störungen, wie Diabetes mellitus, Urämie und Leberversagen, sollten so schnell wie möglich korrigiert werden.

Invasive Katheter

Alle intravenösen Zugänge und invasiven Katheter sollten so bald wie möglich entfernt werden. Das schließt Blasenkatheter, Thoraxdrainagen, Wunddrainagen und die endotracheale Intubation ein. Wenn intravenöse Zugänge notwendig sind, sollten sie – wenn möglich – alle 3 Tage ausgewechselt werden.

Drainagen

Drainagen sollten bei Verletzungsopfern so wenig wie möglich benutzt werden. Sie sollten nur angewandt werden, wenn Blut, Pankreassekrete oder anderes Material entfernt werden müssen. Drainagen sollten nur bei spezifischen Problemen benutzt werden, sie können nicht die ganze Peritonealhöhle drainieren. Wenn eine Drainage notwendig ist, sollte – wenn immer es möglich ist – ein geschlossenes System, wie ein Hemo-Vac, verwandt werden. Es sollte auch durch separate Stichwunden eingeführt und so bald wie möglich entfernt werden, um das Ausmaß der Kontamination und das Risiko einer durch die Drainage bedingten Infektion zu verringern [22].

Immunsuppressive Therapie

Wenn ein Patient mit einer Kopf- oder Rückgratverletzung mit Steroiden behandelt wird, um zu versuchen, die lokale Entzündungsreaktion und das Ödem im ZNS-Bereich zu verringern, sollte diese Therapie bei Patienten mit hohem Sepsisrisiko so bald wie möglich abgesetzt werden. Tauchen Anzeichen einer Infektion auf, sollte sie sofort beendet werden, weil nur eine relativ geringe Wahrscheinlichkeit besteht, daß sie vorteilhaft sind.

Wenn ein Patient mit einem transplantierten Organ verletzt ist oder Anzeichen einer Infektion entwickelt, die nicht prompt auf antibiotische Therapie reagiert, sollte die immunsuppressive Therapie abgesetzt oder soweit wie möglich reduziert werden. Es ist bei weitem besser, ein transplantiertes Organ als das Leben zu verlieren. Dies kann jedoch ein Problem bei Herztransplantationen sein, wenn kein anderer Spender verfügbar ist.

Patienten mit malignen Krankheiten werden oft große Dosen multipler Chemotherapeutika verabreicht in der Hoffnung, eine Remission zu erhalten. In vielen Fällen entwickelt sich dabei eine schwere Leukopenie. Wenn sich eine Infektion entwickelt, aber die Reaktion des Neoplasmas auf die chemotherapeutische Therapie gering ist, gibt es gewöhnlich keine Bedenken, das Medikament abzusetzen. Jedoch ist das chemotherapeutische Medikament extrem wichtig, v.a. bei Patienten mit Lymphomen oder akuten Leukämien, und es kann schwierig sein, eine Reduktion oder Absetzen des Medikaments zu empfehlen.

Behandlung bestehender Zweiterkrankungen

Diabetes mellitus, besonders mit Ketoazidose, muß so bald wie möglich unter Kontrolle gebracht werden. Urämie sollte je nachdem durch Diät oder prophylaktische Dialyse behandelt werden. Bei Leberversagen sollte die Eiweißbelastung der Leber herabgesetzt und die Versorgung mit Glukose und Sauerstoff optimiert werden. Das vermehrte Angebot von verzweigtkettigen Aminosäuren kann auch von Nutzen sein.

Versuche der Immunitätsstärkung

Gefrorenes Frischplasma

Die Verabreichung von gefrorenem Frischplasma kann helfen, die opsonierende Aktivität des Plasmas, besonders das Komplement bei Patienten mit längerer Infektion oder Mangelernährung wiederherzustellen. In der Vergangenheit nahm man an, daß diese Patienten, besonders die mit protrahierter Sepsis bei Verbrennung, eine „konsumptive Opsinopathie" hätten [2]. Unglücklicherweise können relativ große Mengen (8–12 Einheiten) von gefrorenem Frischplasma notwendig werden, um den Immunglobulin- und Komplementspiegel auf den normalen Stand zu bringen. Weiterhin können diese Blutprodukte das Risiko einer Hepatitis um 0,75–1,5% je angewandter Blutprodukteinheit steigern.

Kryopräzipitate

Es wurde behauptet, daß Kryopräzipitate die Abwehr des Patienten steigern können, indem sie den Plasmafibronektinspiegel anheben. Fibronektin ist ein α_2-oberflächenbindendes Glykoprotein (Molekulargewicht 440000–450000 Daltons), das auf Zelloberflächen und im Plasma zirkulierend gefunden wird. Fibronektin der Zelloberflächen wirkt als intrazellulärer Klebstoff und bewirkt Wechselwirkungen zwischen Zellen. Zirkulierendes Fibronektin kann für die Abwehr des Patienten gegen eine bakterielle Sepsis wichtig sein. Saba et al. [65] fanden, daß verminderte Plasmakonzentration von Fibronektin in Verbindung mit veränderter retikuloendothelialer Funktion bei Verletzten und septischen Patienten vorkommen kann. Viel Beachtung fand ihr Bericht, daß die Verabreichung von Kryopräzipitaten den Fibronektinspiegel wiederherstellen und die Funktion verschiedener beeinträchtigter Organe bei einer Sepsis verbessern kann. Jedoch gibt es in diesem Punkt widersprechende Daten. Obgleich Fibronektin sich an einigen Bakterien bindet, kann es ihre Aufnahme durch Phagozyten nicht fördern [81].

Trotzdem haben wir eine vorübergehende dramatische Verbesserung bei einigen unserer Sepsispatienten gesehen, nachdem wir ihnen Kryopräzipitate verabreicht hatten.

In späteren Untersuchungen fanden Lanser u. Saba [43] eine akute Verminderung von opsonierendem Fibronektin bei brandverletzten Patienten zusammen mit einer zweiten, länger andauernden Verminderung im Zusammenhang mit einer Sepsis.

Obgleich die Verabreichung gereinigten opsonierenden Fibronektins den Mangel bei verbrannten Ratten korrigierte, wurde die Funktionsschädigung des retikuloendothelialen Systems bei Ratten nicht korrigiert.

Immunisation und Antisera

Polyvalente Pneumokokkenvakzine

Das Syndrom einer Infektion nach Splenektomie (OPSI) kommt nach Schätzungen bei 1,4% der Patienten vor, die splenektomiert wurden. Da mindestens 50% dieser Infektionen durch den Streptococcus pneumoniae verursacht werden, scheinen die Patienten nach Splenektomie am geeignetsten für die Pneumokokkenvakzine zu sein. Nachdem die passenden Antikörper gebildet sind, können sie sich an die spezifischen eingekapselten Bakterien anheften und die Phagozytose in dem dafür zuständigen Teil des retikuloendothelialen Systems erheblich erleichtern. Es ist seit vielen Jahren bekannt, daß diese Antikörper die Besiedelung des oberen menschlichen Atemtrakts durch bestimmte Pneumokokken verringern können [48].

Daten über die Wirksamkeit der Pneumokokkenvakzine bei asplenischen oder hyposplenischen Personen sind begrenzt, und folglich kann der prophylaktische Wert der Pneumokokken- und Meningokokkenvakzine bei asplenischen Patienten zur Zeit nicht quantifiziert werden. Jedoch erscheint die Vakzinierung aller immunkompetenten Individuen mit anatomischer oder funktioneller Asplenie wegen ihrer hohen Sterblichkeit durch Bakteriämien angezeigt, besonders im Hinblick auf die relativ geringen Reaktionen auf die Vakzinierung.

Die Bewertung der Prophylaxe mit antibiotischen Medikamenten zur Unterstützung splenektomierter Patienten verlangt weitere Untersuchungen. Jedoch legen die vorliegenden begrenzten Daten nahe, daß diese Prophylaxe bei einigen splenektomierten Patienten von Wert sein könnte, besonders bei Kindern bis zu 2 Jahren.

E.-coli-Antisera

Die fortgesetzt hohe Sterblichkeit durch gramnegative Bakteriämie, trotz potenter Antibiotika und aggressiver Therapie, steht wenigstens teilweise in Beziehung zum Endotoxin. Untersuchungen über den J5-Mutanten des E. coli 0111:B_4, einen Mutanten, der unfähig ist, exogene Galaktose in sein Lipopolysaccharid (LPS) einzubauen, zeigen, daß die LPS-Kerndeterminanten die „Kreuzschutzantigene" bei Bakteriämie sind. In einer von Ziegler et al. [92] berichteten Studie wurden 103 von 212 Patienten mit gramnegativen Infektionen Antisera gegeben. Die Sterblichkeitsrate der Kontrollgruppe war 39%, verglichen mit 22% in der Antiserumgruppe. Die Wirkung der Antisera war bei den Patienten mit Schock sogar noch größer, mit Sterblichkeitsraten von 77% in Kontrollen, verglichen mit 44% in der behandelten Gruppe.

Anti-E.-coli-monoklonale Antikörper

In weiteren Studien haben Dunn et al. [20] eine alternative Methode der Behandlung experimentell überprüft. Sie untersuchten die Anwendung monoklonaler Antikörper (MCA), die gewöhnlich gegen Antigendeterminanten gerichtet sind, d.h. eigens gegen den Kernteil der LPS. Sie fanden, daß Anti-J5-MCA signifikant gegen jede der 3 bakteriellen Infizierungen der Mäuse schützten, von denen 2 Organismen sich serotypisch vom E.-coli J5 unterschieden.

Schutz aufgrund der Anti-J5-MCA erfolgte in einer dosisabhängigen Weise.

Antonacci et al. [3] untersuchten die Wirkung von MCA gegen gramnegative Bakterien. Sie fanden, daß MCA signifikant die Letalitätsraten bei Mäusen, denen eine LD 60- bis LD 70-Dosis gramnegativer Bakterien gegeben wurde, senken konnten.

Tuftsin

Tuftsin ist ein natürlich vorkommendes Tetrapeptid, welches eine Spaltung vom CH_2-Teil des IgG-Immunglobulins verlangt, um Makrophagen und Neutrophile zu aktivieren. Diese Spaltung wird durch eine Endocarboxypeptidase aus der Milz ausgeführt und folglich ist der Spiegel des Tuftsins im Blut splenektomierter Patienten herabgesetzt.

Chu et al. [11] fanden, daß Tuftsin die Überlebensrate von splenektomierten Mäusen mit Pneumokokkensepsis erhöhen konnte. Da der verstärkte Schutz auch von autotransplantierten Stücken geleistet wurde, kann die Rolle der humoralen Faktoren der Milz wichtiger sein als ihr Filtervermögen.

Andere Medikamente

Cimetidin

Hansbrough et al. [36] haben gezeigt, daß die Behandlung mit dem Histamin-2-Blocker, Cimetidin, vor durch Verbrennungen entstandener Suppression der Hautreaktion vom verspäteten Typ schützt. In einer neueren Studie [6] verhinderte Cimetidin die Depression von beidem, der Hemmung der Hautreaktion vom Spättyp und der T-Helferzellen. Jedoch versagte Cimetidin dabei, die ConA-Reaktionen wiederherzustellen. Die Autoren fanden, daß die Konzentration der T-Helferzellen den Immunstatus des Tieres genauer anzeigen könnte als die Mitogenreaktion.

Interleukin (IL)

Die Fähigkeit, die Immunreaktion durch Verabreichung von Lymphokinen zu regulieren, ist eine neue Methode für die Immuntherapie von Tumoren und das Immunsystem betreffenden Krankheiten. Die Produktion von humanem IL-2 in großen Mengen hat Untersuchungen der In-vivo-Wirkungen des Lymphokinins möglich gemacht. Die Verabreichung von Il 2 an Mäuse hatte eine signifikante Erhöhung einer natürlichen milzvermittelten Abtötungsaktivität und der autoimmunologischen Reaktionen zur Folge [9].

Weitere Untersuchungen von Morrison et al. [54] überprüften die natürliche Aktivität der Killerzellen bei Patienten mit Trauma ohne Verbrennungen. Sie begannen auch eine immunologische Untersuchung des zirkulierenden Peptids, das sie vorher aus dem Plasma septischer Patienten isoliert hatten.

Dieses Peptid verursachte in vitro eine lokalisierte Muskelproteolyse. Dieser proteolyseauslösende Faktor (PIF) scheint in Verbindung mit Il 1 entstanden zu sein [12]. Da IL 1 die Produktion von IL 2 auslöst, einem natürlichen Stimulator für die Vermehrung von Killerzellen, untersuchten sie die Wirkung von PIF auf das natürliche Killerzellsystem. Weil Zellen aus Traumapatienten eine geringere natürliche Aktivität der Killerzellen haben als solche von gesunden Probanden, vermuteten sie, daß ein Trauma die Bildung neuer natürlicher Killerzellen aus Vorläuferzellen verhindert. Andererseits kann ein Trauma die natürliche Killerzellaktivität so überwältigen, daß eine unmittelbare Revitalisierung in vitro nicht möglich ist, trotz der Hinzufügung wirksamer verstärkender Medikamente.

Frühdiagnose der Sepsis

Klinische Anzeichen

Bei Patienten, die kritisch krank oder verletzt sind, kann es sehr schwer sein zu entscheiden, ob der Patient eine Sepsis entwickelt hat oder nicht. Da viele dieser Patienten anerg sind, ist es möglich, daß sie weder Fieber noch Leukozytose oder andere klinische lokale und körperliche Zeichen von Entzündung oder Infektion zeigen. Bei solchen Patienten können Bemühungen zur Infektionsprophylaxe tatsächlich therapeutisch sein. Bei kritisch kranken Patienten, die septisch werden, kann eine Frühdiagnose auf der Grundlage von Fieber, Leukozytenzahl und lokalen Zeichen von Entzündungen eine relativ geringe Sterblichkeit zur Folge haben (10%). Wenn die Sepsis nicht bis zum voll entwickelten multiplen Organversagen oder bis zur Entwicklung eines Schocks diagnostiziert ist, beträgt die Sterblichkeitsrate 64–88% (Tabelle 13).

Es gibt eine Zahl diskreter Veränderungen, die helfen können, eine Sepsis relativ früh zu diagnostizieren. Wenn ein Patient steigende Flüssigkeitsmengen zu benötigen beginnt, und besonders wenn der Flüssigkeitsbedarf die vorher errechnete angemessene Gesamtmenge um 200 ml/h zu übersteigen beginnt, sollte man den Verdacht äußern, daß der Patient eine gesteigerte Kapillarpermeabilität bei Sepsis entwickelt. Steigende Verwirrtheit oder Ruhelosigkeit können auch bei einer Sepsis früh auftreten. Schwierigkeiten bei der Entwöhnung von der Beatmung und fehlende Peristaltik oder Flatus innerhalb von 3–4 Tagen nach einer Bauchoperation sollten den Arzt ebenfalls sensibilisieren.

Labortests

Eine steigende Zahl weißer Blutzellen oder Leukopenie, besonders mit zahlreicher werdenden unreifen Formen können anzeigen, daß eine Infektion vorhanden ist. Ein fallendes p_aO_2 oder p_aCO_2 mit einem ansteigenden $p_{(A-a)}O_2$ können frühe Lungenveränderungen bei der Sepsis anzeigen. Ansteigende Blutglukose, fallendes Serumkalzium [91], ansteigender Urinharnstoff und -eiweiß und abnehmende Kreatininwerte sollten ebenfalls argwöhnisch machen. Diese Urinveränderungen können Tage, bevor es einen signifikanten Wechsel im Gesamtharnstoff oder im Serumkreatinin gibt,

Tabelle 13. Mortalitätsraten und klinische Zeichen nach der ersten Gewinnung positiver Blutkulturen

Klinische Zeichen	Patientenzahl n	Mortalitätsrate [%]
Fieber, Leukozytose	51	10
Multiples Organversagen	22	64
Schock	13	69
Schock mit multiplem Organversagen	16	88
Gesamt	102	42

auftreten [90]. Daher kann die Kreatininclearance viel niedriger sein, als man aufgrund des Serumkreatininspiegels annehmen könnte.

Quantitative Wundkulturen

Es kann manchmal extrem schwierig sein, zu entscheiden, ob eine Wundinfektion vorhanden ist, besonders bei Verbrennungen. Jedoch können routinemäßige Biopsien und quantitative Kulturen der Wunde und des Gewebes unter dem Schorf sehr hilfreich sein. Wenn betahämolytische Streptokokken gefunden werden oder wenn die Zahl der Bakterien 10^5 oder mehr beträgt, sollte der Patient – wenn nötig – aggressiv mit parenteralen Antibiotika oder Débridement unter dem Schorf behandelt werden.

Spezielle Untersuchungen

Antithrombin III (AT III)

Antithrombin ist ein potentes endogenes Antikoagulans, welches für wenigstens 80% der natürlichen Fähigkeit des Körpers verantwortlich ist, übermäßige Koagulation in vivo zu verhindern. Bei Sepsis und Trauma kann der AT-III-Wert unter den Normalwert fallen (welcher 80–125% ist). Wir haben gefunden, daß es, wenn die AT-III-Werte nicht innerhalb von 3 oder 4 Tagen nach der Operation oder Verletzung zurückkehren, sehr wahrscheinlich ist, daß der Patient septisch wird. Nicht selten beginnen die AT-III-Werte 48–72 h, bevor die Sepsis klinisch offenbar wird, zu fallen. Unsere Patienten mit AT-III-Werten unter 40% aufgrund einer Sepsis hatten eine Sterblichkeitsrate von über 80%.

Präkallikrein (PK)

Die Plasmawerte von Präkallikrein, dem inaktiven Vorläufer des Kallikrein, fallen bei Patienten mit Schock, Trauma oder Sepsis früh, da es den ersten Schritt in der Kallikrein-Kinin-Kaskade bildet. Ein fortgesetzter Abfall unter 45% sollte ein Alarmzeichen für eine bevorstehende Sepsis sein. Präkallikreinwerte unter 30% waren bei unseren Sepsispatienten gewöhnlich tödlich.

Fibronektin (FN)

Plasmafibronektinwerte fallen bei manchen belastenden klinischen Umständen; fortschreitend fallende Werte zeigen gewöhnlich eine bevorstehende Sepsis an und haben i. allg. eine schlechte Prognose. Die Sterblichkeitsrate bei unseren Patienten mit einer Sepsis und Fibronektinwerten unter 80 mg/dl übersteigt 80%.

Radiologische Untersuchungen

Einfache Abdominalübersichtsaufnahmen, Magen-Darm-Passagen und Barium-Klistier-Untersuchungen helfen nur selten, eine Infektion früh zu diagnostizieren. Die häufigsten hilfreichen Befunde sind raumfordernde Läsion oder ein Leck im Gastrointestinaltrakt.

Ultraschall kann sehr hilfreich sein, Gallensteine und Dilatationen des Gallengangs zu erkennen. Massen, besonders Pseudozysten des Pankreas, können auch besser mit Ultraschall erkannt werden als mit der CT-Untersuchung.

Doppelkontrast-CT-Untersuchungen sind z. Z. der genaueste Test, den wir haben, um eine abdominelle Sepsis zu diagnostizieren. Jedoch liegt die Zahl der falsch-positiven und falsch-negativen Ergebnisse unserer Erfahrung nach bei 10–20%. Abszesse, die mehr als 500–1000 ml eitrige Flüssigkeit enthalten, wurden bei CT-Untersuchungen übersehen.

Behandlung

Abszesse und Antibiotika

Wenn man meint, daß ein Patient einen Abszeß hat, sollte dieser unter den meisten Umständen so bald wie möglich drainiert werden, und Antibiotika sollten gegeben werden, um die beteiligten Bakterien abzutöten. Gleichzeitig sollte eine Kultur angelegt und eine Sensitivitätsüberprüfung durchgeführt werden. Die am schwersten zu findenden Abszesse sind die, die tief im Bauchraum liegen und nicht selten eine Laparotomie nötig machen, um sie genau zu diagnostizieren, zu drainieren und die zugrundeliegenden Probleme zu korrigieren. Wenn es geht, sollte die Drainage so liegen, daß sie die abhängigen Lokalisationen erfaßt. Wenn eine abhängige Drainage nicht möglich ist, kann ein Sammelbehälterdrain mit periodischen Spülungen eine vernünftige Alternative sein.

Perkutane Drainage verdächtiger Ansammlungen

In manchen Fällen bleibt es unklar, ob eine Flüssigkeitsansammlung kleiner oder mittlerer Größe im Bauchraum infiziert ist oder nicht. Selbst wenn sie offensichtlich infiziert ist, kann dem Patienten u. U. das Risiko einer Laparotomie nicht zugemutet werden. Unter solchen Umständen kann eine lange Nadel unter Ultraschall- oder CT-Kontrolle in den verdächtigen Bereich eingeführt werden. Dies ist relativ sicher, solange der Darm nicht mit der Nadel punktiert wird. Selbst wenn der Darm punktiert wird, versiegelt der Darm das Loch. Es sei denn, es gibt eine distale Verlegung oder der Darm ist sehr dilatiert. Wenn das Material infiziert erscheint, kann ein Draht über die Nadel eingeführt werden und über diesen Draht ein Katheter. Er wird dazu benutzt, die Ansammlung so vollständig wie möglich zu entleeren und, wenn er fixiert wird, kann periodisch abgesaugt werden. Wir spülen den Katheter gewöhnlich mit wenigstens 5–10 ml einer antibiotischen Lösung (gewöhnlich 0,1% Neosporin) alle 8–12 h.

Blinde Laparotomie

Wenn irgend möglich, sollte man ziemlich sicher sein, ob ein Abszeß oder eine Infektion im Bauchraum vorliegen, bevor man eine Laparotomie bei einem kritisch kranken Patienten vornimmt, um ihn zu drainieren. Nach der Einführung der Computertomographie ist es ungewöhnlich geworden, daß ein relevanter Abszeß im Bauch vorhanden ist und nicht diagnostiziert wird. Doch es kommt gelegentlich vor, daß eine „blinde Laparotomie" gerechtfertigt ist. Folgende Kriterien wenden wir zur Zeit an, um eine blinde Laparotomie auszuführen:

1) Es können keine anderen Ursachen (s. unten, Übersicht) für eine persistierende Sepsis gefunden werden.
2) Kürzlich erlittene Verletzungen oder Operationen im Bauchraum.
3) Fortschreitende Verschlechterung des Zustands des Patienten trotz optimaler unterstützender Therapie, so daß der Patient fast mit Sicherheit sterben wird, wenn sein gegenwärtiger Zustand andauert.

Unter solchen Umständen können, selbst wenn die CT-Untersuchungen negativ sind, 10–15% der Patienten eine Läsion haben, bei der eine Besserung durch eine Laparotomie und Entfernung jedes möglichen infizierten Herdes eintreten kann. Man muß aber immer auch an andere Gründe denken, die einen septischen Krankheitsverlauf bei einem mit Antibiotika behandelten Patienten bedingen können.

Gründe für einen persistierenden „septischen" Krankheitsverlauf trotz Behandlung mit Antibiotika:

1) ungeeignete Antibiotika,
2) unzulängliche Dosierung der geeigneten Antibiotika,
3) undrainierte eitrige Ansammlung einschließlich lokaler Anastomoseninsuffizienz,
4) Superinfektion mit resistenten Organismen,
5) Pilz-, Virus- oder andere Infektionen nichtbakterieller Ursache,
6) unerkannte oder nicht richtig eingeschätzte pulmonale und pleurale Infektionen oder Ansammlungen,
7) infizierte Katheter, Prothesen oder Fremdkörper,
8) tiefe venöse Thrombose in den Beinen oder im Beckenraum,
9) „drug fever" oder Reaktionen auf laufende Medikationen,
10) Endokarditis mit oder ohne kleine Lungenabszesse,
11) septische Zustände, die vom Darm ausgehen.

Frühzeitig einsetzende enterale Ernährung

Wenn ein Patient septisch wirkt, man aber überzeugt davon ist, daß keine Bauchinfektion vorliegt, können unerkannt kleine Infektionsherde in der Lunge vorliegen, oder der Patient kann an septischen Zuständen leiden, die vom Darm ausgehen. Dieses Syndrom kann auftreten, weil Bakterien und bakterielle Produkte durch dünne atrophische intestinale Schleimhäute eindringen und nicht durch das retikuloendotheliale System in der Leber ausgefiltert werden. Folglich können diese Bakterien und bakteriellen Produkte alle Anzeichen und Symptome einer vollen Infektion ausbilden.

Enterale Ernährung kann dazu beitragen, die Dicke der intestinalen Schleimhaut bis zum Normalzustand rückzubilden. Zu diesem Zweck instillieren wir nun alle 1–2 h 30–60 ml eines enteralen Ernährungszusatzes (Ensure) alternativ zu Maalox durch die Magensonde, klemmen dann die Sonde ab, um den pH-Wert des Magens über 5,0 zu halten. Später wird die Sonde geöffnet und 5 min abgesaugt. Dann werden der Mageninhalt und der pH-Wert vor der nächsten Instillation überprüft. Wenn der Gehalt geringer ist als 50–100 ml, wird die Gabe von Ensure wiederholt. Wenn der Patient das Ensure gut annimmt, wird die Menge graduell gesteigert und die Menge der parenteralen Ernährung entsprechend verringert. Ähnlicher Schutz der intestinalen Schleimhaut kann durch das Einsetzen eines jejunalen Ernährungskatheters während der initialen Operation erreicht werden. Jedoch hat man Schwierigkeiten zu erkennen, wie gut die Ernährung resorbiert wird, und es kann sein, daß man noch ein Antazidum in den Magen instillieren muß, um den pH-Wert des Magens über 5,0 zu halten und eine Streßblutung zu verhindern.

Offenlassen des Bauches

Wenn ein Patient eine generalisierte Peritonitis hat, ist es sehr wahrscheinlich, daß sich im Abdomen eine Reinfektion entwickeln wird trotz

1) peinlich genauem Débridement des Peritoneums,
2) reichlicher Ausspülung der Peritonealhöhle mit Kochsalzlösung und anschließender Spülung mit einer antibiotischen Lösung,
3) dem Gebrauch von geeigneten Antibiotika gegen wahrscheinlich vorhandene Keime.

In der Vergangenheit hatten wir und andere bei Patienten, deren Bauchhöhle geschlossen war und die anfänglich Fortschritte gemacht hatten, später aber eine Zustandsverschlechterung zeigten und nicht rechtzeitig nachuntersucht wurden, eine Sterblichkeitsrate von 60–70%. Weil viele dieser Patienten mit allgemeiner Peritonitis wiederholte Abszesse bei der Autopsie hatten, entschlossen wir uns

1) den Bauch offenzulassen,
2) die Wunde mit feuchtem Mull zu tamponieren und mit einer Binde zu fixieren,
3) den Patienten zu sedieren und ihn intubiert und beatmet zu lassen,
4) den Bauch täglich zu untersuchen, bis sich keine flüssigkeitsgefüllte Taschen mehr bildeten.

Das erforderte gewöhnlich 3–5 Untersuchungen. Durch diese Technik ist die Sterblichkeitsrate bei unseren Patienten auf 25% gefallen.

Zusammenfassung

Infektionen sind die Haupttodesursache bei Verletzungsopfern, die die ersten 48 h überleben. Das Infektionsrisiko ist besonders hoch bei Patienten mit schweren Verbrennungen. Bei Nichtverbrennungspatienten ist die Infektionshäufigkeit erhöht, wenn sie Massivtransfusionen erhalten haben, oder einen Schock von mehr als 30 min erlitten, 4 oder mehr Verletzungen davongetragen haben, eine Dickdarmverletzung hatten, in einem verlängerten Koma lagen, eine verlängerte Beatmung und eine Intensivbehandlung benötigten, Steroide wegen einer Kopfverletzung erhielten, unter einer vorbestehenden Krankheit oder unter einer Unterernährung litten.

Der schwerverletzte Patient kann anerg sein, wenn er nicht die typischen Anzeichen einer Infektion aufweist. Diagnose und Behandlung können zu spät kommen, mit der Folge der Entwicklung eines multiplen Organversagens. Wenn ein multiples Organversagen erst einmal vorhanden ist, ist das Überleben des Patienten unwahrscheinlich, selbst wenn alles eitrige Exsudat drainiert wird.

Maßnahmen, die helfen können, Infektionen zu verhindern, schließen frühe aggressive Kreislauftherapie (Gewährleistung eines O_2-Angebots von wenigstens 550 ml/min/m^2) und frühe angemessene Ernährung ein. Der geeignete prophylaktische Kurzzeitgebrauch von Antibiotika, der so früh wie möglich nach der Verletzung oder direkt vor der Operation beginnen sollte, kann sehr vorteilhaft sein.

Die Steigerung der Abwehrkräfte des Patienten kann die frühe Anlage von Drainagen, Vermeidung von Steroiden, direkte Stimulation und verbesserte Immunabwehr mit gefrorenem Frischplasma, Kryopräzipitaten und eine Menge weiterer experimenteller Maßnahmen einschließen.

Die frühe Diagnose einer Infektion ist unentbehrlich, bevor sie schlimmer wird oder andere Infektionen oder multiples Organversagen hervorruft. Zusätzlich zur Routinebehandlung können manchmal „blinde Laparotomien" und Offenlassen des Bauches nützlich sein.

Literatur

1. Alexander JW, Fischer JE, Boyajian M et al. (1983) The influence of hair-removal methods on wound infections. Arch Surg 118:347–352
2. Alexander JW, Fischer MW (1974) Immunization against Pseudomonas infection after thermal injury. J Infect Dis 130:152–158
3. Antonacci AC, Chio J, Calvano SE et al. (1984) Development of monoclonal antibodies against virulent Gram-negative bacteria: Efficacy in a septic mouse mode. Surg Forum 35:116–118
4. Baker CC, Oppenheimer I, Stephens B et al. (1980) Epidemiology of trauma deaths. Am J Surg 140:144–148
5. Beale J (1985) Discussion of patterns of infection and mortality in thoracic trauma. Ann Surg 201:756
6. Bender EM, Hansbrough JF, Anderson J et al. (1984) Prevention of post-burn alterations in helper and suppressor T-lymphocytes by cimetidine. Surg Forum 35:156–158
7. Brackman R, Schouten HJ, Blaauw-van Dishoeck M et al. (1983) Magadose steroids in severe head injury. J Neurosurg 58:326–330
8. Calvand SF, Chiao J, Antonacci AC et al. (1984) Changes in rat lymphoid organ lymphocyte subpopulations following thermal injury. Surg Forum 35:153–155
9. Chang AE, Rosenberg SA (1984) Systemic administration of recombinant Interleukin-2 in mice. Surg Forum 35:137–139
10. Christou NV, McLean APH, Meakins JL (1980) Host defense in blunt trauma. Interrelationships of kinetics of anergy and depressed neutrophil function, nutritional status and sepsis. J Trauma 20:833–841
11. Chu DZJ, Nishioka K, Romsdahl MM (1984) Effect of tuftsin on postsplenectomy sepsis. Surg Forum 35:162–164
12. Clowes GHA, George BC, Villee CA et al. (1983) Muscle proteolyses induced by a circulating peptide in patients with sepsis or trauma. N Engl J Med 308:545–552
13. Cooper PR, Moody S, Clark WK et al. (1979) Dexamethasone and severe head injury. J Neurosurg 51:307–316
14. Cruse PJE, Foord R (1980) The epidemiology of wound infection: A ten year prospective study of 62,939 wounds, Surg Clin North Am 60:27–40

15. Dale DC, Petersdorf RG (1973) Corticosteroids and infectious diseases. Med Clin North Am 57:1277–1287
16. Davidson AIG, Clark G, Smith G (1971) Postoperative wound infection, a computer analysis. Br J Surg 58:333–337
17. Dellinger EP, Oreskovich MR, Wertz JM et al. (1984) Risk of infection following laparotomy for penetrating abdominal injury. Arch Surg 119:20–27
18. De Maria EJ, Reichman W, Kenney PR et al. (1985) Septic Complications of corticosteroid administration after central nervous system trauma. Ann Surg 202:248–252
19. Dunhamm CM, Lamonica C (1984) Prolonged tracheal intubation in the trauma patient. J Trauma 24:120–124
20. Dunn DL, Mach PA, Cerra FB (1983) Monoclonal antibodies protect against lethal effects of Gram-negative bacterial sepsis. surg Forum 34:142–144
21. El-Naggar M, Sadogopan S, Levine H et al. (1976) Factors influencing choice between tracheostomy and prolonged translaryngeal intubation in acute respiratory failure: A prospective study. Anesth Analg 55:195–201
22. Fauci AS, Dale DC, Balow JE (1976) Glucocorticosteroid therapy: mechanism of action and clinical considerations. Ann Int Med 84:304
23. Fincke BF, Friedland G (1976) Prevention and management of infection in the cathetarized patient. Urol Clin North Am 3:313–321
24. Freischlag J, Backstrom B, Busuttil RW (1983) Cytotoxic and bacteriacidal effects of povidone-iodine. Surg Forum 34:125–127
25. Fried RC, Stein TP, Mullen JL et al. (1984) Improved nitrogen retention and decreased endogenous lipid mobilization with mixed substrates in septic rats. Surg Forum 35:124–127
26. Fullen WD, Hunt J, Altmeister WS (1972) Prophylactic antibiotics in penetrating wounds of the abdomen. J Trauma 12:282–289
27. Galle PC, Homesley HD, Rhyne AL (1978) Reassessment of the surgical scrub. Surg Gynecol Obstet 147:215–218
28. Garibaldi RA, Burke JP, Dickman ML et al. (1974) Factors predisposing to bacteriuria during indwelling urethral catheterization. N Engl J Med 291:215–219
29. Gray DT, Pine PW, Harnar TJ et al. (1982) Early surgical excision versus conservative therapy in patients with 20 to 40 percent burns. A comparative study. Am J Surg 144:76–80
30. Grossman JE, Demling RH, Duy ND et al. (1980) Response of fibronectin in major body burns. J Trauma 20:967–970
31. Grover FL, Richardson JD, Fewel JG et al. (1977) Prophylactic antibiotics in the treatment of penentration chest wounds: A prospective double-blind study. J Thorac Cardiovasc Surg 74:585–589
32. Haley RW, Chaberg DR, Crossley KB (1981) Extra charges and prolongation of stay attributable to nosocomial infections: A prospective interhospital comparison. Am J Med 70:51–58
33. Haley RW, Culver DH, White JW et al. (1985) The efficacy of infection surveillance and control programs in preventing nosocomial infections in US hospitals. Am J Epidemiol 121:182–205
34. Haley RW, Culver DH, Morgan WM et al. (1985) Identifying patients at high risk of surgical wound infection: A simple mulitvariate index of patient susceptibility and wound contamination. Am J Edpidemiol 121:206–215
35. Haley RW, Culver DH, Morgan WM et al. (1986) Prevention of surgical sound infections. Am J Infect Control 14:71–80
36. Hansbrough JF, Peterson V, Kortz E et al. (1983) Post burn immunosuppression in an animal model. Monocyte dysfunction induced by burned tissue. Surgery 93:415–423
37. Heggers JP (1979) The use of antimicrobial agents. Clin Plast Surg 6:545–551
38. Heggers JP, Robson MC, Kurran JO et al. (1984) Skin testing, a valuable predictor in thermal injury? Arch Surg 119:49–52
39. Hiebert JM, McGough M, Rudehearer G et al. (1979) The influence of catabolism or immunocompetence in burned patients. Surgery 86:242–247
40. Keane RM, Munster AM, Birmingham W et al. (1982) suppressor cell activity after major injury: Indirect and direct functional assays. J Trauma 22:770–773
41. Kirkpatrick JR, Gobielle R (1977) Selective hyperalimentations: A new look at an old problem. J Trauma 17:725–731

42. Kurzweg FT (1953) Pulmonary complications following upper abdominal surgery. Am J Surg 19:967–970
43. Lanser ME, Saba TM (1979) Fibronectin as a co-factor necessary for optimal granulocyte phagocytosis of Staphylococcus aureus. J Reticuloendothel Soc 30:415–424
44. Lidwell OM (1984) The cost implications of clean air systems and antibiotic prophylaxis in operations for total joint replacement. Infect Control 5:36–37
45. Lidwill OM, Lowbury EJL, Whyte W et al. (1982) Effect of ultraclean air in operating rooms on deep sepsis in the joint after total hip or knee replacement: A randomized study. Br Med J 285:10–14
46. Lindsey D, Nava C, Marti M (1982) Effectiveness of penicillin irrigation in control of infection in sutured lacerations. J Trauma 22:186–189
47. LoCurto JJ Jr, Swan KG, Tischler CD et al. (1986) Tube thoracostomy and trauma: Antibiotics or not? J Trauma 26:1067–1072
48. Mac Leod CM, Hodges RG, Heidelbergr M et al. (1945) Prevention of pneumococcal pneumonia by immunization with specific capsular polysaccharides. J Exp Med 82:445–465
49. Maki DG, Band JD (1981) A comparative study of polyantibiotic and iodophor ointments in prevention of vascular catheter related infection. Am J Med 70:739–744
50. Mandal A, Montana J, Thadepalli H (1985) Prophylactic antibiotics and no antibiotics compard in penetration chest trauma. J Trauma 25:639
51. Mazaheri R, Rode HN, Abikar K et al. (1984) Dysfunction of humoral immunity in anergic surgical patients. Absence of anti-tetanus IgG antibody production. J Clin Immunol 4:65–70
52. MgLaughlin GA, Wu AV, Saporoschetz I et al. (1979) Correlation between anergy and circulation immunosuppressive factor following major surgical trauma. Ann surg 190:297–303
53. Meakins JL, Pietsch JB, Bubenick O et al. (1977) Delayed hypersensitivity: Indicator of acquired failure of host defenses in sepsis and trauma. Ann Surg 186:241–250
54. Morrison GE, Cunningham-Rundles S, Stahl WM et al. (1984) Augmentation of natural killer cell activity by a circulating peptide isolated from the plasma of trauma patients. Surg Forum 35:164–166
55. Nehme AE (1980) Nutritional support of the hospitalized patient: The team concept. JAMA 243:1906–1908
56. Nohr CW, Christon NV, Broadhead M et al. (1980) Failure of humoral immunity in surgical patients. Surg Forum 34:127–129
57. Nohr CW, Christon NV, Rude H et al. (1984) Abnormal in vitro immunoglobulin production in surgical patients. Surg Forum 35:146–148
58. Noon GP, Beall AC Jr, Jordan GL Jr (1967) Clinical evaluation pf peritoneal irrigation with antibiotic solution. Surgery 62:73–78
59. Olson M, O'Connor MD, Schwartz ML (1984) A five year prospective study of 20,193 wounds at the Minneapolis VA Medical Center. Am J Surg 199:253–259
60. Oreskovich MR, Dellinger EP, Lennard ES et al. (1982) Duration of prevention antibiotic administration for penetrating abdominal trauma. Arch Surg 117:200–205
61. Renk CM, Long CL, Blakemore WS (1982) Comparison between in-vitro lymphocyte activity and metabolic changes in trauma patients. J Trauma 22:134–140
62. Rodehearer G, Bellamy W, Kody J et al. (1982) Bactericidal activity and toxicity of iodine containing solutions in wounds. Arch Surg 117:181–186
63. Robson MC (1979) Bacterial control in the burn wound. Clin Plast Surg 6:515–521
64. Robson MC, Heggers JP (1967) Bacterial quantification of open wounds. Milit Med 134:19–22
65. Saba TM, Blumenstock FA, Scovill WA et al. (1978) Cryoprecipitate reversal of opsonic α_2-surface binding glycoprotein deficiency in septic surgical and trauma patients. Science 201:622–624
66. Sanders RA, Sheldon GF (1976) Septic complications of total parenteral nutrition. Am J Surg 132:214–219
67. Schomof SC, Miller RM, Polakevetz S et al. (1974) Infection in the severely traumatized patient. Ann Surg 198:352–357
68. Seropian R, Reynolds BM (1971) Wound infections after preoperative depilatory versus razor preparation. Am J Surg 121:251–254

69. Shields RT Jr (1949) Pathogenesis of postoperative pulmonary atelectasis. An experimental study. Arch Surg 58:489–492
70. Shires GT, Dineen P (1982) Sepsis following burns, trauma, and intra-abdominal infections. Arch Intern Med 142:2012–2022
71. Singer DB (1976) Postsplenectomy sepsis. Perspect Pediatr Pathol 1:285–311
72. Slade MS, Simmons RL, Yunis E et al. (1975) Immunodepression after major surgery in normal patients. Surgery 78:363–372
73. Stone HH, Fabian TC (1979) Management of perforation colon trauma; Randomization between primary closure and exteriorization. Ann Surg 190:430–435
74. Stone HH, Symas PN, Hooper A (1981) Cefamandole for prophylaxis against infection in closed tube thoracostomy. J Trauma 21:975–977
75. Stone HH, Hooper CA, Kolb LD et al. (1976) Antibiotica prophylaxis on gastric, biliary and colon surgery. Ann Surg 184:443–450
76. Stratta RJ, Saffle JR, Ninnemann JL et al. (1985) The effect of surgical excision and grafting procedures on postburn lymphocyts suppression. J Trauma 25:46–52
77. Sullivan MM, Sutter VL, Matlock MM et al. (1973) clinical aspects of bacteremia after manipulation of the genitourinary tract. J Infect Dis 127:49–55
78. Superina RA, Christon NV, Meakins JL (1980) Failure of neutrophil delivery into skin windows in anergic surgical patients. Surg Forum 31:68–70
79. Thadepalli H, Gorbach SL, Broido PW et al. (1973) Abdominal trauma, anaerobes and antibiotics. Surg Gynecol Obstet 137:276–280
80. Tofurd P, Ristuccia P (1984) Recognition and control of outbreaks of nosocomial infections in the intensive care setting. Heart Lung 13:486–495
81. Van de Water L, Destres AT, Hynes RO (1982) Fibronectin binds to some bacteria but does not promote their uptake by phagocytic cells. Science 220:201–204
82. Van der Linden W, Gedda S, Edlund G (1981) Randomized trial of drainage after cholecystectomy: Suction versus static drainage through a main wound versus a stab incision. Am J Surg 141:289–294
83. Van Saene HKF, Stoutenbeek CP, Miranda DR et al. (1986) Recent advances in the control of infection in patients with thoracic injury. Br J Accid Surg 17:332–336
84. Verrier ED, Bossart KJ, Heer FW (1979) Reduction of infection rates in abdominal incisions by delayed wound closure techniques. Am J Surg 138:22–28
85. Walker WE, Kapelanski DP, Weiland AP et al. (1985) Patterns of infection and mortality in thoracic trauma. Ann Surg 201:752–757
86. Wang BS, Hepcock EG, Wu AVO et al. (1980) Generation of suppressor cells in mice after surgical trauma. J Clin Invest 66:200–209
87. Warden GD, Mosan AD, Pruitt JB (1974) Evaluation of leukocyte chemotaxis in vitro in thermally injured patients. J Clin Invest 54:1001–1004
88. Weinberg ED (1984) Iron withholding: A defense against infection and neoplasia. Physiol Rev 64: 65–102
89. Wernick A, Jarstrand C, Julander I (1983) Effect of intralipid on mononuclear and polymorphonuclear phagocytes. Am J Clin Nutr 37:256–261
90. Wilson RF, Soullier G (1980) The validity of two-hour creatinine studies in critically ill patients. Crit Care Med 8:281–284
91. Wilson RF, Soullier G, Antonenko D (1979) Ionized calcium levels in ciritcally ill surgical patients. Am Surg 45:485–490
92. Ziegler EJ, McCutchan JA, Fierer J et al. (1982) Treatment of gram-negative bacteriemia and shock with human antiserum to mutant Escherichia. N Engl J Med 307:1225–1230

Indikation zur Relaparotomie bei postoperativer Sepsis

A. Hirner, R. Häring, F. Peter

Die Relaparotomie ist definiert als ein Wiederholungseingriff nach abdomineller Operation innerhalb desselben stationären Aufenthalts ohne zeitliche Beschränkung. Der Zweck der Relaparotomie ist die operative Behandlung einer unvermittelt aufgetretenen, lebensgefährlichen Komplikation.

Die postoperative Peritonitis ist nach wie vor ein unbewältigtes Problem in der Abdominalchirurgie. Folgende Einzelfaktoren sind vornehmlich daran schuld:

- begleitende Polymorbidität,
- mögliches Mißverständnis von lokalem Komplikationsbefund und klinischer Folge, z. B. kleiner Abszeß und schwere Sepsis,
- erschwerte Diagnostik,
- hoher technischer Anspruch der operativen Therapie im peritonitischen Abdomen,
- psychologische Widerstände gegen eine Relaparotomieindikation,
- Möglichkeit einer akuten infektiösen Zweiterkrankung, die mit der Primäroperation nicht in Zusammenhang steht.

Insbesondere bei Zwischenschaltung einer konservativen Intensivtherapie führen diese Faktoren zu einer deletären Verschleppung der kausal notwendigen operativen Sanierung des Infektionsherdes: Die Fülle der zur Verfügung stehenden medikamentösen und apparativen Möglichkeiten bedeutet in solcher Konstellation eher falsche Verlockung als qualitative Hilfe [29]. Es gilt, auch im begründeten Verdachtsfall zu relaparotomieren und den Patienten nicht der Diagnose zu opfern. Die oft spektakuläre Intensivmedizin hat als rein symptomatische Behandlung keinerlei Erfolgschancen, wenn die wesentlichste Konsequenz nicht gezogen wird: die Indikation zur operativen Sanierung [25].

Seit Kirschner (1927) hat sich am operativ-taktischen Konzept einer Relaparotomie nur wenig geändert:

- Ausschaltung bzw. Beseitigung der Infektionsquelle,
- Beseitigung von Infektionsmaterial und Exsudat,
- intraoperative Spülung zur Keimverminderung,
- ausreichende Drainage.

In den folgenden Ausführungen steht deshalb nicht die operative Therapie im Vordergrund, sondern das Problem der Indikation.

giographie ist eigentlich keine Zeit mehr, es hilft nur – wenn überhaupt – die sofortige Relaparotomie mit ausgedehnter Resektion, evtl. mit adjuvanter intraarterieller angiologischer Therapie [14]. Die Letalität des operierten nonokklusiven Mesenterialinfarkts beträgt noch immer über 90%.

Diagnostisches Spektrum der postoperativen Peritonitis

Diesbezüglich stellt die postoperative Peritonitis keine andersartigen Anforderungen als der nichtoperierte Bauch. Allerdings ist die klinische Beurteilung durch die üblichen Operationsfolgen deutlich erschwert, wie z. B. Wundschmerz, Magen-Darm-Atonie, Meteorismus und Peritonismus. Dennoch bleibt festzuhalten: Für den Erfahrenen sind die physikalisch-klinischen Zeichen der postoperativen Peritonitis zumindest so verläßlich wie die ausgeklügeltsten apparativen Untersuchungen. Nach Hinsdale [12] zeigen über 85% aller Patienten mit einem intraabdominellen Sepsisherd einen Druck- und Losłaßschmerz, Fieber und fehlende Darmgeräusche im Sinne eines paralytischen Ileus. Das trübe Sekret, die Eiterung aus Drainagen, ist demgegenüber nur in 10% wegweisend. Ein weiteres klassisches Zeichen sind der pleurale Reizerguß und der Interkostalschmerz bei subphrenischem Abszeß.

Physikalisch-klinische Zeichen der postoperativen Peritonitis
(Aus Hinsdale u. Jaffe 1984 [12]):
abdomineller Druckschmerz (90%)
Fieber (86%)
fehlende Darmgeräusche (85%)
gebähtes Abdomen (15%)
trübes Sekret aus den Drainagen (10%)
palpable Resistenz (2%)

Für die lokale postoperative Peritonitis bieten sich 3 apparative Untersuchungen an: Leukozytenscan, Ultraschall und Computertomographie (CT). Übereinstimmend wird das CT als die mit Abstand beste Methode beurteilt; hierzu das Ergebnis einer prospektiven Studie [15]: Bei 52 konsekutiven Patienten mit postoperativer Sepsis wurde ein Bauch-Becken-CT durchgeführt und das Ergebnis mit dem klinischen Verlauf einschließlich einer eventuellen Relaparotomie bis hin zur Sektion korreliert; 32mal zeigte es als Ursache einen abdominellen Herd, 20mal ein unauffälliges Abdomen. Insgesamt lag der Sepsisherd bei 63% aller Patienten im Abdomen. Die Beurteilung war 2mal falsch-positiv (keine Feinnadelpunktion!), 3mal falsch-negativ. Die Studie belegt, daß das CT mit ca. 90% Sensitivität und Spezifität mit Abstand die sicherste apparative Untersuchung zum Nachweis bzw. Ausschluß eines lokalisierten intraabdominellen Sepsisherdes ist. Andere Autoren und wir selbst bestätigen diese Erfahrung.

Laborparameter und kardiovaskulär-pulmonale Veränderungen einschließlich einer beginnenden Niereninsuffizienz werden im folgenden nicht besprochen: Sie sind in den anderen Beiträgen eingehend beleuchtet worden. Von ihnen allein geht bei der postoperativen Sepsis und Peritonitis in aller Regel keine Indikation zur Relaparotomie aus.

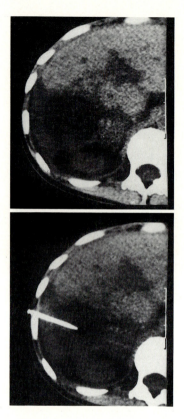

Abb. 3. Subphrenischer Abszeß rechts nach Hemihepatektomie rechts auf dem Boden eines gallig imbibierten Hämatoms (*oben*), erfolgreiche perkutane Pigtaildrainage (*unten*)

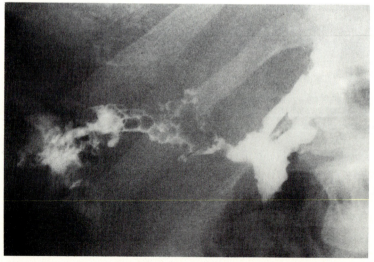

Abb. 4. Perihepatisches abszedierendes Fistelsystem nach Zystektomie zweier Leberechinokokkuszysten; Relaparotomie wegen toxischen Krankheitsbildes. Röntgenbild: Kontrastmittelinjektion über die kutane Öffnung des ehemaligen Drainagekanals

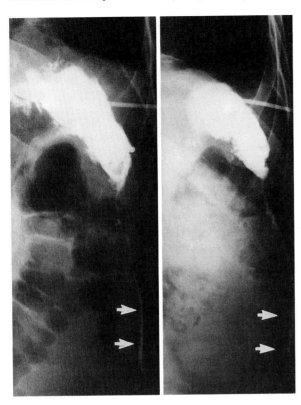

Abb. 5. *Links:* Subphrenischer Abszeß links nach Splenektomie wegen chronisch-lymphatischer Leukämie. Der Abszeß ist mit einem perkutanen Pigtailkatheter drainiert. *Rechts:* verkleinerte Abszeßhöhle nach 1 Woche; der ehemalige Drainagekanal (Sicherheitsdrain bei Splenektomie) ist als schmaler Fistelkanal noch sichtbar (*Pfeile*)

Beim beatmeten und sedierten Patienten nimmt die Aussagekraft der klinischen Untersuchung immer mehr ab. Wichtig ist dann das „Darandenken" bzw. die wiederholte Selbstüberprüfung, ob und – wenn ja – welche disponierenden Faktoren für die Entwicklung einer postoperativen Peritonitis vorliegen könnten. *Ein* Hauptgrund hierfür ist ein *quantitatives* Phänomen, nämlich ein dauernder Nachschub von Keimen wie bei Insuffizienz einer gastrointestinalen Anastomose, es sei denn, die Insuffizienz ist ausreichend drainiert (s. auch Abb. 10). *Qualitativ* können vorbestehende Keime, wie z. B. bei Gallenblasenempyem, hochvirulent sein und postoperative Abszesse bedingen. Ein *lokaler* Faktor ist das Vorhandensein von Blut, Galle, Magensaft etc. als optimaler Nährboden (Abb. 3 und 4); ein *allgemeiner* Faktor ist eine schlechte Immunitätslage: Jeder kennt vorbestehende oder begleitende Krankheitszustände, bei denen sich bakterielle Infektionen, so auch im Abdomen, häufiger, rascher und intensiver entwickeln: z. B. bei Leberzirrhose, bei immunsuppressiver Therapie und bei hämatologischen Systemerkrankungen (Abb. 5). Ein eindrucksvoller Hinweis hierfür ist die Angabe von Becker [1]: Nach traumatisch bedingter Splenektomie kommt es in 5% zum linksseitigen subphrenischen Abszeß, dagegen in 14% (3mal so häufig!) nach Splenektomie wegen hämatologischer Erkrankungen.

Bei den in Abb. 3–5 skizzierten klinischen Beispielen wurde 2mal mit Pigtail drainiert, aber nur einmal relaparotomiert (Abb. 4). Noch vor ca. 15 Jahren wären alle 3 Patienten relaparotomiert worden. Auf die zunehmende Möglichkeit des Verzichts auf eine Relaparotomie zugunsten der perkutanen Drainage können wir – in Übereinstimmung mit der Literatur – anhand unseres eigenen Krankengutes hinweisen, und zwar aufgrund einer relativen Zunahme der lokalen Form der postoperativen Peritonitis.

Veränderte klinische Erscheinungsform der postoperativen Peritonitis

Es geht dabei um das Verhältnis von diffuser und lokaler postoperativer Peritonitis. Wir haben unser Krankengut in 2 Zeitabschnitte unterteilt: 1969 bis 1976 und 1977 bis 1986. Im 1. Zeitraum dominierte mit 104 Patienten die diffuse Form, dagegen gab es nur 27 lokale Peritonitiden, d.h. einen intraabdominalen Abszeß (Abb. 6). Im 2. Zeitraum ist das Verhältnis ausgeglichen: 130 diffuse gegen 131 lokale Peritonitiden. Dieses 1:1-Verhältnis wird auch von anderen aktuellen Autoren angegeben [3, 15]. Die Gründe für die relative Zunahme der lokalen Peritonitisform sind unklar – spekulativ bleibt die heute häufig praktizierte perioperative Antibiotikaprophylaxe.

Die diffuse Peritonitis erscheint klinisch frühzeitiger als die lokale (Abb. 7), sowohl im 1. als auch im 2. Zeitraum: Die Differenz vom 6. bis zum 14. bzw. vom 9. bis zum 15. Tag ist jeweils signifikant. Je früher postoperativ eine diffuse Peritonitis auftritt, desto fulminanter der Prozeß und desto ungünstiger die Prognose.

Bei den *intraabdominellen Abszessen* führt mit weitem Abstand, d.h. mit 33–50%, der subphrenische Abszeß, wohl infolge des dort intermittierend wirksamen relativen Unterdrucks bei der Inspiration. Abbildung 8 schlüsselt die postoperative Häufigkeit des subphrenischen Abszesses nach Organgebieten auf (Literaturübersicht [6, 34, 38] und eigene Patienten). Magenoperationen sind heute führend. Es folgen Operationen an Leber, Galle, Pankreas. Nach Dünndarm-, Dickdarm- und Appendixoperationen kommt der subphrenische Abszeß praktisch kaum noch vor.

Bei den Abszessen im infrakolischen Raum, d.h. bei Schlingenabszessen, meist Folge einer persistierenden Peritonitis, bestehen klinisch oft fließende Übergänge zum Leitsymptom des mechanischen Ileus. Abbildung 9 zeigt ein eindrucksvolles Beispiel: Bei dem extrem dicken Mann war 2 Wochen zuvor eine abdominoperineale Rektumamputation erfolgt; jetzt riesiger Schlingenabszeß mit kleiner Luftsichel (=Spiegelbildung) mit klinischen Zeichen des mechanischen Subileus. Die konsekutiv durchgeführte perkutane Punktion und Einlage eines Pigtail-Katheters führte zum Erfolg.

Im Gegensatz zum intraabdominellen Abszeß liegt der *diffusen Peritonitis* – zumindest in ihrer frühen Erscheinungsform – praktisch immer eine Nahtinsuffizienz zugrunde. Nun ist weltweit, so auch bei uns, die Rate klinisch bedeutsamer bzw. dramatischer Insuffizienzen deutlich rückläufig. Dies betrifft insbesondere die Ösophagus-, Rektosigmoid- und Pankreasanastomose. Andere Ursachen der postoperativen diffusen Peritonitis sind:

– persistierende Peritonitis bei vorbestehender Infektion des Bauchraumes,
– Durchwanderungsperitonitis als Folge eines mechanischen oder paralytischen Ileus,
– exogene bzw. iatrogene Infektion der Bauchhöhle während des Ersteingriffs, insbesondere bei bedingt aseptischen Eingriffen,
– hämatogene Infektion (selten), z.B. bei Aszites und Leberzirrhose.

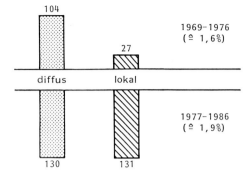

Abb. 6. Diffuse und lokale postoperative Peritonitis (eigenes Krankengut): Häufigkeit und Verteilung in 2 aufeinanderfolgenden Zeiträumen

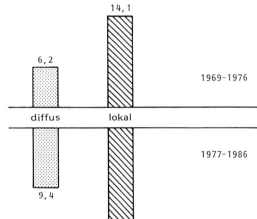

Abb. 7. Diffuse und lokale postoperative Peritonitis (eigenes Krankengut): Zeitpunkt der Diagnosestellung in 2 aufeinanderfolgenden Zeiträumen in Tagen

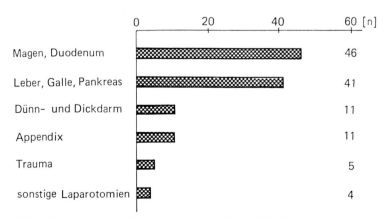

Abb. 8. Postoperativer subphrenischer Abszeß bei 118 Patienten in Relation zur vorausgegangenen Operation: Literaturübersicht (Zitate s. Text)

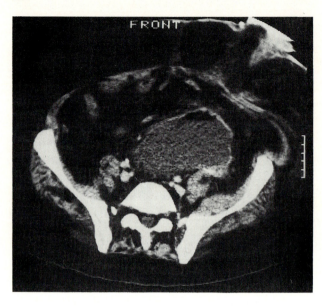

Abb. 9. Computertomogramm: Schlingenabszeß 2 Wochen nach abdomino-perinealer Rektumamputation (Erklärung s. Text)

Klinischer Ausgangspunkt der postoperativen Peritonitis

Die Ursachen der postoperativen lokalen und diffusen Peritonitis sind vielfältig. Die Nahtinsuffizienz ist jedoch nach wie vor die häufigste Einzelursache, früher in weit über 60%, heute nur noch – dies der Prozentsatz unseres eigenen Krankengutes – in 39%. Im Gegensatz zu den oben erwähnten Ösophagus- und Kolonanastomosen sind es heute eher die vergleichsweise harmlosen Nähte, die zu einer relaparotomiewürdigen Peritonitis führen [22]: z. B. Duodenalstumpf, Pyloroplastik, Fußpunkt-, Braun- und Dünndarmanastomosen; vielleicht, weil diese Anastomosen nicht oder nicht adäquat drainiert werden (Abbildung 10 zeigt ein Beispiel). Weitere Ursachen der postoperativen Peritonitis sind Hohlorganperforationen, persistierende Peritonitiden, nekrotisierende Pankreatitiden und die Kontamination bei bedingt sterilen Operationen bzw. sonstige Ursachen.

Klinischer Ausgangspunkt der postoperativen Peritonitis
(eigene Patienten 1977–1986; n = 261):
Nahtinsuffizienz (39%)
Perforation (12%)
persistierende Peritonitis (7%)
nekrotisierende Pankreatitis (7%)
Kontamination und sonstiges (35%)
davon als Zweiterkrankung (9%).

Die Häufigkeit der postoperativen Peritonitis ist nach den verschiedenen Organeingriffen unterschiedlich hoch. Abbildung 11 beinhaltet eine Literaturauswertung

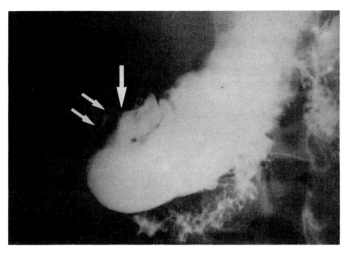

Abb. 10. 5. postoperativer Tag nach Übernähung eines frei perforierten präpylorischen Magenulkus ohne Drainage. Wegen sich jetzt rasch entwickelnder diffuser Peritonitis oraler Gastrografinschluck mit Darstellung einer fadenförmigen Insuffizienz (*Pfeile*)

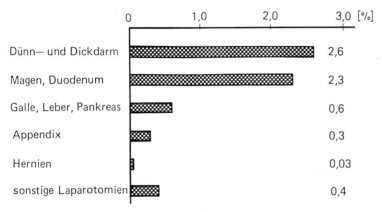

Abb. 11. Postoperative Peritonitis: Häufigkeit in Prozent nach verschiedenen Organeingriffen (Literaturübersicht: Zitate s. Text)

von knapp 60000 Operationen [16, 17, 21, 26, 30, 35]. Onkologische Dünn- und Dickdarmoperationen sind mit 2,6% am häufigsten betroffen. Es folgen Eingriffe an Magen und Duodenum mit 2,3%. Andere Operationen haben zahlenmäßig keine Bedeutung. Bei „sonstigen Operationen" darf jedoch folgende schwierig zu erkennende Komplikation nicht unerwähnt bleiben: die Infektion einer retroperitoneal liegenden Aortenprothese mit Ausbildung eines infizierten falschen Aneurysmas am Übergang von Aorten- zu Dacronrohr. Dieses Aneurysma kann sekundär ins Duodenum einbrechen: Die protrahierte obere Gastrointestinalblutung beim septischen Patienten, kurze Zeit nach Protheseimplantation, ist für diese lebensbedrohliche Komplikation typisch. Die Diagnose ergibt sich aus CT, Angiographie, peripherarteriellen Blutkulturen und der Endoskopie.

Explorative (Ultima-ratio-) Relaparotomie

Abbildung 12 zeigt von Bunt (1986 [3]) die Zusammenfassung seiner ausgezeichneten Datenerfassung von insgesamt 93 wegen Peritonitis relaparotomierter Patienten; 47 davon hatten eine lokale Peritonitis. Diese Patienten sind im Prinzip stabil, d. h. sie haben in aller Regel kein Organversagen. Es besteht genügend Zeit, den septischen Herd zu suchen und zu finden. Das geeignetste apparative Verfahren ist das CT. Liegt ein Abszeß *ohne* Nahtinsuffizienz zugrunde, kann perkutan drainiert werden, andernfalls wird meist relaparotomiert werden müssen.

46 Patienten hatten demgegenüber eine diffuse Peritonitis. Viele dieser 46 Patienten hatten die Zeichen einer systemischen Sepsis mit oder ohne Multiorganversagen. Bei 31 Patienten bestand eine eindeutige Indikation zur Relaparotomie, zumeist aufgrund eines sicheren klinisch-physikalischen Untersuchungsbefundes.

Die Problemgruppe stellten die letzten 15 Patienten dar. Dies sind jene Patienten, die gleichsam unaufhaltsam in ein sepsisbedingtes Multiorganversagen hinein„rutschen" und bei denen nicht-abdominelle Ursachen als kausal unwahrscheinlich angesehen werden. Auftretende Organinsuffizienzen sind meist Ausdruck einer bislang nicht sanierten Sepsis [19, 25]. Eine verläßliche klinisch-physikalische Untersuchung ist bei solchen Patienten nicht möglich. Apparative Untersuchungen lassen

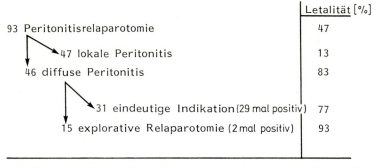

Abb. 12. Entscheidungsfindung bei der explorativen Relaparotomie. (Erklärung s. Text). (Aus Bunt [3])

Tabelle 1. Explorative (Ultima-ratio-)Relaparotomie

	Patienten		Befund	
	n	(gestorben)	positiv	negativ
Harbrecht et al. 1984 [8]	7	(7)	4	3
Hinsdale u. Jaffe 1984 [12]	11	(9)	6	5
Sinanon et al. 1984 [31]	36	(29)	24	12
Bunt 1986 [3]	15	(14)	2	13
Gesamt (n)	69		36	33
(gestorben)		(59 = 86%)	(29)	(30)

einen ebenfalls oft im Stich. Meist nach längerer Zeit entschließt man sich dann, explorativ zu relaparotomieren, in der Hoffnung, einen Herd zu finden.

Diese Indikation zur explorativen, d. h. zur Ultima-ratio-Relaparotomie ist in einigen prospektiven klinischen Studien der Jahre 1984–1986 angegeben (Tabelle 1). Gestorben sind zusammen knapp 90% der Patienten, und dies, obwohl in ca. der Hälfte aller Patienten, d. h. bei 36 ein positiver intraabdomineller Befund gefunden wurde. Die Letalität bei positivem Befund ist mit ca. 80% etwas geringer als bei negativem Befund mit ca. 90%.

Aufgrund dieser Zahlen ist das Problem der Zumutbarkeit und des Sinnes einer solchen Ultima-ratio-Relaparotomie natürlich nicht zu klären: Je nach persönlicher Erfahrung wird man sie zwischen nutzlos und sinnvoll einstufen. Wir können lediglich festhalten, daß einige wenige Patienten mit Sicherheit davon profitieren. Es sollte deshalb eines unserer Ziele sein, durch subtile Beobachtung und sorgfältige Diagnostik mehr solcher Patienten herauszufinden, bei denen andere Infektionsquellen verantwortlich sind, bei denen also die Ultima-ratio-Relaparotomie nicht indiziert ist. Denn wir dürfen nicht vergessen, daß bei solchen Patienten im Multiorganversagen eine unnötige Relaparotomie eine schwere, oftmals irreversible Belastung darstellt: Es bleibt abzuwägen zwischen dem möglichen Schaden, der durch einen unnötigen Eingriff entstehen kann, und der Notwendigkeit einer Relaparotomie.

Krankenhausletalität nach früher Relaparotomie

Wie in Abb. 1 sind auch in Abb. 13 alle Relaparotomien nach den wichtigsten Ursachen geordnet jeweils im historischen Vergleich dargestellt ([1, 3–5, 7–12, 16, 17–24, 26–28, 30, 32, 33, 35, 37, 39, 40] und eigene Patienten). Die Gesamtletalität hat

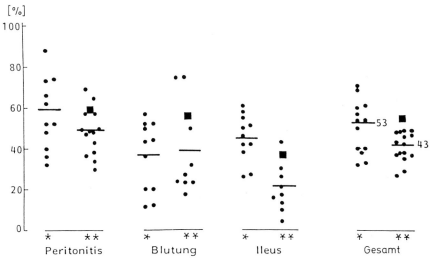

Abb. 13. Krankenhaussterblichkeit der Relaparotomie im historischen Vergleich: Literaturübersicht. * = 1918–1970; ** = 1961–1987; ■ Chirurgische Klinik Steglitz der FU Berlin

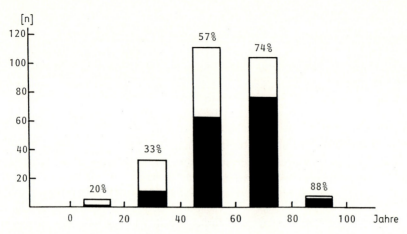

Abb. 14. Altersabhängige Krankenhaussterblichkeit der Peritonitisrelaparotomie: eigenes Krankengut 1977–1986. ■ = gestorben

entgegen allzu optimistischen Aussagen anderer Autoren nur gering abgenommen: von 53 auf 43%. Diese Abnahme ist größtenteils auf die signifikante Verbesserung beim mechanischen Ileus zurückzuführen: von 46 auf 22%. Die Relaparotomie wegen postoperativer Peritonitis hat heute – noch immer – eine durchschnittliche Letalität von 50%.

Naturgemäß steigt die Letalität der Peritonitisrelaparotomie mit dem Alter stark an: im eigenen Krankengut (Abb. 14) von 20% bei unter 20jährigen auf ca. 90% bei über 80jährigen Patienten. Dennoch darf dies nicht bedeuten, ihm, dem alten Menschen, eine im Ansatz helfende Maßnahme zu verwehren, es sei denn, ethische Fragen der „Machbarkeit" oder der Zumutbarkeit der zu erwartenden Lebensqualität wären eindeutig mit „Nein" zu beantworten.

Schlußbemerkung

Zusammenfassend können aus chirurgischer Sicht folgende Punkte dazu beitragen, die noch immer schlechte Prognose der frühpostoperativen Peritonitis verbessern zu helfen:

- beim Ersteingriff die Vermeidung aller nur denkbaren operativen Komplikationen,
- eine schärfere adjuvante Therapie,
- eine größere Entschlußfreudigkeit zur frühzeitigeren Relaparotomie,
- eine bessere Erkennung nicht-abdomineller septischer Ursachen,
- mitunter die Rückbesinnung auf den berühmten Satz, daß heroische Chirurgie nur selten überlebt wird. Insofern ist der sonst gültige Satz von Herrman Kraus „Nachgeben ist unchirurgisch" einzuschränken.

Literatur

 1. Becker HD, Börger HW, Schafmayer A (1980) Operationstaktik und -technik bei Peritonitis nach Oberbaucheingriffen. Langenbecks Arch Chir 352:311
 2. Börger G, Schneider HJ (1963) Über Ursachen und Aussichten der unmittelbaren Relaparotomie. Münch Med Wochenschr 36:1731
 3. Bunt TJ (1986) Non-directed relaparotomy for intra-abdominal sepsis: a futile procedure. Am Surg 52:294
 4. Deucher F, Oesch I (1974) Postoperativer Frühileus: Prophylaxe und Relaparotomie. Chirurg 45:195
 5. Dinstl K, Hofbauer F, Schiessel R (1975) Fortschritte in der Behandlung postoperativer Komplikationen nach Abdominaleingriffen. Münch Med Wochenschr 117:763
 6. Fleischer H (1971) Subphrenische Abscesse nach Organperforationen und Oberbaucheingriffen. Langenbecks Arch Chir 329:1124
 7. Hahnloser P, Akovbiantz A, Bachmann O (1969) Indikationen zur frühzeitigen Relaparotomie. Helv Chir Acta 36:92
 8. Harbrecht PJ, Garrison N, Fry DE (1984) Early urgent relaparotomy. Arch Surg 119:369
 9. Hegemann G (1971) Chirurgische und eitrige Komplikationen nach Eingriffen an den Bauchorganen. Langenbecks Arch Chir 329:1048
10. Herczeg T, Berentey E (1963) Über die wegen operativer Frühkomplikationen durchgeführten Relaparotomien. Acta Chir Hung 4:153
11. Herfarth C, Heil T (1980) Therapeutische Richtlinien bei postoperativer Peritonitis und Reintervention (Antibiotica, Drainage, Spülung). Langenbecks Arch Chir 352:301
12. Hinsdale JG, Jaffe BM (1984) Re-operation for intra-abdominal sepsis: indications and results in modern critical care setting. Ann Surg 199:31
13. Hirner A, Häring R (1982) Frühe postoperative Relaparotomie. In: Häring R (ed) Dringliche Bauchchirurgie. Thieme, Stuttgart
14. Hirner A, Häring R, Hofmeister M (1987) Akute Mesenterialgefäßverschlüsse. Chirurg 58:577
15. Hoogewoud H-M, Rubli E, Terrier F, Hassler H (1986) The role of computerized tomography in fever, septicemia and multiple system organ failure after laparotomy. Surg Gynecol Obstet 162:539
16. Hüttl T (1964) Angaben zur Indikation und Mortalität der unmittelbaren Relaparotomie. Zbl Chir 49:1883
17. Käufer C, Hiller U (1973) Die frühzeitige Relaparotomie. Bruns' Beitr Klin Chir 220:151
18. Kern E (1974) Die Relaparotomie im Rahmen der Intensivtherapie bei Peritonitis und Ileus. Langenbecks Arch Chir 337:301
19. Klepetko W, Havel M, Laufer G, Koller W, Müller M, Schwarz C, Wolner E (1985) Indikationsstellung zum chirurgischen Reingriff bei abdomineller Sepsis. Intensivmed 22:414
20. Kunz H (1962) Die Relaparotomie. Langenbecks Arch Chir 301:223
21. Lagache G, Combemale B, Proye C (1965) A propos des réinterventions précoces en chirurgie abdominale. Acta Chir Belg 64 (Supp 3):20
22. Largiadèr F (1983) Postoperative Peritonitis heute. In: Kern E (ed) Die chirurgische Behandlung der Peritonitis. Springer, Berlin Heidelberg New York Tokyo
23. Lowdon AGR (1959) Emergency re-operation in abdominal surgery. J R Coll Surg Edinb 4:291
24. Lüdtke-Handjery A (1983) Die Früh-Relaparotomie. Acta Chir 18:113
25. Mayrhofer O, Mauritz W, Sporn P (1985) Intensivtherapeutische Erfahrungen beim akutseptischen Abdomen. Anaesthesiol Reanim 10:29
26. Pichlmayr R, Ziegler H (1974) Die Relaparotomie bei Infektionen. Chirurg 45:208
27. Prenner K (1962) Zum Problem der Relaparotomie. Klin Med (Vienna) 17:424
28. Ranke E (1970) Probleme der frühen Relaparotomie. Zbl Chir 95:73
29. Schwaiger M (1978) Postoperative Peritonitis. Langenbecks Arch Chir 347:411
30. Siewert R, Schulz G, Cassau D (1970) Die Frührelaparotomie: Ursachen, Indikation, Prognose. Chirurg 41:76

31. Sinanon M, Maier RV, Carrico CJ (1984) Laparotomy for intraabdominal sepsis in patients in an intensive care unit. Arch Surg 119:652
32. Starlinger F (1954) Die Relaparotomie. De Gruyter, Berlin
33. Stojanov A (1972) Die Frührelaparotomie. Zbl Chir 97:1841
34. Stucke K (1971) Eiterungen des subphrenischen Raums. Langenbecks Arch Chir 329:1101
35. Tera H, Alberg C (1975) Relaparotomy. A ten-year series. Acta Chir Scand 141:627
36. Trede M, Linder M, Wesch G (1980) Die Indikation zur Relaparotomie bei postoperativer Peritonitis. Langenbecks Arch Chir 352:295
37. Vieweg G, Daniel P (1974) Relaparotomie als Noteingriff in der frühen postoperativen Phase. Zbl Chir 99:1127
38. Walzel C (1977) Problematik der subphrenischen Abszeßdrainage. Acta Chir 12:29
39. Zer M, Dux S, Dintsman M (1980) The timing of relaparotomy and its influence on prognosis: a ten year survey. Am J Surg 139:338
40. Zühlke V (1976) Allgemeine Behandlungsprinzipien der postoperativen Peritonitis. In: Pichlmayr R (ed) Postoperative Komplikationen: Prophylaxe und Therapie. Springer, Berlin Heidelberg New York

Klinische Relevanz von Endotoxin und Eicosanoiden bei schwerer Sepsis

W. Oettinger, D. Berger, H.G. Beger

Endotoxin als auslösendes Prinzip der chirurgischen Sepsis

Unter schwerer Sepsis ist ein Syndrom zu verstehen, das durch eine bedrohliche Beeinträchtigung vitaler Körperfunktionen als Folge einer Infektion gekennzeichnet werden kann. In seiner meist ausgeprägten Form ist dieses Syndrom der hämodynamisch und organ-funktionell zu definierende septische Schock.

Als primäre Ursache der schweren Sepsis ist die Invasion des Organismus durch überwiegend gramnegative Keime erkannt, als wirksames Agens, das in der Bakterienwand lokalisierte Endotoxin und dessen toxische Komponente, das sog. Lipid-A [21]. Entsprechend gefürchtet sind deshalb alle großflächigen oder keimkonzentrierten Kontaminationen mit endotoxinreichen Bakterien, wie z.B. solchen der E.-coli-, Klebsiella-, Pseudomonas-, Proteus- und Pyocyaneus-Gruppe. Die diffuse, bakterielle Peritonitis, die abszedierende Pneumonie, Urogenitalinfektionen, ausgedehnte Weichteil- und Extremitätenwunden abwehrgeschwächter Schwerverletzter führen daher die Liste der chirurgischen Erkrankungen mit potentiellem Risiko zur schweren Sepsis oder zum septischen Schock.

Trotz einer gewissen Vielfalt der Keimspezies, der Eintrittspforte und damit auch der septischen Grunderkrankungen sind aus der deskriptiven Symptomenforschung gemeinsame Endstrecken der Endotoxinwirkung bekannt, die von direkten Wirkungen auf zirkulierende wie ortsständige Zellen des retikuloendothelialen Systems, das Gerinnungssystem, die Thermoregulation des ZNS bis zu indirekten, mediatorvermittelten Einflüssen auf Kreislauf- und Organfunktionen reichen.

Dabei sind direkte und indirekte Wirkungen eng verzahnt; so führt die direkte Wirkung des Endotoxins auf Endothelzellen zur Störung ihrer Membranfunktionen, aber damit auch zur Liberation vasoaktiver Substanzen.

Die direkte stimulatorische Wirkung auf opsonierende Makrophagen zieht die Freisetzung proteolytischer Enzyme nach sich, die ihrerseits wieder spezifische Endotoxinwirkungen auf Kininsystem und die biogenen Amine unspezifisch potenzieren können [15, 17, 18, 20, 21]. Diese relativ homogene biologische Antwort auf mannigfache Angriffspunkte des Endotoxins äußert sich klinisch am deutlichsten in der Aktivierung des Gerinnungssystems bis hin zur disseminierten intravaskulären Koagulopathie, in der charakteristischen hyperdynamen Kreislaufreaktion der Frühphase sowie in typischen Organfunktionsstörungen, insbesondere von Lunge, Niere und Leber. Diese Veränderungen treten in solcher Gesetzmäßigkeit auf, daß ihre wichtigsten Meßgrößen Bestandteil einer quantitativen Definition des septischen Schocks geworden sind [29].

Eicosanoide und die Mediatorhypothese der Sepsis

Das Wort Eicosanoide dient als Sammelbegriff für Prostaglandine, Thromboxan und Leukotriene. Die Bezeichnung verweist auf die gemeinsame Grundstruktur aus der C20-Arachidonsäure. Prostaglandine und Thromboxan entstammen dem sog. Zyklooxygenasestoffwechselweg, Leukotriene dem Lipoxygenasestoffwechselweg. Diese Arachidonsäurederivate sind eine Hauptgruppe unterschiedlicher Mediatorsysteme, deren sich das Endotoxin für die meisten seiner biologischen Wirkungen, nämlich die indirekten, vermittelten Reaktionen bedient.

Die Mediatorhypothese der schweren Sepsis und des septischen Schocks bezieht sich derzeit auf folgende Grundpfeiler der Pathogenese des Multiorganversagens:

1) Störung der Mikrozirkulation durch Verlust der Mikroangiodynamik auf dem Boden einer hypoxischen und/oder endotoxinbedingten Endothelzellschädigung mit der Ausbildung von Zellaggregaten vorwiegend aus aktivierten Thrombo- und Leukozyten [24],
2) Freisetzung biologisch aktiver Substanzen aus eben diesen Zellaggregaten mit sekundärer Aktivierung sämtlicher Akutphasensysteme (Gerinnung, Komplement, Kinin usw.).

Vasomotorische Dysregulationen einerseits und Permeabilitätsschäden andererseits sind die klinisch wirksamsten Resultanten aus diesen grundsätzlichen Veränderungen. Ausgerechnet bestimmte Eicosanoide liefern zu beiden Pathogenesefaktoren passende Wirkungspotentiale:

1) Zellaggregation: TXA_2 aggregiert Thrombozyten und Leukozyten, nur um weiteres TXA_2 freizusetzen, PGI_2 antagonisiert diese Wirkung,
2) Vasomotorik: PGF_2, TXA_2 sind Vaso- und Bronchokonstriktoren, PGE_1, PGE_2 und PGI_2 entsprechende Vasidilatoren,
3) Permeabilität: Leukotriene, insbesondere LTB_4 setzt an isolierten Lungenpräparaten starke Permeabilitätsschäden, wahrscheinlich unter Mitwirkung von TXA_2.

Die aktuelle Vorstellung über die Teilhaberschaft der Eicosanoide an der Pathogenese der gefürchtetsten Komplikation der schweren Sepsis, dem akuten respiratorischen Distreßsyndrom (ARDS) ist in folgender Übersicht schematisch dargestellt:

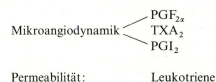

Permeabilität: Leukotriene
                         (TXA_2)

Das Arachidonsäuresystem liefert aber nicht nur in einem Stimulationsprozeß Vasokonstriktoren und -dilatoren, die mit Blick auf die häufig zu beobachtende diskrepante Kreislaufreaktion der Sepsis (pulmonale Hypertension – periphere Widerstandsabnahme) von Interesse sein könnten, sondern wird darüber hinaus ausgerechnet in der Lunge, dem ersten Zielorgan des septischen Schocks, wesentlich reguliert [16]. Dabei scheint die regulative Kapazität mit dem respiratorischen Funktionszustand der Lunge zu variieren. So eliminiert nur die gesunde Lunge während einer einzigen Kreislaufpassage Prostaglandine der E- und F-Serie zu mehr als 90% [33] und zwar auf energieverbrauchendem metabolischem Wege.

Interaktion Endotoxin – Eicosanoide

Endotoxin gilt experimentell als einer der stärksten Prostaglandinsynthesestimulatoren und führt in vivo zu einer De-novo-Synthese von Prostaglandinen aus der Lunge [16]. Darüber hinaus ist eine Wirkungsbeziehung des Endotoxins zum Arachidonsäurestoffwechsel aus folgenden Gründen naheliegend: einmal ist das unbestritten führende Symptom der schweren Sepsis die erhöhte Körpertemperatur, durch intraventrikuläre oder intravenöse Applikation von LPS im Experiment auslösbar und durch PG-Synthesehemmer wie z. B. Indometachin hemmbar [26].

Das physiologische Reservoir für Endotoxin, der Gastrointestinaltrakt, ist nicht nur häufige klinische Quelle einer Sepsis, sondern reich an gerade durch Endotoxin stimulierbaren PG-Präkursoren [26]. Weitere Untersuchungen zu der Beziehung Endotoxin-eicosanoide haben ergeben, daß diese nicht nur stimulatorischen Charakter haben muß: so berichten Nakano et al., daß Homogenate von Nieren und Lungen endotoxinbehandelter Tiere Prostaglandine in gegenüber Kontrollen vermindertem Maße metabolisieren [25]. Blackwell et al. [8] fanden, daß die nach Endotoxinvorbehandlung vermehrte PG-Produktion aus Lungen- und Jejunumhomogenaten im wesentlichen auf einer Hemmung der 15-Hydroxy-PG-Dehydrogenase beruht, also des für die Metabolisierung notwendigen, hauptsächlich in der Lunge vorliegenden Enzyms. All diese Gründe geben der Achse Endotoxin – Eicosanoide in der Pathogenese der schweren Sepsis und des septischen Schocks einen hohen Stellenwert. Es gilt im folgendem die mögliche Relevanz für die Klinik zu prüfen.

Klinische Relevanz

Endotoxin und Eicosanoide als aussagekräftige Schockmediatoren

Sowohl Endotoxin wie aktive Eicosanoide sind beim Gesunden im strömenden Plasma unter Ruhebedingungen nicht nachweisbar. Sie sind molekular identifiziert und mit modernen Labormethoden hinreichend genau meßbar. Damit erfüllen Sie notwendige Voraussetzungen für die Eignung als sogenannte Schockmediatoren.

Erweisen sich in der Zirkulation nachweisbares Endotoxin und Eicosanoide darüber hinaus noch als spezifisch für die Sepsisantwort, können in die klinische Relevanzprüfung so wichtige Fragen wie

1) Definition der Sepsis,
2) Bezug zu Organ- und Kreislauffunktionsstörungen,
3) Verlaufsvorhersage/Risikoeinschätzung,
4) Indikation zur Relaparotomie

einbezogen werden.

Systemische Eicosanoid- und Endotoxinfreisetzung in der schweren Sepsis – wie spezifisch ist diese Reaktion: es ist experimentell vielfach belegt, daß die schwere Sepsis und der septische Schock mit einer systemischen Freisetzung von Eicosanoiden in zirkulierendes Plasma und Lymphe einhergehen. Ausmaß der Freisetzung und Zuordnung zu sepsisspezifischen Funktionsveränderungen variieren teilweise mit dem verwendeten Sepsismodell und nach Maßgabe der angewandten Bestimmungsmethoden und der jeweils untersuchten Arachidonsäurederivate [2, 26].

Vergleichsweise wenige klinische Untersuchungen liegen vor über endogene Eicosanoidfreisetzung und Sepsissyndrom. Diese wenigen sind in ihrer Aussage eingeschränkt, da die untersuchten Patienten entweder unzureichend stratifiziert und/oder jeweils nur ein bestimmtes Eicosanoid, z. B. TXB_2 oder 6-Keto-$PGF_{1\alpha}$ (beides stabile Degradationsprodukte von TXA_2 und PGI_2) herausgegriffen wird. Letzteres verhindert z. B. die Beurteilung der wirksamen Komponente aus den Prostaglandinfreisetzungsmustern, solange das Verhältnis von Agonisten zu Antagonisten nicht eingeschätzt werden kann [14, 34].

Gemeinsame Aussage aller Untersuchungen ist jedoch, daß derzeit kein kritischer Zustand, sei es der Myokardinfarkt, der hypovolämische/hämorrhagische oder traumatische Schock, die nekrotisierende Pankreatitis oder die Anaphylaxie im vergleichbar pharmakologisch wirksamen Ausmaß eine Vielzahl von biologisch aktiven Eicosanoiden systemisch freisetzt, wie die schwere Sepsis und der septische Schock [2, 26].

Ähnliches gilt für Endotoxin, dessen klinische Validität als sepsisspezifischer Mediator auch noch darunter leidet, daß Bestimmungsmethoden umstritten sind und wenige klinische Untersuchungen bisher vorliegen [4, 11, 13, 23]. In einer eigenen Untersuchung bei mehr als 100 Patienten erwies sich Endotoxin jedenfalls gegenüber der positiven Blutkultur als deutlich überlegener Indikator einer schweren Sepsis [30].

Beziehung zum Schweregrad der Sepsis

Über die Spezifität hinaus sind aus unserer Sicht, aber auch im Einklang mit einer Reihe anderer Autoren folgende für die Klinik relevante Befunde als gesichert anzusehen.

Endotoxin läßt sich quantitativ in Körperflüssigkeiten bestimmen. Gleiches gilt für die Prostaglandine und Thromboxan, während Leukotriene derzeit nur in wäßrigen Medien zuverlässig zu messen sind.

Für Endotoxin besteht eine deutliche Beziehung zwischen dem Schweregrad der Sepsis und den maximalen Plasmakonzentrationen, die während des perioperativen Verlaufs mindestens 3mal täglich bestimmt werden. Im eigenen Krankengut sehen wir folgende Schwellenwerte:
aseptische Chirurgie: < 5 EU/ml, Sepsis mit Organkomplikationen, aber definitiv günstigem Verlauf: ≤ 100 EU/ml, letaler Verlauf: mindestens 5mal ≥ 100 EU/ml während der Erkrankung.

Im septischen Schock zeigt sich darüber hinaus eine quantitative Beziehung zwischen den Mittelwerten aus ebenfalls mindestens 3 täglichen Endotoxinbestimmungen und der Schwere des Schocks, bezogen auf „klinische Vorphase", „voll ausgeprägtes Schocksyndrom", „Erholungsphase" oder „protrahierter, letaler Verlauf" [29, 30]. Dieser Zusammenhang ist in Tabelle 1 dokumentiert. Ähnliches gilt für die

Tabelle 1. Endotoxinkonzentrationen in EU/ml ($n = 86$)

Aseptische Chirurgie	Peritonitis ohne Schock	Septischer Schock		
		Phase 1	Phase 2	Phase 3
< 5	49 ± 38	339[a] ± 151	724[a] ± 231	88 ± 64

[a] $p < 0{,}001$ gegenüber „aseptischer Chirurgie" und „unkomplizierte Peritonitis". (Mod. nach Oettinger et al. 1987 [30])

Tabelle 2. Prostaglandin $F_{2\alpha}$ ($PGF_{2\alpha}$) und $KH_2PGF_{2\alpha}$ im septischen Schock (pg/ml, $n = 87$)

	Normalwert	Septischer Schock		
		Phase 1	Phase 2	Phase 3
$PGF_{2\alpha}$	< 60	240 – 550	1252 ± 350[a]	240 – 550
$KH_2PGF_{2\alpha}$	< 300	570 ± 92	370 ± 72[a]	680 ± 137

[a] $p < 0{,}001 < 0{,}05$ für Unterschiede zwischen den Schockphasen. (Mod. nach Oettinger et al. 1987 [30])

Prostaglandine und Thromboxan, wenngleich nach Freisetzungsmuster und daraus resultierendem Wirkprofil differenziert werden muß:

Am Beispiel von $PGF_{2\alpha}$ wird gezeigt, daß wiederum mit der Schwere der Sepsis das Ausmaß der systemischen Freisetzung korreliert. Tabelle 2 verdeutlicht, daß diese Freisetzung zum Teil durch fehlende pulmonale Inaktivierung bedingt ist. Der vorzugsweise in der Lunge unter Energieverbrauch synthetisierte Metabolit $KH_2PGF_{2\alpha}$ fällt im septischen Schock in deutlich geringerem Maße an als sein aktiver Präkursor $PGF_{2\alpha}$. Dies bedeutet, daß zum Zeitpunkt der stärksten respiratorischen Funktionseinbuße die Lunge auch in ihrer Clearancefunktion bezüglich der Prostaglandine versagt. Am gleichen Krankengut werden transpulmonale Konzentrationsgradienten gefunden, die bestätigen, daß die Lunge im septischen Schock für bestimmte Eicosanoide von der normalen Clearancefunktion umschaltet in pathologische Prostaglandin-de-novo-Synthese [16, 29].

Während die Freisetzung von $PGF_{2\alpha}$ sich mit dem pulmonalen Gefäßwiderstand nicht korrelieren läßt, besteht eine signifikante, experimentell mehrfach bestätigte Korrelation zwischen transpulmonaler TXB_2-Konzentrationsdifferenz und dem pulmonalen Gefäßwiderstand in der Frühphase des septischen Schocks [12, 27–30].

Untersucht man die Freisetzungsmuster aus $PGF_{2\alpha}$, TXB_2 und 6-K-$PGF_{1\alpha}$ in Relation mit hämodynamischen und organfunktionellen Daten von Patienten in vergleichbaren Schockphasen, mit vergleichbarer Grunderkrankung und analysiert nur solche mit nicht unterschiedlichen $PGF_{2\alpha}$-Plasmakonzentrationen, so fällt folgendes auf: hypodynam reagierende Patienten weisen signifikant höhere TX-Konzentrationen im arteriellen Plasma auf als Patienten, die im hyperdynamischen Schock beobachtet werden. Für Prostazyklin gilt das umgekehrte [31].

Danach bestehen bei gleichem Aktivierungsgrad des Systems durchaus divergente Wirkprofile, soweit sie von den biologisch stark wirksamen Antagonisten Prostazyklin und Thromboxan bestimmt sind. Außerdem werden bei überwiegender Prostazyklinaktivität deutlich bessere Organfunktionswerte beobachtet, was sich schließlich in einer besseren Prognose der entsprechenden Patienten niederschlägt. Aus dieser, auch experimentell bestätigten Imbalance zwischen Prostazyklin- und Thromboxanfreisetzung und den angesprochenen Funktionsbeziehungen wurde der endogenen Freisetzung von Prostazyklin im septischen Schock eine eher protektive, der des Thromboxans eine eher toxische Bedeutung zugesprochen [19, 28].

Prüft man die klinische Relevanz des bisher Gesagten, so läßt sich folgendes resümieren:

Klinische Relevanz für Diagnostik und Prognoseeinschätzung

In einer ersten Untersuchung zu dieser Frage an 66 Patienten mit unterschiedlich schwerem Verlauf einer diffusen bakteriellen Peritonitis ergibt sich der in Tabelle 3 zusammengefaßte Befund. Der Schweregrad wurde nach einfachen, aber für den Patienten essentiellen Kriterien abgestuft; Gruppe 1: gestorben, Gruppe 2: mit Organkomplikationen überlebt, Gruppe 3: ohne Organkomplikationen überlebt. Allen Patienten gemeinsame Eingangskriterien waren: intraoperativ gesicherte, diffuse, bakterielle Peritonitis, Körpertemperatur $\geq 38,5°C$, Leukozyten >15000 oder $<5000/mm^3$. Tabelle 3 bezieht sich auf die Medianwerte der perioperativen Verlaufsmaxima. Es zeigen sich folgende Befunde: die Gruppe der verstorbenen Patienten bestätigt die alte klinische Erfahrung, daß das Intervall zwischen Symptombeginn und Operation sowie das Lebensalter nach wie vor die wichtigsten Prognosekriterien darstellen. Diese Gruppe fällt gegenüber den Überlebenden ferner auf durch eine relativ hypodyname Kreislaufsituation und hohen pulmonalen Gefäßwiderstand. Sie zeigt die höchsten Endotoxinmaxima und als einzige der 3 Gruppen ein überwiegend thromboxanbestimmtes Eicosanoidprofil. Bei den überlebenden Patienten besteht dagegen ein Überwiegen der Prostazyklinaktivität über die des Thromboxan, eine hyperdyname bis ausgeglichene pulmonal normotone Kreislaufsituation. Diese Patienten sind jünger und früher zur Operation gelangt. Zumindest für dieses Krankengut könnten in dem TX/PGI_2-Plasmaquotienten und der Graduierung gefundener Endotoxinmaxima zusätzlich objektive Verlaufsindikatoren gesehen werden.

Tabelle 3. Schweregradprädiktoren von 66 Patienten mit diffuser bakterieller Peritonitis; intensivmedizinisch erhobene Daten ergeben sich aus Medianwerten perioperativer Maxima (Tag 0–5), Zeitintervall: Symptombeginn bis Operationsbeginn

Klinisches Ergebnis	CI [L/min·m²]	PVR [dyne·s/cm⁻⁵]	TX/PGI_2 (ratio)	Endotoxin [EU/ml]	Zeitintervall (h)	Alter (Jahre)
Verstorben	2,9[a]	280[a]	2,8[a]	725[a]	72[a]	68
Nach Organversagen überlebt	5,3	170	0,3	340[a]	55	55
Unkompliziert	3,6	160	0,8	36	31	46

[a] $p<0,005<0,05$.

Therapeutische Konsequenzen

Erste Versuche, die Freisetzung von Prostaglandinen und Thromboxan durch Zyklooxygenaseinhibitoren wie z. B. Indomethacin, Ibuprofen und andere nichtsteroidale antiinflammatorische Substanzen (NSAID) zu verhindern, haben aus mehreren Gründen keine klinische Anwendung gefunden: die generelle Blockade der Prostaglandinbiosynthese verhindert auch die Bildung von protektiven Prostaglandinen und führt zu einem übergewichtigen Substratangebot an den Lipoxygenasestoffwechsel, was die vermehrte Bildung von Leukotrienen zur Folge hat. So beobachteten Ogletree u. Brigham eine verstärkte pulmonale Oedembildung nach Indomethacingabe im Endotoxinschock des Schafes [32]. Andere Autoren bestätigen negative Effekt auf Lungen- und Nierenfunktion nach Indomethacin [22]. Die selektive Inhibition von Thromboxan mit synthetischen TX-Rezeptorantagonisten und TX-Synthetasehemmern wurden in zahllosen Tiermodellen und wenigen klinischen Untersuchungen erprobt. Die bisherigen Ergebnisse sind entweder wegen Nebenwirkungen (schwere Hypotension), mangelnder Patientenstratifikation oder unzureichender Thromboxanantagonisation für die klinische Anwendung nicht konklusiv [2, 26, 35]. Mehr versprechende Resultate sind dagegen von der therapeutischen Applikation von dilatorischen Prostaglandinen, z. B. PGI_2 zu erwarten. Die Basis dafür ergibt sich aus den genannten protektiven Wirkprofilen bei Patienten mit schwerer Sepsis und der vielfachen experimentellen Bestätigung dieser Hypothese [19, 28]. Ihre klinische Prüfung ist derzeit an verschiedenen Zentren in Gange. Bihari et al. berichteten bereits über die günstige Wirkung von exogenem Prostazyklin auf die O_2-Verfügbarkeit bei septischen Patienten [7].

Der effektivste Ansatz freilich gegen die Kausalbeziehung Endotoxin–Mediatorfreisetzung wäre die Elimination oder Antagonisierung von Endotoxin selbst. In Ergänzung der seit alters gültigen mechanischen Elimination der Sepsisquelle durch chirurgische Verfahren sind derzeit immunologische Methoden in der Erprobungsphase. Sie reichen von der Leukozytenantigenmaskierung durch monoklonale Antikörper [1] bis zur klinischen Applikation von Endotoxinantiseren [3]. Neue Ergebnisse zur Immuntherapie der schweren Sepsis werden an anderer Stelle dieses Kongreßbandes zusammengefaßt.

Diskussion und Schlußfolgerung

Nach dem derzeitigen Kenntnisstand kann man von folgenden, für die Klinik relevanten Aspekten ausgehen:

- Endotoxin und Eicosanoide, davon insbesondere bestimmte Prostaglandine und Thromboxan sind in Abhängigkeit vom Schweregrad der Sepsis in Körperflüssigkeiten nachweisbar.
- Endotoxin erweist sich dabei als zuverlässiger Indikator einer Sepsis als die positive Blutkultur [9, 30].
- Die Freisetzung der Eicosanoide ist partiell auf die gestörte Inaktivierungskapazität der durch Sepsis geschädigten Lunge zurückzuführen. Aus einer Differenzierung der endogenen Eicosanoidwirkprofile bei Patienten ergeben sich Hinweise für

eine protektive Bedeutung dilatorischer Prostaglandine. Diese führten zu derzeit laufenden klinischen Studien mit PGI$_2$ oder PGI$_2$-Analoga.
- Der effektivste therapeutische Effekt wird wohl von der über die chirurgische Herdsanierung hinausgehenden kontinuierlichen pharmakologischen oder immuntherapeutischen Endotoxinelimination zu erwarten sein.
- Die Erfassung von Endotoxin und Eicosanoiden als Sepsismediatoren läßt in einem vorläufigen Krankengut von 86 Peritonitispatienten erkennen, daß sie dazu beitragen könnten, den Schweregrad einer Sepsis besonders dann besser zu beurteilen, wenn sich der Patient durch Vorbehandlung, längerwährende Intensivtherapie etc., der rein klinischen Beurteilung entzieht.

Kontroversen zu diesen Aussagen entstehen vornehmlich aus 3 Problemkreisen: Genauigkeit und Zuverlässigkeit der Bestimmungsmethoden, Vergleichbarkeit von bis dato spärlichen Patientenkollektiven und mangelnder Stratifikation innerhalb eines Patientenkollektives.

Eicosanoidbestimmungen sind äußerst fehleranfällig und erfordern die ständige Kontrolle durch Doppelbestimmungen mittels Massenspektrometrie und/oder HPLC. Die Korrelation von Plasmakonzentrationen zu Organfunktionen erscheint nur dann sinnvoll, wenn statt der sporadischen Messung eines einzelnen Agonisten wenigstens ein Wirkprofil unter Einfluß des entsprechenden Antagonisten auf einer möglichst engmaschigen zeitlichen Basis bestimmt wird.

Das Problem der Endotoxinbestimmung liegt in der Störanfälligkeit des allgemein gebräuchlichen Amöbozytenlysattests und der Tatsache, daß nur das Gesamtendotoxin erfaßt werden kann [5, 10]. Während die Serumextraktion inzwischen zu einer Recovery von 100% der tatsächlich vorhandenen Endotoxinmenge verbessert werden konnte, ist die Bestimmung des für die Toxizität bedeutsamen freien Endotoxinanteils noch nicht zufriedenstellend gelöst [6].

Mit dieser Voraussetzung wird Endotoxin zusammen mit einem seiner wesentlichen Effektorsysteme, den Eicosanoiden, dem Kliniker ein weiteres Instrumentarium an die Hand geben, den Schweregrad einer Sepsis und daraus abzuleitende Maßnahmen noch besser einzugrenzen als bisher.

Literatur

1. Arfors KE, Lundberg C, Lindbom L, Lundberg K, Harlan M (1987) A monoclonal antibody to the membrane glycoprotein complex CDw18 (LFA) inhibits PMN accumulation and plasma leakage in vivo. In: Messmer K, Hammersen F (eds) Progress in applied microcirculation, vol 11. Karger, Basel, pp 270–275
2. Ball HA, Cook JA, Wise WC, Halushka PV (1986) Role of thromboxane, prostaglandins and leukotrienes in endotoxic and septic shock. Intensive Care Med 12:116–126
3. Baumgartner JD, Glauser MP, McCutchan JA, et al. (1985) Prevention of gram-negative shock and death in surgical patients by antibody to endotoxin core glycolipid. Lancet [2]:59–63
4. Beger HG, Gögler H, Kraas E, Bittner R (1981) Endotoxin bei bakterieller Peritonitis. Chirurg 52:81–88
5. Berger D, Beger HG (1986) Fehlermöglichkeit des Limulus-Amoebozyten-Lysat-Testes bei der Endotoxinbestimmung im Serum. Lab Med 10:95–96
6. Berger D, Beger HG (1987) Evidence for endotoxin binding capacity of human Gc-globulin and transferrin. Clin Chim Acta 163:289–299

7. Bihari D, Smithies M, Gimson A, Tinker J (1987) The effects of vasodilation with prostacyclin on oxygen delivery and uptake in critically ill patients. N Engl J Med 317:397–402
8. Blackwell GJ, Flower RJ, Hermann AG (1970) Effect of endotoxin on 15-hydroxyprostaglandin-dehydrogenase in the rabbit jejunum and lung. Arch Int Pharmacodyn Ther 220:325
9. Duswald KH (1983) Zur Pathobiochemie der Leukozytenelastase und ausgewählter Plasmaproteine bei Sepsis nach abdominal-chirurgischen Eingriffen. GIT-Verlag, Darmstadt
10. Elin RJ, Robinson A, Levine AS, Wolff SM (1975) Lack of clinical usefulness of the limulus test in the diagnosis of endotoxemia. N Engl J Med 293:521–524
11. Fink PC, Grunert JU (1984) Endotoxemia in intensive care patients. A longitudinal study with the limulus amebocyte lysate test. Klin Wochenschr 62:586
12. Frölich JL, Ogletree M, Peskar BA, Brigham KL (1980) Pulmonary hypertension correlated to pulmonary thromboxane synthesis. In: Samuellson B, Ramwell PW, Paoletti R (eds) Advances in prostaglandins and thromboxane research. Raven, New York, pp 745–750
13. Grundmann R, Ingenhoff E (1986) Postoperative Bestimmung des Endotoxinverlaufs. Dtsch Med Wochenschr 111:457–462
14. Halushka PV, Reines HD, Barrow SE, et al. (1985) Elevated plasma 6-keto-prostaglandin $F_{1\alpha}$ in patients in septic shock. Crit Care Med 13:451–453
15. Havemann K (1978) Neutral proteases of human polymorphonuclear leucocytes. Urban, Schwarzenberg, Baltimore
16. Hyman AL, Spannhake EW, Kadowitz PJ (1978) Prostaglandins and the lung, state of the art. Am Rev Respir Dis 117:111–136
17. Kilpatrick-Smith L, Erecinska M, Silver IA (1981) Early cellular responses in vitro to endotoxin administration. Circ Shock 8:585
18. Kux M, Coalson JJ, Massion WH, Günter CA (1972) Pulmonary effects of E. coli endotoxin: role of leukocytes and platelets. Ann Surg 175:1–27
19. Lefer AM, Tabas J, Smith III EF (1980) Salutary effects of prostacyclin in endotoxin shock. Pharmacology 21:206–211
20. Lerner RG, Goldstern R, Cummings G (1977) Endotoxin induced disseminated intravascular clotting: evidence that it is mediated by neutrophil production of tissue factor. Thromb Res 11:272
21. Lüderitz O, Gacanos C, Lehmann J, Nurminen M, Rietschel ET, Rosenfelder SM, Westphal O (1973) Lipid A. J Infect Dis 18:17
22. McCarthy J, Torres V, Romero J, Wochos D, Velosa J (1982) Acute intrinsic renal failure induced by indomethacin. Mayo Clin Proc 57:289–294
23. McCartney AC, Banks JG, Clements GB, Sleigh JD, Tehrani M, Ledingham IMcA (1983) Endotoxaemia in septic shock: clinical and post mortem correlations. Intensive Care Med 9:117–122
24. Messmer K (1987) Microcirculatory changes in endotoxinemia and septic shock. In: Vincent JL, Thijs LG (eds) Update in intensive care and emergency medicine. Septic shock. Springer, Berlin Heidelberg New York, pp 35–42
25. Nakano J, Prancan AV (1973) Metabolic degradation of prostaglandin E_1 in the lung and kidney of rats in endotoxin shock. Proc Soc Exp Biol Med 144:506
26. Oettinger W (1987) Role of prostaglandins and thromboxane. In: Vincent JL, Thijs LD (eds) Update in intensive care and emergency medicine. Septic shock. Springer, Berlin Heidelberg New York, pp 89–107
27. Oettinger W, Beyer A, Jensen U, Zumtobel V (1981) Interrelation of endogenous prostaglandins–prostaglandin $F_{2\alpha}$, prostacyclin, thromboxane with pulmonary and systemic vascular resistance in human septic shock. Crit Care Med 9:213
28. Oettinger W, Pfleiderer A, Heil K, Seifert J, Brendel W (1982) Evaluation of endogenous and exogenous prostacyclin (PGI_2) in a porcine endotoxic shock model. Eur Surg Res 14:112
29. Oettinger WKE, Walter GO, Jensen UM, Beyer A, Peskar BA (1983) Endogenous prostaglandin $F_{2\alpha}$ in the hyperdynamic state of severe sepsis in man. Br J Surg 70:237–239
30. Oettinger W, Berger D, Beger HG (1987) The clinical significance of prostaglandins and thromboxane as mediators of septic shock. Klin Wochenschr 65:61–68
31. Oettinger W, Peskar BA, Beger HG (1987) Profiles of endogenous prostaglandin $F_{2\alpha}$,

thromboxane A_2 and prostacyclin with regard to cardiovascular and organ functions in early septic shock in man. Eur Surg Res 19:65–77
32. Ogletree ML, Brigham KL (1979) Indomethacin augments endotoxin induced increased lung vascular permeability in sheep. Am Rev Respir Dis 119:383–389
33. Piper P, Vane J, Wyllie J (1970) Inactivation of prostaglandins by the lung. Nature 255:600–604
34. Reines HD, Halushka PV, Cook JA, Wise WC, Rambo W (1982) Plasma thromboxane concentration are raised in patients dying with septic shock. Lancet II:174–175
35. Reines HD, Halushka PV, Olanoff LS, Hunt PS (1985) Dazoxiben in human sepsis and adult respiratory distress syndrome. Clin Pharmacol Ther 37:390–395

Die Rolle der Antikörper bei bakterieller Sepsis*

J. M. L. Griffiss

Dieses Symposium beschäftigte sich mit verschiedenen biologischen Manifestationen und Spätfolgen der Sepsis. Einige Teilnehmer haben versucht, Sepsis als ein rein chemisches Phänomen zu definieren, andere sind auf der Suche nach den sepsisgetriggerten Mediatoren, die die Gewebeschädigungen hervorrufen. Ein Mikrobiologe hingegen definiert Sepsis kurz als das Eindringen von Mikroorganismen und deren zelluläre Produkte (eingeschlossen sind Exo- und Endotoxine) in die Blutbahn und ihr dortiges Überleben. Hiernach resultiert die Sepsis aus dem Versagen eines oder mehrerer homöostatisch wirksamer Mechanismen, die Mikroben auf ihre symbiotischen Nischen wie Intestinum, obere Luftwege und Haut begrenzen oder eine Entfernung aus dem Blutkreislauf sichern. Bis die Mediatoren der Entzündung durch mikrobielle Produkte erfolgreich aktiviert worden sind und ihre Wirkung klinisch erkennbar ist, gestaltet sich eine Intervention schwierig, wenn nicht sogar unmöglich. Sepsis ist somit eine Frage der Interaktion zwischen dem Menschen und seiner mikrobiellen Flora, der immunologischen Effektormechanismen, die diese Interaktion steuern, und der früh und oft inapparent auftretenden pathologischen Ereignisse, die sie unterbrechen.

Antikörper konzentrieren sich bei der Einleitung der immunologischen Effektormechanismen auf die Oberflächen, die für sie spezifische Epitope tragen. Mit anderen Worten heißt das: die Antikörper versehen die immunologischen Mechanismen mit einer Spezifität und konzentrieren ihre Wirkung auf die Punkte, wo sie gebraucht werden [2]. Hieraus ergibt sich, daß Antikörper eine zentrale Rolle in der Entwicklung einer Sepsis spielen und bei ihrer Vorbeugung wichtig sein könnten. Dieser Gegenstand allein wäre in der Lage, ein ganzes Symposium auszufüllen. Ich werde mich hier auf 2 wenig gewürdigte Aspekte des Themas konzentrieren: die Interaktion zwischen kapsulären Polysacchariden und dem Komplementsystem und die Rolle des IgA bei der Blockierung von Antikörpern und der Erhöhung der Anfälligkeit für die bakterielle Besiedlung. Ich werde von Ergebnissen berichten, die hauptsächlich bei gramnegativen Keimen gemacht worden sind, aber es gibt keinen Anhalt für fundamentale pathogenetische Differenzen zwischen diesen und anderen sepsisverursachenden Mikroben.

---

* Diese Arbeit wurde durch die Stipendien AI 21620 und AI 21171 des United States Public Health Service und der Veterans Administration der USA unterstützt. Sie wurde von Frau May Fong maschinengeschrieben. Dies ist der Bericht Nr. 19 des Centre for Immunochemistry der University of California, San Francisco.

Immunabwehr und bakterielle Dissemination

Bakterien, die die Blutbahn erreichen, werden durch verschiedenste Immuneffektormechanismen rasch beseitigt. Die am eingehendsten untersuchten und am besten verstandenen Mechanismen sind alle von einem intakten Komplementsystem abhängig. Komplementvermittelte Immunolyse ist der einfachste Abwehrmechanismus, eine Kooperation mit einer Effektorzelle ist nicht nötig. Die Immunolyse einer Zielzelle erfolgt, wenn genügend C3-Konvertase auf den Membranorganellen bereitsteht, um eine kontinuierliche Spaltung von C3 in das vasoaktive Fragment C3a und das größere 3b-Fragment, welches sich auf der Zelloberfläche ablagert, zu unterhalten [12]. Wenn das C3b-Fragment in einer genügenden Dichte abgelagert werden kann, bildet es die C5-Konvertase. Sie spaltet C5 in C5a, das auf Leukozyten stark chemotaktisch wirkt und ein Anaphylatoxin ist, und C5b. Das C5b-Fragment löst dann die regelmäßige Spaltung und Aktivierung der restlichen Enzyme der Komplementkaskade aus. Dieses Fragment hat eine Affinität zur Lipiddoppelschicht der Zellmembran und lagert sich bei Vorhandensein der aktivierten Formen von C6 bis C9 zwischen sie ein. So wird ein hydrophiler Kanal durch die hydrophobe Schicht gebildet [34]. Der aktivierte makromolekulare Komplex von C5b–C9 ist bekannt als „membrane attack complex" (MAC); seine Einlagerung in die Membran führt zu einer Störung der osmotischen Stabilität, die Zelle schwillt an und platzt [12, 34].

Grampositive Bakterien besitzen in ihrer äußeren Membran keine Lipiddoppelschicht, in die die Einlagerung von C5b möglich wäre. Bei diesen sowie bei einigen gramnegativen Bakterien, die auch der Immunolyse widerstehen, stellt die Opsonophagozytose einen alternativen Säuberungsmechanismus dar [2]. Die an die Bakterienoberfläche gebundenen C3b-Fragmente opsonieren den Keim für die Phagozytose. Durch C5a-Fragmente angelockt, koppeln sich polymorphkernige Leukozyten (PMN) mittels spezifischer Rezeptoren an das abgelagerte C3 und vereinnahmen den Erreger durch aufeinanderfolgende Bindung der benachbarten C3b-Liganden (Phagozytose). Die komplementären Rezeptoren werden CR1 (C3b) und CR3 (iC3b) benannt. Sie sind auch auf anderen Zellen der myelozytischen Reihe, einschließlich der antigenhaltigen Zellen der Makrophagenlinie, zu finden. Ein gesonderter Rezeptor, CR2, wird auf B-Lymphozyten beobachtet: er ist spezifisch für den C3d-Bereich von C3 [25]. Weitere C3-Rezeptoren mögen jetzt auch auf anderen lymphozytären Zellen entdeckt worden sein. Die Bindung von Keimen über C3b-Liganden an die Rezeptoren dieser Zellen stellt einen zusätzlichen Immuneffektormechanismus dar [9].

C3b ist ein großes Molekül, dessen Rezeptoren mit ausführenden Komponenten des Komplementsystems reagieren. Die Affinität, mit der diese Ausführungsmoleküle C3b binden, ist abhängig von dem umgebenden chemischen Milieu [10, 27, 41]. Azetamide Bestandteile in Glukosestrukturen erhöhen die Bindungsaffinität von C3b mit Faktor H, der eine Streuung der C3-Konvertase verursacht. Zudem bewirken sie eine Verminderung der Bindungsaffinität zu Faktor B, der die Konvertase vermehrt und stabilisiert. Ähnlich unterstützen einige Polysaccharidkapseln den Abbau von C3b zu C3d, welches dann die CR2-Rezeptoren auf den B-Lymphozyten binden kann und somit eine Immunantwort einleitet. Allerdings gibt es andere Polysaccharide, die nur den Abbau zur inaktiven Form, iC3b (CR3), fördern und so eine geringe immunogene Wirkung besitzen [25].

Die Bakterienoberfläche

Die äußere Membran gramnegativer Bakterien stellt eine komplexe Struktur, bestehend aus 2 nah beieinander gefügten Lipoidblättern, dar. In diesen Blättern sind eine Reihe von Proteinen, Glykoproteinen und Glykolipiden eingelagert. Das komplizierte Wechselspiel dieser Komponenten hat die Wissenschaftler lange fasziniert, und die Struktur ist zu einem Modell für Membranchemiker geworden. Für einen Immunologen ist die Membran an sich weniger interessant als die Strukturen, die den Punkt des Zusammentreffens zwischen Bakterium und den Erkennungs- und Initiatormolekülen des Immunsystems bilden. Diese Strukturen sind aus Kohlenhydraten aufgebaut und gehören zu 3 verschiedenen chemischen Spezies; die bekannteste ist das Endotoxin.

Das Endotoxin/(LPS)

Für den Immunologen ist das Endotoxin kein Molekül, sondern eher eine Reihe kompliziert aufgebauter Glykolipidbestandteile der äußeren Bakterienmembran, die sich in ihren strukturellen Besonderheiten und biologischen Aktivitäten gleichen. Die Lipidsubstanzen dieser Moleküle, Lipid A genannt, sind sehr stabil [13, 23]. Azyloxyacylation des β-hydroxylierten Fettsäurebestandteils des Lipids A ist verantwortlich für die biologische Aktivität des Endotoxins [24]. Das Lipid A wird in großen Mengen bei Wachstum oder Tod der Zelle freigesetzt, z. B. bei der Antibiotikatherapie [38]. Lipid A ist die Substanz, die beim Limulus-Lysate-Test ermittelt wird und die „septischen" Manifestationen der Endotoxämie verursacht [35].

Das Lipid A ist mit einem sehr stabilen Oligosaccharid glukuronidiert, das als Kern-(„core"-)Oligosaccharid bekannt ist [23, 31]. Konjugierte Kernoligosaccharide sind auf allen A-Lipiden der gramnegativen Darmbakterien anzutreffen. Da die antigenen Strukturen innerhalb des Oligosaccharids ebenso hochstabil sind, haben sie als mögliche Impfstoffe Beachtung erlangt. Die Oberfläche eines mutierten E.-coli-Stammes, bekannt als J_5, ist eine solche Determinante, die als passiver Impfstoff vielversprechend ist [1] und in einem folgenden Beitrag diskutiert werden soll.

Das endotoxische Glykolipid wird durch die Verknüpfung mit dem Kernoligosaccharid, bestehend aus sich wiederholenden Sequenzen von 2–5 Monosaccharidresten, vervollständigt [31]. Es sind kurze Oligosaccharide-(O-)Einheiten, die antigene Spezifität besitzen und in regelmäßigen Abständen (n)-mal mit jedem „Coreoligosaccharid" verbunden sind [23, 31]. Das komplette Glykolipid wird somit ein Lipopolysaccharid (LPS). Jedes individuelle LPS-Molekül hat eine unterschiedliche Anzahl (n) von sich wiederholenden O-Einheiten bzw. O-antigenen Einheiten [33]. Die chemische Zusammensetzung der O-Sequenzen variiert innerhalb einer Spezies sowie innerhalb der Stämme einer Spezies. Jede chemisch andersartige O-Einheit trägt ein unterschiedliches Antigen; die O-Antigene besitzen serologische Spezifität und sind dazu verwendet worden, eine Klassifikation der gramnegativen Enterobakterien zu erstellen [40].

Das gemeinsame Antigen der Enterobakterien (ECA)

Die äußere Membran der gramnegativen Enterobakterien besitzt ein zweites Glykolipid, das „enterobacterial common antigen". Die Struktur des Glukoseanteils wurde kürzlich veröffentlicht [28]; der Lipidanteil ist nicht untersucht worden. Aufgrund ihrer physikalischen und chemischen Ähnlichkeiten sind ECA und Endotoxin schwer zu trennen, und einige der berichteten serologischen Eigenschaften des LPS dürften durch Verunreinigung mit dem weniger gut beschriebenen ECA entstanden sein.

Polysaccharid-(K-)-Antigene

Um die 2 Glykolipide liegt als amorphe Kapsel ein negativ geladenes, polares und hydrophiles Polysaccharid, das antigene Determinanten besitzt, die als K-(Kapsel-)Antigene bezeichnet werden [40]. Die Kapsel ist die äußerste Struktur der bakteriellen Oberfläche und geht als erste Wechselwirkungen mit anderen Zelloberflächen oder Effektormolekülen ein.

Alle 3 Glukosestrukturen gehen Verbindungen mit beiden Komplementschienen ein und beinhalten Antigene, die Antikörper binden [40]. Jede Interaktion ist sehr kompliziert, und trotz intensiver Forschung ist der jeweilige Beitrag zur Virulenz im unklaren geblieben [5]. Alle werden bei schnell wachsenden oder sterbenden Bakterien in wäßriger Phase freigesetzt; Wechselwirkungen mit Komplementbestandteilen finden ebenfalls in wäßriger Phase und an der bakteriellen Oberfläche statt [3, 7]. Im allgemeinen schwächen die kapsulären Polysaccharide die Komplementaktivierung in der Weise ab, daß die Affinität zu den bindenden Durchführungskomponenten erhöht wird und dadurch die Ansammlung von effektiven Komplementkomplexen unterbrochen wird [7, 10, 41]. Dies scheint von der Anzahl der Azetoamidgruppen im Molekül abhängig zu sein [22, 41]. Einige kapsuläre Polysaccharide binden C1q direkt, allerdings ohne die Aktivierung der restlichen Komplementkaskade auszulösen [29]. Die Bindung von Komplementkomponenten durch Glukoseanteile ist irreversibel und bedeutet eine Reduzierung des Reservoirs an bestimmten Komponenten [21]. Bei i. v.-Injektion bewirken Polysaccharide einen Verlust an Komplementen bei Labortieren [29]; bei Menschen mit Sepsis wäre ähnliches zu erwarten. Allgemein betrachtet können die Glukoseanteile als Toxine des Komplementsystems betrachtet werden.

Die Rolle von IgM- und IgG-Antikörpern

Chemische Anteile mit antikomplementärer Wirkung, wie die azetoamiden Gruppen der kapsulären Polysaccharide, werden von IgG- und IgM-Antikörpern maskiert und behindern so deren Bindung von Komplementkomponenten. Durch das Entfallen der antikomplementären Substanzen wird eine angemessene Aktivierung der Komplemente und Induktion des Immuneffektormechanismus ermöglicht. IgM und IgG stärken somit die komplementvermittelten Effektormechanismen [26].

Überraschenderweise ist der positive Effekt von IgM und IgG nicht von einer Vermehrung von C3 oder Faktor B auf dem Bakterium begleitet [26]. Eher wird durch die Maskierung der antikomplementär wirkenden Substanzen eine Ablagerung auf dem Bakterium erst ermöglicht.

Aufgrund der quantitativen Bedeutung der Interaktion zwischen Komplementbestandteilen und Oberflächenstrukturen kann man die Virulenz eines Bakteriums in großem Maßstab als Funktion der jeweilig vorhandenen Anzahl von Glukoseanteilen betrachten [22]. Eine Determinante zweiten Ranges ist die Anzahl der zirkulierenden Komplementkomponenten. Offensichtlich haben sehr kleine Kinder eine geringe Menge an zirkulierenden Komplementkomponenten, selbst wenn die Konzentration in etwa gleich ist, ebenso ist die Komplementmenge bei Erwachsenen mit Zweiterkrankungen wie Lupus erythematodes und nephrotischem Syndrom erniedrigt.

Die Bedeutung der IgA-Antikörper

Die komplementunterstützenden oder antitoxischen Effekte der Antikörper sind auf IgM und IgG beschränkt, wobei IgM das effizientere von beiden ist [19]. Im Gegensatz hierzu kann IgA keine komplementvermittelten Effektormechanismen einleiten. Eher blockiert es deren Aktivität [14]. Da IgA die gleichen antigenspezifischen Bindungsstellen wie IgM und IgG besitzt, hat seine Blockade der komplementvermittelten Effektormechanismen eine antigene Spezifität [14, 18]. Die durch IgG und IgM eingeleiteten Mechanismen werden durch IgA blockiert [19], IgM stärker als IgG. Die IgA-Blockade ist nicht von einer Bindungsaffinität abhängig [19]; sie muß nicht vor IgG und IgM eine Bindung des Antigens eingehen und tritt trotz der Tatsache ein, daß die Bindung selbst eine verstärkte Ablagerung von C3 auf der Bakterienoberfläche bewirkt [20]. IgA-Blockade ist bei unzähligen Zielzellen und allen beschriebenen komplementvermittelten Effektormechanismen dokumentiert worden [17]. In 2 klinischen Situationen wurden genügend hohe Spiegel von zirkulierenden IgA gefunden, um Immuneffektormechanismen aufzuheben und eine Anfälligkeit für bakterielle Dissemination zu bewirken [11, 17, 18].

Die biologische Funktion des IgA

Der blockierende Effekt des IgA wirft eine interessante Frage auf: Warum hat die Menschheit gerade einen Antikörper entwickelt, der eine Anfälligkeit für Bakterienbesiedlung eher erzeugt als verhindert? Welches waren die evolutionären Vorteile? Unsere Unterlagen belegen, daß die Fähigkeit, komplementvermittelte Effektormechanismen zu blockieren, die normale biologische Rolle des zirkulierenden IgA darstellt [17]. Es scheint im Serum als regulatives Immunglobin zu fungieren, das die Komplementaktivierung durch Bakterien, die in geringer Menge in den Blutkreislauf gelangen, moduliert [17]. So stellt es ein antiinflammatorisches Immunglobulin dar. Die Regulation der Komplementaktivierung durch zirkulierendes IgA ist ein Teil der Gesamt-IgA-Antwort auf Antigene, die dem mukosaassoziierten lymphogenen Gewebe (Peyer-Plaques) dargeboten werden [17, 42]. Zusätzlich erhält das Serum-IgA die antigenische Masse über sog. „shunting-antigens", die in geringen Konzentrationen in Makrophagen gelangen, wo sie immunologisch verarbeitet werden können [17, 30].

IgA besitzt eine Reihe von biologischen Attributen, die in idealer Weise der regulativen Rolle entsprechen. Seine Effekte sind in hohem Maße spezifisch (antigenbindend). Seine Induktion ist von der Gegenwart eines zu bindenden Antigens abhängig, und seine Produktion ist kurzfristig (schnelles Turnover). Seine Konzentration im Serum ist streng kontrolliert, die Wirkung auf harmlose und geringe Beimpfung beschränkt. Aber wie alle homöostatischen Mechanismen kann es ins Ungleichgewicht geraten und zu einer zeitweisen erhöhten Anfälligkeit für Bakteriendissemination und Sepsis führen.

Induktion des Serum-IgA

Die Induktion des IgA bedarf einer Interaktion zwischen Antigen und mukosaassoziiertem Lymphgewebe [36, 42]. Im Darm werden diese Gewebe als Peyer-Plaques bezeichnet. Es sind kleine Organellen, die die intestinale Mukosa übersäen und in das Lumen hineinragen. Ihre anatomische Lage erlaubt es, ihnen kontinuierlich Proben aus dem Stuhl zu entnehmen. Die Deckepithelien der Peyer-Plaques beinhalten spezialisierte Zellen, bekannt als M-Zellen, die eine erleichterte Aufnahme antigenischer Partikel in die Plaques ermöglicht [32]. Einmal in die Plaques gelangte Antigene werden dort mittels Immunozyten sowie spezialisierter antigenpräsentierender Zellen bearbeitet [36]. Anfänglich resuliert eine Induktion der antigen- und IgA-spezifischen T-Suppressorzellen, später folgt die der antigenspezifischen IgA-Präkursorzellen [39]. Daher führt eine Bakterienkolonisation des Intestinums erst zu einer Suppression der IgA-Produktion, gefolgt von einer Produktionsstimulation [15]. Diese Vorgänge finden einige tausend Mal jeden Tag statt, da das Einatmen und Verdauen jedes neuen Antigens vom Schleimhautimmunsystem identifiziert und verarbeitet werden muß.

Das IgA-Immunsystem entfaltet ein nur geringes, evtl. überhaupt kein immunologisches Gedächtnis. Eine muköse oder sekretorische IgA-Antwort auf ein neu präsentiertes Antigen tritt nach 7 Tagen auf, ist aber nur von kurzer Dauer [42]. Im Gegensatz hierzu ist die Serum-IgA-Immunantwort auf ein Antigen normalerweise frühestens nach 10 Tagen nachzuweisen [15, 42]. Das antigenspezifische Serum-IgA ahmt den Anstieg und Fall des sekretorischen IgA nach: Nach einem initialen Abfall tritt eine rasche Zunahme ein, die von einer ebenso schnellen Abnahme gefolgt ist [15]. Mathematisch betrachtet, hat die Immunantwort die Form einer abnehmenden Sinuswelle, d. h. die Kapazität des Serums, antigenspezifische komplementvermittelte Effektormechanismen zu unterstützen, wird erst durch den IgA-Anstieg gestört, dann wird sie auf einem neuen und höheren Aktivitätsniveau wiederhergestellt. Während dieser Oszillationen werden IgA-Spiegel erreicht, die genügen, um die Serumfähigkeit zur Unterstützung der antigenspezifischen Effektormechanismen zeitweise zu reduzieren [15]. Die Dauer der Komplementblockade hängt von der Höhe der IgA-Antwort und der Geschwindigkeit, mit der das IgA aus dem Serum entfernt wird, ab. Während dieser Zeit tritt die Anfälligkeit für eine Bakteriendissemination auf.

Kontrolle des Serum-IgA-Spiegels

Das IgA wird von Hepatozyten schnell aus dem Serum beseitigt, die molekularen Vorgänge hierzu sind allerdings noch umstritten [6]. Der hepatische Abbau des Serum-IgA ist so effizient, daß trotz kontinuierlicher Antigenbearbeitung in der Schleimhaut die IgA-Konzentrationen nur geringfügig fluktuieren [17]. Das polymerische IgA, das die Komplementaktivierung stärker blockiert als das monomere

IgA [37], wird noch rascher durch die Hepatozyten abgebaut. Tatsächlich wird das polymerische IgA so schnell aus dem Blut entfernt, daß nennenswerte Mengen nur bei Patienten mit schwerer hepatischer Störung gefunden werden [6]. Die Produktion des IgA kann ebenfalls durch zirkulierendes IgG kontrolliert werden, indem es passiv vom Serum ins Darmlumen diffundiert und hier die Antigenaufnahme in den Peyer-Plaques blockiert [17]. Die kompetitive Dämpfung der IgA-Antwort durch zirkulierendes IgA ist eine negative Feedbackkontrolle, die antigenspezifisch ist und besonders effizient bei hohen Serumkonzentrationen arbeitet.

Zusätzlich zur physikalischen Kontrolle der Serumkonzentration gibt es 2 Ebenen der antigenspezifischen funktionellen Kontrolle der IgA-Blockade [17]. IgA blockiert IgG-eingeleitete Mechanismen über eine Verdrängung an der gemeinsamen Bindungsstelle; das Ausmaß der Blockade ist durch das Verhältnis IgA zu IgG bestimmt und ist von der Konzentration beider Immunglobuline und der Zielzellen unabhängig [19]. Folglich wird die IgA-Blockade des IgG durch eine Änderung des Inokulums nicht beeinflußt und ist relativ unabhängig von der IgA-Konzentration. Das IgG ist somit in der Lage, die IgA-Blockade subtil zu regulieren, und Menschen mit stammspezifischem IgG sind gegen die blockierende Wirkung einer physiologischen IgA-Konzentration nicht empfindlich [11, 18]. Im Gegensatz hierzu ist die IgA-Blockade von IgM-eingeleiteten Mechanismen eine nichtkompetitive Funktion des Verhältnisses IgA zu den Erregern und ist unabhängig von der IgM-Konzentration [19]. Ist die IgA-Konzentration so hoch, daß alle Antikörperbindungsstellen auf der Bakterienoberfläche von IgA besetzt sind, besitzt das IgM nur die Rolle eines machtlosen Zuschauers. Hieraus ergibt sich für die IgA-Blockade des IgM eine hohe Sensibilität gegenüber Änderungen der IgA-Konzentration und der Inokulumgröße [19]. Eine gegebene IgA-Konzentration mag bei einem kleinen Erreger die IgM-eingeleiteten Effektormechanismen blockieren, ist bei einem wesentlich größeren Inokulum jedoch machtlos, vorausgesetzt, es ist genügend IgM vorhanden, um die zusätzlichen Bindungsstellen eines größeren Erregers zu besetzen. Das Inokulum hat eine tiefe Bedeutung für die Pathogenese der klinischen Manifestationen der Sepsis (s. unten).

Antibakterielle Wirkungen des IgA

Das Serum IgA liefert auch einen Mechanismus zur Eliminierung von Antigenen. Obwohl es nicht für die Phagozytose durch polymorphkernige Leukozyten opsoniert [43], ist es in der Lage, eine komplementunabhängige bakterizide Aktivität durch Monozyten anzuregen [30]. Dieser antibakterielle Mechanismus beruht wahrscheinlich auf Phagozytose, aber dies ist z.Z. noch nicht formal bewiesen. Phagozytose durch Monozyten und/oder Makrophagen würde die Antigenpräsentation zu anderen Gliedern des Immunsystems vereinfachen, dadurch die folgenden Immunantworten steigern und zu einer Umkehr der IgA-Blockade führen [17]. Tatsächlich würde eine Opsonierung durch IgA bewirken, daß kleine Inokula nicht der Phagozytose durch PMN, einer immunologischen Sackgasse, zugeführt werden, sondern den antigenpräsentierenden Zellen. Die Netzwirkung besteht in einer Erhaltung der antigenen Masse für eine optimale Immunverarbeitung.

IgA und die Anfälligkeit für Sepsis

Wir haben gesehen, daß die Serum-IgA-Immunantwort ein integraler Bestandteil der Gesamtreaktion auf die der Schleimhaut präsentierten Antigene ist. Sie stellt einen hochspezifischen und präzise abgezielten Mechanismus zur Verhinderung einer Komplementaktivierung durch bedeutungslose bakterielle Inokula dar. Die zeitliche Abstimmung der Antwort und seine überzähligen Kontrollen garantieren, daß es nur für die tatsächlich benötigte Zeit wirksam ist. Die IgA-Immunantwort ist schnell abgebrochen, nachdem es seine Aufgabe erfüllt hat, kann aber beliebig oft reinstituiert werden. Es stellt einen alternativen Säuberungsmechanismus dar, der eine wichtige immunologische Konsequenz besitzt. Alles in allem ist es ein ausgezeichnetes Beispiel für biologische Homöostase, das so harmlos ist, daß es erst kürzlich und zufällig entdeckt und wenig beachtet worden ist. Unzweifelhaft ist es auch zu einem gewissen Anteil für das Auftreten und die pathogenetischen Konsequenzen der Sepsis verantwortlich.

Die naheliegendste klinische Situation, die zu einer Beeinträchtigung der Kontrolle über die IgA-Blockade führt, ist die schwere hepatobiliäre Dysfunktion, bei der eine Elimination des IgA aus dem Serum nicht mehr gewährleistet ist [6]. In der Tat sind Patienten mit schwerer Zirrhose aufgrund der unkontrollierten IgA-Blockade nicht in der Lage, die Chemotaxis des PMN [8] und die Lyse von E.-coli-Stämmen [11] regelrecht zu unterstützen. Allerdings ist das IgA nicht das einzige Molekül, das von der gestörten Leber inadäquat eliminiert wird, und sein relativer Beitrag zum Sepsisgeschehen bei Patienten mit hepatobiliärer Dysfunktion ist nicht quantifiziert worden.

Eine zweite potentiell wichtige Störung wäre eine Verringerung des mononukleären Zellbestands, die z. B. bei der Chemotherapie, bei Erkrankungen der Milz und der Leber auftreten kann. Diese Möglichkeit ist klinisch nicht untersucht worden, aber ich vermute, daß dieser Mechanismus zu einem gewissen Anteil für die Sepsis bei chemotherapierten Patienten verantwortlich ist.

Offensichtlich ist eine Zunahme der IgA-Produktion schädlich; allerdings ist dies in der Literatur nie beschrieben worden. Trotz alledem entscheidet eine sehr feine Schwankung der vermehrten Produktion über die Epidemiologie einer Meningokokkeninfektion und wahrscheinlich auch anderer bakterieller Erkrankungen [16]. Die Besiedlung des Pharynx durch Neisseria meningitidis induziert normalerweise kein Serum-IgA. Allerdings entwickeln viele intestinale Keime Oberflächenantigene, die immunochemisch identisch mit potentiell pathogenen Stämmen von Neisseria meningitidis sind [16]. Wenn ein Mensch auf dem Höhepunkt der Serum-IgA-Antwort auf die intestinale Besiedlung durch einen dieser Keime mit Meningokokken kontaminiert wird, besteht für ihn das Risiko einer Meningokokkenausbreitung. Ob eine Erkrankung auftritt, ist abhängig von der Höhe der IgA-Antwort und der Schnelligkeit, mit der das IgA von der Leber eliminiert wird. Dieser Mechanismus ist für die epidemische Meningokokkenerkrankung verantwortlich zu machen [16].

IgA und die klinischen Manifestationen der Sepsis

Ein Patient, der eine IgA-vermittelte Sepsis entwickelt, hat in seinem Blut IgA-opsonierte Bakterien in einer Konzentration, die größer als die Phagozytosekapazität der Monozyten und Makrophagen ist. Durch das Wachstum und die ständige Teilung der Bakterien im Serum werden kontinuierlich neue Antikörperbindungsstellen angeboten. Solange genügend IgA vorhanden ist, um diese Stellen zu binden, kann die Sepsis ohne die nachteilige Wirkung der Komplementaktivierung fortbestehen. An einem bestimmten Punkt des Erregerwachstums übersteigt die Zahl der Antikörperbindungsstellen die IgA-Konzentration, und freie Stellen können von IgM gebunden werden. Zu diesem Zeitpunkt beginnt die Komplementaktivierung. Sie wird erheblich beschleunigt durch die – bei der Bakterienlyse freiwerdenden – zusätzlichen Zellwandbestandteile und damit neuen Antikörperbindungsstellen. Diese immer stärker werdende Komplementaktivierung kann plötzlich bei Patienten auftreten, die bis zu diesem Zeitpunkt die Sepsis überraschend gut toleriert haben. Obwohl es für dieses Szenario keinen klinischen Beweis gibt, könnte es bei bestimmten Patienten die plötzliche Entwicklung eines ernsten und unbeeinflußbaren septischen Krankheitsbildes erklären.

Schlußfolgerungen

Ich habe versucht, einen Überblick über ausgesuchte Aspekte zu geben, die die Rolle der Antikörper bei der Prävention und Ausbreitung der Sepsis beleuchten. Das Konzept der protektiven Antikörper ist für eine Anzahl von Krankheiten nachgewiesen und wird intuitiv logisch und weitgehend verstanden. Mit dem besseren Verständnis von der Immunochemie der Glukoseoberflächenorganellen von Bakterien können wir beginnen, die protektiven Antikörper genauer zu untersuchen. Aber dieses bedarf der vollen Berücksichtigung der unterschiedlichen Effektorfunktionen der verschiedenen Antikörperisotypen. Weniger gut verstanden oder angenommen ist die Rolle des IgA bei der Induktion der Sepsis. IgA besitzt die idealen Eigenschaften für ein regulatives Molekül. Seine Wirkungen sind hochspezifisch und unterliegen den gleichen Regulationen wie die anderen Komponenten des Immunsystems; es hat eine kurze Halbwertszeit; seine regulatorischen Wirkungen werden überreichlich kontrolliert, und es leitet einen alternativen Abwehrmechanismus ein. Die der Schleimhautbesiedlung folgende IgA-Induktion sichert eine IgA-Präsenz im Blutkreislauf zu einem Zeitpunkt, zu dem es am notwendigsten und unschädlichsten ist. Es bietet so eine zusätzliche Dimension zu der Gesamtschleimhautimmunität. Wie bei allen physiologischen Regulationsmechanismen können Störungen und Ungleichgewichte pathologische Konsequenzen haben. Dies könnte der Schlüssel für das Verständnis von der Epidemiologie und dem klinischen Spektrum der Sepsis sein.

Literatur

1. Baumgartner JD, Glauser MP, McCutchan TA, Ziegler EJ, van Melle G, Klauber MP, Vogt M, Muehlen E, Luethy R, Chiolero R et al. (1985) Prevention of gram-negative shock and death in surgical patients by antibody to endotoxin core glycolipid. Lancet II:59–63
2. Brown EJ, Hosea W, Frank MM (1983) The role of antibody and complement in the reticuloendothelial clearance of pneumococci from the bloodstream. Rev Infect Dis 5:S797–S805

3. Capel PJA, Groeneboer O, Grosveld G, Pondman KW (1978) The binding of activated C3 to polysaccharides and immunoglobulins. J Immunol 121:2566–2572
4. Clas F, Loos M (1981) Antibody-independent binding of the first component of complement (C1) and its subcomponent C1q to the S and R forms of *Salmonella minnesota*. Infect Immun 31:1138–1144
5. Cross AS, Gemski P, Sadoff JC, Ørskov F, Ørskov I (1984) The importance of the K1 capsule in invasive infections caused by *Escherichia coli*. J Infect Dis 149:184–193
6. Delacroix DL, Vaerman JP (1983) Function of the human liver in IgA homeostasis in plasma. Ann NY Acad Sci 409:383–401
7. Edwards MS, Kasper DL, Jennings HJ, Baker CJ, Nicholson-Weller A (1982) Capsular sialic acid prevents activation of the alternative complement pathway by type III, group B streptococci. J Immunol 128:1278–1283
8. Epps DE van, Williams RC Jr (1976) Suppression of leukocyte chemotaxis by human IgA myeloma components. J Exp Med 144:1227–1242
9. Feaison DT (1984) Cellular receptors for fragments of the third component of complement. Immunology Today 5:105
10. Fearon DT, Augsten KF (1980) The alternative pathway of complement – a system for host resistance to microbial infection. N Engl J Med 303:259–263
11. Fierer J, Finley F (1979) Deficient serum bactericidal activity against *Escherichia coli* in patients with cirrhosis of the liver. J Clin Invest 63:912–921
12. Frank MM (1979) Complement system in host defense and inflammation. Rev Infect Dis 1:483–501
13. Gmeiner J, Lüderitz O, Westphal O (1969) Biochemical studies on lipopolysaccharides of *Salmonella* R mutants 6. Investigations on the structure of the lipid A component. Eur J Biochem 7:370–379
14. Griffiss JM (1975) Bactericidal activity of meningococcal antisera: blocking by IgA of lytic antibody in human convalescent sera. J Immunol 114:1779–1784
15. Griffiss J (1982) Serum IgA: modulation of complement activation and induction of susceptibility to bacterial dissemination. Infection 10:246–251
16. Griffiss JM (1982) Epidemic meningococcal disease. Synthesis of a hypothetical immunoepidemiologic model. Rev Infect Dis 4:159–172
17. Griffiss JM (1983) Biologic function of the serum IgA system: Modulation of complement-mediated effector mechanisms and conservation of antigenic mass. Ann NY Acad Sci 409:697–707
18. Griffiss JM, Bertram MA (1977) Immunoepidemiology of meningococcal disease in military recruits. II. Blocking of serum bactericidal activity by circulating IgA early in the course of invasive disease. J Infect Dis 136:733–739
19. Griffiss JM, Goroff DK (1983) IgA blocks IgM and IgG-initiated immune lysis by separate molecular mechanisms. J Immunol 130:2882–2885
20. Griffiss JM, Jarvis GA (1987) Interaction of serum IgA with complement components: the molecular basis of IgA blockade. In: McGhee JR, Mestecky J, Ogra PL, Bienenstock J (eds) Recent advances in mucosal immunology. vol 216B. Plenum, New York
21. Griffiss JM, Schneider H, O'Brien JP (1985) Lysis of *Neisseria gonorrhoeae* initiated by binding of normal human IgM to an hexosamine-containing LOS epitope is augmented by strain permissive feedback through the alternative pathway of complement activation. In: Schoolnik GK, Brooks GF, Falkow S, Frasch CE, Knapp JS, McCutchan JA, Morse SA (eds) The pathogenic *Neisseriae*: proceedings of the Fourth International Symposium. American Society for Microbiology, Washington DC
22. Griffiss JM, Schecter S, Eads MM, Yamasaki R, Jarvis G (1988) Regulation of complement activation on bacterial surfaces. In: Kohler H, LoVerde PT (eds) Vaccines: new concepts and developments. Longman, London
23. Hitchcock PJ, Leive L, Mäkelä PH, Rietschel ET, Strittmatter W, Morrison DCA (1986) Review of lipopolysaccharide nomenclature past, present and future. J Bacteriol 166:699–705
24. Homma J, Matsuura M, Kanegasaki S, Kawakubo Y, Kojima Y, Shibukawa N, Kumazawa Y, Yamamoto A, Tanamotot K, Yasuda T et al. (1985) Structural requirements of lipid A

responsible for the functions: a study with chemically synthesized lipid A and its analogues. J Biochem 98:395–406
25. Hostetter MK, King RS (1987) Role of the C3d receptor in the proliferative response of the B lymphocyte (Abs). Clin Res 35:477A
26. Jarvis GA, Vedros NA (1987) Sialic acid of group B *Neisseria meningitis* regulates alternative complement pathway activation. Infect Immun 55:174–180
27. Joiner KA, Hammer CH, Brown EJ, Cole RJ, Frank MM (1982) Studies on the mechanism of bacterial resistance to complement-mediated killing. I. Terminal complement components are deposited and released from *Salmonella minnesota* S218 without causing bacterial death. J Exp Med 55:797–808
28. Kuhn HM, Basu S, Mayer H (1987) Comparison of enterobacterial common antigen from different species by serological techniques. Eur J Biochem 162:69–74
29. Levy NJ, Nicholson-Weller A, Baker CJ, Kasper DL (1984) Potentiation of virulence by group B streptococcal polysaccharides. J Infect Dis 149:851–860
30. Lowell GH, Smith LF, Griffiss JM, Brandt BL, MacDermott RP (1980) Antibody-dependent mononuclear cell-mediated antimeningococcal activity. Comparison of the effects of convalescent and postimmunization immunoglobulins G, M and A. J Clin Invest 66:260–267
31. Nikaido H (1973) Biosynthesis and assembly of lipopolysaccharide and the outer membrane layer of gram negative cell wall. In: Leive L (ed) Microbiology series. vol. I Dekker, New York
32. Owen RL, Jones AL (1974) Epithelial cell specialization within human Peyer's patches: an ultrastructural study of intestinal lymphoid follicles. Gastroenterology 66:189–203
33. Palva L, Mäkelä PH (1980) Lipopolysaccharide heterogeneity in *Salmonella typhimurium* analyzed by sodium dodecyl sulfate/polyacrylamide gel electrophoresis. Eur J Biochem 107:137–143
34. Podack EB, Tschoop J, Müller-Eberhard HJ (1982) The molecular organization of C9 within the membran attack complex of complement. Induction of circular C9 polymerization by the C5b-C8 assembly. J Exp Med 156:268
35. Rietschel ET, Brade H, Brade L, Kaca W, Kawahara K, Lindner B, Lüderitz T, Tomita T, Schade U, Seydel U et al. (1985) Newer aspects of the chemical structure and biological activity of bacterial endotoxins. In: Ten Cate JW, Bühler HR, Stark A, Levin J (eds) Bacterial endotoxins: structure, biomedical significance and detection with the Limulus amoebocyte lysate test. Liss, New York
36. Russell MW, Mestecky J (1988) Induction of the mucosal immune response. Rev Infect Dis (in press)
37. Russell-Jones GJ, Ey PL, Reynolds BL (1980) The ability of IgA to inhibit the complement-mediated lysis of target red blood cells sensitized with IgG antibody. Mol Immunol 17:1173–1180
38. Shenep JL, Barton RP, Mogan KA (1985) Role of antibiotic class in the rate of liberation of endotoxin during therapy for experimental gram-negative bacterial sepsis. J Infect Dis 151:1012–1018
39. Suzuki I, Kitamura K, Kiyono H, Kurita T, Green OR, McGhee JR (1986) Isotype-specific immunoregulation. Evidence for a distinct subset of T contrasuppressor cells for IgA responses in murine Peyer's patches. J Exp Med 164:501–516
40. Taylor PW (1976) Immunochemical investigations of lipopolysaccharides and acidic polysaccharides from serum-sensitive and serum-resistant strains of *Escherichia coli* isolated from urinary tract infections. J Med Microbiol 9:405
41. Varki A, Kornfeld S (1980) An autosomal dominant gene regulates the extent of 9-O acetylation of murine erythrocyte sialic acid. A probable explanation for the variation in capacity to activate the human alternative complement pathway. J Exp Med 152:532–544
42. Warner L, Ermak T, Griffiss JM (1987) Mucosal and serum immunity following commensal enteric colonization. In: McGhee JR, Mestecky J, Ogra PL, Bienenstock J (eds) Recent advances in mucosal immunology. vol 216B. Plenum, New York
43. Wilton JMA (1978) Suppression by IgA of IgG mediated phagocytosis by human polymorphonuclear leukocytes. Clin Exp Immunol 34:423–428

Immuntherapie und Immunprophylaxe bei Sepsis

J. D. Baumgartner, M. P. Glauser

Gramnegative Bakterien (GNB) bilden die Hauptursache für Infektion und Tod kritisch erkrankter Patienten, die auf Intensivstationen aufgenommen werden. Es wird geschätzt, daß sich allein in den USA 70000–300000 Fälle gramnegativer Septikämien ereignen und dies mit einer unbekannten, vielleicht noch höheren Zahl an potentiell tödlichen Infektionen bei negativer Blutkultur einhergeht. Es wird angenommen, daß viele der toxischen Manifestationen, die durch gramnegative Infektionen verursacht werden, als Mediator den Lipopolysaccharidanteil der äußeren Bakterienmembran (LPS, Endotoxin) besitzen. Antibiotika sind nicht nur nicht in der Lage, diese toxische Wirkung des LPS zu verhindern, möglicherweise erleichtern sie sogar die LPS-Freisetzung aus der Bakterienmembran [25]. Da die Mortalität infolge gramnegativer Infektionen trotz modernstem Managements und modernster Antibiotika weiterhin hoch bleibt, werden sicherlich Alternativen benötigt.

Die Rolle der humoralen Immunität als Teil der körpereigenen Abwehr gegen bakterielle Infektionen ist gut bekannt, wobei ein Ansatz den Ausgang bakterieller Infektionen zu verbessern, die passive Immuntherapie darstellt. Aktive Immuntherapie könnte in den Fällen in Betracht gezogen werden, in denen bereits zu Anfang ein höheres Risiko einer bakteriellen Infektion vorhersehbar ist. All diese Ansätze waren jedoch bis vor kurzem durch die breite Antigenvariabilität der aus GNB isolierten Endotoxine fast immer zum Scheitern verurteilt.

Konzept der Coreglykolipidantikörper

Tierexperimentell konnte gezeigt werden, daß Immunisierung mit glatten GNB, die komplette LPS-Moleküle an ihrer Oberfläche tragen, vor vielen nachteiligen Effekten des Endotoxins und gramnegativer Infektionen schützt [21, 27]. Jedoch sind Antikörper gegen die vollständigen LPS primär gegen die immundominanten speziesspezifischen Oligopolysaccharidseitenketten gerichtet und schützen hauptsächlich gegen den Bakterienstamm, mit dem immunisiert wurde. Da Tausende bezüglich ihrer Antigene unterschiedliche gramnegative Bakterienstämme beim Menschen Infektionen hervorrufen können, ist es schwierig, eine breit schützende Mischung von gegen Seitenketten gerichteten Antikörpern zu gewinnen. Im Gegensatz zu den Oligosaccharidseitenketten zeigt der zentrale Teil des LPS-Moleküls von GNB, das Coreglykolipid, das für die Toxizität des LPS verantwortlich ist, eine geringe Varianz zwischen den Bakterienstämmen. Deshalb die Arbeitshypothese, daß Antikörper gegen das Coreglykolipid gegen eine große Anzahl von gramnegativen Bakterienstämmen Schutz geben können.

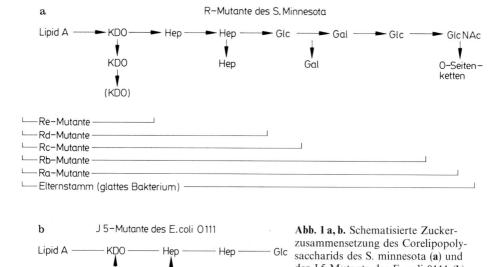

Abb. 1 a, b. Schematisierte Zuckerzusammensetzung des Corelipopolysaccharids des S. minnesota (**a**) und der J 5-Mutante des E. coli 0111 (**b**). *KDO* Ketodesoxyoctulosonat; *Hep* Heptose; *Glc* Glucose; *GlcNAc* N-Acetylglucosamin. (Aus [11, 30])

Rauhe Mutanten der GNB sind durch Enzymdefekte charakterisiert, die die Bindung der lateralen Seitenketten an das zentrale Kernglykolipid verhindern. Verschiedenste ähnliche Mutanten wurden in Abhängigkeit des fehlenden Enzymtyps charakterisiert, wobei sie die unterschiedlichsten Zuckermoleküle in ihrem Kern zeigten [11, 30] (Abb. 1). Die einfachsten, rauhen LPS bestehen aus einem Lipid A und einem Saccharidmolekül, Ketodeoxyoctulosonat genannt, und beide Anteile müssen in der Zellwand anwesend sein, da ihr Fehlen tödlich für das GNB ist. Die rauhen Mutanten, die solche LPS beherbergen, werden Re-Mutanten genannt.

Tierexperimentelle Studien von Antisera gegen rauhe Mutanten

Die Fähigkeit der gegen rauhe Mutanten der GNB gerichteten Antisera, gegen eine Vielzahl nicht verwandter glatter GNB oder Endotoxine zu schützen, wurde in verschiedenen experimentellen Modellen nachgewiesen. Passive Immunisierung mit E. coli J 5, einer rauhen Mutanten des Escherichia coli 0111, und Salmonella minnesota R 595, der Re-Mutanten von S. minnesota S 128, verhinderte den Tod bei Mäusen und Kaninchen bei einer letalen Dosis mit verschiedenen GNB oder Endotoxinen [16, 17, 34, 36], verhinderte bei Kaninchen lokalisierte oder generalisierte Shwartzman-Reaktionen und bei Hunden Hypotension nach Endotoxininjektion. Einige andere Studien zeigten ebenfalls einen Überkreuzschutz durch Antiseren gegen andere rauhe Mutanten, wie z. B. die Ra- und Rc-Mutanten des S. minnesota und einige rauhe Mutanten des S. typhimurium. Die meisten dieser Studien zeigten, daß eine Immunisierung mit rauhen Mutanten die toxischen Endotoxinwirkungen nicht verwandter GNB verhinderte.

Vergleich des Ausgangs gramnegativer Infektionen in bezug auf Endotoxinantikörpertiter bei retrospektiven Studien am Menschen

Der Stellenwert humaner Endotoxinantikörper in der Abwehr gramnegativer Infektionen wurde durch klinische, retrospektive Studien angedeutet, bei denen die Prognose der Patienten mit den Titern spezifischer Antikörper gegen Oligosaccharidseitenketten, bei Beginn einer gramnegativen Bakteriämie, in Beziehung gesetzt wurde. Zusätzlich wurde in diesen retrospektiven Studien untersucht, ob die Höhe der Coreglykolipidantikörper mit der Überlebensrate der Patienten korrelieren würde, die eine Bakteriämie aufgrund verschiedener gramnegativer Bakterien [18, 38] und P. aeruginosa [22, 23] durchgemacht hatten. Um Coreglykolipidantikörper bei Patienten zu entdecken, sind 2 rauhe Stämme weit verbreitet in Anwendung. Einer ist die Re-Mutante des S. minnesota, die von McCabe et al. benutzt wurde (Abb. 1a), der andere die J5-Mutante des E. coli 0111, benutzt von Pollack et al. (Abb. 1b).

McCabe et al. [18] zeigten, daß die Überlebensrate von Patienten mit einer Bakteriämie aufgrund verschiedener gramnegativer Bakterien mit deren Coreglykolipidantikörpertitern zum Zeitpunkt des Eintritts der Bakteriämie in Korrelation stand, wobei diese Titer durch indirekte Hämagglutination gemessen wurden (Tabelle 1). In einer darauffolgenden Untersuchung der durch Immunfluoreszenz gemessenen Antikörpertiter [38] fanden diese Autoren, daß IgG-Antikörper gegen O-spezifische Antigene signifikant mit der Prognose korrelierten, jedoch nicht so eindrucksvoll wie Coreglykolipidantikörper (Tabelle 1). Die gefundene Korrelation zwischen Coreglykolipidantikörpern und der Überlebensrate erwies sich als unabhängig von der Höhe der O-spezifischen IgG-Antikörper.

Untersuchungen von Pollack et al. konzentrierten sich auf Patienten mit P.-aeruginosa-Septikämien (Tabelle 2). In Übereinstimmung mit der Beobachtung von McCabe et al. sahen Pollack u. Young [22] einen ähnlichen Zusammenhang zwischen

Tabelle 1. Korrelation von Schock und Tod zu Antikörpertitern bei Patienten mit gramnegativer Bakteriämie (HA Hämagglutination)

	Titer	Patienten n	Schock und Tod n [%]	p-Wert
Typenspezifische Antikörper				
IgG zu O-Antigenen (IF)	< 1/80	96	63 (66)	
	> 1/80	92	32 (35)	≤ 0,001
Indirekte HA	< 1/640	29	19 (66)	
	> 1/640	139	54 (39)	≤ 0,01
Kreuzreaktive Antikörper				
Indirekte HA	< 1/80	112	67 (60)	
	> 1/80	39	6 (15)	≤ 0,01

Typenspezifische Antikörper sind gegen die Seitenketten an der äußeren Membran sitzender gramnegativer Lipopolysaccharide gerichtet, diese werden O-Antigene genannt und sind stammspezifisch. Kreuzreaktive Antikörper sind gegen die Zentralregion des Lipopolysacchrids gerichtet, die bei gramnegativen Bakterien gut geschützt ist. Lipopolysaccharid der Rauhmutante Re der *S. minnesota* wurde als Antigen benutzt, um Coreantikörper zu entdecken.

Tabelle 2. Korrelation von Überlebensrate zu Antikörpertitern bei 43 Patienten mit *P.-aeruginosa*-Septikämie. (Aus [22, 23])

	Überlebensrate		p-Wert
	Titer	[%]	
Typenspezifische Antikörper			
Indirekte HA	≤ 1:32	48	
	> 1:32	85	0,03
Kreuzreaktive Antikörper	Höhe (µg/ml)		
Anti-J5-Coreglykolipid IgG	< 10	14	
	> 10	79	< 0,001
Anti-J5-Coreglykolipid IgM	< 30	44	
	> 30	81	0,01

Für Erklärungen über typenspezifische und kreuzreaktive Antikörper, s. Bemerkungen unter Tabelle 1. In diesem Experiment wurde die Rauhmutante J5 des *E. coli* O111 als Antigen benutzt, um Coreglykolipidantikörper zu messen.

der Überlebensrate und O-spezifischen Antikörpern nach P.-aeruginosa-Septikämien, wobei diese O-spezifischen Antikörper aus gereinigten P.-aeruginosa-LPS stammten und durch indirekte Hämagglutination gemessen wurden. In der Folge wurde für Coreglykolipidantikörper, gemessen durch ELISA, und Überlebensrate eine ähnliche Korrelation gefunden. Sowohl IgG- als auch IgM-Coreglykolipidantikörper waren mit einer geringeren Mortalität assoziiert. Eine Multivarianzanalyse zeigte die Titerhöhe stammspezifischer hämagglutinierender Antikörper als besten Indikator einer Prognose, gefolgt von Anticore IgM und Anticore IgG. Diese Untersuchungen legen daher nahe, daß sowohl stammspezifische als auch kreuzreaktive Antikörper Patienten vor schwerem septischen Schock oder Tod aufgrund einer Infektion durch GNB schützen könnten und eine passive Immuntherapie bei kritisch kranken Patienten von Nutzen sein könnte.

Klinische Untersuchung von E.-coli-J5-Antiseren für die Behandlung von Patienten mit gramnegativer Bakteriämie

Die obengenannten Untersuchungen, sowohl am Tier als auch am Menschen, veranlaßten klinische Studien mit Antiseren, die durch Immunisierung Freiwilliger mit der Rauhmutanten E. coli J5 gewonnen wurden. Der Überkreuzschutz, der durch dieses Immunserum verliehen wurde, war in einer Multicenterstudie, koordiniert von E. J. Ziegler aus San Diego [37], bei der Behandlung von Patienten mit gramnegativer Bakteriämie getestet worden. Serum wurde gesunden Freiwilligen vor (Kontrollserum) und 2 Wochen nach Immunisierung mit J5-Vakzin (J5-Antiserum) entnommen. In einer randomisierten Doppelblindstudie verabreichten die Untersucher 304 Patienten mit dem klinischen Verdacht einer schweren gramnegativen Bakteriämie ein Testserum. Die Diagnose wurde im folgenden bei 212 Patienten (70%) mikrobiologisch

Tabelle 3. Mortalität von Patienten mit gramnegativer Bakteriämie, die mit J 5-Antiserum behandelt wurden. (Modifiziert nach [37])

	Kontroll-serum	Immunserum (J 5)	p-Wert
	(mittlerer Titer 1:6)	(mittlerer Titer 1:32)	(<0,0001)
Alle Patienten	42/109 (39%)	23/103 (22%)	0,011
Patienten mit schwerem Schock	30/ 39 (77%)	18/ 41 (44%)	0,003
	Gemäß dem J 5-Serumtiter		
	<1:8	<1:8	
Patienten mit schwerem Schock	20/27 (74%)	28/53 (53%)	0,07

bestätigt, wobei 109 Patienten Kontrollserum und 103 Patienten Antiserum erhalten hatten. Patientencharakteristika wie Alter, Geschlecht, Rasse, Schwere der Grunderkrankung und Behandlungsform waren bei beiden Gruppen ausgeglichen. Ebenso ausgeglichen waren Faktoren mit schlechter Prognose wie gramnegative Pneumonie, Pseudomonasbakteriämie, Hypotension oder schwerer septischer Schock.

Die häufigsten Bakteriämieursachen waren Abdominalinfektionen (33 in der Kontroll- und 27 in der J 5-Gruppe), Neutropenie (41/29), Weichteil- und Schleimhautinfektionen (25/23), Pneumonie (15/15) und Infektionen des Urogenitaltrakts (18/14). Die häufigsten Bakterienisolate waren E. coli (35/35), P. aeruginosa (20/24) sowie Klebsiellenspezies (16/13). Die Zahl der Todesfälle unter den Bakteriämiepatienten betrug 42 von 109 (39%) bei der Kontroll- und 23 von 103 (22%) bei der Empfängergruppe von J 5-Antiserum ($p=0,011$). Bei den Patienten mit schwerem Schock, die eine Therapie mit Vasopressoren über mehr als 6 h benötigten, wurde die Mortalität von 30 von 39 (77%) in der Kontrollgruppe auf 18 von 41 (44%) bei den Empfängern von J 5-Antiserum gesenkt ($p=0,003$; Tabelle 3). Der verliehene Schutz von J 5-Antiplasma war bei Neutropenie und Schleimhautinfektionen besonders beeindruckend, jedoch bei Abdominalinfektionen, bei denen die Mortalitätsrate 39% in der Kontrollgruppe und 33% in der J 5-Antiserumgruppe betrug, weniger offenkundig. Zusammenfassend zeigte diese Studie, daß die Verabreichung von J 5-Antiserum die Mortalität bei Patienten mit gramnegativer Bakteriämie halbierte, und zwar sogar dann, wenn sich das Vollbild eines septischen Schocks bereits entwickelt hatte.

Klinische Studie eines E.-coli-J 5-Antiserums als Prophylaxe gramnegativer Infektionen bei chirurgischen Risikopatienten

In Anbetracht des Erfolgs von J 5-Antiserum bei der Behandlung von Patienten mit bestehender gramnegativer Bakteriämie oder Schock wurde in der Schweiz [1] eine randomisierte Doppelblindstudie über die Prophylaxe chirurgischer Patienten mit erhöhtem Risiko gramnegativer Infektionen durchgeführt. Eine Immunisierung Freiwilliger wurde so wie in der vorangegangenen Studie durchgeführt, jedoch wurde

Plasma statt Serum benutzt, da Plasmapherese das Sammeln größerer Volumina von Freiwilligen erlaubte. Diejenigen Patienten, die für die Studie in Frage kamen, wurden separat nach Operationen randomisiert, erhielten während der ersten 24 h nach Aufnahme auf eine chirurgische Intensivstation eine Einheit Testplasma (4 ml/kg) sowie alle 5 Tage Boostereinheiten, solange sie schwerkrank auf der Intensivstation verblieben. Zusätzliches Testplasma wurde dann gegeben, wenn sich ein septischer Schock entwickelte, da die Hypothese bestand, daß Coreglykolipidantikörper unter dieser Bedingung vernichtet würden. Die Patienten wurden während ihrer Liegezeit auf der Intensivstation und 2 Wochen danach prospektiv überwachen. Dabei wurden 262 Patienten analysiert. Die Resultate zeigten, daß J 5-Antiplasma weder neue gramnegative Infektionen verhindern, noch die konsekutiv auf gramnegative Infektionen auftretenden Schüttelfröste und Fieberspitzen vermeiden konnte. Im Gegensatz dazu war J 5-Antiplasma sehr wirkungsvoll bei der Vermeidung schwerer Konsequenzen gramnegativer Infektionen, d. h. Schock und Tod. Dieser protektive Effekt war besonders beeindruckend bei Patienten mit Abdominaleingriffen, bei denen im Verlauf der Studie die Mehrzahl schwerer gramnegativer Infektionen auftrat. Tatsächlich erlitten in dieser Patientengruppe 13 von 83 Empfängern des Kontrollplasmas und nur 2 von 71 J 5-Antiplasmaempfängern einen gramnegativen Schock ($p=0,006$), darauffolgender Tod ereignete sich in 9 von 83 bzw. 1 von 71 Fällen ($p=0,017$; Tabelle 4). In den beiden anderen chirurgischen Kategorien ereigneten sich weniger gramnegative Infektionen, so daß die Wirksamkeit von J 5-Antiplasma nicht separat demonstriert werden konnte. Bei der Betrachtung aller Patientenkategorien ergab sich ein signifikanter Schutz: ein gramnegativer Schock ereignete sich bei 15 von 136 Kontrollplasmaempfängern sowie bei 6 von 126 J 5-Antiplasmaempfängern ($p=0,049$) und konsekutiver Tod bei 9 von 136 bzw. 2 von 126 ($p=0,033$). Sehr beeindruckend war die Beobachtung, daß die Inzidenz von Schock oder Tod aufgrund grampositiver Bakterien oder Pilzbefall sich in den beiden Untersuchungsgruppen nicht unterschied, womit die spezifisch gegen GNB gerichtete Wirksamkeit von J 5-Antiplasma gezeigt werden konnte. Diese klinischen Ergebnisse unterstützten daher vorangegangene Tierstudien

Tabelle 4. Prävention des gramnegativen (gn) Schocks und konsekutiven Todes durch J 5-Antiplasma bei prophylaktischer Gabe an chirurgische Risikopatienten

Operationskategorie	Kontrolle	Anti-J 5	p-Wert
Abdominalchirurgisch[a]	83	71	
Entwicklung einer gn-Infektion	21	15	n. s.
Entwicklung eines gn-Schocks	13	2	0,006
Tod durch gn-Schock	9	1	0,017
Alle Kategorien[b]	136	126	
Entwicklung einer gn-Infektion	33	29	n. s.
Entwicklung eines gn-Schocks	15	6	0,049
Tod durch gn-Schock	9	2	0,033

[a] Pneumonie, intraabdominelle und mediastinale Infektionen.
[b] Andere Operationskategorien neben Abdominaleingriffen waren Polytrauma (31 Patienten in der Kontroll- und 34 in der J 5-Gruppe) und Eingriffe an der Lunge bei Risikopatienten (22 bzw. 21 Patienten).

über die Wirkungsweise von Coreglykolipidantiserum, die andeuteten, daß dieses Antiserum primär LPS neutralisieren (antitoxischer Effekt) und nicht Bakterien opsonisieren würde [32]. In der Tat konnte J 5-Antiplasma in unserer Studie erneute gramnegative Infektionen nicht verhindern, es verhinderte nur deren toxische Konsequenzen wie Schock oder Tod.

Klinische Studie mit intravenösen anti-J 5 Hyperimmunglobulinen bei der Behandlung von Patienten mit gramnegativem Schock

Die beiden oben zusammengefaßten Studien zeigten die Wirksamkeit von J 5-Antiserum oder -plasma, bei der Behandlung schwerer gramnegativer Bakteriämien oder bei der Prophylaxe eines gramnegativen Schocks bei chirurgischen Risikopatienten. Serum oder Plasma sind jedoch für die Massenproduktion ungeeignet, und alternative Zubereitungen müssen erst untersucht werden, um diese Art der Immuntherapie in großem Maßstab einführen zu können. Gereinigte i. v.-Immunglobulinpräparationen (IVIG) sind geeignete Studienobjekte, da sie in großen Mengen in einer lyophilisierten Form, die für eine längerfristige Aufbewahrung geeignet ist, erhältlich sind.

Das Schweizer Rote Kreuz und das Sandoz-Forschungsinstitut in Wien unterstützten eine multizentrisch in der Schweiz und den Niederlanden durchgeführte prospektive Doppelblindstudie. Alle Patienten mit ausgeprägtem septischen Schock aufgrund gramnegativer Infektionen wurden entweder mit einem Standard-IVIG (Sandoglobin) behandelt oder mit einem Hyperimmun-anti-J 5-IVIG, das aus Plasma mit J 5-Vakzin immunisierter Freiwilliger gewonnen wurde. Diese Studie enthielt keine Placebogabe. Einhundert Patienten wurden in die Studie aufgenommen, wobei 71 von ihnen unter einem mikrobiologisch bestätigtem gramnegativen Schock litten [6]. Von diesen erhielten 30 das Hyperimmun-anti-J 5-IVIG und 41 das Standard-IVIG. Die beiden Behandlungsgruppen waren vergleichbar in bezug auf Alter, Geschlecht, Schweregrad der zugrundeliegenden Erkrankung, Infektionsorte, primäre Pathogene, angemessene antibiotische Therapie und hoch dosierte Kortikosteroidtherapie. Kein signifikanter Unterschied konnte festgestellt werden in bezug auf die Zahl der Todesfälle, die auf den septischen Schock zurückzuführen waren [15/30 (50%) in der J 5- und 20/41 (49%) in der Standard-IVIG-Gruppe] und in bezug auf den Zeitraum zwischen Randomisierung und Ableben [Median (Bereich): 7 (0–32) h und 9 (0–39) h]. Diese Studie zeigte somit, daß Anti-J 5-IVIG dem Standard-IVIG bezüglich der Reduzierung der Mortalität aufgrund septischen Schocks nicht überlegen war. Das Fehlen eines erhöhten nutzbringenden Effekts des Anti-J 5-IVIG im Vergleich zu einem Standard-IVIG könnte auf mehrere Ursachen zurückzuführen sein:

1) ungenügender Anstieg der gegen J 5-LPS gerichteten Antikörper in der Anti-J 5-IVIG im Vergleich zur Standard-IVIG (es konnte nur ein 2,2facher Anstieg gemessen werden);
2) Verlust der protektiven Antikörper während der Herstellung von Anti-J 5-IVIG;
3) Fehlen von IgM-Antikörpern oder anderer Serumfaktoren in der Anti-J 5-IVIG, die möglicherweise die protektiven Faktoren im J 5-Antiserum darstellen.

Weitere Untersuchungen sind nötig, um die Diskrepanz zwischen dem Erfolg des J5-Antiserums in der Prävention und Behandlung des gramnegativen septischen Schocks und dem Fehlen eines Unterschieds zwischen Anti-J5-IVIG und Standard-IVIG aufzuklären. Zusätzlich wurde deutlich, daß die Herstellungsweise des Hyperimmun-IVIG in dieser Untersuchung für eine Massenherstellung des Anti-J5-IVIG nicht praktikabel wäre, da der Prozeß der Immunisierung Freiwilliger und der Plasmapherese zu aufwendig wäre. Um eine Hyperimmunlösung zu erhalten, wird es daher nötig sein, entweder Spender mit von Natur aus hohen Titern kreuzprotektiver Antikörper auszuwählen, sobald ein guter In-vitro-Test als Screening erhältlich ist, oder die Verträglichkeit und Immunogenizität von J5-Vakzin vor der Immunisierung großer Gruppen zu verbessern.

Kontroverse über den postulierten Mechanismus der Kreuzprotektion durch J5-Antiserum

Die derzeitige Meinung über den Schutzmechanismus des J5-Antiserums oder -plasmas besteht darin, daß die schädigende Wirkung des Endotoxins mit Hilfe kreuzreaktiver Coreglykolipidantikörper neutralisiert wird. Vier verschiedene Argumente unterstützen diese Hypothese:

1) Wie oben bereits diskutiert, zeigten retrospektive Untersuchungen am Menschen eine signifikante Korrelation zwischen den Titern von Coreglykolipidantikörpern und der Überlebensrate von Patienten mit Bakteriämien aufgrund verschiedener gramnegativer Bakterien und P. aeruginosa [18, 22, 23, 38].

2) J5-Antiserum oder -plasma konnte in den oben diskutierten Untersuchungen die Überlebensrate von Patienten mit bestehender gramnegativer Bakteriämie verbessern [37] und den Eintritt eines gramnegativen Schocks und den Tod des Patienten verhindern, nicht jedoch bei grampositivem Schock [1]. Dies läßt einen spezifisch für GNB bestehenden Mechanismus der Kreuzprotektion vermuten.

3) Die Hypothese der kreuzprotektiven Coreglykolipidantikörper wird durch vorangegangene Tierexperimente unterstützt, die eine Kreuzprotektion durch J5-Antiserum nicht nur gegen komplette GNB, sondern auch gegen gereinigte Endotoxine zeigten [4, 5, 9, 16, 17, 32, 34–36]. Dies läßt vermuten, daß – falls ein kreuzprotektiver Antikörper an dem Schutz durch J5-Antiserum beteiligt sein sollte – dieser dann wahrscheinlich gegen LPS-Determinanten gerichtet ist.

4) Obwohl viele Zellwandantigene bei GNB gleich sind, stand die breite protektive Aktivität der Antisera gegen Rauhstämme im experimentellen Modell im Gegensatz zu der mangelnden Kreuzprotektion der Antisera gegen elterliche Glattstämme. Da die bekannten Hauptunterschiede zwischen Rauhmutanten und deren elterlichen Glattstämmen im LPS-Molekül liegen, scheint es denkbar, daß der kreuzprotektive Antikörper in Beziehung zu den Mutationsveränderungen steht, wie sie die rauhen LPS charakterisieren. Obwohl glatte LPS die gemeinsamen Coreglykoliddeterminanten in ihrer Struktur beherbergen, genauso wie die rauhen LPS, ist die Tatsache, daß Immunisierung mit glatten GNB die Bildung kreuzprotektiver Antikörper nicht stimuliert, nicht unerwartet. Tatsächlich scheint dies durch ein sterisches Hindernis

bedingt zu sein, da das Coreglykolipid von Seitenketten eingeschlossen ist und/oder durch die schlechte Immunogenizität der Coreglykolipiddeterminanten, die im Gegensatz zu der immunogenen Dominanz der O-Seitenketten steht.

Die Hypothese der Kreuzprotektion durch Coreglykolipidantikörper wurde in Frage gestellt, da In-vitro-Kreuzreaktionen zwischen Antikörpern gegen Rauhmutanten und glatten Endotoxinen bis vor kurzem nicht überzeugend demonstriert werden konnten. Immunfluoreszenztests, bei denen komplette Bakterien als Antigene benutzt wurden, zeigten zwar kreuzreaktive Antikörper, konnten aber nicht beweisen, daß sie gegen Endotoxin gerichtet waren [10, 33]. Andere Versuche, die gereinigte LPS als Antigen bei direkten oder indirekten Hämagglutinationstests, komplementabhängigen Hämolyseassays, Präzipitationstests in Agargel, Radioimmunoassays (RIA) oder Enzym-linked-immunosorbent-assay (ELISA) benutzten, konnten kreuzreaktive Coreglykolipidantikörper in Antisera gegen Rauhmutanten nicht zweifelsfrei nachgewiesen werden [8, 12, 20, 26].

In klinischen Versuchen konnte der verantwortliche Mechanismus für die durch Antisera gegen Rauhmutanten verliehene Kreuzprotektion nicht überzeugend aufgedeckt werden. Tatsächlich gibt es 2 Gründe für die Schwierigkeit, die Prognose mit der Höhe der Coreglykolipidantikörper im Therapieversuch des J5-Antiserums zu korrelieren:

1) Viele Sera – sowohl nicht immunisierter Freiwilliger, als auch Sera der Empfänger – hatten von Natur aus erhöhte J5-LPS-Antikörper.
2) J5-Vakzin stellt ein schwaches Immunogen dar und bewirkte bei Freiwilligen im Mittel nur einen 3- bis 5fachen Anstieg der J5-LPS-Antikörpertiter [37].

Aus diesen Gründen gab es eine ziemliche Überschneidung der J5-LPS-Antikörpertiter im den Patienten verabreichten Immun- und Kontrollserum. Daher war, obwohl die klinischen Daten einen deutlichen Nutzen durch die Gabe von J5-Antiserum oder -plasma zeigten, die Korrelation zwischen der Höhe der verabreichten J5-Antikörper und einer verbesserten Prognose nur schlecht. In der Tat maßen Ziegler et al. [37] J5-LPS-Antikörper durch indirekte Hämagglutination, konnten jedoch insgesamt gesehen keine Korrelation zwischen verliehenem Schutz und Titern der gegebenen Antisera herstellen, ohne Rücksicht auf den Immunstatus des Spenders. Bei Patienten mit ausgeprägtem gramnegativem Schock konnten sie nur einen protektiven Trend in bezug auf die J5-Antikörpertiter darstellen. In dieser Gruppe lag die Mortalität der 53 Patienten, denen Serum mit einem hämagglutinierenden Antikörpertiter von mehr als 1:8 verabreicht wurde, bei 53% im Vergleich zu 74% bei 27 Patienten, denen Serum mit Titern von 1:8 oder weniger gegeben wurde ($p=0,07$; Tabelle 3). Somit konnte dieser Versuch nicht überzeugend demonstrieren, daß die protektive Wirkung von J5-Antiserum oder -plasma durch J5-LPS-Antikörper, die durch indirekte Hämagglutination gemessen wurden, bedingt war. Zur Zeit werden zusätzlich zu der Hypothese, die die Kreuzprotektion den Coreglykolipidantikörpern zuschreibt, 2 alternative Hypothesen vorgeschlagen, um die nutzbringenden Effekte einer Immunisierung mit E.-coli-J5-„boiled-cells" zu erklären. Die erste schlägt vor, daß eine Schutzwirkung noch andere humorale Faktoren als Antikörper als Mediator habe. Tatsächlich können J5-Vakzine einige noch nicht erkannte Akute-Phase-Proteine unspezifisch erhöhen, die in der Lage sind, LPS zu neutralisieren oder ihren Metabolismus zu verändern [3, 28, 29]. Die zweite Hypothese besteht darin, daß eine passive Protektion, wie sie nach Immunisierung mit E. coli J5 gesehen wurde, auf eine unspezifische polyklonale Antikörperantwort des immunisierten Freiwilligen zurückzuführen sein könnte; ein Phänomen, daß bekanntermaßen nach gemeinsamer Injektion von glattem und rauhem Endotoxin stattfindet [24, 29]. Falls jedoch einer oder beide der oben erwähnten Mechanismen für den Schutz nach Gabe von J5-Antiplasma verantwortlich wären, würde es die im Experiment gefundene Beobachtung nicht erklären, daß nur eine sehr begrenzte Kreuzprotektion nach Immunisierung mit glatten Bakterien nachgewiesen werden konnte.

Kürzlich gewonnene In-vitro-Daten könnten eine Hilfe sein, um die Diskrepanz zwischen den günstigen klinischen Resultaten, wie sie mit J5-Antiserum erhalten wurden, und der schlechten Korrelation zwischen der Protektion und den J5-Antikörpern besser zu verstehen. Absorption von Kaninchenserum mit verschiedenen glatten und rauhen gramnegativen Bakterien zeigte, daß eine Immunisierung mit E.-coli-J5 zwei Antikörpertypen produzierte:

1) Antikörper gegen J5-Core-Determinanten distal des KDO, die in der Mehrzahl typenspezifisch sind und quantitativ überwiegen und
2) Antikörper gegen die Lipid A-KDO-Region, die weniger zahlreich sind, dafür aber in hohem Maß kreuzreaktiv [2].

Diese Daten lassen vermuten, daß Antikörper gegen Lipid A-KDO eher die Kreuzprotektion nach Immunisierung mit E. coli-J5 verursachen als Antikörper gegen J5-Corezucker. Da die meisten In-vitro-Untersuchungen der Antikörpertiter im J5-Antiserum oder -plasma, die Antikörper gegen das gesamte Molekül gemessen haben – eine Methode, mit der hauptsächlich typenspezifische Antikörper gegen Corezucker gefunden werden –, überrascht es vielleicht nicht, daß zwischen diesen Titern und der protektiven Fähigkeit des J5-Antiserums oder -plasmas keine gute Korrelation gefunden werden konnte. Zusätzliche Studien wurden nun begonnen, um zu testen, ob Antikörper gegen Lipid A oder Lipid A-KDO bessere Indikatoren für die Schutzfähigkeit von Serum oder Plasma sind, als es Antikörper gegen das gesamte J5-LPS-Molekül gewesen waren.

Schlußbemerkungen

Falls der Schutz des nach Immunisierung Freiwilliger mit E. coli J5 gewonnenen Serums oder Plasmas durch kreuzprotektive LPS-Antikörper vermittelt wird, bleiben zwei wichtige Fragen zur Beantwortung.

Eine besteht in der Feststellung des (der) Epitops(e) auf dem LPS-Coremolekül, das (die) das relevante Antigen zur Bildung der am besten kreuzreaktiven Antikörper darstellt. Sobald das (die) kreuzreaktiven Antigen(e) und ihr(e) entsprechender(n) Antikörper charakterisiert ist (sind), wird es möglich sein, ihr kreuzreaktives Potential weiter am Menschen zu untersuchen. Die Antwort auf dieses Problem ist z. Z. eminent wichtig, da dadurch Blutspender ausgewählt werden können für die Herstellung von Immunglobulinen, die mit gegen diese Epitope gerichteten Antikörpern angereichert werden, sowie zur Herstellung monoklonaler Antikörper.

Die zweite unbeantwortete Frage ist: Welcher Antikörpertyp, entweder IgG oder IgM oder beide, verleiht den besten Schutz? Dies ist für die Entscheidung, welche Hyperimmun-IVIG-Lösungen benutzt werden sollen, wichtig, da diese Lösungen z. Z. fast nur IgG enthalten. Zur Klärung dieser beiden Fragen könnten kontrollierte Studien der Hyperimmun-IVIG-Lösungen und/oder der monoklonalen Antikörper beitragen.

Literatur

1. Baumgartner JD, Glauser MP, McCutchan JA, Ziegler EJ, van Melle G, Klauber MR, Vogt M, Muehlen E, Luethy R, Chiolero R, Geroulanos S (1985) Prevention of gram-negative shock and death in surgical patients by antibody to endotoxin core glycolipid. Lancet ii:59–63
2. Baumgartner JD, O'Brien TX, Kirkland TN, Glauser MP, Ziegler EJ (1987) Demonstration of cross-reactive antibodies to smooth gram-negative bacteria in *E. coli* J5 antiserum. J Infect Dis 156:136–143
3. Brade L, Brade H (1985) A 28,000-Dalton protein of normal mouse serum binds specifically to the inner core region of bacterial lipopolysaccharide. Infect Immun 50:687–695
4. Braude AI, Douglas H (1972) Passive immunization against the local Shwartzman reaction. J Immunol 108:505–512
5. Braude AI, Douglas H, Davis CE (1973) Treatment and prevention of intravascular coagulation with antiserum to endotoxin. J Infect Dis 128 [Suppl]:157–164
6. Calandra T, Schellekens J, Verkoef J, Glauser MP and the Swiss-Dutch J5 study group (1986) A double-blind randomized study of standard versus *E. coli* J5-Immune IV gammaglobulins for the treatment of gram-negative septic shock. Abstract 736. 26th interscience conference on antimicrobial agents and chemotherapy, New Orleans, 1986
7. Caplan ES, Hoyt N (1981) Infection surveillance and control in the severely traumatized patient. Am J Med 70:638–640
8. Chedid L, Parant M, Parant F, Boyer F (1968) A proposed mechanism for natural immunity to enterobacterial pathogens. J Immunol 100:292–301
9. Davis CE, Ziegler EJ, Arnold K (1978) Neutralization of meningococcal endotoxin by antibody to core glycolipid. J Exp Med 147:1007–1017
10. Eskenazy M, Konstantinov G, Ivanova K, Strahilov D (1977) Detection by immunofluorescence of common antigenic determinants in unrelated gram-negative bacteria and their lipopolysaccharide. J Infect Dis 135:965–969
11. Jansson PE, Lindberg AA, Lindberg B, Wollin R (1981) Structural studies on the hexose region of the core in lipopolysaccharides from enterobacteriaceae. Eur J Biochem 115:571–577
12. Johns MA, Scott CB, McCabe WR (1977) Immunization with R mutants of *Salmonella minnesota*. II. Serological response to lipid A and the lipopolysaccharide of Re mutants. Infect Immun 17:9–15
13. Kreger BE, Craven DE, Carling PC, McCabe WR (1980) Gram-negative bacteremia. III. Reassessement of etiology, epidemiology and ecology in 612 patients. Am J Med 68:332–343
14. Machiedo GW, Loverme PJ, McGovern PJ, Blackwood JM (1981) Patterns of mortality in a surgical intensive care unit. Surg Gynecol Obstet 152:757–759
15. Maki DG (1981) Nosocomial bacteremia. An epidemiologic overview. Am J Med 70:719–732
16. Marks MI, Ziegler EJ, Douglas H, Corbeil LB, Braude AI (1982) Induction of immunity against *Hemophilus influenzae* type b infection by *Escherichia coli* core lipopolysaccharide. J Clin Invest 69:742–749
17. McCabe WR (1972) Immunization with R mutants of *S. minnesota*. I. Protection against challenge with heterologous gram-negative bacilli. J Immunol 108:601–610

18. McCabe WR, Kreger BE, Johns M (1972) Type-specific and cross-reactive antibodies in gram-negative bacteremia. N Engl J Med 287:261–267
19. Michael JG, Whitby JL, Landry M (1961) Increase in specific bactericidal antibodies after administration of endotoxin. Nature 191:296–297
20. Ng AK, Chen CLH, Chang CM, Nowotny A (1976) Relationship of structure to function in bacterial endotoxins: serologically cross-reactive components and their effect on protection of mice against some gram-negative infections. J Gen Microbiol 94:107–116
21. Pfeiffer R, Kolle W (1896) Über die spezifische Immunitätsreaktion der Typhus-bacillen. Z Hyg Infektionskr 21:203–246
22. Pollack M, Young LS (1979) Protective activity of antibodies to exotoxin A and lipopolysaccharide at the onset of *Pseudomonas aeruginosa* septicemia in man. J Clin Invest 63:276–286
23. Pollack M, Huang AI, Prescott RK, Young LS, Hunter KW, Cruess DF, Tsai CM (1983) Enhanced survival in *Pseudomonas aeruginosa* septicemia associated with high levels of circulating antibody to *Escherichia coli* endotoxin core. J Clin Invest 72:1874–1881
24. Rowley D, Turner KJ (1964) Increase in macroglobulin antibodies of mouse and pig following injection of bacterial lipopolysaccharide. Immunology 7:394–402
25. Shenep JL, Mogan KA (1984) Kinetics of endotoxin release during antibotic therapy for experimental gram-negative bacterial sepsis. J Infect Dis 150:380–388
26. Siber GR, Kania SA, Warren HS (1985) Cross-reactivity of rabbit antibodies to lipopolysaccharides of *Escherichia coli* J5 and other gram-negative bacteria. J Infect Dis 152:954–964
27. Tate WJ, Douglas H, Braude AI (1966) Protection against lethality of *E. coli* endotoxin with „O" antiserum. Ann NY Acad Sci 133:746–762
28. Tobias PS, McAdam KPWJ, Soldau K, Ulevitch RJ (1985) Control of lipopolysaccharide-high-density lipoprotein interactions by an acute-phase reactant in human serum. Infect Immun 50:73–77
29. Warren HS, Novitsky TJ, Ketchum PA, Roslansky PF, Kania S, Siber GR (1985) Neutralization of bacterial lipopolysaccharides by human plasma. J Clin Microbiol 22:590–595
30. Westphal O, Jann K, Himmelspach K (1983) Chemistry and immunochemistry of bacterial lipopolysaccharides as cell wall antigens and endotoxins. Prog Allergy 33:9–39
31. Wolff SD, Bennett JV (1974) Gram-negative-rod bacteremia. N Engl J Med 291:733–734
32. Young LS, Stevens P, Ingram J (1975) Functional role of antibody against „core" glycolipid of Enterobacteriaceae. J Clin Invest 56:850–861
33. Young LS, Hoffman KR, Stevens P (1975) „Core" glycolipid of Enterobacteriaceae: immunofluorescent detection of antigen and antibody. Proc Soc Exp Biol Med 149:389–396
34. Ziegler EJ, Douglas H, Sherman JE, Davis CE, Braude AI (1973) Treatment of *E. coli* and *Klebsiella* bacteremia in agranulocytopenic animals with antiserum to a UDP-Gal epimerase-deficient mutant. J Immunol 111:433–438
35. Ziegler EJ, Douglas H, Braude AI (1973) Human antiserum for prevention of the local Shwartzman reaction and death from bacterial lipopolysaccharides. J Clin Invest 52:3236–3238
36. Ziegler EJ, McCutchan JA, Douglas H, Braude AI (1975) Prevention of lethal pseudomonas bacteremia with epimerase-deficient *E. coli* antiserum. Trans Assoc Am Physicians 88:101–118
37. Ziegler EJ, McCutchan AE, Fierer J, Glauser MP, Sadoff JC, Douglas H, Braude AI (1982) Treatment of gram-negative bacteremia and shock with human antiserum to a mutant *Escherichia coli*. N Engl J Med 307:1225–1230
38. Zinner SH, McCabe WR (1976) Effects of IgM and IgG antibody in patients with bacteremia due to gram-negative bacilli. J Infect Dis 133:37–45

Die Wirkung von Antibiotika auf die Biosynthese von Proteinen

H. G. Wittmann

Einleitung

Die Proteinbiosynthese ist ein sehr wichtiger Prozeß im Stoffwechsel aller Organismen, und seine Störung kann zu schweren Erkrankungen führen. An diesem Prozeß, der in zahlreichen Zwischenstufen abläuft, sind ca. 200 verschiedene Komponenten (Aminosäuren, Proteine, Nukleinsäuren, etc.) beteiligt.

Zahlreiche medizinisch wichtige Antibiotika, wie z. B. Chloramphenicol, Tetrazyklin, Erythromycin, Spektinomycin, Streptomycin und viele andere, wirken auf die Ribosomen und hemmen die Biosynthese von Proteinen. Es ist daher von großem Interesse zu wissen, wo und wie diese Antibiotika ihre Wirkungen ausüben. Eine unabdingbare Voraussetzung für die Aufklärung des molekularen Wirkungsmechanismus der Antibiotika ist allerdings eine möglichst genaue Kenntnis der Struktur und Funktion von Ribosomen sowie der Proteinbiosyntheseprozesse. Fortschritte auf diesem Gebiet der Grundlagenforschung haben oft direkte und wichtige Konsequenzen für die Aufklärung der Antibiotikawirkungen.

Transkription und RNS-Prozessierung

Die genetische Information für die Struktur eines Proteins ist in der chromosomalen DNS enthalten. Dies bedeutet, daß die Nukleotidsequenz in dem Gen für das betreffende Protein die Aminosäuresequenz dieses Proteins bestimmt. Dieser Prozeß geschieht in 2 Schritten: Transkription und Translation. In dem 1. Schritt wird die Nukleotidsequenz der DNS in die komplementäre Nukleotidsequenz einer RNS umgeschrieben, und in dem 2. Schritt wird diese RNS-Sequenz in die Aminosäuresequenz des entsprechenden Proteins übersetzt.

Die DNS enthält Regionen, die sog. Promotoren, die von der RNS-Polymerase erkannt werden. Der DNS-Doppelstrang öffnet sich an diesen Stellen, und die RNS-Polymerase beginnt hier mit der Synthese des RNA-Einzelstrangs, der mit derselben Geschwindigkeit wächst, wie die Polymerase auf der DNS entlang wandert. Dieser Transkriptionsprozeß kann durch verschiedene Antibiotika gestört werden. Zum Beispiel bindet das Aktinomycin D an die DNS und hemmt die Wanderung der Polymerase auf dem DNS-Doppelstrang. Rifampicin und α-Amanitin binden an die Polymerase und blockieren dadurch den Beginn des Transkriptionsvorgangs. Bei der Zugabe eines dieser 3 Antibiotika kann die Synthese des RNS-Strangs nicht erfolgen, weil die Transkription gehemmt ist.

Der RNS-Strang, der bei der Transkription in Abwesenheit von Antibiotika synthetisiert wird, besteht aus Regionen, den Exons, die die Information für die Aminosäuresequenz eines Proteins enthalten, und aus Introns, bei denen dies nicht der Fall ist. Bei der auf die Transkription folgenden RNS-Prozessierung werden die Introns enzymatisch herausgeschnitten, und die Exons werden miteinander verspleißt. Auf diese Weise entsteht ein RNS-Strang, der nur aus Exons besteht und der die gesamte Information für die Synthese des betreffenden Proteins enthält.

Translation

Transfer-RNS

Die eigentliche Proteinbiosynthese, d. h. die Übersetzung der Nukleotidsequenz der messenger-RNS in die Aminosäuresequenz der entsprechenden Proteinkette, geschieht an den Ribosomen. Die Aminosäuren, die bei diesem Vorgang in das Protein eingebaut werden, kommen nicht als freie Aminosäuren an das Ribosom, sondern sie sind kovalent an Trägermolekülen, den Transfer-RNS, gebunden. Diese spezifische Bindung von Aminosäuren an die Transfer-RNS erfolgt durch Enzyme, die als Aminoacyl-tRNS-Synthetasen bezeichnet werden. Für jede der 20 verschiedenen Aminosäuren existiert eine spezielle Synthetase, die 2 Erkennungsregionen besitzt, nämlich eine für eine bestimmte Aminosäure und die andere für die dazu passende Transfer-RNS. Auf diese Weise wird gewährleistet, daß die Transfer-RNS mit der richtigen Aminosäure beladen wird.

Die beladenen Transfer-RNSs bringen die Aminosäuren an das Ribosom, und dort erkennt das Codon auf der Messenger-RNS das Anticodon auf der passenden Transfer-RNS. Da die Codon-Anticodon-Erkennung sehr genau ist, wird sichergestellt, daß nur eine bestimmte Transfer-RNS, die mit der zu ihr passenden Aminosäure beladen ist, an das Codon der messenger-RNS auf dem Ribosom bindet. Mit anderen Worten: das Codon auf der messenger-RNA bestimmt durch die Transfer-RNS, welche Aminosäure an das Ribosom gebracht und dort in die wachsende Proteinkette eingebaut wird.

Ribosomen

Die am besten untersuchten Ribosomen sind die aus Bakterien, speziell aus Escherichia coli. Ribosomen sind Zellpartikel mit einem Durchmesser von ca. 200 Å und einem Molekulargewicht von ca. 2,7 Mio. Sie haben einen Sedimentationskoeffizienten von 70 S und zerfallen bei niedriger Magnesiumkonzentration in eine große (50 S) und eine kleine (30 S) Untereinheit. Die große Untereinheit besteht aus der 23 S RNS mit 2900 Nukleotiden und der 5 S RNS mit 120 Nukleotiden sowie aus 34 Proteinen, die mit L1, L2, L3 usw. bezeichnet werden. Die kleine Untereinheit enthält die 16 S RNS mit 1540 Nukleotiden und 21 Proteine (S1, S2, S3 usw). Die kompletten Primärstrukturen aller im E.-coli-Ribosom enthaltenen Proteine und RNS sind aufgeklärt worden. Außerdem besteht bereits eine recht gute Kenntnis über die ribosomale

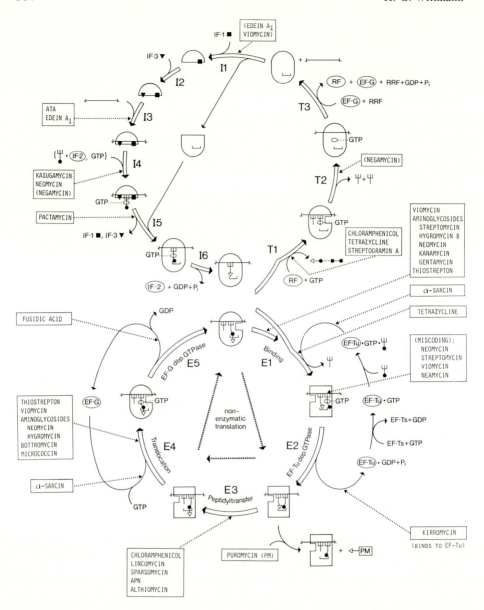

Abb. 1. Übersicht über die Schritte bei der Proteinbiosynthese und ihre Hemmung durch Antibiotika

Architektur, d. h. über die Gestalt des Ribosoms sowie über die räumliche Anordnung der zahlreichen Proteine und der RNS in der Partikel. Eine Reihe von chemischen, physikalischen, genetischen und immunologischen Methoden wurde zur Erforschung der Ribosomenstruktur angewendet [3, 9].

Proteinbiosynthese

Der Prozeß der Proteinbiosynthese geschieht in 3 Hauptphasen: Initiation, Elongation und Termination. Wie in Abb. 1 dargestellt ist, kann jede dieser Phasen in mehrere Stufen unterteilt werden.

Initiation: Bei der 1. Stufe (I1) der Initiation bindet zunächst der Initiationsfaktor IF-1 an die ribosomale $30S$ Untereinheit. Darauf erfolgt die Bindung des Initiationsfaktors IF-3 (Stufe I2), der Messenger-RNS (I3) sowie der Initiator-tRNS, des Initiationsfaktors IF-2 und Guanosintriphosphats (I4). Auf diese Weise entsteht der $30S$-Initiationskomplex, an den sich die $50S$ Untereinheit anlagert (I5). Dadurch kommt es zur Bildung des $70S$-Initiationskomplexes, der nach Spaltung von GTP und Entlassung von IF-2 (I6) in die Elongationsphase eintritt.

Elongation: Ein ternärer Komplex, der aus dem Elongationsfaktor EF-Tu, GTP und beladener Transfer-RNS besteht, bindet in die Akzeptorstelle (A-Stelle) des Ribosoms, während sich die Initiator-tRNS in der Peptidylstelle (P-Stelle) befindet (E1). Darauf folgt die Spaltung von GTP und die Entlassung von EF-Tu (E2) sowie die Bildung der Peptidbindung zwischen der Aminosäure der Initiator-tRNS in der P-Stelle und der Aminosäure der beladenen tRNS in der A-Stelle (E3); das entstehende Dipeptid ist an die tRNS in der A-Stelle gebunden. Die Peptidyl-tRNS wird dann von der A- in die P-Stelle transportiert (E4). Dieser als Translokation bezeichnete Schritt wird vom Elongationsfaktor EF-G induziert, der nach GTP-Spaltung das Ribosom verläßt (E5). Nach der Translokation befinden sich die deacylierte tRNS in der E-Stelle (E steht für „exit") und die Peptidyl-tRNS in der P-Stelle, während die A-Stelle frei ist. Die nächste Elongationsrunde beginnt mit der Bindung eines ternären Komplexes in die A-Stelle (E1), worauf sich die eben beschriebenen Schritte E2–E5 anschließen. Pro Sekunde laufen etwa 20 Elongationsrunden ab, d. h. ein aus 200 Aminosäuren bestehendes Protein wird in ca. 10 s am Ribosom synthetisiert.

Termination: Sobald ein Terminationscodon, zu dem keine tRNS paßt, in die ribosomale A-Stelle kommt, binden ein Terminationsfaktor (RF) und GTP an das Ribosom (T1). Die Esterbindung zwischen dem Polypeptid und der tRNS wird gespalten, und sowohl die deacylierte tRNS als auch die Polypeptidkette werden freigesetzt (T2). In Gegenwart eines ribosomalen Entlassungsfaktors (RRF) und nach GTP-Spaltung dissoziiert die messenger-RNA von dem Ribosom (T3), und das Ribosom steht wieder für die Synthese eines neuen Proteins, die mit der Initiationsphase beginnt, bereit.

Antibiotika

Wirkungen auf die Proteinbiosynthese

Die sehr komplexe Struktur des Ribosoms und die Vielzahl der bei der Proteinbiosynthese ablaufenden Einzelschritte bieten für Antibiotika mannigfache Möglichkeiten, die Synthese von Proteine zu hemmen. Es ist hier nicht möglich, auf alle bei der Proteinbiosynthese wirkenden Antibiotika einzugehen. Daran interessierte Leser finden detaillierte Beschreibungen in der Literatur [1, 6, 8]. Im folgenden werden nur diejenigen Antibiotika behandelt, die in der Therapie oder in der Forschung von besonderem Interesse sind. Zuerst werden die in der Initationsphase wirkenden Antibiotika und dann diejenigen beschrieben, die die verschiedenen Elongationsschritte hemmen.

Die Antibiotika *Aurintricarbonsäure* (ATA) und *Edein* verhindern die Bindung der Messenger-RNS und *Kasugamycin* die der Initiator-tRNA an die kleine ribosomale Untereinheit (Abb. 1). In allen 3 Fällen kommt es daher zu einer Hemmung der Proteinbiosynthese bereits in der Initiationsphase.

Auch die in der Elongationsphase wirkenden Antibiotika sind in der Abb. 1 eingezeichnet. Die medizinisch besonders wichtigen *Tetrazykline* haben alle eine ähnliche Wirkung. Sie verhindern eine feste Bindung der beladenen tRNS in die ribosomale A-Stelle, obgleich eine lose Bindung des ternären Komplexes auch in Gegenwart von Tetrazyklinen stattfindet. Auf diese lose Bindung folgt ein Prüfschritt, bei dem überprüft wird, ob die beladene tRNS auch wirklich an das in der A-Stelle befindliche Codon paßt. Ist dies der Fall, wird die tRNS fest gebunden, sonst aber aus dem Ribosom entfernt. Die Tetrazyklinwirkung besteht nun darin, daß die beladene tRNA auch dann aus dem Ribosom entfernt wird, wenn ihr Anticodon an das Codon in der A-Stelle paßt. Das heißt, daß die Proteinbiosynthese zum Erliegen kommt, weil auch passende tRNS aus dem Ribosom entfernt werden.

Das nächste Antibiotikum, das in der Elongationsphase wirkt, ist das *Streptomycin*, ein bekannter Vertreter der Aminoglykoside. Es wird seit den 40er Jahren eingesetzt und war das erste gegen Tuberkulose wirksame Antibiotikum. Es stört den eben erwähnten ribosomalen Prüfmechanismus, der sicherstellt, daß nur die passenden tRNS in die ribosomale A-Stelle fest gebunden werden. In Gegenwart von Streptomycin werden auch nicht passende tRNS fest gebunden, so daß es zu einer erhöhten Einbaurate von falschen Aminosäuren in das neu synthetisierte Protein kommt. Das Streptomycin kann diese Fehlerrate um das 100fache erhöhen. Dadurch werden Enzyme und andere Proteine synthetisiert, die eine verminderte (oder oft auch gar keine) biologische Funktion mehr ausüben können, so daß der Stoffwechsel so stark gestört wird, daß die Bakterien in Gegenwart von Streptomycin nicht mehr lebensfähig sind.

Thiostrepton hemmt ein Enzym, die GTPase, die das energiereiche Guanosintriphosphat spaltet. Da die GTP-Spaltung sowohl für den Schritt I6 der Initiationsphase als auch für die Schritte E2 und E5 der Elongationsphase unabdingbar ist, wird die Proteinbiosynthese bei Zugabe dieses Antibiotikums bei allen 3 Schritten gehemmt. Thiostrepton ist dasjenige Antibiotikum das am festesten an das Ribosom gebunden wird. Seine Bindung an die ribosomale $50S$ Untereinheit ist praktisch reversibel. Dabei spielt das ribosomale Protein L11 eine wichtige Rolle. An Ribosomen, denen dieses Protein fehlt, kann das Thiostrepton nicht binden, und sie sind daher gegen dieses Antibiotikum resistent.

Die Antibiotika *Kirromycin* und *Fusidinsäure* binden nicht an das Ribosom, sondern an die Elongationsfaktoren, und zwar Kirromycin an den Faktor EF-Tu und Fusidinsäure an den Faktor EF-G. Nach der GTP-Spaltung bleiben in Gegenwart von Kirromycin oder Fusidinsäure die Elongationsfaktoren am Ribosom, während sie sonst sofort das Ribosom verlassen. Durch die irreversible Bindung dieser Faktoren an das Ribosom können die auf die GTP-Spaltung folgenden Prozesse nicht ablaufen, und die Proteinbiosynthese kommt zum Stillstand.

Das *Puromycin* ist in seiner chemischen Struktur dem 3'-Ende einer tRNS, die mit einer Aminosäure beladen ist, sehr ähnlich. Wegen dieser großen Ähnlichkeit kann das Puromycin nicht nur in die ribosomale A-Stelle binden, sondern es kann auch wie eine beladene tRNA mit der in der P-Stelle befindlichen wachsenden Proteinkette eine kovalente Bindung eingehen. Allerdings besteht ein entscheidender Unterschied: bei dem Puromycin ist die Aminosäure durch eine Amidbindung (und nicht wie bei der beladenen tRNS durch eine Esterbindung) an den Riboserring gebunden. Da die Amidbindung im Gegensatz zu der Esterbindung enzymatisch nicht gespalten wird, kann die Peptidkette nicht weiterwachsen, wenn sie an das Puromycin gebunden ist. Auf diese Weise kommt es zu einem vorzeitigen Kettenabbruch. Puromycin war das erste Antibiotikum, dessen molekularer Wirkungsmechanismus aufgeklärt werden konnte.

Chloramphenicol bindet an Ribosomen aus Bakterien, Chloroplasten und Mitochondrien, nicht aber an solche aus Eukaryonten. Daher wird die Proteinbiosynthese durch Zugabe von Chloramphenicol bei Eukaryonten nicht gehemmt. Darauf ist ein großer Teil der therapeutischen Wirkung dieses Antibiotikums zurückzuführen. Chloramphenicol bindet an die große Untereinheit von Bakterienribosomen, wobei das ribosomale Protein L16 eine wichtige Rolle spielt. Das Antibiotikum wirkt auf das Peptidyltransferasezentrum des Ribosoms und tritt dabei mit den letzten 3 Nukleotiden am 3'-Ende der in der A-Stelle befindlichen beladenen tRNA in Wechselwirkung. Andere Antibiotika, wie z. B. *Lincomycin, Sparsomycin* und *Kanamycin,* wirken auch auf das Peptidyltransferase-Zentrum und haben einen ähnlichen molekularen Wirkungsmechanismus wie Chloramphenicol.

Das letzte Antibiotikum, dessen Wirkungsweise hier beschrieben wird, ist das *Viomycin*. Es hemmt den Translokationsprozeß, d. h. den Transport der Peptidyl-tRNS von der A-Stelle in die P-Stelle. Die Translokation findet statt, nachdem die wachsende Peptidkette von der P-Stelle auf die Aminoacyl-tRNA in der A-Stelle übertragen worden ist, und sie geht mit einer Konformationsänderung der Ribosomenpartikel einher. Viomycin blockiert diese Konformationsänderung durch eine Stabilisierung des 70 S Ribosoms. Es begünstigt die Assoziation beider ribosomaler Untereinheiten zu dem 70 S Ribosom und erschwert den umgekehrten Prozeß sehr stark. Die Stabilisierung des 70 S Ribosoms resultiert in einem Verlust an Flexibilität, die für den Translokationsvorgang notwendig ist. Die Resistenz gegen Viomycin kann durch eine mutationsbedingte Veränderung entweder in der kleinen oder in der großen Untereinheit verursacht werden. Dabei kann entweder die 16 S oder die 23 S RNS mutativ verändert sein. Dieser Befund deutet darauf hin, daß die RNS in beiden Untereinheiten für die Assoziation der Untereinheiten zu dem 70 S Ribosom wichtig sind.

Resistenz gegen Antibiotika

Bakterien können auf 3 Wegen antibiotikaresistent werden. Bei der 1. Möglichkeit wird die bakterielle Zellwand durch eine Mutation so verändert, daß ein bestimmtes Antibiotikum nicht in das Bakterium hineingelangen kann, oder es wird nach seinem Eindringen sehr schnell wieder aus der Zelle entfernt, so daß es sich dort nicht in einer letalen Konzentration anhäufen kann.

Der 2. Resistenzmechanismus wird durch Plasmide, die Antibiotikaresistenz erzeugende Gene tragen, verursacht. Ein in die Bakterienzelle eingedrungenes Antibiotikum wird dabei durch Enzyme, die von den Resistenzgenen kodiert werden, chemisch so verändert, daß es biologisch völlig inaktiv ist. So wird Chloramphenicol enzymatisch acetyliert, und es kann daher nicht an das Ribosom binden und die Proteinbiosynthese hemmen. Das Gen für diese Acetylase befindet sich auf dem Plasmid, das in das Bakterium eingedrungen ist.

Die große medizinische Gefahr, die von der plasmidübertragenen Resistenz ausgeht, liegt darin, daß ein einziges Plasmid mehrere Resistenzgene enthalten und daher verschiedene Antibiotika gleichzeitig inaktivieren kann. Die ein solches Plasmid enthaltende Bakterienzelle wird dann gegen mehrere Antibiotika resistent.

Eine andere Gefahr bei der plasmidübertragenden Resistenz besteht darin, daß Plasmide nicht nur „vertikal" von Mutter- auf Tochterzellen, sondern auch „horizontal" in einer Bakterienpopulation ohne Zellteilung übertragen werden. Dies geschieht durch die sog. Konjugation, bei der zunächst eine Plasmabrücke zwischen 2 Bakterien ausgebildet wird. Durch diese Brücke werden Plasmide von einem zum anderen Bakterium übertragen, so daß es zu einer sehr raschen Ausbreitung der Plasmide in einer Bakterienpopulation kommen kann.

Der 3. Resistenzmechanismus wird durch Mutationen verursacht, die eine ribosomale Komponente verändern. Diese Veränderung führt dazu, daß ein bestimmtes Antibiotikum nicht an das Ribosom binden kann. Die Mutation kann entweder ein ribosomales Protein oder eine ribosomale RNS, z. B. durch den Austausch einer Aminosäure bzw. eines Nukleotides, ändern. Dies wird im folgenden für die Resistenz gegen Streptomycin näher erläutert.

Wenn Ribosomen aus E.-coli-Zellen, die durch eine Mutation streptomycinresistent geworden sind, isoliert und die ribosomalen Proteine durch eine zweidimensionale Gelelektrophorese oder durch Säulenchromatographie aufgetrennt werden, so findet man, daß das Protein S12 aus der kleinen Ribosomenuntereinheit geändert ist. Der Nachweis, daß die Streptomycinresistenz wirklich durch das veränderte Protein S12 verursacht wird, wird durch folgende Rekonstitutionsexperimente erbracht [7].

Es werden zunächst durch Untereinheitenaustausch Hybridribosomen hergestellt, bei denen die kleine Untereinheit von der E.-coli-Mutante und die große Untereinheit vom Wildtyp (bzw. umgekehrt) stammen. Durch Funktionsanalysen kann man nachweisen, daß die Resistenz von der kleinen und nicht von der großen ribosomalen Untereinheit verursacht wird.

Im nächsten Experiment werden die Proteine und die 16 S RNS aus der kleinen Untereinheit vom Wildtyp bzw. von der Mutante isoliert und dann zu einer Hybriduntereinheit, in der das Protein vom Wildtyp und die RNS von der Mutante (und umgekehrt) stammen, rekonstituiert. Man kann anschließend zeigen, daß die Proteine und nicht die RNS für die Resistenz verantwortlich sind.

Um festzustellen, welches der 21 Proteine, die in der kleinen Untereinheit enthalten sind, die Resistenz bedingt, werden die Proteine aus dem Wildtyp bzw. der Mutante voneinander getrennt. Daraufhin rekonstituiert man die kleine Untereinheit in der Weise, daß ein einziges (und jeweils ein anderes) Protein von der Mutante und alle anderen Proteine sowie die 16 S RNS von dem Wildtyp stammen. Durch Funktionstests kann man nachweisen, daß nur dann, wenn das Protein S12 von der Mutante kommt, das Ribosom streptomycinresistent ist. Auf diese Weise kann man eindeutig zeigen, daß das Protein S12 (und kein anderes Protein) für die Resistenz gegen Streptomycin verantwortlich ist.

Wir haben das Protein S12 aus zahlreichen streptomycinresistenten Mutanten isoliert und sequenziert [10] und dabei zwei wichtige Resultate erhalten: 1) In jeder der untersuchten Mutanten war nur eine einzige Aminosäure verändert; d.h. der Austausch einer einzigen der 7430 im Ribosom enthaltenen Aminosäuren verursacht die Resistenz. 2) Alle Aminosäureaustausche in den Mutanten lagen nur in 2 kleinen Regionen des Proteins S12, und zwar an der Aminosäureposition 42 sowie zwischen den Positionen 85 bis 90. Dieser Befund legt nahe, daß die Positionen 42 und 85–90 in der Tertiärstruktur des Proteins benachbart sind.

In anderen E.-coli-Mutanten als in den eben beschriebenen wird die Streptomycinresistenz nicht durch einen Aminosäureaustausch, sondern durch den Austausch eines Nukleotids verursacht. Dies ist z. B. dann der Fall, wenn in der Position 912 der 16 S RNS das Cytosin im Wildtyp durch ein Uracil in der Mutante ausgetauscht wird [5].

Auch die Resistenz gegen die Antibiotika Thiostrepton bzw. Erythromycin wird durch eine Veränderung in der RNS verursacht, allerdings nicht durch den Austausch, sondern durch die Methylierung einer Base, die im Wildtyp nicht methyliert ist [2]. Der umgekehrte Effekt, nämlich der Verlust von Methylgruppen, kann ebenfalls zur Resistenz gegen ein Antibiotikum führen, wie dies bei der Kasugamycinresistenz nachgewiesen wurde [4]. In diesem Fall sind die im Wildtyp vorhandenen Methylgruppen bei 2 benachbarten Basen in der 16 S RNS bei der resistenten Mutante verlorengegangen.

Zusammenfassung

Die genetische Information, die in der chromosomalen DNS enthalten ist, wird bei dem Transkriptionsprozeß in die entsprechende RNS umschrieben. Der dabei entstandene RNS-Strang besteht aus Exons, die die Information für die Synthese von Proteinen enthalten, und Introns, die diese Information nicht besitzen. Die Introns werden durch eine anschließende RNS-Prozessierung entfernt, so daß eine Boten-RNS (messenger-RNS oder mRNS) entsteht, die nur aus Exons besteht und die Information für die Proteinbiosynthese enthält. Die Übersetzung der RNS-Sequenz in die Aminosäuresequenz geschieht an den Ribosomen.

Die Ribosomen sind kleine Zellorganellen, die bei allen Organismen vorkommen. Sie bestehen bei Bakterien aus 50–60 Proteinen und 3 RNS-Strängen. Die Primärstrukturen aller dieser ribosomalen Bestandteile sind bei dem Enterobakterium Escherichia coli aufgeklärt, und man hat auch schon recht genaue Vorstellungen über die Architektur der Ribosomen, d.h. über die räumliche Anordnung der Proteine und der RNS in den Ribosomenpartikel.

Die Biosynthese von Proteinen ist ein vielstufiger Prozeß, der in 3 Hauptphasen abläuft: Initiation, Elongation und Termination. Jede dieser Hauptphasen besteht wiederum aus mehreren Stufen. Viele Antibiotika können eine oder mehrere dieser Stufen hemmen, so daß die Proteinbiosynthese zum Stillstand kommt. Bei einer Reihe von Antibiotika ist ihr molekularer Wirkungsmechanismus inzwischen weitgehend aufgeklärt.

Bakterien können auf 3 Weisen gegen Antibiotika resistent werden, nämlich durch Veränderung ihrer Zellwand, durch Plasmide, die entsprechende Resistenzgene enthalten, und durch Veränderungen in ribosomalen Komponenten, die durch Mutationen verursacht werden. Dabei genügt der Austausch einer einzigen der 7340 Aminosäuren im E.-coli-Ribosom bzw. die Veränderung eines einzigen der 4566 Nukleotide, um das Ribosom gegen das betreffende Antibiotikum resistent zu machen.

Literatur

1. Cundliffe E (1980) In: Chambliss G et al. (eds) Ribosomes. University Park Press, Baltimore, pp 555–581
2. Cundliffe E (1986) In: Hardesty B, Kramer G (eds) „Structure, function and genetics of ribosomes". Springer, Berlin Heidelberg New York, pp 586–604
3. Hardesty B, Kramer G (eds) (1986) Structure, function and genetics of ribosomes. Springer, Berlin Heidelberg New York Tokyo, pp 810
4. Helser TL, Davies JE, Dahlberg JE (1972) Mechanism of kasugamycin resistance in *E. coli*. Nature 235:6–9
5. Montandon EP, Wagner R, Stutz E (1986) *E. coli* ribosomes with a C912 to U base change in the 16S rRNA are streptomycin resistant. EMBO J. 5:3705–3708
6. Nierhaus KH, Wittmann HG (1980) Ribosomal function and its inhibition by antibiotics in prokaryotes. Naturwissenschaften 67:234–250
7. Ozaki M, Mizushima S, Nomura M (1969) Identification and functional characterization of the protein controlled by the streptomycin-resistant locus in *E. coli*. Nature 233:333–339
8. Vazquez D (1978) Inhibitors of protein biosynthesis. Springer, Berlin Heidelberg New York, pp 312
9. Wittmann HG (1983) Architecture of prokaryotic ribosomes. Ann Rev Biochem 52:35–65
10. Wittmann HG, Littlechild JA, Wittmann-Liebold B (1980) In: Chambliss G et al. (eds) Ribosomes. University Park Press, Baltimore, pp 51–88

Antimikrobielle Therapie der Sepsis

H. Lode, B. Kemmerich

Unter Sepsis oder Septikämie verstehen wir eine bakterielle Allgemeininfektion mit ausgeprägten Krankheitserscheinungen, die das Ergebnis einer dauernden oder intermittierenden Einschwemmung von Bakterien aus einem Sepsisherd in die Blutbahn darstellt [9, 13]. Septische Infektionen mit und ohne Schockzustand gelten unverändert als schwere lebensbedrohliche Erkrankung. Bedingt durch die Zunahme von Patienten in höherem Lebensalter sowie auch einer größeren Zahl von Risikopatienten in den Krankenhäusern wird in den letzten Jahren eine Zunahme der Sepsis insbesondere nosokomialer Art registriert [1]. Unter den nosokomialen Infektionen steht die Sepsis im Krankenhaus an 5. Stelle hinter den Harnwegs-, Wund-, Haut- und Atemwegsinfektionen. Im Bereich der Intensivstationen rückt die Sepsis in manchen Kliniken schon an die 2. oder 3. Häufigkeitsstelle. Bedingt durch schwere Basiserkrankungen wie Tumore, Leberzirrhose, Hämoblastosen, Diabetes mellitus, chronische Herz- und Niereninsuffizienzen, aber auch durch die zusätzlichen Maßnahmen der modernen aggressiven Medizin kommt es zu einer Verminderung der humoralen und zellulären Immunitätsmechanismen und darüber hinaus auch zur Zerstörung der natürlichen Barrieren der Keimabwehr, und damit resultiert die Bereitschaft zu schweren Infektionen.

Wichtige infektiöse Fieberursachen bei Intensivpatienten zeigt folgende Übersicht:

1) Harnwegsinfektionen,
2) vaskuläre Ursachen,
   venös: Phlebitis, Cellulitis, Kathetersepsis,
   arteriell: Katheter-/Protheseninfektion,
3) Dekubitalulzeration,
4) pulmonale Ursachen:
   Tracheobronchitis,
   Pneumonie, Empyem,
5) operationsbedingte Ursachen:
   Wundinfektion,
   Abszeßbildung,
6) Gastrointestinale Ursachen:
   antibiotikaassozierte Kolitis,
   ischämische Kolitis (Infarkt),
   Cholecystitis, Cholangitis,
   Pankreatitis,
   Hepatitis.

Septikämien bedeuten daher heute in der Klinik vermehrt therapeutische Probleminfektionen, die einerseits durch ungewöhnliche, häufig hochresistente Erreger charakterisiert sind und andererseits meist vorgeschädigte immunsupprimierte Patienten betreffen.

Allgemeine Überlegungen

Vor der Einleitung therapeutischer Maßnahmen müssen diagnostische mikrobiologische Untersuchungsmaterialien wie Blut, Urin, Liquor, Sputum und Wundexsudate gewonnen werden. Wichtig für eine optimale Therapie der Sepsis ist der Nachweis des Ausgangsherdes, der in der Regel eine weitgehende klinische Differenzierung der zu erwartenden Keime erlaubt. Chirurgisch erreichbare Sepsisherde (wie Osteomyelitis, Hautabszesse oder Phlegmonen, Gallenblasen- oder Pleuraempyeme, chronisch infizierte prothetische Materialien, Nierenbeckenstau usw.) sollten beseitigt, inzidiert oder drainiert werden. Große septische Metastasen sollten ebenfalls chirurgisch saniert, kleinere Absiedlungen können erfolgreich konservativ behandelt werden.

Gesicherte therapeutische Maßnahmen bei der Sepsis sind O_2-Zufuhr, Volumensubstitution, Antibiotikatherapie, chirurgische Entfernung angehbarer Infektionsherde sowie eine eventuell notwendige frühzeitige Beatmung. – Zusätzliche bewährte Maßnahmen sind die Digitalisierung bei Herzinsuffizienz, evtl. mit Einsatz von vasoaktiven Substanzen (Dopamin, Dobutamin etc.) sowie die physikalische Kühlung bei Temperaturen über 38,5 °C bei älteren und bei Fieber über 39,5 °C bei jüngeren Patienten. – Umstrittene Maßnahmen und noch nicht abschließend zu beurteilen, ist der Einsatz von Steroiden, von Heparin oder anderen gerinnungsaktiven Substanzen, Zyklooxygenasehemmer, Opiatantagonisten und Hyperimmunseren [8]. Der Einsatz von Steroiden kann auf der Basis von 2 kürzlich erschienenen prospektiven Doppelblindstudien endgültig als nutzlose Maßnahme beurteilt werden [3, 6].

Antibiotikatherapie

Grundsätzlich sollte die *gezielte Behandlung* mit Erregernachweis von der *ungezielten Therapie* ohne Kenntnis des Erregers und seiner antibiotischen Resistenz unterschieden werden. Die Initial- und ungezielte antibiotische Therapie der Sepsis orientiert sich am Ort des Infektionsbeginns (ambulant, nosokomial), am möglichen Ausgangsherd der Sepsis, an der immunologischen Situation, den Grunderkrankungen sowie Leber- und Nierenfunktionen des individuellen Patienten, an der eventuellen antibiotischen Vorbehandlung sowie an der abteilungsspezifischen Erregerepidemiologie und Resistenzlage.

Die Prinzipien der Antibiotikatherapie der Sepsis sind folgende:

1) Nachweis des Erregers,
2) Bestimmung von MIC/MBC,
3) Verwendung bakterizid wirksamer Antibiotika,
4) parenterale und ausreichend lange Behandlung,
5) intensive Kontrolle des Patienten (Nierenfunktion, Haut etc.),
6) Therapiekontrollen mittels TDM, Blutkulturen, SBA etc.

Die antibiotische Behandlung sollte optimal sein, d. h. sie soll gut verträglich, bakterizid wirksam und mit einem antibakteriell effektivem Spektrum gegen die häufigsten Sepsiserreger schnell und hochdosiert in der Regel parenteral eingesetzt werden. Hinsichtlich des gegenwärtigen Erregerspektrums der Sepsis ist festzuhalten, daß grampositive Keime (Staphylokokken, Streptokokken, Enterokokken) in fast gleicher Häufigkeit wie Enterobakterien (E. coli, Klebsiella spp., Enterobakter spp., Proteus spp.) und Pseudomonas aeruginosa therapeutisch zu berücksichtigen sind [12]. Die Resistenz dieser Keime gegen die wirksamsten Antibiotika sollte in jedem Krankenhaus bekannt sein, da die lokalen Unterschiede beträchtlich sind (Tabellen 1–4). Häufig sind insbesondere Klebsiella- und Pseudomonasstämme auf urologischen, hämatologischen und Intensivstationen nur noch gegen eine ganz geringe Zahl von Antibiotika empfindlich. Häufig wird auch beobachtet, daß trotz der In-vitro-Wirksamkeit einiger Antibiotika die Infektionen mit diesen gramnegativen Hospitalkeimen klinisch selbst durch gezielte und hohe Dosierung der Antibiotika nicht beeinflußbar sind. Die hohe Letalität dieser Infektionen spricht dabei für sich.

Tabelle 1. Resistenzverhalten von Staphylokokken (Nachweis in Blutkulturen). (Nach Rosenthal 1986 [12])

Antibiotika	S. aureus ($n = 1972$) % sensibel	S. epidermidis ($n = 937$) % sensibel
Oxacillin	92	59
Cefazolin	96	92
Gentamicin	89	65
Lincomycin	89	84
Fusidinsäure	93	80
Vancomycin	100	100
Rifampicin	96	93

Tabelle 2. Resistenzverhalten (% sensibler Stämme) von häufigen Enterobakterien (Blutkulturisolate). (Nach Rosenthal 1986 [12])

Antibiotika	E. coli ($n = 1975$)	Klebsiella ($n = 534$)	Enterobacter ($n = 410$)	Proteus mirabilis ($n = 219$)
Piperacillin	77	20	48	88
Cefotaxim	98	97	66	97
Gentamicin	86	94	92	71
Amikacin	91	98	98	75

Tabelle 3. Resistenzverhalten (% sensibler Stämme) von gramnegativen Problemkeimen (Blutkulturisolate). (Nach Rosenthal 1986 [12])

Antibiotika	Ps. aeruginosa ($n = 433$)	Serratia ($n = 114$)	Acinetobacter ($n = 163$)
Piperacillin	74	45	30
Cefotaxim	—	65	25
Cefsulodin	76	—	—
Gentamicin	85	65	89
Amikacin	98	81	94

Tabelle 4. Aktivität von Chinolonen gegen E. coli (MHK mg/l)

	Literatur	Frankfurt ($n = 300$)
Ciprofloxacin	0,03 (0,015–0,25)	0,06
Ofloxacin	0,12 (0,06–1,0)	0,125
Enoxacin	0,5 (0,25–1,0)	0,5
Norfloxacin	0,12 (0,06–0,5)	0,125

Sensibel gegen Ciprofloxacin (MHK $\leq 0{,}02-0{,}5$ mg/l) sind folgende Keime:

- Enterobacteriaceae
- Legionella spp.
- Campylobacter spp.
- Yersinia spp.
- Staphylococcus aureus
- Haemophilus spp.
- Pseudomonas aeruginosa

Von besonderer Bedeutung bei derartigen bedrohlichen Verläufen ist die Abwehrlage des Patienten, die in erheblichem Maße die Strategie der Antibiotikaauswahl mitbestimmt.

Bei normaler Abwehrlage des Patienten (insbesondere normaler Granulozytenzahl und intakter zellulärer Immunität) ist die Infektion häufig durch nur einen Erreger und durch eine umschriebene Lokalisation charakterisiert; es besteht zumeist genügend Zeit für die Diagnostik und damit für eine einfache gezielte Therapie. Bei immunsupprimierten Patienten bestehen vermehrt polymikrobielle systemische Infektionen, bei denen ein größerer diagnostischer Zeitaufwand nicht vertretbar ist und breit wirksame Kombinationstherapieformen häufig wegen des bedrohlichen Krankheitbildes notwendig sind [7, 10].

Auswahl der Antibiotika

Auswahl und Einsatz des jeweiligen Antibiotikums richten sich v. a. nach der Infektionslokalisation und dem vermutetem bzw. nachgewiesenem Erregerspektrum (Tabelle 5). Darüber hinaus ist von Bedeutung, ob es sich um eine gezielte oder ungezielte Behandlung handelt, ob Substanzen mit möglichst schmalem Wirkspektrum verwendet werden können oder ob aus Sicherheitsgründen bei immungestörten Patienten ein breiteres antibakterielles Spektrum vorzuziehen ist. Auch die Überlegung, ob eine Monotherapie oder eine Kombinationstherapie sinnvoll ist, hängt sowohl mit der Verbreiterung des Spektrums zusammen wie auch mit einer eventuellen bakteriziden Wirksamkeitssteigerung. Kombinationstherapieformen sind auch heute in einer Zeit von hochaktiven Einzelsubstanzen bei schweren Pseudomonas-, Staphylokokken- und auch Enterokokkeninfektionen zu empfehlen. Die Metabolisierung zumeist über die Leber und die Elimination des individuellen Antibiotikums sollte entsprechend der Leber- und Nierenfunktion des einzelnen Patienten berücksichtigt werden, in diesem Zusammenhang sind auch mögliche Interaktionen mit anderen Pharmaka zu

Tabelle 5. Anfangstherapie der Sepsis: Grunderkrankung – möglicher Erreger

Grunderkrankung	Wahrscheinliche Erreger
Keine gravierende Grunderkrankung	grampositive Kokken, gramnegative Stäbchen
Granulozytopenie	Enterobakterien, Pseudomonas sp.
Vorbestehendes Vitium cordis	Streptokokken, Enterokokken, Staphylokokken
Intravaskuläre Fremdkörper	Staphylokokken, Enterobakterien
Abdominelle entzündliche Erkrankung	Mischflora: aerob/anaerob

bedenken. Da Intensivpatienten infolge ihrer gestörten Bewußtseinslage häufig keine subjektiven Angaben über Befindlichkeitsstörungen machen können, ist die Auswahl möglichst gut verträglicher Substanzen und deren exakte Überwachung von großer Bedeutung. Nicht zuletzt spielt auch heute bei der Therapie der Sepsis der Preis eines Antibiotikums eine gewisse, wenn auch nicht entscheidende Rolle; immerhin kann bei Patienten, die frisch in die Klinik eingewiesen werden, von einer so günstigen Resistenzsituation der meisten Erreger ausgegangen werden, daß zumindestens in der Anfangsphase der Infektionstherapie Standardantibiotika als durchaus wirksam beurteilt werden und ohne weiteres eingesetzt werden können.

Die *antibiotische Basistherapie* der Sepsis besteht auch heute noch unverändert aus β-Laktamantibiotika und Aminoglykosiden, in Zukunft könnten zusätzlich den Chinolonen eine größere Bedeutung zukommen. Unter den β-Laktamantibiotika werden heute die Penicilline, die Cephalosporine und die sog. Niedrigmolekulargewichts-β-Laktamantibiotika subsummiert. Zu den letzteren gehören Carbapeneme, Monobaktame und β-Laktamaseinhibitoren wie Clavulansäure und Sulbactam, die zumeist in Kombination mit Penicillinen eingesetzt werden.

Für die Behandlung von Pseudomonasinfektionen werden zumeist Pseudomonaspenicilline wie Azlocillin, Apalcillin, Piperacillin oder pseudomonaswirksame Cephalosporine wie Cefsulodin, Ceftazidim in Kombination mit Aminoglykosiden eingesetzt:

Indikationen von Antibiotika bei Sepsis (I):
1) Antipseudomonassubstanzen
   – Azlocillin, Cefsulodin, Tobramycin, Ciprofloxacin
2) Breitspektrumpenicilline
   – Apalcillin, Piperacillin, Ticarcillin und Clavulansäure.

Breitspektrumpenicilline verfügen über eine Aktivität gegen Enterobakterien und häufig auch gegen Pseudomonas aeruginosa, wobei das Mezlocillin gegen den zuletzt genannten Keim nicht optimal wirkt. Entsprechende Cephalosporine mit breitem Spektrum vorwiegend gegen Enterobakterien sind Cefotaxim, Ceftizoxim, Cefmenoxim und Ceftriaxon, die sich durch ihre Pharmakokinetik jedoch beträchtlich unterscheiden. So kann und soll Ceftriaxon infolge seiner langen Halbwertszeit von 7–9 h nur einmal täglich appliziert werden.

Breitspektrumcephalosporine mit Wirksamkeit gegen Enterobakterien und Pseudomonas aeruginosa sind Ceftazidim und mit etwas geringerer Aktivität auch Cefoperazon:

Indikationen von Antibiotika bei Sepsis (II):
3) Breitspektrumcephalosporine
   – Cefotaxim, Ceftizoxim, Cefmenoxim, Ceftriaxon,
4) Breitspektrumcephalosporine mit Pseudomonasaktivität
   – Ceftazidim, Cefoperazon
5) Breitspektrumcephalosporine mit anaerober Aktivität
   – Moxalactam, Cefotetan.

Die Substanz mit dem breitesten aeroben gramnegativen und grampositiven Spektrum sowie auch einer hohen anaeroben Aktivität ist z. Z. das Imipenem/Cilastatin, welches dementsprechend auch als Reserveantibiotikum für schwerste septische Infektionen eingeordnet werden kann.

Aztreonam als erstes Produkt in der Gruppe der Monobactame ist nur im gramnegativem Bereich wirksam und verfügt dabei über keine ausreichende Pseudomonasaktivität:

Indikationen von Antibiotika bei Sepsis (III):
6) Monobactame – Aztreonam
   – nur gramnegativer Bereich, ϕ Pseudomonasaktivität, Lactamallergie,
7) Carbapeneme – Imipenem
   – sehr breites, aerobes/anaerobes Spektrum,
8) Aminoglykoside – Gentamicin, Tobramicin, Netilmicin, Amikacin
   – als Kombinationspartner bei gramnegativen/Enterokokkeninfektionen.

Die Aminoglykosidantibiotika Gentamicin, Tobramycin, Netilmicin und Amikacin werden heute zumeist als Kombinationspartner der Penicilline eingesetzt, wobei insbesondere das Amikacin als Reserveaminoglykosid zurückhaltend benutzt werden sollte. Die Wirksamkeit der Aminoglykoside kann bei ausreichend hoher Dosis und entsprechend kontrollierten optimalen Serumspitzenkonzentrationen erheblich gesteigert werden [2, 11]. Die toxikologischen Eigenschaften der Aminoglykoside können durch einen zeitlich begrenzten Einsatz und durch die Kontrolle der sog. Talspiegel reduziert werden.

Den Chinolonen (Ciprofloxacin, Ofloxacin, Enoxacin) könnten in Zukunft bei zunehmender Resistenz von Enterobakterien und Pseudomonas aeruginosa gegenüber β-Laktamantibiotika eine vermehrte Bedeutung zukommen. Bei bestimmten nosokomialen Septikämien, z. B. durch Pseudomonas aeruginosa, Enterobakter spp. oder Serratia, sind schon heute die Chinolone insbesondere in parenteraler Form als wirksame Alternativantibiotika zu erwägen. Allerdings sollte ihr Einsatz möglichst gezielt und zurückhaltend erfolgen, da auch bei diesen Substanzen Resistenzsteigerungen unter der Therapie möglich sind infolge Selektion primär resistenter Bakterienklone. Infektionen durch Staphylococcus aureus oder Staphylococcus epidermidis sind insbesondere bei kunststoffinduzierten Infektionen (Endoplastitis) von zunehmender und besonderer Problematik. Während normalerweise die Isoxazollylpenicilline wie Dicloxacillin oder Flucloxacillin gegen Staphylococcus aureus wirksam sind, muß bei Staphylococcus epidermidis häufig auf Vancomycin, Teichoplanin oder Rifampicin ausgewichen werden:

Indikationen von Antibiotika bei Sepsis (IV):
9) Antistaphylokokkensubstanzen
   – Oxacillin, Dicloxacillin, Flucloxacillin,

10) antigrampositive Kokkensubstanzen
   - Vancomycin, Teichoplanin, Rifampicin,
11) Antianaerobiersubstanzen
   - Metronidazol, Clindamycin, Cephamycine.

Septikämien mit Ausgang von Peritonitiden oder nekrotisierenden bzw. abszedierenden Pneumonien sind zumeist durch Mischinfektionen und Beteiligung anaerober Erreger wie z. B. Bacteroides spp. gekennzeichnet und sollten in Kombinationen mit Metronidazol, Clindamycin oder Cephamycinen (Moxalactam, Cefotetan, Cefoxitin) behandelt werden.

Abschließend sollte davor gewarnt werden, die Wirksamkeit der antibiotischen Therapie bezüglich des Verlaufs und der Prognose einer septischen Erkrankung zu überschätzen. Ausmaß und Schwere der Grunderkrankungen des individuellen Patienten, Auftreten von Komplikationen wie septischem Schock, renaler oder respiratorischer Insuffizienz, Gerinnungsstörungen oder Polyorganversagen, immunologische Defizite sowie Keimart und Zahl bestimmen in einem hohen Maße den Verlauf einer septischen Erkrankung.

Zusammenfassung

Die Therapie der Sepsis basiert auf einer schnellen und exakten klinischen sowie bakteriologischen Diagnosestellung. Die gezielte antibiotische Behandlung sollte sobald wie möglich begonnen werden. Diese richtet sich nach bakteriologischem Resistenzergebnis und der zugrundeliegenden Erkrankung. Die ungezielte antibiotische Therapie hat sich am klinischen Ausgangspunkt der Infektion, der vermutlich vorherrschenden Erregerart mit dessen wahrscheinlicher Antibiotikaempfindlichkeit und der individuellen Immunsituation sowie Gefährdung des einzelnen Patienten zu orientieren. Basis der Antibiotikatherapie von septischen Erkrankungen sind unverändert β-Laktamantibiotika, Aminoglykoside und in Zukunft von zunehmender Bedeutung Chinolone. Der Erfolg einer Sepsistherapie wird jedoch mehr von Faktoren wie Grunderkrankungen, Immunsuppression oder eintretenden Komplikationen bestimmt als von der Auswahl der jeweiligen Antibiotika.

Literatur

1. Allen JR, Hightower AW, Martin SM, Dixon RE (1981) Secular trends in nosocomial infection: 1970–1979. Am J Med 70:389–392
2. Blaser J, Simmen HP, Gonzenbach HR, Sonnabend W, Lüthy R (1985) Aminoglycoside monitoring: timing of peak levels is critical. Ther Drug Monit 7:303–307
3. Bone RC, Fisher CJ, Clemmer TP, Slotman GJ, Metz CA, Balk RA (1987) A controlled clinical trial of high-dose methylprednisolone in the treatment of severe sepsis and septic shock. N Engl J Med 317:653–658
4. Christy J (1971) Treatment of gram-negative shock. Am J Med 50:77–81
5. Follath F (1983) Antibiotikastrategie bei nosokomialen Infektionen. Schweiz Rundsch Med 9:281–284

6. Hinshaw L and the Verans Administration Systemic Sepsis Cooperative Study Group (1987) Effect of high-dose glucocorticoid therapy on mortality in patients with clinical signs of systemic sepsis. N Engl J Med 317:659–665
7. Klastersky J (1985) Nosocomial infection due to gram-negative bacilli in compromised hosts: consideration for prevention and therapy. Rev Infect Dis 7 [Suppl 4]:552–558
8. Lode H, Daschner F (1983) Nosokomiale gram-negative Infektionen. Schweiz Rundsch Med 9:285–289
9. Lode H, Harnoß CM, Fangmann B, Loehr A, Wagner J (1983) Sepsis – Ätiologie, Epidemiologie, Klinik und Prognose bei 446 Patienten. Dtsch Med Wochenschr 108:1908–1914
10. McGowan JE (1985) Changing etiology of nosocomial bacteremia and fungemia and other hospital-acquired infection. Rev Infect Dis 7 [Suppl 3]:357–370
11. Moore RD, Smith CR, Lietman PS (1984) The association of aminoglycoside plasma levels with mortality in patients with gram-negative bacteremia. J Infect Dis 149:443–448
12. Rosenthal EJK (1986) Septikämie-Erreger 1983–1985. Dtsch Med Wochenschr 111:1474–1480
13. Siegenthaler W, Lüthy R, Vetter H, Siegenthaler G (1972) Diagnostik und Therapie der Septikämien. Schweiz Med Wochenschr 102:593–597

Metabolische Veränderungen bei Sepsis und septischem Schock

J. M. Watters, D. W. Wilmore

Die metabolischen Reaktionen auf Sepsis und septischen Schock sind vielfältig und von einer Anzahl von Faktoren in bezug auf den Patienten und den infektiösen Prozeß abhängig. Ort der Infektion, infizierender Mikroorganismus, Schwere und Dauer des septischen Prozesses, Hydratations- und Ernährungszustand des Patienten sowie gleichzeitige Streßsituationen und schon vorhandene Krankheiten bestimmen die klinischen Manifestationen der Sepsis. Hinzu kommt, daß der zeitliche Verlauf dieser Antworten ein dynamischer Prozeß ist; Beobachtungen zu nur einem Zeitpunkt können unzureichend sein, um den komplexen Ablauf der Ereignisse zu beschreiben.

Es müssen demnach mehrere sich verändernde Faktoren bei der Beurteilung experimenteller Daten und der Fallberichte von Patienten mit Sepsis und septischem Schock berücksichtigt werden. Experimentelle Modelle müssen sorgfältig ausgewählt werden, um die im Mittelpunkt des Interesses stehenden menschlichen Reaktionen möglichst exakt widerzuspiegeln. Dennoch wurden infolge von Sepsis charakteristische hämodynamische und metabolische Antworten in kontrollierten experimentellen Situationen und bei sorgfältig ausgewählten Patientenkollektiven beschrieben.

Im Rahmen dieses Beitrags ist Sepsis definiert als Infektion, die von systemischen Reaktionen und Symptomen entsprechend dem ursächlichen Mikroorganismus begleitet ist und durch Gewebe- oder Blutkultur diagnostiziert wurde. Unser Verstehen der physiologischen Antworten auf Sepsis hat sich auf 2 grundsätzliche hämodynamische Reaktionsweisen konzentriert [28, 65, 92, 110]: Die erste ist durch ein erhöhtes Herzzeitvolumen und einen erniedrigten peripheren Widerstand mit oder ohne Hypotension charakterisiert. Dieser hyperdyname Zustand kann von hohem, normalem oder niedrigem O_2-Verbrauch begleitet sein. Ist der O_2-Verbrauch erhöht, so gleicht der hyperdyname, hypermetabole septische Status der „Flowphase" des Postaggressionsstoffwechsels. Diese eher stereotypen Reaktionsweisen sind in einer Anzahl verschiedener Untersuchungen an Patienten und Freiwilligen sowie in Tierversuchen beschrieben worden [6, 8, 18, 44, 72, 110]. Die 2. hämodynamische Reaktionsweise ist durch ein erniedrigtes Herzzeitvolumen, Hypotension und einen erhöhten peripheren Widerstand charakterisiert. Der O_2-Verbrauch ist relativ niedrig und von erhöhten zirkulierenden Laktatspiegeln begleitet. Wird nicht schnell therapeutisch eingegriffen, so ist dieser „Low-Flow"-Status mit einer sehr hohen Mortalität verbunden.

Die hämodynamischen Veränderungen außer Betracht lassend spiegelt die Entwicklung einer zunehmenden Laktatazidose den anaeroben Stoffwechsel mit gestörter Laktatclearance als Charakteristikum des septischen Schocks wider. Von entzündeten und heilenden Geweben ist die Energiegewinnung durch Glykolyse bekannt, deren Endprodukt Laktat in den Blutkreislauf abgegeben wird; in gut kompensierter, hypermetaboler Sepsis wird Laktat energiebringend abgebaut und führt weder zu signi-

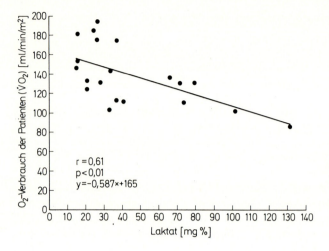

Abb. 1. Laktaterhöhungen im Blut bei fortgeschrittener Sepsis sind mit einem verminderten O_2-Verbrauch assoziiert. (Aus Duff et al. 1969 [28])

fikant erhöhten Laktatspiegeln noch zur metabolischen Azidose. Metabolisch ausgedrückt, ist der Unterschied zwischen Sepsis und septischem Schock in einer zunehmenden Laktatazidose zu sehen, welche die generalisierte metabolische Störung widerspiegelt. Eine Laktatazidose ist verbunden mit einem relativ niedrigen Sauerstoffverbrauch ([28]; Abb. 1) und bedeutet eine schlechtere Prognose als der normale Säure-Basen-Status oder eine leichte Alkalose bei unkomplizierter Sepsis.

Dieses Kapitel wird die metabolischen Veränderungen und die hiermit verbundenen Verhaltensweisen bei Sepsis, hervorgerufen durch die aus Patienten am häufigsten isolierten grampositiven und gramnegativen Bakterien, diskutieren. Ebenfalls soll der momentane Wissensstand über neuroendokrine Mechanismen, Zytokine und bakterielle Toxine, die man als Mediatoren dieser Antworten zu erkennen glaubt, diskutiert werden. Die Veränderungen der hypermetabolen, hyperdynamen Phase der Sepsis, vergleichbar dem physiologischen Zustand „A", beschrieben bei Siegel [93], sollen in diesem Kapitel detaillierter als die Veränderungen bei hypodynamem septischen Schock und dem Endstadium Schwerkranker dargestellt werden. Die genaue Kenntnis der adaptiven, gut kompensierten Reaktionen eines vorher gesunden Individiuums ist notwendig, um die metabolischen Ereignisse fortgeschrittener, präterminaler Sepsis, erschwert durch Organversagen und vielfache therapeutische Eingriffe, verstehen zu können.

Stoffwechselrate

Die Stoffwechselrate oder der Energieverbrauch stehen in direktem Verhältnis zum O_2-Verbrauch. Die Stoffwechselrate neigt in septischen Patienten dazu, graduell anzusteigen; d.h. je schwerer die Infektion ist, desto größer ist der Anstieg der Stoffwechselgeschwindigkeit. Die Stoffwechselrate kann im Patienten mit Sepsis um 40–60% ansteigen [42, 49, 64]; die größten Anstiege werden jedoch bei Patienten mit Verbrennungen beobachtet, bei denen die Stoffwechselrate das Doppelte des normalen O_2-Verbrauchs erreichen kann [105]. Der Sauerstoffverbrauch ist im septischen Schock relativ niedrig.

Hermreck u. Thal haben die Effekte von Sepsis am isolierten Hinterlauf in einem hyperdynamen, hypermetabolen Kaninchenmodell untersucht [44]. Sie beobachteten einen Anstieg des O_2-Gesamtverbrauchs um 12% im Vergleich zu Kontrollwerten (präseptisch). Der O_2-Verbrauch des septischen Laufes war um annähernd 20% gesteigert, während im nicht septischen Kontrollauf keine signifikante Veränderung eintrat. Untersuchungen an Patienten mit bakteriell infizierten Extremitätenverbrennungen, in denen die Patienten bezüglich der Gesamtgröße der verbrannten Körperoberfläche verglichen wurden, ergaben keinen Unterschied im O_2-Verbrauch der Extremitäten bei Patienten mit kleinen und großen Verbrennungen; der O_2-Verbrauch der Extremität stand in direktem Verhältnis zum Ganzkörpersauerstoffverbrauch [107]. Bei hypermetabolen Patienten mit intraperitonealer Infektion haben Gump et al. [40] beobachtet, daß der O_2-Verbrauch der Splanchnikusorgane um ungefähr 50% gesteigert war, was annähernd die Hälfte des mittleren Anstiegs im Gesamtsauerstoffverbrauch von 24% ausmachte. Wilmore et al. [108] zeigten, verglichen mit Normalwerten, eine Verdopplung des O_2-Verbrauchs im Splanchnikusgebiet bei hyperdynamen, hypermetabolen, bakteriämischen Verbrennungspatienten. Die O_2-Versorgung des Splanchnikusgebietes machte 28–30% des Gesamtsauerstoffverbrauchs dieser Patienten aus, im Vergleich zu 20–25% bei Gesunden. Dennoch machte die Veränderung im O_2-Verbrauch des Splanchnikusgebiets nur einen kleinen Teil der Veränderungen im Gesamtsauerstoffverbrauch aus. Somit erscheint es wahrscheinlich, daß der bei septischen Patienten gesteigerte Gesamtsauerstoffverbrauch ein allgemeines Phänomen und Folge der gesteigerten kardiopulmonalen Belastung und der metabolischen Prozesse im Splanchnikusgebiet sowie der Zellproliferationen, Abwehrmechanismen, Transport- und Syntheseprozesse ist.

Der Hypermetabolismus bei Sepsis kann zumindest teilweise durch vorhandenes Fieber erklärt werden. Das Van't-Hoff-Prinzip, auch als Q_{12}-Effekt bekannt, besagt, daß die Geschwindigkeit chemischer Reaktionen der umgebenden Temperatur proportional ist. DuBois untersuchte Patienten mit einer Vielzahl von Infektionskrankheiten und beschrieb einen mittleren Anstieg der Stoffwechselgeschwindigkeit um 13% pro °C (7,2% Anstieg pro Grad Fahrenheit) [27] (Abb. 2). Dennoch stellte diese Beziehung einen Durchschnittswert für verschiedene Infektionen und experimentelle Bedingungen dar, und es trat eine beachtliche Variation innerhalb spezifischer Krankheitsbilder auf. Die Stoffwechselraten von Patienten mit Typhus waren z.B. viel größer als sie über die Körpertemperatur allein hätten vorausgesagt werden können, während diejenigen von Patienten mit Tuberkulose niedriger ausfielen. Ferner stellt diese Assoziation nicht notwendigerweise eine Kausalitätsbeziehung dar. Andere Studien an Patienten in postoperativem Zustand bzw. mit Sepsis und Atemversagen zeigten die begrenzte Beziehung zwischen Fieber und Veränderungen im Energieverbrauch [42, 55]. Die Beziehung zwischen O_2-Angebot und O_2-Verbrauch bei Patienten mit Sepsis und septischem Schock war das Thema einer Reihe neuerer Untersuchungen und wird an anderer Stelle dieses Symposiums zur Sprache kommen. Wolf et al. untersuchten 17 stabile septische Patienten nach Reanimation vor und 5 h nach Gabe von kolloidalen und kristalloiden Lösungen, die zur leichten Steigerung des PCWP („pulmonary capillary wedge pressure") verabreicht wurden [111]. Unabhängig davon, ob Cardiac Index und O_2-Angebot mit der Volumengabe anstiegen oder abnah-

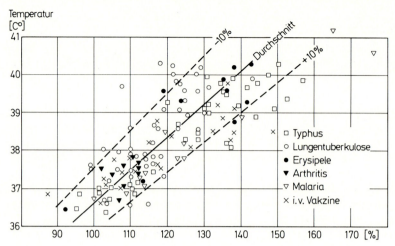

Abb. 2. Die Beziehung zwischen Grundstoffwechsel und rektaler Temperatur bei verschiedenen Fieberzuständen. Die *durchgehende Linie* repräsentiert den Durchschnitt, die *unterbrochenen Linien* zeigen Werte, die 10% über und unter dem Durchschnitt liegen. (Aus DuBois 1948 [27])

men, in beiden Fällen war der Gesamtsauerstoffverbrauch signifikant höher, wenn das Herzzeitvolumen gesteigert war. In nicht septischen Kontrollpatienten nahm das O_2-Angebot mit erhöhtem Herzzeitvolumen ebenfalls zu, während sich der O_2-Verbrauch nicht änderte. Die Autoren schlossen daraus bei ihren septischen Patienten auf ein „peripheres O_2-Defizit", das teilweise durch ein erhöhtes O_2-Angebot ausgeglichen werden konnte.

Thermoregulation

Fieber ist ein häufiges Zeichen der septischen Erkrankung und resultiert aus einer Erhöhung des endogenen Temperaturstellwerts im Hypothalamus durch Stimulation der Prostaglandin-E_2-Synthese. Interleukin 1 ist ein wichtiger endogener Mediator des Fiebers wie vielleicht ebenso ein weiteres Produkt der Makrophagen, der Tumornekrosefaktor. Er stimuliert direkt sowohl den Hypothalamus als auch die Interleukin-1-Synthese. Die Erhöhung des hypothalamischen Temperaturstellwerts kann durch Medikamente, die mit dem Enzym Zyklooxygenase reagieren und dadurch die Vermehrung der Prostaglandine hemmen, abgeschwächt werden.

Die Vorstellung, daß die Körpertemperatur aufgrund einer Erhöhung des zentralen Temperaturstellwerts während der akuten Phase ansteigt, wird durch Beobachtungen an Patienten mit Verbrennungen unterstützt, deren Kern- und Hauttemperatur diejenigen von nichtverletzten Kontrollpatienten überstiegen [106]. Wurde jenen Patienten erlaubt, ihre Umgebungstemperatur selbst auszuwählen, um ihre thermoregulatorische Antwort zu minimieren, so entschieden sie sich für Umgebungstemperaturen, die sehr viel höher lagen als diejenigen von Kontrollpatienten. Außerdem zeigte sich, daß bei erhöhter Kerntemperatur als Antwort auf äußerliche Hitze die kutane

Vasokonstriktion sehr viel länger bestehen bleibt, und daß eine Vasodilatation erst bei einer sehr viel höheren Kerntemperatur eintritt, was den Einfluß des erhöhten zentralen Temperaturstellwerts widerspiegelt [5].

Steigt der hypothalamische Temperaturstellwert, so gibt es 2 allgemeine Mechanismen, die Körpertemperatur zu erhöhen, um sich dem neuen Stellwert anzupassen. Die initiale Antwort in thermoneutraler Umgebung besteht darin, einen Wärmeverlust mit Hilfe kutaner Vasokonstriktion zu vermeiden. Verhaltensweisen wie zusätzliche Bekleidung, Verkleinern der unbedeckten Körperoberfläche und Suche nach einer wärmeren Umgebung haben dieselbe Funktion. Diese Reaktionsweisen sind jedoch dem schwerkranken Patienten normalerweise nicht möglich, und die Umgebungstemperatur in Patientenzimmern ist oft unangemessen niedrig, so daß die endogene Hitzeproduktion angeregt wird. Dies wird erreicht durch gesteigerte Muskelaktivität, die sich als Schüttelfrost ausdrückt und von einer Erhöhung des O_2-Verbrauchs begleitet ist [35, 105]. Wenn die Körpertemperatur den neuen Sollwert erreicht hat, passen sich die Regulationsmechanismen an, das neue Gleichgewicht aufrechtzuerhalten. Kehrt der neue Sollwert auf ein niederes Niveau zurück, so wird der Wärmeverlust durch kutane Vasodilatation und Schwitzen beschleunigt, und die Wärmeproduktion ist vermindert.

Das Messen der Körpertemperatur stellt eine Möglichkeit dar, den Verlauf einer Sepsis zu beurteilen und kann als Antwort auf eine Therapie dienen. Fehlen während einer Bakteriämie Leukozytose und Fieber, so ist die Prognose dieser Patienten schlecht. Studien an ektothermen Tieren, deren Körpertemperatur von der Umgebungstemperatur abhängig ist, zeigten, daß das Überleben einer Bakteriämie positiv mit der Körpertemperatur korreliert. Ein ähnlicher Zusammenhang wurde bei Kaninchen beobachtet, obwohl die Mortalität dann anstieg, wenn die Fieberantwort den Basalwert um mehr als 2,25 °C überschritt [56, 57]. Es sieht aus, als hätte im klinischen Verlauf Fieber Vor- und Nachteile. Ist das Fieber hoch, bereitet es dem Patienten Unbehagen oder überbeansprucht es seine kardialen Reserven, so ist eine Therapie sinnvoll. Medikamente wie z. B. Aspirin sollten vor der Körperkühlung eingesetzt werden, um die Körpertemperatur herabzusetzen, da Kühlung zusätzliche Vasokonstriktion und Schüttelfrost fördert. Wie DuBois sagt: „... Fieber ist nur ein Symptom und wir sind nicht sicher, daß es ein Feind ist" [27].

Obwohl Fieber die übliche Antwort darstellt, kann auch Hypothermie gramnegative Bakteriämien und eine fortgeschrittene Sepsis begleiten. Verstärkter peripherer Wärmeverlust kann durch periphere Vasodilatation eintreten. Verminderte Glukoneogenese und andere Stoffwechselstörungen können für die starke Verminderung der endogenen Wärmeproduktion verantwortlich sein; so scheinen z. B. erhöhte Glukose- und Fettsäurespiegel zur gesteigerten Thermogenese bzw. Energieverbrauch bei Patienten mit Verbrennungen beizutragen [115].

Fettstoffwechsel

Messungen des respiratorischen Gasaustauschs bei Patienten mit Sepsis ergeben für den respiratorischen Quotienten Werte um 0,7, was zeigt, daß Fett anstelle von Kohlenhydraten das Hauptsubstrat des Oxidationsvorganges ist [2, 23, 78]. Auch wenn Glukose in ausreichender oder den Energiebedarf überschreitender Menge infundiert wird, bleibt die Fettoxidation bestehen [3, 75, 78, 94]. Die Konzentration freier Fettsäuren im Blut ist bei septischen Patienten sehr unterschiedlich und scheint vom zeitlichen Verlauf der Krankheit und dem infizierten Organismus abzuhängen. So wurde z. B. bei Patienten mit gramnegativer Bakteriämie eine Erhöhung der Blutfette beschrieben, während man bei Patienten mit grampositiver Bakteriämie normale Konzentrationen vorfand [33].

Dennoch läßt sich festhalten, daß die Lipidmobilisation bei hypermetaboler Sepsis gesteigert ist, obwohl die Spiegel zirkulierender Lipide nicht sehr gut mit dem Turnover zu korrelieren scheinen. Studien über den Glyzerinfluß bei verletzten und infizierten Patienten zeigten einen 2- bis 3fachen Anstieg, der durch parenterale Ernährung nicht beeinflußt wurde, obwohl Glukoseäquivalente vom 1,75fachen des Ruheenergieverbrauchs zur Verfügung gestellt wurden [23]. Geringere Anstiege des Plasmapalmitatturnovers wurden bei Patienten mit Verbrennungen [34] und bei traumatisierten und/oder septischen Patienten [78] beschrieben. Gesteigerte Lipolyse wird als Resultat eines erhöhten Sympathikotonus bei Sepsis angesehen, obwohl normale oder erhöhte Insulinspiegel vorliegen, die die Fettsynthese steigern würden. Wachstumshormon kann ebenfalls zur Lipolyse in katabolen Krankheitszuständen beitragen [90].

Lipämie wird nicht selten bei Patienten mit Sepsis beobachtet, die intravenös Lipidemulsionen erhalten. Wolf begründete dies damit, daß die Clearance der VLDL („very low density lipoproteins") der Kinetik eines sättigbaren, enzymabhängigen Prozesses folgt [112]. Da die basale Produktionsgeschwindigkeit der VLDL bei Sepsis erhöht ist, würde man erwarten, daß eine Infusion exogener Triglyzeride den Clearancemechanismus schon bei einer niedrigeren Infusionsgeschwindigkeit sättigt, so daß Lipämie resultiert.

Fett dient ebenfalls dem Gesunden während des Fastens als Hauptenergiequelle. Ketonkörper akkumulieren im Blut, und Körpereiweiß bleibt erhalten. Im Gegensatz dazu ist die Bildung von Ketonkörpern während der Sepsis unterdrückt, trotz der erhöhten Verfügbarkeit freier Fettsäuren als Substrate der Ketogenese [76, 101]. Dennoch scheinen die katabolen Reaktionen keine direkte Folge des hypoketonämischen Zustands zu sein: so führte die Gabe exogener Ketonkörper bei fastenden septischen Schafen nicht zu einer Unterdrückung der erhöhten endogenen Glukoseproduktion [82]. Veränderungen des Hormonstatus, die mit einer Sepsis einhergehen, Hyperinsulinämie miteingeschlossen, scheinen die verminderte Ketoseneigung zu vermitteln. Die reduzierte hepatische Produktion von Ketonkörpern scheint dabei für die verminderte Ketoseneigung eher verantwortlich zu sein als Substratmangel oder gesteigerte periphere Utilisation [76, 102].

Kohlenhydratstoffwechsel

Glukosespiegel im zirkulierenden Blut sind bei septischen Patienten grundsätzlich erhöht und steigen disproportional zur Infusionsmenge von Glukose an [41, 85]. Hyperglykämie und eine gestörte Glukosetoleranz treten trotz der Verfügbarkeit von Insulin auf; zirkulierende Insulinspiegel sind typischerweise während der hypermetabolen Sepsis erhöht [6, 41, 78, 85]. Die endogene Glukoseproduktion war bei septischen Patienten in mehreren Untersuchungen erhöht. Gump et al. katheterisierten die hepatischen Venen bei Patienten mit intraabdominaler Sepsis und fanden die Glukoseproduktion im Vergleich zu gesunden Kontrollpersonen signifikant erhöht [41]. Die Glukoneogenese konnte durch Glukosezufuhr trotz erhöhter Insulinfreisetzung nicht unterdrückt werden. Long et al. benutzten ^{14}C-Glukose, um die Glukoseproduktion bei verletzten und infizierten Patienten zu messen und kamen zu dem Ergebnis, daß der Glukoseflow in der Extrazellulärflüssigkeit nahezu um das Doppelte erhöht war [62]. Im Anschluß daran haben Wilmore et al. [108] Blut- und Substratfluß bei verletzten und infizierten Patienten im Splanchnikusgebiet gemessen. Sie benutzten hierzu die Kathetertechnik der Vv. hepaticae. Die Glukoseproduktion im Splanchnikusgebiet war, verglichen mit gesunden Kontrollpersonen (ungefähr 200 g Glucose pro Tag), in nicht bakteriämischen Patienten mit Verbrennungen, die 1–2 Wochen nach der Verletzung untersucht wurden, signifikant erhöht (ungefähr 320 g Glukose pro Tag). In Verbrennungspatienten mit nachgewiesener Bakteriämie, die sich in einem hämodynamisch stabilen Zustand befanden, war die Glukoseproduktion noch stärker erhöht und erreichte nahezu das Doppelte des Normalwerts. Im Gegensatz dazu scheinen verletzte bakteriämische Patienten mit multiplem Organversagen eine verminderte Fähigkeit zur Glukoseproduktion aufzuweisen; ihre Glukoseproduktion war signifikant geringer und näherte sich den Werten von gesunden Personen. Wie schon erwähnt konnte die endogene Glukoseproduktion nicht durch die Zufuhr von Glukose abgeschwächt werden, was bei Kontrollpersonen der Fall war.

Eine Reihe von Ergebnissen zeigt also, daß die typischerweise bei Sepsis beobachtete Hyperglykämie mit einer erhöhten Glukoseproduktion einhergeht. Diese wiederum resultiert aus dem Abbau des hepatischen Glykogens und aus der Umwandlung von Vorläufern in neue Glukose. Wilmore et al. [108] beobachteten bei Patienten mit Verbrennungen einen starken Anstieg der Aufnahme von Laktat und Aminosäuren im Splanchnikusgebiet. Die Konversionsraten wurden nicht gemessen, aber das in peripheren Geweben gebildete Laktat und Pyruvat, das in der Leber abgebaut wird, machten ungefähr 30% der Glukoseproduktion dieser Patienten aus; die restliche von der Leber produzierte Glukose könnte durch die Aufnahme von Aminosäuren und den Abbau hepatischen Glykogens erklärt werden. Long et al. [63] verwendeten ^{14}C-L-Alanin und zeigten bei Patienten mit intraabdominaler Infektion einen beträchtlichen Anstieg der Konversion von L-Alanin in Glukose. Die gesteigerte Konversion von Alanin zu Glukose konnte durch Infusion von Glukose nicht vermindert werden.

Neuere Untersuchungen von Shaw et al. [89] zeigen die Interaktionen zwischen Glukose, Alanin und Harnstoff. Sie benutzten bei gesunden Freiwilligen und bei Patienten mit Sepsis eine Technik mit stabilen Isotopen. Die endogene Glukoseproduktion war bei den septischen Patienten nahezu doppelt so hoch wie bei den Freiwilligen (Abb. 3), und die Glukoneogenese aus Alanin war ebenfalls bei den septischen Patienten signifikant erhöht [89]. Diese Ergebnisse waren von einer erhöhten Harnstoffproduktion begleitet. Die Infusion von 4 mg/kg/min Glukose verminderte die hepatische Glykogenolyse bei den septischen Patienten, nicht jedoch die Umwandlung von Alanin via Glukoneogenese oder die Harnstoffproduktion. Die Glukoseproduktion wurde bei dieser Infusionsgeschwindigkeit nahezu vollständig unterdrückt. Bei einer Glukoseinfusionsgeschwindigkeit von 8 mg/kg/min nahm jedoch die Gluko-

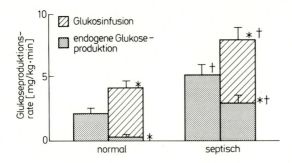

Abb. 3. Die Geschwindigkeit, mit der Glukose bei gesunden Freiwilligen und bei Patienten mit Sepsis im Frühstadium und während der Infusion von Glukose (4 mg/kg/min) im Blut erscheint. (Aus Shaw et al. 1985 [89])

seoxidation bei den septischen Patienten zu und die Harnstoffproduktion ab. Die Autoren schlossen daraus, daß bei septischen Patienten eine höhere Glukoseinfusionsgeschwindigkeit als bei Gesunden notwendig ist, um Stickstoff zu sparen, weil bei diesen Patienten die Unterdrückbarkeit der Glukoneogenese vermindert ist.

Da die Glukoseproduktion bei Sepsis allgemein erhöht ist, muß die Glukoseverfügbarkeit ebenso erhöht sein. Messungen der Glukoseoxidation bei septischen Patienten zeigen einen Anstieg, obwohl eine relative Verwertungsstörung bei Patienten mit fortgeschrittener Sepsis und schwerer Krankheit im Endstadium auftreten kann, wenn große Mengen Glukose intravenös zugeführt werden [2, 3, 61, 62, 77, 94]. Gewebe, die normalerweise insulinabhängig sind, zeigen bei Sepsis eine ausgeprägte Unempfindlichkeit gegenüber Insulin [40, 89]. Der Anstieg der Glukoseverfügbarkeit bei septischen Patienten scheint durch die verstärkte Nutzung von Glukose durch insulinunabhängige Gewebe zustande zu kommen, insbesondere durch den verletzten oder entzündeten Herd oder das retikuloendotheliale System (RES). Black und Mitarbeiter quantifizierten zuerst die Insulinresistenz bei verletzten Patienten und zeigten später ihr Vorkommen insbesondere im Skelettmuskel [17. 20]. Folgende Untersuchungen zeigten, daß Störungen des hormonellen Milieus, die bei verletzten und septischen Patienten beobachtet wurden, für die Insulinresistenz verantwortlich sein könnten [12].

Die Vorstellung, daß Gewebe und Zellen, die mit einem Entzündungsprozeß oder einer Sepsis in Zusammenhang stehen, i. allg. als hauptsächliche insulinunabhängige Glukoseverwerter dienen, wird durch Untersuchungen an Patienten mit bakteriell infizierten Extremitätenverbrennungen bestätigt [107]. Der Nettoglukoseverbrauch der unverletzten Extremitäten war niedrig, was nahelegte, daß Fett und nicht Glukose den Hauptenergielieferant des Muskels darstellte. Im Gegensatz dazu war die Glukoseaufnahme der verbrannten Extremität im Vergleich zu den Extremitäten von Patienten, deren Ganzkörperverbrennungsfläche zwar ähnliche Ausmaße zeigte, die jedoch kleinere Verbrennungsflächen an den Beinen hatten, vermindert. Während der O_2-Verbrauch der verletzten Extremitäten ausreichte, um die aufgenommene Glukose zu oxidieren, setzte das verletzte Bein eine große Menge Laktat frei. Das produzierte Laktat konnte als Hauptanteil der von der Extremität verbrauchten Glukose angesehen werden, was bedeutete, daß wenig oder kein Sauerstoff für den Glukosemetabolismus der verletzten Extremität verbraucht wurde. Der in den Beinen verbrauchte Sauerstoff muß daher insbesondere vom Skelettmuskel zur Fettsäureoxidation genutzt worden sein. Diese Ergebnisse stehen in Einklang mit unserem Verständnis, daß Leukozyten, Fibroblasten und Epithelzellen glykolytisch sind, und daß die bei Verlet-

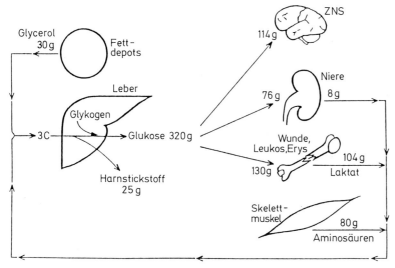

Abb. 4. Die beschleunigte Glukoneogenese bei Sepsis ist von einer gesteigerten Utilisation durch die Nieren und durch Glykolyse in den Entzündungszellen und -geweben begleitet. Laktat wird dann in der Leber zu Glukose resynthetisiert. (Aus Wilmore et al. 1983 [109])

zungen und Sepsis von der Leber vermehrt produzierte Glukose als Hauptenergielieferant der heilenden Verletzungen und Gewebe angesehen werden muß. An den verletzten Stellen wird Glukose größtenteils in Laktat umgewandelt, welches dann zur Leber zurücktransportiert und zur Resynthese von Glukose genutzt wird; die oxydierte Glukose wird durch neue aus Aminosäuren synthetisierte ersetzt, welche vom Skelettmuskel freigesetzt und zur Leber transportiert werden (Abb. 4).

Studien über den Substratfluß in Gehirn und Niere im katabolen Zustand zeigten einen normalen Glukoseverbrauch des Gehirns, aber einen deutlich erhöhten Glukoseverbrauch der Niere [37, 108]. Die Niere nimmt am aktiven Transport vieler Substanzen teil und muß eine große Menge des Stickstoffs ausscheiden, der aus der Skelettmuskelproteolyse resultiert. Die Niere ist in der Lage, während Perioden verlängerter Streßbelastung deutlich zu hypertrophieren, was weiterhin den erhöhten Glukoseverbrauch erklären kann [38].

Während Hyperglykämie die normale Reaktion darstellt, wurde eine verstärkte Hypoglykämie bei fortgeschrittener oder präterminaler Sepsis ebenfalls beobachtet, insbesondere bei Infektion mit gramnegativen Organismen [10]. Die Pathophysiologie der Hypoglykämie bei Sepsis ist wahrscheinlich multifaktoriell bedingt und spiegelt den verstärkten peripheren Glukoseverbrauch sowie/oder die gestörte Glukoneogenese in der Leber wider. Eine unterdrückte Glukoseproduktion wurde bei Ratten mit infizierten Verbrennungen und bei Mäusen, denen Endotoxin gegeben wurde, nachgewiesen [58, 67]. Endotoxingabe bei Hunden war eher mit einer eintretenden Hypoglykämie durch verstärkte Glukosebereitstellung als mit einer verminderten Produktion verbunden [114]. Andere Untersuchungen zeigten einen gesteigerten Glukoseverbrauch in vitro durch mit Endotoxin stimulierte Leukozyten [47]. Am häufigsten wurde eine Hypoglykämie bei Kindern mit Sepsis beobachtet, doch sie wurde ebenfalls bei Erwachsenen mit Gallenwegsinfektion, Alkoholintoxikation und schwerer Leberkrankheit beschrieben, was für eine Leberschädigung oder eine gestörte Leberfunktion als ausschlaggebenden Faktor spricht [10, 69, 116].

Proteinstoffwechsel

Es ist lange bekannt, daß die Sepsis von einem extremen Stickstoffverlust im Urin begleitet ist [87], was den Katabolismus von Skelettmuskelprotein widerspiegelt. Die Höhe des Stickstoffverlusts ist von der Schwere des Krankheitsbilds abhängig und wird vorwiegend als Harnstoff sichtbar. Körperbau (insbesondere Skelettmuskelmasse), Muskelaktivität, der bestehende Ernährungsstatus und die Nahrungsaufnahme beeinflussen ebenfalls den Stickstoffverlust während des katabolen Krankheitszustands [74].

Eine negative Stickstoffbilanz resultiert aus einem Stickstoffverlust, der die Stickstoffaufnahme übersteigt. Shaffer u. Coleman [87] zeigten Anfang dieses Jahrhunderts bei Patienten mit Typhus, daß der Nettoverlust an Stickstoff durch ausreichende Zufuhr von Kalorien und Eiweiß gemindert oder vermieden werden kann. Neuere klinische Untersuchungen, die mit Isotopen markierte Aminosäuren benutzten, bestimmten die Rate des Proteinturnover, Synthese und Katabolismus. Bei gesunden Freiwilligen, die eine entsprechende Nahrungszufuhr erhielten, entsprachen sich Proteinsynthese und Katabolismus, d. h. es bestand ein Stickstoffgleichgewicht [46]. Während Fasten oder Immobilisation nahm die Proteinsynthese ab, während der Katabolismus unverändert blieb [46, 86]. Im Gegensatz dazu ist der Proteinkatabolismus bei Patienten mit intraabdomineller Sepsis signifikant beschleunigt, während die Synthese nur geringfügig ansteigt. Dies resultiert in einem Proteinnettokatabolismus und einer negativen Stickstoffbilanz [64]. Untersuchungen bei Patienten mit Trauma zeigen, daß die Bereitstellung einer adäquaten Ernährung zu einer gesteigerten Proteinsynthese führt, so daß trotz des gesteigerten Proteinkatabolismus ein Stickstoffgleichgewicht erreicht werden kann [46].

Daß Skelettmuskelprotein die Quelle des hohen Harnstoffverlusts im Urin ist, wird aus dem starken Muskelverlust und der Schwäche bei Patienten mit prolongierter Sepsis sowie aus dem Aminosäureverlust aus den Gliedmaßen von katabolen Patienten deutlich [4]. Die Aminosäuren Alanin und Glutamin sind die größten Stickstoffträger aus dem Skelettmuskel in die viszeralen Gewebe (Abb. 5). Glutamin ist die im intrazellulären Pool der freien Aminosäuren des Körpers am häufigsten vorkommende Aminosäure. Sie macht ungefähr ⅔ des gesamten Pools, Taurin ausgeschlossen, aus [9]. Die großen intrazellulären Speicher sind sehr unbeständig und die Glutaminkonzentration des Skelettmuskels fällt im katabolen Zustand stark ab [85]. Dies geschieht in Verbindung mit verstärkter und beschleunigter Glutaminfreisetzung aus dem Muskel, steigender intrazellulärer Glutaminproduktion und gesteigerter Glutaminaufnahme in Gastrointestinaltrakt, Leber und Niere.

Die beschleunigte Freisetzung von Alanin und Glutamin ist von gesteigerter Oxidation verzweigtkettiger Aminosäuren im Skelettmuskel begleitet [85]. Die verzweigtkettigen Aminosäuren scheinen dem alpha-Ketoglutarat als Aminodonatoren zu dienen, woraus verzweigtkettige Ketosäuren und Glutamat resultieren [36]. Die

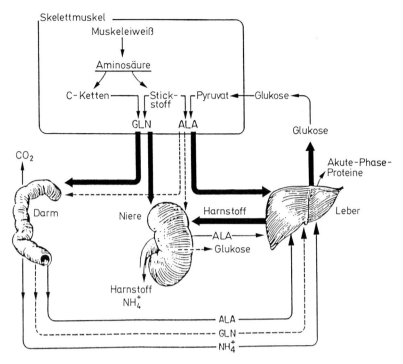

Abb. 5. Die Nettosteigerung der Skelettmuskelproteolyse bei kataboler Stoffwechsellage wird von einer Freisetzung von Aminosäuren, primär Alanin (ALA) und Glutamin (GLN) begleitet. Der Verbrauch dieser Aminosäuren durch viszerale Organe resultiert in einer Harnstoff- und Ammoniakbildung sowie einem Stickstoffverlust. (Aus Souba et al. 1985 [95])

Ketosäuren können dann in Zwischenprodukte des Krebszyklus umgewandelt oder vom Blut abtransportiert werden. Glutamat kann als Vorläufer der Glutaminsynthese oder als Aminodonator der Alaninsynthese dienen.

Glutamin dient als bevorzugter Energielieferant der Darmenterozyten. Es liefert Alanin und Ammoniak, die in die V. portae abgegeben und von der Leber aufgenommen werden. Glutamin dient ebenfalls als hauptsächlicher NH_2-Donor der renalen Ammoniakbildung, einem sehr wichtigen endogenen Puffersystem septischer Patienten. Die Alaninaufnahme im Splanchnikusgebiet wurde bei Verbrennungspatienten 3- bis 4fach erhöht vorgefunden [108]; Alanin dient als wichtiger Präkursor der hepatischen Glukoneogenese und der Proteinsynthese in der akuten Phase.

Die parenterale Ernährung mit Lösungen, die über das normale Maß hinausgehend verzweigtkettige Aminosäuren enthalten, wurden zur Unterstützung dieses endogenen Mechanismus und um Skelettmuskelprotein zu sparen, vorgeschlagen. Dennoch schafften es entsprechende Studien nicht, einen bedeutenden klinischen Vorteil aufzuzeigen, von einer kleinen Zahl schwerkranker Patienten abgesehen [19].

Trotz einer beschleunigten Freisetzung aus dem Skelettmuskel ist die zirkulierende Konzentration der meisten Aminosäuren bei hypermetaboler Sepsis und nachfolgendem Trauma erniedrigt [3, 4, 85]. Phenylalanin, ein Präkursor von Catecholaminen und Schilddrüsenhormonen, stellt eine Ausnahme dar [29, 45, 66]. Da die Freisetzung von Aminosäuren aus dem Skelettmuskel beschleunigt ist, legt die vorhandene Hypoaminoazidämie nahe, daß die Aminosäureaufnahme der viszeralen Organe gleichgroß oder größer als die periphere Aminosäurefreisetzung ist. Früh eintretendes Organversagen bei hypermetabolen, bakteriämischen Verbrennungspatienten ging, im Vergleich zu Patienten mit unkomplizierter Bakteriämie, mit Hypoaminoazidämie und verminderter hepatischer Aminosäureaufnahme einher, was für eine verminderte Aminosäurefreisetzung aus dem Skelettmuskel auch in dieser Konstellation sprach [108]. Nichtüberlebende septische und verletzte Patienten zeigten einen geringeren Plasmaaminosäurespiegel und eine geringere zentrale Aminosäureaufnahme als überlebende Patienten, mit oder ohne Aminosäureinfusion [16]. Erhöhte Blutspiegel an Prolin sowie verzweigtkettigen und anderen Aminosäuren wurden bei Intensivpatienten spät und von multiplem Organversagen begleitet vorgefunden [24, 25, 66, 85].

Eine Vielzahl von Stoffwechselprozessen beeinflussen die Proteinsynthese bei Sepsis und anderen katabolen Zuständen. So dient z. B. die hepatische Aminosäureaufnahme dazu, die Synthese von Akute-Phase-Proteinen zu unterstützen, zusätzlich zur Glukoneogenese. Die Akute-Phase-Proteine stellen eine heterogene Gruppe von Plasmaproteinen dar, die als Antwort auf eine Infektion oder Entzündung von der Leber stark beschleunigt synthetisiert werden und in erhöhten Konzentrationen im Blut erscheinen [81]. Die Akute-Phase-Proteine können an einer Vielzahl von Abwehrmechanismen und Heilungsprozessen beteiligt sein. Die Synthese der Akute-Phase-Proteine wird vermutlich von Interleukin-1 (endogener Leukozytentransmitter) vermittelt, und neuere Daten sprechen dafür, daß Interleukin-1 und/oder andere Monozytenprodukte dazu dienen, die hepatische Albuminsynthese gleichzeitig zu reduzieren [73].

Stoffwechsel der Spurenelemente

Charakteristische Veränderungen der Blutspiegel verschiedener Spurenelemente, insbesondere Eisen, Zink und Kupfer, geschieht als Teil der unspezifischen „Akute-Phase-Antwort" bei Sepsis. Mit dem Auftreten einer Vielzahl von infektiösen Prozessen fielen Zinkplasmaspiegel um 10–60% ab [96, 99]. Zink ist ein essentieller Bestandteil einer Anzahl von Enzymen. Nach Beginn einer Infektion wird Zink vom Plasma zur Leber rückverteilt, wo es an Metallothionin gebunden wird [79]. Zusätzlich steigt die Urinausscheidung von Zink bei katabolen Krankheitsprozessen an [31]. Verminderung des Serumeisens um bis zu 50% wurde während infektiöser Krankheitsprozesse beschrieben [52, 60]. Aus zirkulierenden Neutrophilen freigesetztes Laktoferrin soll Eisen bevorzugt binden, indem es Komplexe bildet, die vom retikuloendothelialen System aufgenommen werden [98]. Die Ferritinsynthese in der Leber und anderswo ist gesteigert, und Eisen wird in den Gewebespeichern zurückgehalten. Eisen ist ein essentielles Nahrungsmittel der mikrobiellen Replikation, und höchstwahrscheinlich dient die Verminderung des Plasmaeisens als Abwehrmechanismus gegen Mikroorganismen [21]. Das Serumkupfer und sein Bindungsprotein Coeruloplasmin steigen als Antwort auf Entzündungsreize an [7, 60]. Coeruloplasmin ist eine Aminooxidase und Kupfer sowie Coeruloplasmin können der Detoxifikation von Peroxydradikalen dienen.

Endokrine Mediatoren

Unser Verständnis der für metabolische Veränderungen bei Sepsis und septischem Schock verantwortlichen Mediatoren machte in den letzten Jahren große Fortschritte. Bei Sepsis gibt es charakteristische endokrine Reaktionsmuster. Neuere Untersuchungen erhellten ihre Rolle als Mediatoren eintretender metabolischer Veränderungen. Zusätzlich bietet unser Verständnis der Rolle verschiedener Zytokinmediatoren sowie bakterieller Toxine die Möglichkeit zu wichtigen therapeutischen Fortschritten.

Die Konzentrationen zirkulierender Katecholamine, von Kortisol, Glukagon und Wachstumshormon sind bei Sepsis tendenziell erhöht [39, 66, 84, 91]. Im allgemeinen sind die Anstiege der Schwere des Krankheitsbilds proportional [94] (Abb. 6). Die kardiovaskulären Wirkungen der Katecholamine stehen im Vordergrund; zusätzlich tragen sie zu der bei Sepsis gesteigerten Stoffwechselrate bei und beeinflussen zusammen mit den gegenregulierenden Hormonen Änderungen im Kohlenhydratmetabolismus [12, 105]. Adrenalin neigt dazu, den Blutzuckerspiegel durch mehrere Mechanismen zu erhöhen: beschleunigte hepatische Glykolyse und Glukoneogenese; Umwandlung von Skelettmuskelglykogen in Laktat, welches als Substrat im Cori-Zyklus dient; Hemmung der Insulinfreisetzung; Steigerung der Glukagonwirkung (Bessey, im Druck). Die Mobilisation freier Fettsäuren bei Streßzuständen wird durch eine direkte Katecholaminwirkung auf das Fettgewebe und durch die Unterdrückung der Insulinspiegel erleichtert [80]. Die Bedeutung der Hyperglukagonämie bei beschleunigter Glukoseproduktion bei Verbrennungspatienten wurde von Wolfe et al. hervorgehoben [112, 113]. Sie untersuchten die Glukoseproduktion bei Verbrennungspatienten und septischen Hunden, indem sie Somatostatin infundierten, welches die endogene Sekretion von Insulin, Glukagon und Wachstumshormon unterdrücken sollte. Gleichzeitig gaben sie exogenes Insulin und Glukagon in unterschiedlicher Dosierung. Die Untersuchungen zeigten einen erniedrigten Spiegel freier Fettsäuren sowie eine verminderte Glyzerinmobilisation. Bei Patienten, denen β-Blocker infundiert wurden, fand man erhöhte Triglyceridspiegel vor [115].

Glukokortikoide sind für normale homöostatische Reaktionen auf Infektion und andere Streßsituationen notwendig, und solche Streßzustände können einer Addison-

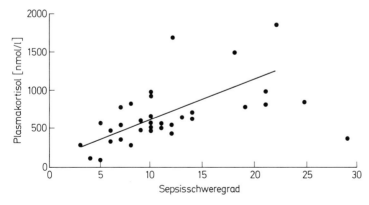

Abb. 6. Die Beziehung zwischen Kortisol im Plasma und dem Sepsisscore bei 18 Patienten mit Sepsis. (Aus Stoner et al. 1983 [94])

Krise mit Tod des Patienten durch unerwartete Nebenniereninsuffizienz vorausgehen. Von großer klinischer Bedeutung sind Berichte über die Mortalität schwerkranker Patienten, die zur Sedierung Etomidate bekamen, eine Substanz, die die Stimulierbarkeit der Nebennierenrinde durch ACTH unterdrückt, indem sie die adrenale Steroidproduktion kompetitiv inhibiert [59, 100]. Ob jedoch die Glukokortikoide eine „permissive" Rolle bei Streßzuständen spielen oder eine besondere „regulatorische" Funktion besitzen, ist nicht ganz geklärt [1, 51]. Es wurde angenommen, daß eine normale Reaktion auf milde bis mittelmäßige Streßzustände nur basale oder normale Glukokortikoidspiegel erfordern. Eine adäquate homöostatische Antwort auf schwerere Streßzustände kann jedoch von einer erhöhten Hormonverfügbarkeit abhängen [48].

Die Bedeutung von Kortisol, Glukagon und Adrenalin als Mediatoren der metabolischen Reaktionen bei Sepsis, Trauma und schweren Krankheitszuständen wird in Untersuchungen aufgezeigt, bei denen diese Hormone Gesunden verabreicht wurden, womit viele typische metabolische Reaktionen beobachtet werden konnten. Shamoon et al. [88] untersuchten Kurzzeitinfusionen dieser 3 Hormone und beobachteten Hyperglykämie und eine gesteigerte endogene Glukoseproduktion. Diese Reaktionen spiegelten eine synergistische Interaktion der Hormone wider, da die Wirkung ihrer gemeinsamen Infusion größer war als die summierten Effekte der einzelnen Hormone. Diese Arbeit wurde von Bessey et al. [12] erweitert, die dieselben Hormone Gesunden über einen Zeitraum von 72 h kontinuierlich infundierten. Sie beobachteten Plasmaspiegel, die für eine mittelschwere Sepsis oder Verletzung typisch waren. Die kombinierte Hormoninfusion resultierte in einer gesteigerten Stoffwechselrate, Hyperglykämie, Hyperinsulinämie, einer durch Insulin vermittelten verminderten Gesamtkörperglukosemenge und einer Insulinresistenz des Skelettmuskels. Der Proteinkatabolismus war beschleunigt und mit einer leicht negativen Stickstoffbilanz assoziiert. Untersuchungen über die Infusion einzelner Hormone zeigten, daß diese Hormone bei erhöhter Stoffwechselgeschwindigkeit synergistisch wirken und eine negative Stickstoffbilanz verursachen. Die Insulinresistenz nach 3 Tagen scheint hauptsächlich durch Hyperkortisolämie bedingt zu sein. So wurden also viele der vitalen Reaktionen bei Sepsis in Abwesenheit einer Verletzung oder Entzündung allein durch die Infusion kataboler Hormone nachgeahmt.

Cytokine und bakterielle Toxine

Die erwähnten Hormonstudien zeigten, daß endokrine Mediatoren für eine Anzahl „kataboler" Reaktionen, die bei Sepsis vorkommen, verantwortlich sind, insbesondere für die erhöhte Stoffwechselrate und den veränderten Kohlenhydrat- und Proteinmetabolismus [12]. Andere charakteristische „Akute-Phase"-Reaktionen wie Fieber, gestörter Spurenelementmetabolismus und erhöhte Akute-Phase-Proteine wurden jedoch nicht beobachtet. Bei Folgeuntersuchungen im selben Labor wurden sterile intramuskuläre und subkutane Entzündungen bei Gesunden provoziert [103]. Es resultierten Fieber, erhöhtes C-reaktives Protein im Serum und erniedrigte Serumspiegel von Zink und Eisen. Neuroendokrine Reaktionen, Hypermetabolismus oder Änderungen im Kohlenhydrat- oder Proteinmetabolismus konnten jedoch nicht ausgelöst werden. Als Ergebnis konnte festgehalten werden, daß viele verschiedene Regulationssysteme existieren, die zusammen das komplette Muster der Abwehrmechanismen bei Sepsis hervorrufen [104]. Viele dieser Reaktionen auf eine gramnegative Sepsis scheinen durch die Wirkung von Cytokinen wie Interleukin-1, Tumornekrosefaktor, γ-Interferon und andere Produkte der Entzündungsantwort vermittelt zu werden. Diese Cytokine und/oder Endotoxin stimulieren Zyklooxygenasestoffwechselwege, Prostaglandine und Prostazyklin können ebenso wichtige systemische oder lokale Reaktionen hervorrufen.

Der Tumornekrosefaktor (TNF und/oder Cachetin) scheint ein wichtiger Mediator der systemischen Wirkungen von Endotoxinen oder Entzündung i. allg. zu sein. Er könnte teilweise wirken, indem er die Produktion von Interleukin-1, Leukotrienen und plättchenaktivierendem Faktor triggert [14]. Die Bildung von TNF kann ebenso durch andere infektiöse Stoffe induziert werden. Er besitzt eine „endogene Pyrogenaktivität". Er induziert Fieber über eine direkte hypothalamische Wirkung und via Induktion von Interleukin-1. Es konnte gezeigt werden, daß TNF polymorphkernige Granulozyten aktiviert, indem er ihre Bindung an Endotheloberflächen stimuliert und ihre Phagozytoseaktivität steigert. Die Oxidation von Leukin bei Ratten, denen TNF infundiert wurde, war erhöht [32]. TNF-Infusionen bei Ratten resultierten in Hypotension, metabolischer Azidose, Hyperglykämie und pathologischen Gewebsveränderungen, die mit den Auswirkungen einer letalen Dosis Endotoxin übereinstimmten [97]. Mäuse, die mit polyklonen Antikörpern gegen Maus-TNF behandelt wurden, zeigten sich gegen die ansonsten letalen Effekte des Endotoxins resistent [15].

Wie der Tumor-Nekrose-Faktor ist Interleukin-1 ein Peptid oder eine mit Peptiden eng verwandte Gruppe, die von Gewebemakrophagen und zirkulierenden Monozyten als Reaktion auf Mikroorganismen und ihre Produkte synthetisiert wird [26]. Von Interleukin-1 wurde festgestellt, daß es in unterschiedlichen Modellsystemen viele verschiedene biologische Aktivitäten besitzt. Diese umfassen die Induktion von Fieber, die Mobilisation von Leukozyten aus dem Knochenmark, die Stimulation von Akutphasenprotein in der Leber, die Rückverteilung von Spurenelementen, die Steigerung der Thymozytenproliferation, die Aktivierung der β-Zellen sowie die Steigerung der Aktivität der Killerzellen.

Zusätzlich zu endokrinen wie nicht endokrinen zirkulierenden Mediatoren kann eine Vielzahl bakterieller Toxine wichtig für die Stimulation von Abwehrmechanismen bei Sepsis und septischem Schock sein. Die Exotoxine sind hitzelabile Proteine, die vorwiegend von grampositiven Bakterien produziert werden und eine Reihe potenter Giftstoffe enthalten [11, 50]. Sie sind verantwortlich für die spezifischen pathologischen Veränderungen bei Krankheiten wie Diphtherie, Tetanus und Botulismus und könnten eine Rolle in der Pathophysiologie der grampositiven Bakteriämie spielen. Mikroorganismen wie Staphylokokkus aureus, Streptokokkus pyrogenes und Clostridium perfringens produzieren eine Vielfalt weiterer toxischer Substanzen, die als Hämolysine, Zytotoxine, Lezithinasen und nekrotisierende Agenzien wirken.

Die Rolle des Endotoxins bei Schockzuständen und während prolongierter schwerer Krankheitszustände ist seit vielen Jahren von Interesse [22]. Die potentielle Bedeutung des Gastrointestinaltrakts als Reservoir pathogener Organismen und Toxine und die Möglichkeit einer gestörten Mucosa-Barriere, die zur Absorption dieser Substanzen führt, ist von aktuellem Interesse [71]. Endotoxin ist ein potenter Induktor der Interleukin-1- und Tumornekrosefaktorsynthese und kann ebenfalls unabhängig da-

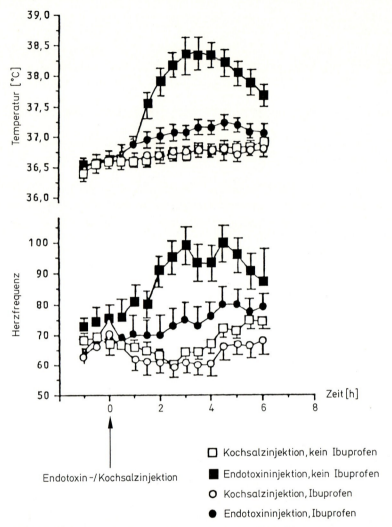

Abb. 7. Die Administration von Endotoxin an gesunde Freiwillige resultierte in einer Erhöhung der rektalen Temperatur um $2{,}0 \pm 0{,}3\,°C$. Dieser Anstieg wurde durch eine Vorbehandlung mit Ibuprofen weitgehend vermieden. Alterationen der Herzfrequenz verliefen zu den Veränderungen der Körpertemperatur parallel. (Aus Revhaug et al., im Druck)

von als im Blut zirkulierender Faktor eine Vielzahl von Abwehrmechanismen initiieren. Obwohl ein großer Teil unseres momentanen Wissensstands über die Reaktionen auf Sepsis und septischen Schock aus Tierversuchen, bei denen Endotoxininfusionen verwendet wurden, abgeleitet werden, ist die Variabilität dieser Reaktionen groß, und oft simulieren diese Modelle die menschlichen Reaktionen auf Sepsis nicht besonders genau. Diese Unterschiede können durch Art- und/oder Dosisunterschiede bedingt sein.

Endotoxininfusionen beim Menschen können jedoch ein nützliches Kurzzeitmodell einer hyperdynamen hypermetabolen Sepsis liefern. Die intravenöse Endotoxin-

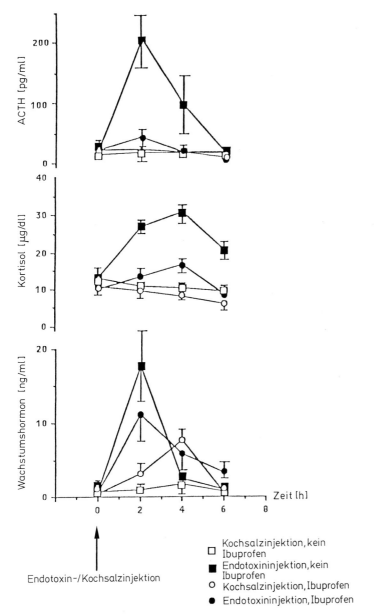

Abb. 8. Die Administration von Endotoxin an gesunde Freiwillige resultierte in einer Erhöhung von zirkulierendem ACTH (*oben*), Kortisol (*Mitte*) und Wachstumshormon (*unten*). Die ACTH- und Kortisolreaktionen wurden fast vollkommen durch Vorbehandlung mit Ibuprofen abgeschwächt. (Aus Revhaug et al., im Druck)

gabe beim Gesunden provozierte Fieber, erhöhten O_2-Verbrauch, gesteigerten Cardiac Output, gesteigerten Blutfluß im Splanchnikusgebiet, vermindertes Serumeisen, erhöhtes zirkulierendes Bradykinin, erhöhtes Plasmakortisol und Wachstumshormon sowie erhöhte 17-Hydroxykortikosteroide im Urin [30, 43, 53, 54, 68, 70, 72]. Neuere Untersuchungen an Freiwilligen von Revhaug et al. haben die vorhergehenden Befunde bestätigt. Sie provozierten als Reaktionen auf Endotoxingabe Fieber, influenzaähnliche Symptome, Tachykardie, gesteigerte Stoffwechselrate, erhöhtes zirkulierendes ACTH, Kortisol, erhöhte Katecholamine und Wachstumshormon, Leukozytose, Hypoferriämie, erhöhtes C-reaktives Protein im Serum (Revhaug, im Druck) (Bilder 7, 8). Weitere Studien führten diese Arbeiten fort, um den Effekt der Zyklooxygenasehemmung (mit Ibuprofen) auf die von Endotoxin provozierten Reaktionen zu untersuchen. Vorbehandlung mit Ibuprofen verhinderte Fieber, Tachykardie, Hypermetabolismus, Streßhormonfreisetzung, Unwohlsein und Kopfschmerz, die mit der Endotoxingabe verbunden waren. Leukozytose, Hypoferriämie und Erhöhung des C-reaktiven Proteins wurden nicht beeinflußt. Diese Ergebnisse zeigen, daß die Aktivierung der Zyklooxygenase notwendig ist, um viele der mit Sepsis einhergehenden metabolischen Veränderungen zu produzieren. Die Abhängigkeit des Fiebers von der Prostaglandinsynthese im Hypothalamus ist bekannt; Endotoxin und/oder intermediäre Cytokine wie Interleukin-1 und der Tumornekrosefaktor könnten die neuroendokrine Achse ebenfalls via Prostaglandinmechanismen direkt stimulieren. Der potentielle klinische Nutzen, der durch die Abschwächung der kardiovaskulären, hypermetabolen und Streßhormonreaktionen infolge von Sepsis und schwerer Krankheit entsteht, könnte sich trotz aller mit dem Gebrauch von Zyklooxygenasehemmern verbundenen Nebenwirkungen als sehr bedeutend erweisen.

Literatur

1. Alberti KGGM, Johnston DG (1977) Cortisol and catabolism: a new perspective. Clin Sci Mol Med 52:333–336
2. Askanazi J, Carpentier YA, Elwyn DH et al. (1980a) Influence of total parenteral nutrition on fuel utilization in injury and sepsis. Ann Surg 191:40–46
3. Askanazi J, Carpentier YA, Michelsen CB, Elwyn DH, Furst P, Kantrowitz LR, Gump FE, Kinney JM (1980b) Muscle and plasma amino acids following injury. Influence of intercurrent infection. Ann Surg 192:78–85
4. Aulick LH, Wilmore DW (1979) Increased peripheral amino acid release following burn injury. Surgery 85:560–565
5. Aulick LH, Wilmore DW, Mason AD Jr, Pruitt BA Jr (1982) Depressed reflex vasomotor control of the burn wound. Cardiovasc Res 16:113
6. Beisel WR (1975) Metabolic response to infection. Ann Rev Med 26:9–20
7. Beisel WR (1976) Trace elements in infectious processes. Med Clin North Am 60:831–849
8. Beisel WR, Sawyer WD, Ryll ER, Crozier D (1967) Metabolic effects of intracellular infections in man. Ann Intern Med 67:744–779
9. Bergstrom J, Furst P, Noree LO, Vinnars E (1974) Intracellular free amino acid concentration in human muscle tissue. J Appl Physiol 36:693–697
10. Berk JL, Hagen JF, Beyer WH, Gerber MJ (1970) Hypoglycemia of shock. Ann Surg 171:400–408
11. Berry LJ (1977) Bacterial toxins. CRC Crit Rev Toxicol 5:239–318
12. Bessey PQ, Watters JM, Aoki TT, Wilmore DW (1984) Combined hormonal infusion simulates the metabolic response to injury. Ann Surg 200:264–281

13. Bessey PQ, Watters JM, Brooks DR, Black PR, Wilmore DW (1988) Glucose metabolism following trauma or sepsis. In: Clowes GHA Jr (ed) The physiologic basis for the treatment of trauma and infection. Marcel Dekker, New York
14. Beutler B, Cerami A (1987) Cachectin: more than a tumor necrosis factor. N Eng J Med 316:379-385
15. Beutler B, Milsarkiwo, Cerami AC (1985) Passive immunization against cachectin/tumour necrosis factor protects mice from lethal effect of endotoxin. Science 229:869-871
16. Bigatello LM, Clowes GHA Jr, Loda M (1985) Effects of amino acid parenteral alimentation on central plasma clearance rates, differentiating survivors and deaths in trauma, sepsis, and gangrene. Surg Forum 36:3-6
17. Black PR, Brooks DC, Bessey PQ, Wolfe RR, Wilmore DW (1982) Mechanisms of insulin resistance following injury. Ann Surg 196:420-435
18. Bradley SE, Chasia H, Goldring W, Smith HW (1945) Hemodynamic alterations in normotensive and hypertensive subjects during the pyrogenic reaction. J Clin Invest 24:749-758
19. Brennan MF, Cerra F, Daly JM, Fischer JE et al. (1986) Report of a research workshop: branched-chain amino acids in stress and injury. JPEN 10:446-452
20. Brooks DC, Bessey PQ, Black PR, Aoki TT, Wilmore DW (1984) Post-traumatic insulin resistance in uninjured forearm tissue. J Surg Res 37:100-107
21. Bullen JJ (1981) The significance of iron in infection. Rev Inf Dis 3:1127-1138
22. Caridis DT, Reinhold RB, Woodruff PWH, Fine J (1972) Endotoxemia in man. Lancet i:1381-1385
23. Carpentier YA, Askanazi J, Elwyn DH et al. (1979) Effects of hypercaloric glucose infusion on lipid metabolism in injury and sepsis. J Trauma 19:649-654
24. Cerra FB, Caprioli J, Siegel JH, McMenamy RR, Border JR (1979) Proline metabolism in sepsis, cirrhosis, and general surgery. The peripheral energy deficit. Ann Surg 190:577-586
25. Cerra FB, Siegel JH, Coleman B, Border JR, McMenamy RR (1980) Septic autocannibalism: a failure of exogenous nutritional support. Ann Surg 192:570-580
26. Dinarello CA (1984) Interleukin-1. Rev Infect Dis 6:51-95
27. Du Bois EF (1948) Fever and the regulation of body temperature. Thomas, Springfield
28. Duff JH, Groves AC, McLean APH et al. (1969) Defective oxygen consumption in septic shock. Surg Gynecol Obstet 1051-1060
29. Duff JH, Viidik T, Marchuk JB, Holliday RL, Finley RJ, Groves AC, Woolf LI (1979) Femoral arteriovenous amino acid differences in septic patients. Surgery 85:344-348
30. Elin RJ, Wolff SM, McAdam KPWJ, Chedid L, Audibert F, Bernard C, Oberling F (1981) Properties of reference *Escherichia coli* endotoxin and its phthalylated derivative in humans. J Inf Dis 144:329-336
31. Fell GS, Cuthbertson DP, Morrison C, Fleck A, Queen K, Bessent RG, Husain SL (1973) Urinary zinc levels as an indication of muscle catabolism. Lancet i:280-282
32. Flores E, Drabik M, Bistrian BR et al. (1986) Acute phase response to human recombinant mediators. Surg Forum 37:28-30
33. Gallin JI, Kaye D, O'Leary WM (1969) Serum lipids in infection. N Engl J Med 281:1081-1086
34. Galster AD, Bier DM, Cryer PE, Monafo WW (1984) Plasma palmitate turnover in subjects with thermal injury. J Trauma 24:938-945
35. Gedeon GS, Goll C, Shenkin A, Al-Shamma G, Richards JR, Fleck A, Cuthbertson DP, Fell GS (1983) The effect of environmental temperature on protein and energy changes following burn injury in the rat. Clin Nutr 2:13-24
36. Goldberg AL, Chang TW (1978) Regulation and significance of amino acid metabolism in skeletal muscle. Fed Proc 37:2301-2307
37. Goodwin CW Jr, Aulick LH, Powanda MC, Wilmore DW, Pruitt BA Jr (1980a) Glucose dynamics following severe injury. Eur Surg Res 12 [Suppl 1]:126-127
38. Goodwin CW, Aulick LH, Becker RA, Wilmore DW (1980b) Increased renal perfusion and kidney size in convalescent burn patients. JAMA 244:1588-1590
39. Groves AC, Griffiths J, Leung F, Meek RN (1973) Plasma catecholamines in patients with serious postoperative infection. Ann Surg 178:102-107
40. Gump FE, Price JB, Kinney JM (1970) Whole body and splanchnic blood flow and oxygen consuption measurements in patients with intraperitoneal infection. Ann Surg 3:321-328

41. Gump FE, Long C, Killian P, Kinney JM (1974) Studies of glucose intolerance in septic injured patients. J Trauma 14:378–388
42. Halmagyi DFJ, Kinney JM (1975) Metabolic rate in acute respiratory failure complication sepsis. Surgery 77:492–497
43. Hamrick LW Jr, Myers JD (1955) The effect of subfebrile doses of bacterial pyrogens on splanchnic metabolism and cardiac output. J Lab Clin Med 45:568–572
44. Hermreck AS, Thal AP (1969) Mechanisms for the high circulatory requirements in sepsis and septic shock. Ann Surg 170:677–695
45. Herndon DN, Wilmore DW, Mason AD Jr, Pruitt BA Jr (1978) Abnormalities of phenylalanine and tyrosine kinetics. Arch Surg 113:133–135
46. Herrmann VM, Clarke D, Wilmore DW, Moore FD (1980) Protein metabolism: effect of disease and altered intake on the stable ^{15}N curve. Surg Forum 31:92–94
47. Hinshaw LB, Beller BK, Archer LT, Benjamin B (1976) Hypoglycemic response of blood to live *Escherichia coli* organisms and endotoxin. J Surg Res 21:141–150
48. Hoffmann FG (1971) Role of the adrenal cortex in homeostasis and growth. In: Christy NP (ed): The human adrenal cortex. Harper and Row, New York
49. Hopkirk JF, Wight A, Merrington WR, Cope O (1955) Metabolic derangements imperiling the perforated ulcer patients. Arch Surg 439–444
50. Howard RJ (1982) Microbes and their pathogenicity. In: Simmons RL, Howard RJ (eds) Surgical infectious disease. Appleton-Century-Crofts, New York
51. Ingle DJ (1954) Permissive action of hormones (letter). J Clin Endocrinol Metab 14:1272–1274
52. Kampschmidt RF, Upchurch H (1969) Lowering of plasma iron concentration in the rat with leukocytic extracts. Am J Physiol 216:1287–1291
53. Kimball HR, Lipsett MB, Odell WD, Wolff SM (1968) Comparison of the effect of the pyrogens, etiocholanolone and bacterial endotoxin on plasma cortisol and growth hormone in man. J Clin Endocrinol 28:337–342
54. Kimball HR, Melmon LK, Wolff SM (1972) Endotoxin-induced kinin production in man. Proc Soc Exp Biol Med 139:1078–1082
55. Kinney JM, Roe CF (1962) Caloric equivalent of fever. Ann Surg 156:610–622
56. Kluger MJ, Vaughn LK (1978) Fever and survival in rabbits infected with *Pasteurella multocida*. J Physiol 282:243–251
57. Kluger MJ, Ringler DH, Anver MR (1975) Fever and survival. Science 188:166–168
58. Lanoue KF, Mason AD Jr, Daniels JP (1968) The impairment of glucogenesis by gram-negative infection. Metabolism 17:606–611
59. Ledingham IMcA, Watt I (1983) Influence of sedation on mortality in critically ill multiple trauma patients (letter). Lancet i:1270
60. Locke A, Main ER, Rosbach DO (1932) The copper and non-hemoglobinous iron contents of the blood serum in disease. J Clin Invest 11:527–542
61. Long CL (1977) Energy balance and carbohydrate metabolism in infection and sepsis. Am J Clin Nutr 30:1301–1310
62. Long CL, Spencer JL, Kinney JM, Geiger JW (1971) Carbohydrate metabolism in man: effect of elective operations and major injury. J Appl Physiol 31:110–116
63. Long CL, Kinney JM, Geiger JW (1976) Nonsuppressibility of gluconeogenesis by glucose in septic patients. Metabolism 25:193–201
64. Long CL, Jeevanandam M, Kim BM, Kinney JM (1977) Whole body protein synthesis and catabolism in septic man. Am J Clin Nutr 30:1340–1344
65. MacLean LD, Mulligan WG, McLean APH, Duff JH (1967) Patterns of septic shock in man – A detailed study of 56 patients. Ann Surg 166:543–562
66. Marchuk JB, Finley RJ, Groves AC, Wolfe LI, Holliday RL, Duff JH (1977) Catabolic hormones and substrate patterns in septic patients. J Surg Res 23:177–182
67. McCallum RE, Berry LJ (1973) Effects of endotoxin on gluconeogenesis, glycogen synthesis, and liver glycogen synthase in mice. Infect Immun 7:642–654
68. McDonald RK, Weise VK, Peterson RE (1956) Effect of aspirin and reserpine on adrenocortical response to Piromen in man. Proc Soc Exp Biol Med 93:343–348
69. McFadzean AJS, Yeung RTT (1965) Hypoglycemia in suppurative pancholangiitis due to *Clonorchis sinensis*. Trans R Soc Trop Med Hyg 59:179–185

70. Mechanic RC, Frei E III, Landy M, Smith WW (1962) Quantitative studies of human leukocytic and febrile response to single and repeated doses of purified bacterial endotoxin. J Clin Invest 41:162–172
71. Mochizuki T, Trocki O, Dominioni L, Brackett KA, Joffe SN, Alexander JW (1984) Mechanism of prevention of postburn hypermetabolism and catabolism by early enteral feeding. Ann Surg 200:297–310
72. Moser KM, Perry RB, Luchsinger PC (1963) Cardiopulmonary consequences of pyrogen-induced hyperpyrexia in man. J Clin Invest 42:626–634
73. Moshage HJ, Janssen JAM, Franssen JH et al. (1987) Study of the molecular mechanism of decreased liver synthesis of albumin in inflammation. J Clin Invest 79:1635–1641
74. Munro HN, Chalmers MI (1945) Fracture metabolism at different levels of protein intake. Br J Exp Pathol 26:396–404
75. Nanni G, Siegel JH, Coleman B et al. (1984) Increased lipid fuel dependence in the critically ill septic patient. J Trauma 24:14–30
76. Neufeld HA, Pace JG, Kaminski MV, George DT, Jahrling PB, Wannemacher RW Jr, Beisel WR (1980) A probable endocrine basis for the depression of ketone bodies during infectious or inflammatory state in rats. Endocrinology 107:596–601
77. Nordenstrom J, Jeevanandam M, Elwyn DH et al. (1981) Increasing glucose intake during total parenteral nutrition increases norepinephrine excretion in trauma and sepsis. Clin Physiol 1:525–534
78. Nordenstrom J, Carpentier YA, Askanazi J et al. (1983) Free fatty acid mobilization and oxidation during total parenteral nutrition in trauma and infection. Ann Surg 198:725–735
79. Pekarek RS, Wannemacher RW Jr, Beisel WR (1972) The effect of leukocytic endogenous mediator (LEM) on the tissue distribution of zinc and iron. Proc Soc Exp Biol Med 140:685–688
80. Porte D Jr, Robertson RP (1973) Control of insulin secretion by catecholamines, stress, and the sympathetic nervous system. Fed Proc 32:1792–1796
81. Powanda MC, Moyer ED (1981) Plasma protein alterations during infection: potential significance of these changes to host defense and repair systems. In: Powanda MC, Canonico PG (eds) Infection: the physiologic and metabolic responses of the host. Elsevier/North Holland, Amsterdam
82. Radcliffe AG, Wolfe RR, Colpoys MF, Muhlbacher F, Wilmore DW (1983) Ketone-glucose interaction in fed, fasted, and fasted-infected sheep. Am J Physiol 244:R667–R675
83. Revhaug A, Michie HR, Manson JMcK, Watters JM, Dinarello CA, Woolf SM, Wilmore DW (1988) Inhibition of cyclooxygenase attenuates the metabolic response to endotoxin in humans. Arch Surg 123:161–171
84. Rocha DM, Santeusanio F, Faloona GR, Unger RH (1973) Abnormal pancreatic alpha-cell function in bacterial infections. N Engl J Med 288:700–703
85. Roth E, Funovics J, Muhlbacher F et al. (1982) Metabolic disorders in severe abdominal sepsis: glutamine deficiency in skeletal muscle. Clin Nutr 1:25–41
86. Schonheyder F, Heilskov NSC, Olesen K (1954) Isotopic studies on the mechanism of negative nitrogen balance produced by immobilization. Scand J Clin Lab Invest 6:178–188
87. Shaffer PA, Coleman W (1909) Protein metabolism in typhoid fever. Arch Intern Med 4:538–600
88. Shamoon H, Hendler R, Sherwin RS (1981) Synergistic interactions among antiinsulin hormones in the pathogenesis of stress hyperglycemia in humans. J Clin Endocrinol Metab 52:1235–1241
89. Shaw JHF, Klein S, Wolfe RR (1985) Assessment of alanine, urea, and glucose interrelationships in normal subjects and in patients with sepsis with stable isotopic tracers. Surgery 97:557–568
90. Sherwin RS, Schulman GA, Hendler R, Walesky M, Belous A, Tamborlane W (1983) Effect of growth hormone on oral glucose tolerance and circulating metabolic fuels in man. Diabetologia 24:155–161
91. Sibbald WJ, Short A, Cohen MP, Wilson RF (1977) Variations in adrenocortical responsiveness during severe bacterial infections. Unrecognized adrenocortical insufficiency in severe bacterial infections. Ann Surg 186:29–33

92. Siegel JH, Greenspan M, Del Guercio LRM (1967) Abnormal vascular tone, defective oxygen transport and myocardial failure in human septic shock. Ann Surg 165:504–517
93. Siegel JH, Cerra FB, Coleman B, Giovannini I, Shetye M, Border JR, McMenamy RH (1979) Physiological and metabolic correlations in human sepsis. Surgery 86:163–193
94. Stoner HB, Little RA, Frayn KN et al. (1983) The effect of sepsis on the oxidation of carbohydrate and fat. Br J Surg 70:32–35
95. Souba WW, Smith RJ, Wilmore DW (1985) Clutamine metabolism by the intestinal tract. JPEN 9:612
96. Sugarman B (1983) Zinc and infection. Rev Inf Dis 5:137–147
97. Tracey KJ, Beutler B, Lowry SF et al. (1986) Shock and tissue injury induced by recombinant human cachectin. Science 234:470–474
98. Van Snick JL, Masson PL, Heremans JF (1974) The involvement of lactoferrin in the hyposideremia of acute inflammation. J Exp Med 140:1068–1084
99. Vikbladh I (1951) Studies on zinc in blood. Scand J Clin Lab Invest 3 [Supp 2]:1–74
100. Wagner RL, White PF, Kan PB, Rosenthal MH, Feldman D (1984) Inhibition of adrenal steroidogenesis by the anesthetic etomidate. N Engl J Med 310:1415–1421
101. Wannemacher RW Jr, Pace JG, Beall FA, Dinterman RE, Petrella VJ, Neufeld HA (1979) Role of the liver in regulation of ketone body production during sepsis. J Clin Invest 64:1565–1572
102. Watters JM, Bessey PQ, Aoki TT, Wilmore DW (1984) Catabolic hormones suppress adaptation to starvation. Surg Forum 35:82–85
103. Watters JM, Bessey PQ, Dinarello CA, Wolff SM, Wilmore DW (1985) The induction of interleukin-1 in humans and its metabolic effects. Surgery 98:298–306
104. Watters JM, Bessey PQ, Dinarello CA, Wolff SM, Wilmore DW (1986) Both inflammatory and endocrine mediators stimulate host responses to sepsis. Arch Surg 121:179–190
105. Wilmore DW, Long JM, Mason AD Jr, Skreen RW, Pruitt BA Jr (1974) Catecholamines: mediator of the hypermetabolic response to thermal injury. Ann Surg 180:653–669
106. Wilmore DW, Orcutt TW, Mason AD Jr, Pruitt BA Jr (1975) Alterations in hypothalamic function following thermal injury. J Trauma 15:697–703
107. Wilmore DW, Aulick LH, Mason AD Jr, Pruitt BA Jr (1977) Influence of the burn wound on local and systemic responses to injury. Ann Surg 186:444–458
108. Wilmore DW, Goodwin CW, Aulick LH et al. (1980) Effect of injury and infection on visceral metabolism and circulation. Ann Surg 192:491–504
109. Wilmore DW, Bladz PR, Moore FD (1983) Injured man: trauma and sepsis. In: Winters R (ed) Nutritional support of seriously ill patients. Academic, London
110. Wilson RF, Thal AP, Kindling PH et al. (1965) Hemodynamic measurements in septic shock. Arch Surg 91:121–129
111. Wolf YG, Cotev S, Perel A, Manny J (1987) Dependence of oxygen consumption on cardiac output in sepsis. Crit Care Med 15:198–203
112. Wolfe RR (1986) Substrate kinetics in sepsis. In: Little RA, Frayn KN (eds) The scientific basis for the care of the critically ill. Manchester University Press, Manchester
113. Wolfe RR, Burke JF (1982) Somatostatin infusion inhibits glucose production in burn patients. Circ Shock 9:521–527
114. Wolfe RR, Elahi D, Spitzer JJ (1977) Glucose and lactate kinetics following endotoxin administration in dogs. Am J Physiol 232:E180–E185
115. Wolfe RR, Herndon DN, Jahoor F, Miyoshi H, Wolfe M (1987) Effect of severe burn injury on substrate cycling by glucose and fatty acids. N Engl J Med 317:403–408
116. Yeung CY (1970) Hypoglycemia in neonatal sepsis. J Pediatr 77:812–817

Die Bedeutung der Opiatantagonisten bei der Behandlung des septischen Schocks*

J. W. Holaday

Einleitung

Die endogenen Opioide werden durch eine Gruppe von Peptidmolekülen repräsentiert, die sowohl in vitro als auch in vivo opiatähnliche Wirkungen hervorrufen. Im letzten Jahrzehnt hat die Erforschung der endogenen Opioide und deren Rezeptoren (zusammengefaßt als „endogene Opioidsysteme" bezeichnet) eine Reihe wichtiger physiologischer, pharmakologischer und psychischer Funktionen erbracht, die von diesen beeinflußt werden. Von besonderer Bedeutung sind dabei Opiatantagonisten wie Naloxon, die sich als empfindliches Instrument beim Erarbeiten von Einblicken in die Wirkungsweise der endogenen Opioide erwiesen haben. Dieses Kapitel gibt einen Überblick über einige wichtige Ergebnisse, die darauf hindeuten, daß die endogenen Opioidsysteme in der Pathogenese des endotoxischen und septischen Schocks eine pathophysiologische Rolle spielen. Auch auf die klinische Bedeutung von Naloxon und anderen Opiatantagonisten soll eingegangen werden.

Endogene Opioide und Opiatrezeptoren

Opiumähnliche Peptide haben, wie die meisten Medikamente, keine einzelne, spezifische biologische Wirkung. Diese biologischen Boten finden sich in nahezu allen Geweben, so auch im Darm, der Haut, den Nieren, in Geweben des Immunsystems (z. B. in der Milz, in Lymphozyten usw.), in endokrinen Systemen und im Nervensystem. Dabei fungieren sie als endokrine oder parakrine Substanzen oder als Neuromodulatoren. Es konnten 3 große Gruppen endogener Opioide charakterisiert werden: Enkephaline, β-Endorphin und Dynorphin. Jedes dieser Moleküle leitet sich von einem anderen, größeren Präkursorpeptid ab. So entstehen die Enkephaline, bestehend aus dem Methionin- (Met-)Enkephalin, Leukin- (Leu-)Enkephalin und weiteren Bruchstücken aus dem Proenkephalin A; β-Endorphin leitet sich [zusammen mit

---

* Die Meinungen und Thesen, die in diesem Aufsatz zum Ausdruck gebracht werden, entsprechen den privaten Ansichten der Autoren und dürfen nicht als offiziell angesehen werden; auch entsprechen sie nicht notwendigerweise den Ansichten des U.S. Army Medical Research Development and Command, der Uniformed Services University of the Health Sciences oder des Department of Defense. Gegen einen Vortrag und/oder eine Veröffentlichung bestehen keine Einwände. Der Autor möchte sich bei Mrs. M. Paige für ihre Unterstützung beim Erstellen dieses Manuskripts bedanken.

dem adrenokortikotropen Hormon (ACTH) und verschiedenen melanozytenstimulierenden Hormonen] von Proopiomelanocortin (POMC) ab; die Dynorphine schließlich stammen aus dem Prodynorphin. Diese 3 Ausgangspeptide haben eine gemeinsame, endständige Aminosäuresequenz [Tyr-Gly-Gly-Phe-Met (oder Leu)], gefolgt von einer leicht unterschiedlichen Anzahl verschiedener Aminosäuren, die das jeweilige, spezifische biologische Profil bestimmen. Diese unterschiedlichen funktionellen „Profile" werden durch den spezifischen Rezeptorsubtypen vermittelt, auf den die einzelnen Opioide wirken.

Auf der Grundlage der charakteristischen pharmakologischen Wirkungen verschiedener synthetischer und natürlicher Opioidliganden wurde zwar eine ganze Reihe unterschiedlicher Opiatrezeptoren beschrieben, das Augenmerk richtet sich aber besonders auf die μ-, σ- und K-Rezeptoren. Die Enkephaline wirken dabei hauptsächlich auf σ-Rezeptoren, β-Endorphin auf σ- und μ-Rezeptoren und Dynorphine in erster Linie auf K-Rezeptoren. Opioidliganden reagieren jedoch nicht absolut selektiv mit einem der Rezeptorsubtypen, ähnliche der dosisabhängigen Wirkungen von Adrenalin und Noradrenalin auf β- und α-Rezeptoren. Nichtsdestotrotz führt die Bindung eines opioidagonistischen Liganden an einen Rezeptor, abhängig von dessen Beschaffenheit, zur Auslösung von Ionenflüssen, Veränderungen an guaninbindenden Proteinen und/oder zu einer Hemmung des zyklischen Adenosinmonophosphats (cAMP), was alles als „second messenger" der Informationsübermittlung in die Zelle dient.

In vieler Hinsicht gleichen die pharmakologischen Wirkungen injizierter Opiumalkaloide oder -peptide denen der endogen freigesetzten, opiatähnlichen Substanzen [17]. Zum Beispiel kann die Injektion von Opiaten zur Erhöhung der nozizeptiven Latenz (Analgesie), zur Katalepsie, zu elektroenzephalographischen Veränderungen mit antikonvulsiven Reaktionen, zu Veränderungen der Körpertemperatur, zu Hypoventilation und zu Veränderungen von Herzfrequenz und arteriellem Blutdruck führen. Obwohl pharmakologische Studien mit Opioidagonisten die Existenz funktioneller Rezeptor- und Effektormechanismen bestätigen, führen sie damit nicht notwendigerweise zu einer Nachbildung von integrierten Interaktionen der vielen, als Teil der Gesamtreaktion eines intakten Organismus endogen freigesetzten Opioide. Unterschiedliche Dosierungen (im Verhältnis zu den physiologischen Konzentrationen), Weg und Ort der Injektion, gleichzeitige Anwendung von Anästhetika und andere Einflußgrößen können zu widersprüchlichen pharmakologischen Reaktionen führen und damit die Aussagekraft vieler pharmakologischer Studien einschränken, die aus der Wirkung injizierter Opioide auf deren endogene Funktion schließen wollen.

Der Opiatantagonist Naloxon hat sich als wichtiges differentialdiagnostisches Instrument bei der Untersuchung der vielfältigen physiologischen und psychischen Wirkungen endogener Opioidsysteme erwiesen. Da die endogenen Opioidsysteme im Zustand der Homöostase normalerweise nicht aktiv sind, haben Injektionen von Naloxon beim ruhenden Organismus nur relativ geringe Auswirkungen. Dagegen führen Streß, Krankheit oder Verletzungen zur Freisetzung endogener Opioide, die ihrerseits auf die zugehörigen Rezeptoren wirken und damit tiefgreifende Veränderungen psychischer, autonomer und immunologischer Funktionen auslösen. In solchen Situationen führt Naloxon zur Ablösung der endogenen Opioide von deren unterschiedlichen Rezeptoren, antagonisiert somit deren vielfältige Wirkungen und läßt auf diese Weise auf eine Beteiligung endogener Opioide an der Ätiologie der genannten Erscheinungen schließen. Da die Opioide i. allg. inhibitorische Wirkungen besitzen, führen Injektionen von Naloxon nach Störungen der psychischen oder physiologischen Homöostase für gewöhnlich zu einer Stimulation.

Zwei wichtige Überlegungen zur Anwendung von Opiatantagonisten müssen besonders betont werden. Naloxon führt zu einer leichten Ablösung von Morphin oder synthetischen Opioiden (z. B. Fentanyl oder Meperiden) von den μ-Rezeptoren und hebt damit deren Wirkung auf; die endogenen Peptidliganden binden sich aber sehr viel fester an die Rezeptoren und benötigen dadurch viel höhere Dosierungen von Naloxon, um in ihren Wirkungen antagonisiert zu werden. Außerdem sind die antagonistischen Effekte von Naloxon nicht für alle Rezeptortypen gleichermaßen ausgeprägt; es wirkt auf μ-Rezeptoren sehr viel stärker antagonistisch als auf σ- und K-Rezeptoren. Daraus erklärt sich die Tatsache, daß zu einer Aufhebung der Effekte von endogen freigesetzten Opioiden sehr viel höhere Dosen Naloxon benötigt werden, als man normalerweise zur Antagonisierung von appliziertem Morphin oder dessen Verwandten anwenden würde. Die verfügbare Literatur über mögliche therapeutische Effekte von Naloxon ist dadurch belastet, daß aus der Anwendung subtherapeutischer Dosen dieses Antagonisten voreilige Schlüsse gezogen werden (s. Abschn. „Klinische Perspektiven", S. 409).

Es gibt viele umfangreiche Zusammenstellungen historischer Ergebnisse und detaillierter Kenntnisse über Lokalisation und Wirkmechanismen von Opiatantagonisten bei Schock und Trauma [3, 18, 19, 32–35, 41, 46]. Im folgenden Überblick liegt der Schwerpunkt auf neueren und kontroversen Untersuchungsergebnissen und auf der möglichen klinischen Bedeutung der endogenen Opioidsysteme beim septischen Schock.

Endogene Opioide in der Pathogenese des endotoxischen und septischen Schocks

Obwohl ein septischer Schock in vieler Hinsicht durch Applikation von Endotoxinen simuliert werden kann, gibt es wichtige und weitgehend bekannte Unterschiede zwischen experimentellen Studien an Endotoxinmodellen und dem klinisch manifesten, septischen Schock. Dennoch geht man davon aus, daß diese bakteriellen Liposaccharidotoxine für viele der pathophysiologischen Auswirkungen einer gramnegativen Sepsis verantwortlich sind. Daher wurden bei experimentellen Modellen für den septischen Schock Injektionen von Endotoxin herangezogen, um pathologische Prozesse und therapeutische Strategien zu untersuchen.

Die ersten Untersuchungen über die Bedeutung endogener Opioidsysteme bei Schockzuständen beruhen auf der einfachen Beobachtung, daß große Ähnlichkeiten zwischen den Symptomen einer Opioid- (Narkotika-)Überdosierung und denen des Kreislaufschocks bestehen [38]. Ausgehend von der Annahme, daß „Streß" zu einer Freisetzung von endogenen Opioiden führt, scheint es möglich, daß eine Aktivierung der endogenen Opioidsysteme durch den pathophysiologischen Streß eines Schocks oder eines Traumas zu einer „Überschwemmung" des Organismus mit seinen eigenen Opioiden führt. Falls dem so ist, könnte der Opiatantagonist Naloxon die hypotensiven Effekte verschiedener Formen des Kreislaufschocks blockieren oder aufheben.

Nach Endotoxinapplikation kommt es bei Säugetieren zu einem steilen Abfall des arteriellen Druckes, normalerweise gefolgt von einer spontanen Erholung und einem erneuten, hypotensiven Intervall. Frühere Untersuchungen ergaben, daß der Opiatantagonist Naloxon diese Hypotension bei Ratten verhindert bzw. rasch zur Rückbildung bringt [38]. Diese pressorischen Effekte von Naloxon beim Endotoxinschock erwiesen sich als dosisabhängig, wobei die maximale Wirkung bei Dosierungen ≥ 1 mg/kg KG beobachtet wurde. Daß hierbei Opiatrezeptoren eine spezifische Rolle spielen, konnte durch Anwendung von Stereoisomeren des Naloxons demonstriert werden. Nur das (−)-Isomer des Naloxon [nicht dagegen das (+)-Isomer] zeigte an Opiatrezeptoren biochemische und biologische Aktivität, und nur dieses Isomer führte zur Rückbildung einer endotoxinbedingten Hypotension [20]. Somit hängen die Wirkungen des Naloxons von dessen spezifisch antagonistischen Eigenschaften an Opiatrezeptoren ab und nicht von *un*spezifischen Effekten, wie z. B. Veränderungen der Membranstabilität.

Die Anwendung von Opiatantagonisten bei der Behandlung von Schockzuständen und ZNS-Verletzungen warf die Frage nach der Therapierbarkeit von Schmerzen nach Gabe von Naloxon auf. Naloxon führt beispielsweise zum Wiederauftreten von Schmerzen und/oder zur Blockade der schmerzstillenden Wirkung von Morphin. Die geäußerten Bedenken hatten weitere Untersuchungen zur Folge, in denen die Rezeptorsubtypen, die jeweils bei Schock, Trauma und Schmerzstillung von Bedeutung sind, identifiziert wurden. Die Existenz selektiver Antagonisten mit spezifischer Affinität zu μ- oder σ-Rezeptoren erwies sich dabei als ausgezeichnetes Hilfsmittel zur Differenzierung zwischen den bei der Schockbekämpfung beteiligten und den für die Opioidanalgesie verantwortlichen Rezeptorsubtypen [46]. Unter Verwendung dieser Moleküle ist es möglich, die am Zustandekommen der vielfachen biologischen Effekte endogener Opioide jeweils hauptsächlich beteiligten Rezeptortypen zu ermitteln. So führten die μ-Antagonisten β-Funaltrexamin (β-FNA) und Naloxon zu keiner Hemmung oder Aufhebung einer endotoxinbedingten Hypotension, während die σ-Antagonisten ICI-154,129 und ICI-174,864 bei Ratten mit Endotoxinämie den arteriellen Blutdruck steigerten, und zwar sowohl nach niedrig dosierter, intrazerebroventrikulärer (icv) Applikation ins Gehirn als auch nach hochdosierter, i. v.-Gabe [14, 36, 40, 43, 45, 58]. Im Gegensatz dazu hoben die μ-Antagonisten β-FNA und Naloxon eine Morphinanalgesie auf, während die σ-Antagonisten ICI-154,129 und ICI-174,864 hierbei keine Wirkung zeigten. Aufgrund dieser Studien wurde geschlossen, daß die σ- (nicht die μ-) Rezeptoren die pathophysiologischen Wirkungen endogener Opioide beim Endotoxinschock vermitteln und daß selektive σ-Antagonisten zur Bekämpfung des septischen Schocks geeignet sein könnten, ohne die opiatvermittelte Schmerzausschaltung zu beeinträchtigen.

Außer bei Ratten konnten deutliche therapeutische Wirkungen von Naloxon auch an Hunden, Katzen, Pferden, Schweinen [66, 68, 70] und anderen Arten nachgewiesen werden (zum Überblick s. 32–35). Im Hundemodell von Reynolds et al. steigerte Naloxon spezifisch die linksventrikuläre Kontraktilität, ohne dabei den berechneten, totalen peripheren Gefäßwiderstand zu beeinflussen [66]. Aus hämodynamischer Sicht scheint also Naloxon bei Hunden mit Endotoxinämie den arteriellen Druck und die Gewebeperfusion über eine erhöhte Myokardkontraktilität zu steigern, nicht jedoch über eine Zunahme des totalen peripheren Gefäßwiderstands. Diese Beobachtungen wurden in den Arbeiten von Hinshaw et al. [31] weitergeführt, die zeigen konnten, daß Naloxon (zusammen mit Gentamycin) die Hämodynamik und die Überlebensrate von Hunden mit Sepsis nach Injektion lebender *Escherichia-coli*-

Bakterien signifikant verbesserte; dagegen konnten sie bei Pavianen, die mit *E. coli* behandelt waren, keine offensichtlichen Effekte dieser Medikamente beobachten. Diese fehlende Wirkung wurde auf den für diese Spezies charakteristischen, sehr hohen katecholaminergen Tonus zurückgeführt [30]. Die besondere Problematik des septischen Schocks bei Säuglingen führt zu Studien, in denen die Wirkungen von Naloxon an neugeborenen Ferkeln untersucht wurden [64]. Die Untersucher fanden nach Naloxontherapie verbesserte Hämodynamik und eine höhere Überlebensrate und schlossen daraus, daß Naloxon bei der Behandlung Neugeborener mit septischem Schock hilfreich sein könnte.

Die vielen übereinstimmenden Ergebnisse mit Naloxon an Modellen für den endotoxischen und septischen Schock ermunterten zur Untersuchung der Wirkungen von Naloxon bei anderen Schockformen, beispielsweise an Modellen für Anaphylaxie, hämorrhagischen Schock oder neurogenen Schock nach akuter Rückenmarkdurchtrennung, nach Verletzungen oder Schlaganfall [3, 32, 33]. Allerdings würde ein Überblick über all diese Anwendungsmöglichkeiten den Rahmen dieses Abschnitts sprengen.

Thyreotropin-releasing-Hormon beim Endotoxinschock

Das Thyreotropin-releasing-Hormon (TRH) wurde ursprünglich als hypothalamische Substanz beschrieben, die für die Freisetzung von Thyreotropin aus der Hypophyse verantwortlich ist. Darüber hinaus hat TRH aber noch zahlreiche biologische Funktionen im zentralen Nervensystem (ZNS) und in der Körperperipherie, die nicht mit seiner endokrinen Funktion in Zusammenhang stehen [35]. Die Injektion von TRH als Medikament löst ein Spektrum pharmakologischer Wirkungen aus, die ganz allgemein denen einer Opiatinjektion entgegengesetzt sind [5, 35, 47, 48]. Während Opioide in der Regel inhibitorische Wirkungen zeigen, löst TRH stimulierende (analeptische) Effekte aus, die der opioidbedingten Inhibition entgegenwirken. Obwohl es Hinweise darauf gibt, daß TRH in hoher Dosierung auch auf bestimmte Opiatrezeptoren wirkt [4], scheinen die Wirkungen des TRH doch hauptsächlich über eigene Rezeptoren vermittelt zu werden, die im gesamten ZNS und möglicherweise auch in der Peripherie lokalisiert sind [21, 60]. Anders als für die Opioide gibt es derzeit für das TRH keine Antagonisten, die die Annahme stützen könnten, daß dem TRH physiologischerweise eine den endogenen Opioidsystemen entgegengerichtete Funktion zukommt.

Als zusätzliche Methode zur Beschreibung der verschiedenen Wirkungen von Naloxon auf Schock- und Schmerzzustände untersuchten wir die Anwendung von TRH in der Therapie verschiedener Formen des Kreislaufschocks. Zu betonen ist, daß TRH die Opiatanalgesie nicht antagonisiert, sondern im Gegenteil sogar zu einer Verstärkung der schmerzlindernden Wirkung von Morphin und endogenen Opioiden führen kann [8, 39, 47]. Im Sinne einer therapeutischen Alternative zu den Opiatantagonisten konnte auch für TRH eine Verbesserung der kardiovaskulären Funktionen am Rattenmodell des Endotoxinschocks gezeigt werden [37, 44]. Anders als Naloxon und andere Opiatantagonisten übt TRH eine direkte pressorische Wirkung aus. Bei leichter Endotoxinämie steigert TRH den arteriellen Druck und die Überlebensrate [44]. Beim schweren Endotoxinschock schien die Überlebensrate jedoch, trotz durch

TRH angestiegenem arteriellem Druck, eher vermindert zu sein [57]. Die pressorische Wirkung des TRH wurde z. T. durch das ZNS vermittelt (über gesteigerte sympathomedulläre Aktivität), beruhte aber auch auf direkten, pressorischen Effekten [39, 57, 61]. Aufgrund der frühen Überaktivierung kompensatorischer Mechanismen im Verlauf des Endotoxinschocks (wie erhöhte Katecholamin- und Glukosefreisetzung) stehen in der späten Phase des Schockgeschehens möglicherweise nur noch verminderte Reserven zur Aufrechterhaltung vitaler Funktionen zur Verfügung. Weiterhin finden sich bei verschiedenen Spezies unterschiedliche Reaktionen auf TRH. So führte TRH zwar bei Primaten im Endotoxinschock zu einer Verbesserung der hämodynamischen Situation, war aber bei Hunden unter denselben Bedingungen weniger wirksam [27]. Aufgrund dieser experimentellen Befunde sprechen wir uns derzeit *gegen* eine Anwendung von TRH in der klinischen Behandlung von Endotoxinämien oder Sepsis aus, bis weitere experimentelle Ergebnisse vorliegen.

Lokalisation und Mechanismen der Wirkung von Opiatantagonisten

Seit Naloxon und ähnliche Substanzen in Gebrauch sind, zeigen Untersuchungen auf biochemischer und zellulärer Ebene und auch Betrachtungen des Gesamtorganismus die Bedeutung sowohl des ZNS als auch peripherer, autonomer Wirkorte bei der Vermittlung der vielfältigen therapeutischen Effekte von Opiatantagonisten an Modellen für den septischen Schock und andere Formen schwerer Erkrankungen. Insbesondere die Verwendung von Modellen für den Endotoxinschock trug dazu bei, einen Beweis dafür zu erbringen, daß die Angriffsorte, an denen endogene Opioide (oder therapeutische Effekte von Opiatantagonisten) in die Pathophysiologie des Schocks eingreifen, im Gehirn lokalisiert sind. Bei Ratten mit Endotoxinämie verbessert Naloxon die Hämodynamik nach direkter intrazerebroventrikulärer Injektion schon in Dosen, die bei i. v.-Applikation keinerlei pressorischen Effekt hervorrufen. Weiterhin zeigten Jansen u. Lutherer [51], daß eine ventrikulozisternale Perfusion mit Naloxon bei endotoxämischen Hunden zur Verbesserung des hämodynamischen Zustands führt. Damit wird an diesen Modellen für den Endotoxinschock der Beweis für eine Einbeziehung von Opiatrezeptoren im ZNS erbracht.

Auch alternative Angriffsorte von Opiatantagonisten wurden untersucht. Da im Herzen Opioidliganden und Rezeptoren nachgewiesen werden können, erscheint auch eine direkte, myokardiale Wirkung von Naloxon wahrscheinlich. Es gibt zwar keine Untersuchungen über direkte kardiotone Effekte von Naloxon an Modellen für den Endotoxinschock, Lechner et al. [54] nahmen aber Bezug zu dieser Fragestellung, indem sie Hunden im hämorrhagischen Schock Naloxon in eine Koronararterie infundierten. Sie kamen zu dem Ergebnis, daß Naloxon den arteriellen Mitteldruck (MAP), die Myokardkontraktilität und das Herzzeitvolumen erhöht, und zwar schon bei Dosierungen, die nach i. v.-Anwendung ohne Auswirkung auf die Hämodynamik bleiben. Außerdem konnten sie zeigen, daß die Wirkungen von Naloxon stereospezifisch sind. Somit scheinen, zumindest an diesem Hundemodell für den hämorrhagischen Schock, endogene Opioide über stereospezifische Rezeptoren direkt am Myokard anzugreifen und damit die Herzfunktion im Schock zu verbessern. Verschiedene In-vitro-Studien belegen ebenfalls eine direkte myokardiale Wirkung von Naloxon [6, 9, 11, 13, 16, 53, 54, 67].

Weitere Untersuchungen über Herkunft und Art der an der Pathophysiologie von Schock und Trauma beteiligten Opioide führten zu komplexen und teilweise paradoxen Ergebnissen. Die Konzentrationen an zirkulierenden Endorphinen und Enkephalinen steigen im endotoxischen und hämorrhagischen Schock dramatisch an [12, 18]; diese Befunde sind allein jedoch nicht ausreichend, um den zirkulierenden Opioiden eine ursächliche Rolle bei der durch Naloxon zu revidierenden Pathogenese des Kreislaufschocks zuzuschreiben. Möglicherweise reflektiert die Zunahme zirkulierender Opioide im Verlauf des Schocks lediglich eine generalisierte endokrine Reaktion auf Streß, ohne dabei unmittelbare Konsequenzen für die Kreislaufhomöostase zu haben. Andererseits gibt es Befunde, die darauf hindeuten, daß bei Ratten im Schock nach operativ ausgelöstem Streß eine passive Immunisierung gegen β-Endorphin zu einem deutlichen Anstieg der Überlebensrate führt. Dadurch wird die Bedeutung zirkulierender β-Endorphine für die Pathophysiologie des Schocks betont [24]. Es ist bekannt, daß ein Verlust der Nebennierenfunktion (z. B. beim M. Addison) sowohl beim Tier als auch beim Menschen zu einer erhöhten Schockanfälligkeit führt; zugleich kommt es bei verminderter Konzentration adrenaler Glukokortikoide zu einer deutlichen Zunahme von zirkulierendem ACTH und β-Endorphin. Am Nagetiermodell konnten wir zeigen, daß Hypophysektomie oder eine Ausschaltung des Nebennierenmarks bei Ratten zur Sensibilisierung gegen die hypotensiven Effekte von akutem Blutverlust oder Endotoxininjektionen führt [33, 42, 57]. Diese Befunde sprechen gegen eine direkte, ursächliche Beteiligung von zirkulierenden Hypophysen- und/oder Nebennierenopioiden an den hämodynamischen Reaktionen im Kreislaufschock, da es nach Hypophysektomie zum weitgehenden Ausfall des β-Endorphins kommt, während die Adrenalektomie zum Anstieg des β-Endorphins bei gleichzeitiger Ausschaltung der Enkephaline führt. Diese Studien führten zu weiteren Untersuchungen über die Bedeutung hypophysär-sympathoadrenerger Funktionen bei der blutdrucksteigernden Wirkung von Naloxon im Endotoxinschock.

Wie bereits erwähnt, führen Adrenalektomie bzw. Ausschaltung (oder Deafferentation) des Nebennierenmarks bei Ratten und Hunden nicht nur zur erhöhten Anfälligkeit gegenüber einer endotoxininduzierten Hypotension, sondern auch zum Verlust der üblicherweise im hämorrhagischen oder septischen Schock vorhandenen Blutdruckreaktion auf zentral oder i. v. appliziertes Naloxon [33, 56]. Die Bedeutung der sympathoadrenalen Funktion bei der Wirkungsweise des Naloxons wird durch die Tatsache unterstrichen, daß gleichzeitig mit der Blutdrucksteigerung nach Naloxon eine erhöhte Potentialfrequenz im N. splanchnicus auftritt. Denervation des Nebennierenmarks durch Ausschaltung dieser Nerven führt zu einer deutlichen Abschwächung der durch Naloxon hervorgerufenen Effekte [52].

Diese Beobachtungen deuten darauf hin, daß endogene Opioide beim Endotoxinschock im ZNS eine inhibitorische Wirkung auf die sympathoadrenomedulläre Aktivität ausüben. Tatsächlich werden vom Nebennierenmark als Antwort auf Streß und Schock vasoaktive Katecholamine freigesetzt. Da Naloxon zur Entfaltung seiner pressorischen Aktivität auf ein intaktes Nebennierenmark angewiesen ist, läßt sich vermuten, daß Naloxon diese Freisetzung von Katecholaminen noch weiter verstärkt. In verschiedenen Untersuchungen konnten zwar beim hämorrhagischen Schock Anstiege der Katecholaminspiegel nach Applikation von Naloxon gezeigt werden [22, 62], uns gelang es jedoch nicht, dies an unserem Rattenmodell für den Endotoxinschock nachzuvollziehen [57]. Da aber Katecholaminantagonisten bei verschiedenen

Formen des Schocks die Wirkung von Naloxon blockieren, ist anzunehmen, daß letzten Endes in irgendeiner Form die Katecholaminrezeptoren am Zustandekommen der beobachteten Effekte beteiligt sind [2, 3, 10, 55, 68]. Somit ist es wahrscheinlich, daß die Opioide und ihre Antagonisten die Wirkungen von Katecholaminen am Rezeptor oder an nachgeschalteten Strukturen potenzieren.

Um diese möglichen Wirkungen direkt zu erforschen, untersuchten wir, ob Naloxon die pharmakologische Aktivität von Adrenalin bei Tieren im Endotoxinschock verstärkt [59]. Bei Kontrolltieren und bei Ratten mit Endotoxinämie wurden jeweils Dosis-Wirkungs-Kurven für i. v. zugeführtes Adrenalin (10, 20 und 50 µg/kg KG als Bolus) vor und nach Injektion von Naloxon erstellt. Da die endogenen Opioidsysteme im Zustand der Homöostase nicht an der Regulation kardiovaskulärer Funktionen beteiligt sind, war es nicht überraschend, daß Naloxon bei den Kontrolltieren keine Veränderung der hämodynamischen Effekte von Adrenalin hervorrief. Im Vergleich zur Kontrollgruppe waren bei hypotensiven Tieren im Endotoxinschock die absolute Höhe und die Dauer der Blutdrucksteigerung nach Adrenalininjektion unverändert. Dies überraschte v. a. im Hinblick auf den enormen Anstieg des endogen freigesetzten Adrenalins nach Endotoxinbehandlung [57]. Erhielten die endotoxämischen Ratten jedoch Naloxon, so stiegen Höhe und Dauer der pressorischen Wirkung von Andrenalin um ungefähr 40%. Aus diesen Daten schlossen wir, daß die pathophysiologische Aktivität der durch eine Endotoxinämie freigesetzten, endogenen Opioide die volle Ausbildung der kardiovaskulären Aktivität von Adrenalin verhindert. Obwohl also Naloxon im Endotoxinschock zu keiner signifikanten Steigerung der Katecholaminfreisetzung führt [57], kann es deren Wirkungen durch Interaktion mit Katecholaminrezeptoren oder nachgeschalteten Systemen verstärken.

Unabhängig davon kamen Lechner et al. [55] zu Ergebnissen, die diese Beobachtungen stützen. Bei Hunden im hämorrhagischen Schock war sowohl eine ganglionäre Blockade als auch die Denervation der Nebennieren nötig, um die therapeutischen Effekte von Naloxon zu verhindern. Bei diesen Tieren konnte die pressorische Aktivität von Naloxon durch vorherige Injektion minimaler, blutdrucksteigernder Dosen von Isoproterenol und Phenylephrin vollständig wiederhergestellt werden. Wiederum erwiesen sich also Katecholamine als erforderlich, um bei Tieren im Kreislaufschock durch Naloxon den hämodynamischen Zustand zu verbessern. Obwohl diese Untersuchungen die Bedeutung von Interaktionen zwischen Opioiden und Katecholaminen bei der Steuerung kardiovaskulärer Funktionen belegen, muß die Rolle des sympathoadrenomedullären Systems beim Schock im Einzelnen noch genauer geklärt werden.

Insgesamt hat eine Vielzahl von Untersuchungen ergeben, daß im Verlauf einer Endotoxinämie endogene Opioide, möglicherweise in den autonomen, hypothalamischen Zentren des Gehirns, freigesetzt werden. Diese wirken auf σ-Opiatrezeptoren, hemmen dadurch die symphatomedulläre Aktivität und führen mit zur Ausbildung des hypodynamen Zustands. Opiatantagonisten blockieren diese Wirkung und verstärken so die Katecholaminausschüttung. Dies wiederum verbessert den hämodynamischen Status und die Überlebensrate.

Klinische Perspektiven

Die genannten experimentellen Untersuchungen weisen auf die mögliche Bedeutung von Opioiden bei der Pathogenese des endotoxischen und des septischen Schocks hin. Aus diesen Studien geht klar hervor, daß die Mehrzahl der experimentellen Befunde die Beobachtung stützt, daß bei vielen Modellen für den septischen Schock und bei unterschiedlichen Spezies durch Opiatantagonisten eine signifikante Verbesserung der Hämodynamik, des metabolischen Gleichgewichts und der Überlebensrate erreicht werden kann. Außerdem zeigt sich die besondere Bedeutung von Opiatantagonisten für das Zustandekommen einer erleichterten Katecholaminwirkung. Vielleicht gibt es aufgrund der potenzierenden Wirkung von Naloxon auf die Aktivität der Katecholamine (s. oben) die Möglichkeit, Naloxon zur Entwöhnung eines Patienten von Katecholamininfusionen einzusetzen [29, 55].

Neben diesen initial definierten Mechanismen von Opiatwirkungen im Schock und bei ischämischen Insulten gibt es noch viele weitere Interaktionen zwischen den Opioiden und anderen Systemen (z. B. biogenen Aminen, zellulären und nichtzellgebundenen Komponenten des Immunsystems, Eicosanoiden usw.), die noch aufgeklärt werden müssen [34, 63]. So gibt es gegenwärtig ernstzunehmende Hinweise darauf, daß Opioide die Chemotaxie von neutrophilen Granulozyten und von Lymphozyten fördern, Immunreaktionen verstärken oder abschwächen und die Effekte von Eicosanoiden modifizieren können (zum Überblick s. [34]). Dies alles sind wichtige Mediatoren bei ischämischen Zuständen. Außerdem wurde erst kürzlich gezeigt, daß Morphin einen potenten Immunsuppressor darstellt [7] und daß somit die Anwendung narkotisierender Analgetika zur Schmerzbekämpfung bei Intensivpatienten zum Anstieg der Infektions- und Sepsisrate führen könnte.

In der Literatur finden sich viele Kasuistiken über therapeutische Effekte von Naloxon bei klinischer Anwendung (zum Überblick s. [26]). Es gibt sowohl Berichte über erfolgreiche Behandlungen von septischen, anaphylaktischen, kardiogenen und hämorrhagischen Schockereignissen als auch über therapeutische Wirkungen von Naloxon bei Verletzungen des Rückenmarks oder bei Schlaganfällen. Darunter gehört auch die Arbeit von Putterman et al. [65], die beim Menschen therapeutische Effekte von sehr geringen Dosen Naloxon, gegeben in der Frühphase eines septischen oder kardiogenen Schocks, zeigen konnten; andere Studien kommen zu ähnlichen Ergebnissen für wiederholte Naloxoninjektionen [29, 50]. Therapeutische Wirkungen von Naloxon nach ZNS-Verletzungen oder Ischämie wurden von Adams et al. [1] demonstriert, die bei Patienten mit Schlaganfall Hinweise auf verbesserte neurologische Funktionen fanden; über ähnliche Besserungen berichten Flamm et al. [23], die Naloxon nach akuten Rückenmarkverletzungen einsetzten. In beiden Untersuchungen kamen hohe Dosen Naloxon zur Anwendung, ähnlich denen, die bei Tierstudien benötigt wurden (>1 mg/kg KG). Dabei konnten keine negativen Wirkungen beobachtet werden.

In neuerer Zeit wurden allerdings auch Studien veröffentlicht, die darauf hinweisen, daß Naloxon bei bestimmten klinischen Formen des Schocks möglicherweise keine Wirkung zeigt. Untersuchungen von DeMaria [15] ergaben für sehr geringe Dosen Naloxon (0,01 mg/kg KG) bei Patienten mit Sepsis keine therapeutischen Effekte. Die Autoren schlossen aber richtigerweise, daß sie Naloxon in nicht ausreichender Dosierung angewendet hatten. Trotz der enormen Sicherheitsbreite auch hoher Dosen Naloxon beim Menschen [1, 25], wie sie auch von Groeger [26] beschrieben wird, sollten vor der Empfehlung zur routinemäßigen Anwendung von Naloxon umfangreiche, prospektive Doppelblindstudien unternommen werden, um die Wirkungen von Naloxon auf Morbidität und Mortalität des Schocks zu untersuchen. Aufgrund der obengenannten theoretischen und experimentellen Befunde sollten derartige Untersuchungen unter Verwendung hoher Naloxondosierungen durchgeführt werden. Bislang gibt es keine Berichte über Untersuchungen der Naloxonwirkung bei adäquater Dosierung (>1 mg/kg KG).

Es wäre viel zu einfach anzunehmen, daß Opiatantagonisten allein die Erscheinungen aller Formen eines ischämischen Insults zum Abklingen bringen könnten. Wie für alle Medikamente, gibt es auch für diese eine ganze Reihe von Bedingungen, die ihre therapeutische Wirksamkeit bedeutend einschränken (z. B. Azidose, Hypothermie, Störungen des Endokriniums u. a. [34, 49, 69]. Natürlich benötigen verschiedene Stadien dieser progredienten Erkrankungen auch unterschiedliche therapeutische Strategien; dabei könnten die Opiatantagonisten zukünftig eine Komponente im therapeutischen Vorgehen bei Schock und Trauma darstellen. Es ist allerdings, ungeachtet der therapeutischen Strategien, die sich aus den Untersuchungen der Opiatantagonisten ergeben mögen, sehr unwahrscheinlich, daß ein einzelner Wirkmechanismus oder eine Art „Wundertherapie" existiert, die bei der Behandlung kritischer Erkrankungen wie dem septischen Schock universelle Effektivität zeigt. Trotz dieser Einschränkungen haben die Untersuchungen der endogenen Opioidsysteme ein neues Forschungsgebiet eröffnet, aus dem man vielleicht eines Tages die Empfehlung zur Anwendung solcher Peptide oder deren Antagonisten als unterstützende Maßnahme einer intensivmedizinischen Therapie ableiten kann.

Literatur

1. Adams HP Jr, Olinger CP, Barsan WG, et al. (1986) A dose-escalation study of large doses of naloxone for treatment of patients with acute cerebral ischemia. Stroke 17(3):404–409
2. Amir S (1986) Endorphins contribute to the loss of glucose homeostasis in anaphylactic shock. In: Progress in opioid research: proceedings of the international narcotics research conference. NIDA Research Monograph Series 75:539–542
3. Bernton EW, Long JB, Holaday JW (1985) Opioids and neuropeptides: mechanisms in circulatory shock. Federation Proc 44:290–299
4. Bhargava HN, Das S (1986) Evidence for opiate action at the brain receptors for thyrotropin-releasing hormone. Brain Research 368:262–267
5. Bhargava HN, Yousif DJ, Matwyshyn GA (1983) Interactions of thyrotropin releasing hormone, its metabolites and analogues with endogenous and exogenous opiates. Gen Pharmac 14(6):565–570
6. Brasch H (1986) Influence of the optical isomers (+)- and (−)-naloxone on beating frequency, contractile force and action potentials of guinea-pig isolated cardiac preparations. Br J Pharmac 88:733–740
7. Bryant HU, Bernton EW, Holaday JW (1987) Immunosuppressive effects of chronic morphine treatment in mice. Life Sciences 41:1731–1738
8. Butler PD, Bodnar RJ (1984) Potentiation of foot shock analgesia by thyrotropin releasing hormone. Peptides 5:635–639
9. Caffrey JL, Gaugl JF, Jones CE (1985) Local endogenous opiate activity in dog myocardium: receptor blockade with naloxone. Am J Physiol 248 (Heart Circ Physiol 17):H382–H388

10. Caffrey JL, Wooldridge B, Gaugl JF (1985) The interaction of endogenous opiates with autonomic circulatory control in the dog. Circ Shock 17:233–242
11. Caffrey JL, Wooldridge B, Gaugl JF (1986) Naloxone enhances myocardial responses to isoproterenol in dog isolated heart-lung. Am J Physiol 250 (Heart Circ Physiol 19):H749–H754
12. Chernow B, Lake CR, Teich S, et al (1986) Hemorrhagic hypotension increases plasma beta-endorphin concentrations in the nonhuman primate. Critical Care Medicine 14(5):505–507
13. Curtis MT, Lefer AM (1980) Protective actions of naloxone in hemorrhagic shock. Am J Physiol 239:H416–H421
14. D'Amato RJ, Holaday JW (1984) Multiple opiate receptors in endotoxic shock: evidence for δ involvement and μ–δ interactions in vivo. Proc Natl Acad Sci 81:2898–2901
15. DeMaria A, Heffernan JJ, Grindlinger GA, et al. (1985) Naloxone versus placebo in treatment of septic shock. Lancet June 15:1363–1365
16. Eiden LE, Ruth JA (1982) Enkephaline modulate the responsiveness of rat atria in vitro to norepinephrine. Peptides 3(3):475–478
17. Evans AGJ, Nasmyth PA, Steward HC (1952) The fall of blood pressure caused by intravenous morphine in the rat and cat. Br J Pharmacol 7:542–552
18. Faden AI (1984) Opiate antagonists and thyrotropin-releasing hormone: potential role in the treatment of shock. JAMA 252(9):1177–1180
19. Faden AI (1984) Opiate antagonists and thyrotropin-releasing hormone: potential role in the treatment of central nervous system injury. JAMA 252(11):1452–1454
20. Faden AI, Holaday JW (1980) Naloxone treatment of endotoxin shock: stereospecificity of physiologic and pharmacologic effects in the rat. J Pharm Exp Ther 212:441–447
21. Faden AI, Pilotte NS, Burt DR (1986) Experimental spinal cord injury: effects of trauma or ischemia on TRH and muscarinic receptors. Neurology 36:723–726
22. Feuerstein G, Chiueh CC, Kopin IJ (1981) Effects of naloxone on the cardiovascular and sympathetic response to hypovolemic hypotension in the rat. Eur J Pharmacol 75:65–69
23. Flamm ES, Young W, Collins WF, et al. (1985) A phase 1 trial of naloxone treatment in acute spinal cord injury. J Neurosurg 63:390–397
24. Giuffre KA, Udelsman R, Listwak S, Chrousos GP (1988) Effects of immune neutralization of corticotropin-releasing hormone, adrenocorticotropin, and β-endorphin in the surgically stressed rat. Endocrinology 122(1):306–310
25. Grevert P, Albert LH, Inturrisi CE, Goldstein A (1983) Effects of eight-hour naloxone infusions on human subjects. Biological Psychiatry 18(12):1375–1392
26. Groeger JS (1986) Opioid antagonists in circulatory shock. Critical Care Medicine 14(2):170–171
27. Gurll NJ, Holaday JW, Reynolds DG et al. (1987) Thyrotropin releasing hormone: effects in monkeys and dogs subjected to experimental circulatory shock. Crit Care Med 15(6):574–581
28. Hamilton AJ, Carr DB, LaRovere JM, et al. (1986) Endotoxic shock elicits greater endorphin secretion than hemorrhage. Circ Shock 19:47–54
29. Higgins TL, Sivak ED, O'Neil DM et al. (1983) Reversal of hypotension by continuous naloxone infusion in a ventilator-dependent patient. Annals of Internal Medicine 98(1):47–48
30. Hinshaw LB, Archer LT, Beller BK, Ishida K, Chang AC, Brackett DJ, Flourney DJ, Passey RB, Wilson MF, Long JB, Holaday JW (in press) Further evaluation of naloxone therapy for *E. coli* sepsis in the baboon. Archives of Surgery
31. Hinshaw LB, Beller BK, Chang AC, et al. (1984) Evaluation of naloxone for therapy of *Escherichia coli* shock. Arch Surg 119:1410–1418
32. Holaday JW (1983) Cardiovascular effects of the endogenous opiate system. In: Annual Review of Pharmacology 23:541–594
33. Holaday JW (1984) Neuropeptides in shock and trauma injury: sites and mechanisms of action. Neuroendocrine Perspectives 3:161–199
34. Holaday JW (1985) Endogenous opioids and their receptors. In: Current concepts, Kalamazoo MI, Scope Publications, Upjohn
35. Holaday JW, Bernton EW (1984) Thyrotropin releasing hormone: a potent neuromodulator with therapeutic potential. Arch Int Medicine 144:1138–1140

36. Holaday JW, D'Amato RJ (1983) Multiple opioid receptors: evidence for $\mu-\delta$ site interactions in endotoxic shock. Life Sci 33:703–706
37. Holaday JW, D'Amato RJ, Faden AI (1981) Thyrotropin releasing hormone improves cardiovascular function in experimental endotoxic and hemorrhagic shock. Science 213:216–218
38. Holaday JW, Faden AI (1978) Naloxone reversal of endotoxin hypotension suggests role of endorphins in shock. Nature 275:450–451
39. Holaday JW, Faden AI (1983) TRH: Autonomic effects upon cardiorespiratory function in endotoxic shock. Reg Peptides 7:111–125
40. Holaday JW, Kenner JR, Clatt CE, et al (1984) Dynorphin: cardiovascular consequences of opioid receptor interactions in normal and endotoxemic rats. Proc West Pharmacol Soc 27:429–433
41. Holaday JW, Long JB, Tortella FC (1985) Evidence for kappa, mu and delta opioid binding site interactions in vivo. Federation Proceedings 44:2860–2862
42. Holaday JW, O'Hara M, Faden AI (1981) Hypophysectomy alters cardiorespiratory variables: central effects of pituitary endorphins in shock. Am J Physiol 241 (Heart & Circ Physiol) 10:H479–H495
43. Holaday JW, Pasternak GW, D'Amato RJ, et al. (1983) Naloxazone lacks therapeutic effects in endotoxic shock yet blocks the effects of naloxone. Eur J Pharmacol 89:293–296
44. Holaday JW, Ruvio BA, Faden AI (1981) Thyrotropin releasing hormone improves blood pressure and survival in endotoxic shock. Eur J Pharmacol 74:101–105
45. Holaday JW, Ruvio BA, Robles LE, et al. (1982) ICI MI54,129, a putative delta antagonist, reverses endotoxic shock without altering morphine analgesia. Life Sci 31:2209–2212
46. Holaday JW, Tortella FC (1984) Multiple opioid receptors: Possible physiological functions of μ and δ binding sites in vivo. In: Mueller EE, Genazzani AR (eds) Central and peripheral endorphins. Raven, New York, pp 237–250
47. Holaday JW, Tseng LF, Loh HH, et al. (1978) Thyrotropin releasing hormone antagonizes β-endorphin hypothermia and catalepsy. Life Sci 22:1537–1544
48. Horita A, Carino MA, Lai H (1986) Pharmacology of thyrotropin-releasing hormone. Ann Rev Pharmacol Toxicol 26:311–332
49. Horton JW, Tuggle DW, Kiser RS (1984) Effect of temperature on naloxone treatment in canine hemorrhagic shock. Circ Shock 14:251–265
50. Hughes GS (1984) Naloxone and methylprednisolone sodium succinate enhance sympathomedullary discharge in patients with septic shock. Life Sci 35 (23):2319–2326
51. Jansen HF, Lutherer LO (1980) Ventriculocisternal administration of naloxone protects against severe hypotension during endotoxin shock. Brain Res 194:608–612
52. Koyama S, Santiesteban HL, Ammons WS, et al. (1983) The effects of naloxone on the peripheral sympathetics in cat endotoxin shock. Circ Shock 10:7–13
53. Krumins SA, Faden AI, Feuerstein G (1985) Opiate binding in rat hearts: modulation of binding after hemorrhagic shock. Biochem and Biophys Res Comm 127(1):120–128
54. Lechner RB, Gurll NJ, Reynolds DG (1985) Intercoronary naloxone in hemorraghic shock: dose-dependent stereospecific effects. Am J Physiology 249:H272–277
55. Lechner RB, Gurll NJ, Reynolds DG (1985) Naloxone potentiates the cardiovascular effects of catecholamines in canine hemorrhagic shock. Circ Shock 16:347–361
56. Lechner RB, Gurll NJ, Reynolds DG (1985) Role of the autonomic nervous system in mediating the response to naloxone in canine hemorrhagic shock. Circ Shock 16:279–295
57. Long JB, Lake CR, Reid AA, et al. (1986) Effects of naloxone and thyrotropin releasing hormone on plasma catecholamines, corticosterone, and arterial pressure in normal and endotoxemic rats. Circ Shock 18:1–10
58. Long JB, Ruvio BA, Glatt CE, et al. (1984) ICI 174864, a putative δ opioid antagonist, reverses endotoxemic hypotension: pretreatment with dynorphin 1–13, a $\varkappa$ agonist, blocks this action. Neuropeptides 5:291–294
59. Malcolm DS, Zaloga GP, Willey SC, et al. (1988) Naloxone potentiates epinephrine's hypertensive effects in endotoxemic rats. Circ Shock, submitted
60. Manaker S, Winokur A, Rhodes CH, et al. (1985) Autoradiographic localization of thyrotropin-releasing hormone (TRH) receptors in human spinal cord. Neurology 35:328–332
61. McIntosh TK, Faden AI (1986) Thyrotropin-releasing hormone (TRH) and circulatory shock. Circ Shock 18:241–258

62. McIntosh TK, Palter M, Grasberger R, et al. (1985) Effect of an opiate antagonist (naloxone) and an agonist/antagonist (nalbuphine) in primate hemorrhagic shock. Circ Shock 17:313–325
63. McMenamin DV, Smith EM, Blalock JE (1985) Endotoxin induction of leukocyte-derived proopiomelanocortin-related peptides. Infect Immun 48:813–817
64. Miller RR, Menke JA, Hansen NB, Zwick DL, Bickers RG, Nowicki PT (1986) The effect of naloxone on the hemodynamics of the newborn piglet with septic shock. Pediatric Research 20(8):707–710
65. Putterman C, Halpern P, Leykin Y, et al. (1986) Early use of naloxone in shock – a clinical trial. Resuscitation 13:185–190
66. Reynolds DG, Gurll NJ, Vargish T, et al. (1980) Blockade of opiate receptors with naloxone improves survival and cardiac performance in canine endotoxic shock. Circ Shock 7:39–48
67. Riggs TR, Yano Y, Vargish T (1986) Morphine depression of myocardial function. Circ Shock 19:31–38
68. Schadt JC, York DH (1981) The reversal of hemorrhagic hypotension by naloxone in conscious rabbits. Can J Physiol Pharmacol 59:1208–1213
69. Van DeMeer K, Valkenburg PW, Bastiaans AC, et al. (1986) Effect of naloxone on blood pressure and survival in different shock models in rats. Eur J Pharmacol 124:299–308
70. Weld JM, Kamerling SG, Combie JD, et al. (1984) The effects of naloxone on endotoxic and hemorrhagic shock in horses. Res Comm in Chem Pathol Pharmacol 44(2):227–238

Neue Konzepte bei der pharmakologischen Behandlung des Herz-Kreislauf-Versagens im septischen Schock

T. L. Higgins, B. Chernow

Einführende Bemerkungen

Der septische Schock ist das Endergebnis einer Kaskade von Ereignissen, die mit dem Versagen von protektiven Mechanismen beginnen und – falls nicht behandelt – mit einem Multiorganversagen enden. Unser Verständnis von den kritischen Ereignissen in dieser Kaskade entwickelt sich rapide, und jede Beobachtung im Labor eröffnet einen potentiellen Weg zur Erforschung. Dieser Artikel gibt eine Übersicht über gängige Konzepte in der Pharmakotherapie des septischen Schocks und über neuere Optionen, die in diesem Symposium noch nicht vorgestellt wurden.

Übersicht über das regulatorische System

Der Schock geht mit einem komplexen System von Feedbackschleifen einher. Die peripheren arteriellen Gefäße spielen bezüglich der Homöostase eine bedeutende Rolle in diesem System. Der systemische Widerstand wird normalerweise durch die adrenerge Modulation des peripheren Gefäßsystems aufrechterhalten. Im hämorrhagischen Schock z. B. wird die Hypotension durch eine periphere arterielle Vasokonstriktion kompensiert. Im Gegensatz dazu besteht im septischen Schock eine verminderte Ansprechbarkeit auf Druckänderungen [12, 28].

Erklärungen für diese fehlende Antwort enthalten eine „Down-Regulation" von α_1-adrenergen Rezeptoren [34], direkte Effekte des Endotoxins auf die periphere adrenerge Gefäßreaktion [5], Verhinderung der Noradrenalinausschüttung durch endogene Opioidpeptide [44], die Aktivierung von Prostaglandinen [6] und die Anwesenheit von anderen vaskulären Mediatoren wie Histamin, Bradykinin und PGI_2 [47]. Experimentell erhobene Daten bei Primaten lassen vermuten, daß die Katecholaminantwort auf die Sepsis sowohl verspätet als auch vermindert sein kann. Hypotension aufgrund von peripherer Vasodilatation und gesteigerter Kapillarpermeabilität kann dann durch die Ausschüttung von zusätzlichen Mediatoren und durch das ischämische Versagen vitaler Organe, speziell ZNS, Herz und Nieren, eine fatale Sequenz von Ereignissen auslösen.

Pharmakologische Optionen

Die Therapie des septischen Schocks beginnt traditionell mit einer Kontrolle der Luftwege, der Ventilation und einer kreislaufadäquaten Volumenzufuhr. Die homöostatische Antwort auf die Sepsis ist weitaus komplexer als nur die Ausschüttung endogener Katecholamine [9]. Also *beginnt* die pharmakologische Kreislaufunterstützung mit adrenerger Manipulation durch Katecholamine und Sympathomimetika, aber sie kann ebenso die Applikation von Vasodilatatoren, Phosphodiesterasehemmern, Endorphinantagonisten, Prostaglandinmodulatoren, Kortikosteroiden und Modulatoren der Kalziumkanäle enthalten. Da offensichtlich die Kontrolle des Gefäßtonus weitestgehend calciumabhängig ist und viele Sepsispatienten an Kalziummangel leiden, muß die Aufmerksamkeit auf die Konzentration des Serumkalziums und anderer Elektrolyte gerichtet werden.

Adrenerge Rezeptoren

Adrenerge Rezeptoren werden grob unterteilt in α-Rezeptoren, die eine Gefäßkonstriktion bewirken, und β-Rezeptoren, die sowohl kardiovaskuläre und endokrine Effekte als auch eine Gefäß- und Bronchodilatation bewirken. Jede Rezeptorenklasse ist weiterhin in Subgruppen unterteilt, basierend auf ihrer Affinität zu bestimmten Agonisten und Antagonisten. Die Effekte der Katecholaminbindung an Rezeptoren variieren mit dem betroffenen Gewebe. An der Neurosynapse des arteriellen Gefäßes bindet sich Noradrenalin an den α_1-Rezeptor, um eine Vasokonstriktion durch einen kalziumabhängigen Prozeß auszulösen. Noradrenalin agiert am präsynaptischen α_2-Rezeptor, um eine weitere Noradrenalinausschüttung an der präsynaptischen Membran zu verhindern, wohingegen es an der postsynaptischen Membran, besonders bei der Hypertonie, eine weitere Vasokonstriktion bewirkt. Man vermutet, daß die prä- und postsynaptischen Rezeptoren verschieden sind, seit die postsynaptischen Rezeptoren durch die experimentelle Substanz SKF 104078 selektiv ohne Effekt auf die präsynaptische Autoinhibition blockiert werden konnten [24].

Nicht alle Gefäße haben identische α-adrenerge Rezeptoren. Sogar innerhalb des arteriellen Systems gibt es regionale Unterschiede in ihrer Empfindlichkeit gegenüber Noradrenalin. Dieser physiologische Unterschied in der Sensibilität der arteriellen α-adrenergen Rezeptoren wurden sowohl an Hunden als auch an Kaninchen demonstriert [4]. Der Lungenkreislauf und das Venensystem scheinen mehr von α_2- als von α_1-Rezeptoren beeinflußt zu werden [41]. Teile der Myokardgefäße verhalten sich eher wie das Venensystem als wie das arterielle System.

Während die großen, nicht innervierten myokardialen Transportgefäße α_1-Rezeptoren haben, werden die kleinen subendokardialen Widerstandsgefäße und präkapillären Sphinkteren von α_2-Rezeptoren innerviert.

Schließlich ist die Erholung von einer α-Blockade mit Phenoxybenzamin langsamer an α_1-Bindungsstellen als an α_2-Stellen, wo die Präsenz von „übrigen" α_1-Rezeptoren, aber nicht von α_2-Rezeptoren, vermutet werden kann [37]. Der Status der α_2-Rezeptoren kann also von beträchtlicher funktioneller Bedeutung in Schockzuständen sein.

Die Sepsis selbst kann Veränderungen in der Anzahl der α_1-adrenergen Rezeptoren oder in der Rezeptor-Effektor-Paarung verursachen. In Tierexperimenten wurde eine verminderte Anzahl von α_1-adrenergen Rezeptoren 24 h nach der Induzierung einer experimentellen Sepsis durch Zökalligatur und -punktion beobachtet [34].

Forschungen auf zellulärer Ebene haben zu einem größeren Verständnis der Komplexität von Rezeptorinteraktionen geführt. Berridge u. Irvine beschrieben ein „Second-messenger"-System, die Phosphatidyl-Inositol / Protein-Kinase-C-Kaskade, die mit dem α_1-adrenergen Rezeptorsystem assoziiert ist [3]. Die Bindung adrenerger Liganden an den α_1-adrenergen Rezeptor aktiviert die Phospholipase C durch ein Kopplungsprotein [31]. Das Ergebnis ist die Umwandlung von Phosphatidyl-Inositol in Diacylglyceral (DAG) und Inositol-1,4,5-Triphosphat (IP3). Das IP3 mobilisiert intrazelluläres Kalzium zur Kontraktion der leichten Ketten. Das DAG verbindet sich mit Kalzium, um die Protein-Kinase C zu aktivieren, welche wiederum via Phosphorylierung von Myosin die Kontraktion der glatten Gefäßmuskulatur bewirkt [19-21]. Dieser Weg ist verantwortlich für die phasische Komponente der Gefäßkonstriktion (im Gegensatz zur tonischen Kontraktion) und ist unempfindlich gegenüber Kalzium-Kanal-Blockade [31].

Chernow u. Roth [10] schlugen ein komplexes Modell zur Regulation der Aktivität des glatten Gefäßmuskels vor, das die Effekte der α-adrenergen Rezeptoren, Neuropeptide-Y, Leu-Enkephalin, PGI_2 und Kalziummodulatoren einschließt.

β_1-Rezeptoren sind primär an der Kontrolle der Herzfunktion beteiligt und beeinflussen die Herzfrequenz, die Kontraktionskraft und die Leitungsgeschwindigkeit.

β_1-Rezeptoren stimulieren die Lipolyse, die Reninausschüttung, die Amylasesekretion durch die Speicheldrüsen und die Erschlaffung der glatten Intestinalmuskulatur.

β_2-Rezeptoren vermitteln Vasodilatation und Erschlaffung der glatten Bronchialmuskulatur. Beide Klassen von β-Rezeptoren stimulieren den Aufbau von 3′,5′-Cyclo-Adenosin-Monophosphat (cAMP) [30].

Dopaminerge Rezeptoren vermitteln die Dilatation der Splanchnikus-, Nieren-, Koronar- und Gehirnarteriolen, während sie die Venen drosseln [30].

Dopaminrezeptoren sind im Zentralnervensystem weit verteilt und befinden sich ebenso in der Zona glomerulosa der Nebennierenrinde, wo Aldosteron synthetisiert wird [33]. Niedrig dosiertes Dopamin verhindert die Aldosteronsekretion und steuert damit zu einer wohltuenden Natriurese beim kritisch Kranken mit sekundärem Hyperaldosteronismus bei.

Wahl eines Katecholamins

Die Selektivität der Katecholamine für adrenerge Rezeptoren ist in Tabelle 1 dargestellt.

Die Wahl der geeigneten Substanz zur Therapie des Schocks sollte einfach sein: wenn der Patient Vasokonstriktion benötigt, wird ihm ein α-Agonist – wie Noradrenalin – gegeben.

Wenn Inotropie und Chronotropie benötigt werden, ist Isoproterenol geeignet.

Wenn beide Eigenschaften erforderlich sind, wäre Adrenalin oder ein anderer gemischter Agonist die Wahl.

Tabelle 1. Selektivität der Katecholamine für adrenerge Rezeptoren

	α_1	α_2	β_1	β_2
Adrenalin	+++	+++	+++	+++
Noradrenalin	+++	+++	+++	+
Isoproterenol	0	0	+++	+++
Dopamin	0 bis +++	+	+ bis +++	++
Dobutamin (Razemat)	+	0	+++	+
(−)Dobutamin	++	0	0	0
(+)Dobutamin	0	0	+++	+

Was die Situation kompliziert, ist die Tatsache, daß weder das Herz alleine von β-Rezeptoren, noch das periphere Gefäßsystem alleine von α-Rezeptoren innerviert werden.

Neuerlich vermutet man, daß, während β_1-Rezeptoren Chronotropie und Inotropie am Herzen vermitteln, α_1-Rezeptoren dort ebenfalls präsent sind und die Inotropie allein vermitteln [42]. Die peripheren Arterien werden abwechselnd sowohl durch α-Stimulation konstrigiert als auch durch β-Stimulation dilatiert. Das Verständnis dieses komplexen Systems hilft, die pharmakologischen Effekte der verschiedenen Substanzen zu erklären.

Dobutamin z. B. hat eine vorherrschende β_1-Wirkung, aus der sich primär die Inotropie ergeben sollte. Seine α_1-Wirkung trägt ebenfalls zur Inotropie bei, aber die α_1-vasokonstriktiven Effekte werden physiologisch antagonisiert durch seine β_2-vasodilatatorischen Effekte.

So produzierte Dobutamin ein erhöhtes Herzzeitvolumen mit nur geringer Änderung von peripherem und pulmonalem Widerstand. Jedoch kann die Selektivität des Dobutamin durch α-adrenerge Blockade abgeschwächt werden.

Damit Dobutamin wie erwartet wirken kann, muß das α-adrenerge System einwandfrei funktionieren. Dieser Sachverhalt mag erklären, daß Dobutamin bei manchen Patienten mit schwerem septischen Schock nicht in der Lage ist, die Gewebeperfusion zu verbessern Dobutamin wird als 50:50 Razematmischung geliefert. Jüngste Ergebnisse zeigen, daß das (−)Isomer des Dobutamin hochselektiv für den α_1-Rezeptor ist, während das (+)Isomer selektiv für β_1- und β_2-Rezeptoren ist [42].

Weiterhin wird Dobutamin durch die Catechol-O-Methyltransferase zu 3-O-Methyldobutamin, einem α_1-Antagonisten, metabolisiert. Man vermutet, daß dieser Metabolit zu den klinisch beobachteten Effekten von Dobutamin beitragen kann [43]. Weitere Arbeit an den Enantiomeren von Dobutamin, und vielleicht auch von Dopamin, könnte Substanzen hervorbringen, die auf spezifischere klinische Ergebnisse ausgerichtet sind.

Die Wahl des Katecholamins im Schock wird ebenso vom Effekt der Substanz auf andere Organsysteme, speziell auf das Nierensystem, beeinflußt. Noradrenalin allein kann im septischen Schock den systemischen Blutdruck effektiv anheben, aber um den Preis der Vasokonstriktion der Nierenarterien. Schaer et al. [45] haben gezeigt, daß der Zusatz von niedrig dosiertem Dopamin zu einer Infusion von Noradrenalin in Pressordosis den renalen Blutfluß steigert. Breslow et al. [7] zeigten in einem Endotoxinschockmodell am Schwein, daß die vaskuläre Antwort auf Vasokonstriktoren im septischen Schock 30fach abgeschwächt ist und daß Noradrenalin, Dopamin und Phenylephrin weder den Blutfluß zu irgend einem Organ herabsetzen noch die Flußverteilung verschieben. Interessanterweise fanden sie, daß die hämodynamischen Effekte des Phenylephrin bezüglich der Steigerung des Herzzeitvolumens denen des Noradrenalin und des Dopamin ähnlich waren. Phenylephrin steigerte jedoch nicht die Herzfrequenz [7]. Am hypotensiven Patienten mit vermindertem systemischen Gefäßwiderstand kann jedes Katecholamin oder Sympathomimetikum mit α-agonistischer Aktivität eingesetzt werden, um den Blutdruck anzuheben. Wir geben Dopamin in Kombination mit Noradrenalin, wenn es einen Anhalt für verminderte Urinproduktion gibt, und geben Phenylephrin, wenn es wichtig ist, die Tachykardie zu begrenzen (z. B. bei einem Patienten mit gleichzeitigem Myokardinfarkt). Die übliche Handhabung dieser Substanzen ist es, 1 oder 2 Ampullen des Medikaments zu 250 ml 5%iger Dextroselösung hinzuzufügen und die Infusionsrate nach Wirkung zu titrieren. Phenylephrin kann bequem auf eine Konzentration von 100 µg/ml (fortlaufende 10:1 Verdünnung aus der 10 mg/ml Ampulle) verdünnt werden und in Raten von 50–100 µg unter direkter ärztlicher Überwachung zum schnellen Wiederaufbau des Blutdrucks gegeben werden, während man die Zubereitung und die Wirkung der Infusionen abwartet.

In der Initialtherapie des septischen Schocks, wenn das Herzzeitvolumen üblicherweise mehr als adäquat ist, mag der Wiederaufbau eines adäquaten systemischen Gefäßwiderstands mit α-adrenerger Stimulation den arteriellen Blutdruck verbessern. In späteren Schockphasen, wenn ein niedriges Herzzeitvolumen überwiegt, ist eine β-adrenerge Stimulation wünschenswert, und man kann entweder Dobutamin oder Dopamin einsetzen.

Die Behandlung wird durch das Monitoring des pulmonalarteriellen Drucks und die Berechnung des systemischen vaskulären Widerstands vereinfacht. Bei gleichen Infusionsraten ist es eher das Dopamin als das Dobutamin, das sowohl den systemischen Gefäßwiderstand als auch den pulmonalen kapillaren Verschlußdruck erhöht [32]. Dopamin wird vorgezogen, wenn ein verminderter systemischer Widerstand im Vordergrund steht; dem Dobutamin wird bei erhöhten pulmonalarteriellen Drücken der Vorzug gegeben. Die gleichzeitige Anwendung von Dopamin und Dobutamin ist bei der Behandlung des maschinell beatmeten Patienten im kardiogenen Schock sinnvoll [38].

Alternativen und zusätzliche Möglichkeiten zu Katecholaminen

Katecholamine, sowohl die endogenen als auch die exogenen, haben im septischen Schock nicht immer den erwünschten therapeutischen Effekt. Die Antwort auf die Katecholamintherapie wird beeinflußt von der Körpertemperatur [15], dem Säure-Basen-Status [1], dem Vorliegen eines insulinpflichtigen Diabetes mellitus [2], dem Alter des Patienten, der Anwesenheit anderer adrenerger Agonisten und Antagonisten, der Anwesenheit von Anästhetika und der zirkulierenden Konzentration von ionisiertem Kalzium [11]. Die Mechanismen des Versagens schließen eine „Down-Regulation" (Einschluß von Hormon-Rezeptor-Komplexen innerhalb der Zelle als Resultat kontinuierlicher Stimulation) [30], Verlust von Substraten, die für die Produktion von Katecholaminen benötigt werden, oder eine Stimulation, die die

Fähigkeit des Körpers, endogene Katecholamine zu produzieren, übersteigt, ein [17]. Eine quantitative Verminderung von Rezeptoren unter pathologischen Bedingungen kann die Effekte von gemischt-adrenergen Substanzen verändern. Dieser Typ der Niederregulation scheint die verminderte β-adrenerge Empfindlichkeit beim insulinpflichtigen Diabetes mellitus [2] und bei der chronischen Stauungsherzinsuffizienz zu verursachen [23, 48]. Wie gezeigt werden konnte, ist die Dichte der kardialen β-Rezeptoren linear mit der Dichte der zirkulierenden lymphozytären β-Rezeptoren korreliert [8], was die Möglichkeit einer spezifischen Diagnose der Niederregulation erhöht. Letztendlich verlangsamen β-Rezeptorenblocker die Katecholaminclearance, während Noradrenalin seine eigene Clearance stimuliert [52] und seine eigene Ausschüttung durch ein Feedback an der präsynaptischen α_2-Strecke supprimiert. Diese vielfältigen Beobachtungen lassen vermuten, daß nichtadrenerge Substanzen bei den Patienten, die auf eine Katecholamintherapie nicht reagieren, sinnvoll sein können.

Amrinone und Milrinone gehören zu einer Klasse nichtglykosidischer, nichtsympathomimetischer inotroper Substanzen. Sie scheinen über eine potente und selektive Hemmung der Phosphodiesterase F_3 zu wirken, obwohl ihr präziser Wirkungsmechanismus nicht völlig verstanden wird [19]. Man diskutiert, ob der größere Anteil an der Steigerung des Herzzeitvolumens durch die Inotropie oder durch die Vasodilatation verursacht wird. Intravenös appliziertes Amrinone steigert das Herzzeitvolumen und reduziert die kardialen Füllungsdrücke und den systemischen vaskulären Widerstand mit minimalen Effekten auf Herzfrequenz und systemischen Blutdruck bei niedriger Dosierung. Eine Steigerung der Herzfrequenz mit einem weiteren Abfall des systemischen Widerstands wird bei höherer Dosierung gesehen. Die hämodynamischen Effekte des Amrinone sind denen ganz ähnlich, die bei simultaner Anwendung von Dobutamin und Nitroprussid beobachtet werden. Amrinone i. v. ist als Mittel zweiter Wahl zur kurzfristigen Therapie der schweren, refraktären Herzinsuffizienz indiziert, und seine Anwendung im septischen Schock kann durch eine bereits ausgeprägte Vasodilatation limitiert sein. Die empfohlene Initialdosis beträgt 0,75 mg/kg i. v. über 2–3 min gefolgt von einer kontinuierlichen Infusion von 5–10 µg/kg/min. Ein zweiter langsamer Bolus kann 30 min nach Beginn der Therapie gegeben werden [19]. Milrinone ist ungefähr 15mal potenter als Amrinone, hat ähnliche hämodynamische Effekte und wird allgemein für die langfristige orale Therapie eingesetzt.

Endogenes Glukagon wird als Folge von Schock oder Trauma in den Kreislauf ausgeschüttet [18]. Die Zufuhr von exogenem Glukagon steigert das Herzzeitvolumen, die Herzfrequenz und etwas weniger das Schlagvolumen. Der tachykarde Effekt der Glukagonzufuhr bei niedriger Dosierung (0,01 mg/kg) wird im Tierexperiment durch Verapamil beeinträchtigt (jedoch nicht durch β-adrenerge Blockade), was vermuten läßt, daß die Glukagoneffekte kalziumvermittelt sind. Wie demonstriert wurde, steigerte Glukagon bei einem „β-blockierten" Patienten mit anaphylaktischem Schock den Blutdruck, als eine Adrenalintherapie nicht in der Lage war, die Hypotension zu beheben [51]. Nebenwirkungen einer intravenösen Injektion von 1–4 mg Glukagon sind minimal (Hypokaliämie, Hyperglykämie und Übelkeit werden selten gesehen), und man sollte diese Substanz bei β-blockierten Patienten im Schock in Betracht ziehen, bei denen eine konventionelle Therapie fehlschlägt.

Kalzium, Phosphat, Magnesium und Kalium sind essentielle Ionen für viele biologische Prozesse. Kalzium ist ein bedeutender intrazellulärer Messenger, ein Kofaktor bei vielen enzymatischen Prozessen und bedeutend in der Nervenleitung, in der synaptischen Übertragung, der kardialen Automatie und der Muskelkontraktion [49]. Phosphat ist erforderlich für die Bildung von 2,3-Diphosphoglycerat (DPG) und hat bedeutende kardiale, renale, hämatologische, hepatische, neurologische, respiratorische, muskuläre und skelettale Effekte [29]. Magnesium hat bedeutende kardiovaskuläre, endokrinologische und neurologische Effekte, die eng mit dem Kalziumstoffwechsel verbunden sind [14]. Kaliummangel kann zur Hypotension führen [46].

Beim kritisch kranken Patienten sollten diese Elektrolyte überwacht und bei Mangelzuständen ein angemessener Ersatz angeboten werden. Hypokalziämie im Schock trägt bei zu Hypotension, vermindertem Herzzeitvolumen, Rhythmusstörungen und zu einem verminderten Ansprechen auf Medikamente, die durch Kalziumshift wirken, bei (z. B. Digoxin, Noradrenalin und Dopamin) [49]. Eine akute symptomatische Hypokalzämie sollte bei jedem hypotensiven Patienten in Betracht gezogen werden, der weder auf Volumenzufuhr noch auf „Pressor"substanzen reagiert. Die Therapie zur Behebung einer akuten symptomatischen Hypokalzämie beim Erwachsenen besteht aus einem Bolus von 100–200 mg elementaren Kalziums, gefolgt von einer Dauerinfusion von 1–2 mg/kg/h elementaren Kalziums [49]. Höhere Kalziumdosen bei der Behandlung des Herzstillstands haben sich als nicht nützlich erwiesen und wurden als deletär postuliert [20]. Bei Patienten in der offenen Herzchirurgie sind hohe Dosen Kalzium (500 mg – 1 g oder mehr) in der Behandlung der Hypotension nach extrakorporaler Zirkulation oft erfolgreich.

Magnesium wird i. allg. nicht in der Schockbehandlung eingesetzt, scheint aber nützlich zu sein, speziell beim Patienten mit Kammerflimmern, das auf die übliche Therapie nicht anspricht [14]. Die Funktion der Nebenschilddrüse wird von einer Hypomagnesiämie beeinträchtigt, und eine Hypokalzämie wird oft im Zusammenhang mit einem Magnesiumverlust beobachtet. Patienten mit Magnesiummangel können Herzrhythmusstörungen entwickeln, die refraktär gegenüber konventioneller Therapie sind. Eine akute symptomatische Hypomagnesiämie kann die intravenöse Gabe von 500 mg Magnesium über 3–4 h erforderlich machen. Magnesiumchlorid (9,25 mval/g ist bei der hypomagnesiämischen Hypokalzämie dem Magnesiumsulfat (8,13 mval/g) vorzuziehen, da das Sulfation Kalzium binden und damit die Hypokalziämie verstärken kann. Magnesiumsulfat ist das Salz der Wahl für alle anderen Bedingungen, die eine Magnesiumtherapie erfordern. Die schwere symptomatische Hypophosphatämie (weniger als 1,0 mg/dl) kann mit 2,5 mg/kg Phosphat über 6 Stunden behandelt werden. Intravenöse Phosphatgaben können eine Hypokalziämie, metastatische Kalzifikationen, eine Hypotension, eine Hyperkaliämie (falls als Kaliumphosphat gegeben) und eine osmotische Diurese verursachen.

Rezeptorinteraktionen

Die Anwendung von Naloxon, Thyreotropinreleasinghormon und anderen Substanzen – an anderer Stelle auf diesem Symposium ausführlich dargestellt – gehört zu den therapeutischen Optionen, wenn die konventionelle Therapie bei der Behandlung des septischen Schocks versagt [27, 50]. Wenn ein therapeutischer Effekt zu verzeichnen ist, kann die Wirkung durch kontinuierliche Infusion aufrechterhalten werden [21, 26, 51].

Vielfältig ineinandergreifende Rezeptoren sind an der Blutdruck-Homöostase beteiligt; und es sind noch weitere Studien über diese Interaktionen notwendig, um die genaue Rolle nicht nur der Endorphine und des Hypothalamus-Hypophysensystems, sondern auch der Eicosanoide, der Vorhofpeptide und des Renin-Angiotensin-Systems aufzuzeigen.

Behandlung – Zusammenfassung

Während es aufregende neue Konzepte in der Behandlung des septischen Schocks gibt, kommen die meisten der alten Konzepte nach wie vor zur Anwendung [25]. „Den Luftwegen, der Atmung und dem Kreislauf" muß die Aufmerksamkeit gewidmet werden, und der Gesamtzustand muß optimiert werden, besonders in bezug auf den Säure-Basen-Status, die Elektrolyte und die Eliminierung der Sepsisquelle mittels Drainage und/oder angemessener Antibiotikatherapie. Man muß für ein adäquates intravasales Volumen sorgen; bei der Bewältigung dieser Aufgabe kann das hämodynamische Monitoring hilfreich sein. Jüngste experimentelle Ergebnisse lassen vermuten, daß die normale Kreislauffunktion nach schwerem Blutverlust schneller durch die Zufuhr eines kleinen Volumens hypertoner Kochsalzlösung (7,5%) wiederhergestellt werden kann [39], obwohl dieser Ansatz noch nicht beim septischen Schock erprobt wurde.

Nach der Realisierung der oben erwähnten Anfangsschritte beginnt die Pharmakotherapie logischerweise mit Katecholaminen, indem man eine angemessene Mischung aus Vasokonstriktion, Chronotropie und Inotropie entsprechend der klinischen Situation auswählt. Man sollte nach Faktoren, die das Ansprechen auf Katecholamine verhindern, suchen und korrigieren. Sollten Katecholamine und Sympathomimetika wirkungslos bleiben, zieht man alternative Substanzen wie Phosphodiesterasehemmer und Digitalis in Betracht. Naloxon und Glukagon können in ausgewählten Fällen nützlich sein. Das Verständnis der beteiligten komplexen Interaktionen könnte zum idealen Punkt führen, an dem die Progredienz des Schocks unterbrochen und die Heilung des Patienten beschleunigt werden kann.

Literatur

1. Barton M, Lake CR, Rainey TH, Chernow B (1982) Is catecholamine release pH mediated Crit Care Med 10:751–753
2. Berlin I, Grimaldi A, Bosquet F, Puech AJ (1986) Decreased β-adrenergic sensitivity in insulin-dependent diabetic subjects. J Clin Endocrinol Metab 63:262–265
3. Berridge MJ, Irvine RF (1984) Inositol triphosphate, a novel second messenger in cellular signal transduction. Nature 312:315–321
4. Bevan JA, Oriowo MA, Bevan RD (1986) Physiological variation in α-adrenoceptor-mediated arterial sensitivity: relation to agonist affinity. Science 234:196–197
5. Bond RF (1983) Peripheral vascular adrenergic depression during hypotension induced by E. coli endotoxin. Adv Shock Res 9:157–169
6. Bond RF, Bond CH, Peissner LC, Manning ES (1981) Prostaglandin modulation of adrenergic vascular control during hemorrhagic shock. Am J Physiol 241:H85–H90

7. Breslow MJ, Miller CF, Parker SD, Walman AT, Traystman RJ (1987) Effect of vasopressors on organ blood flow during endotoxin shock in pigs. Am J Physiol 252:H291–H300
8. Brodde OE, Kretsch R, Ikezono K, Ikezono K, Zerkowski HR, Reidemeister JC (1986) Human β-adrenoceptors: relation of myocardial and lymphocyte β-adrenoceptor density. Science 231:1584–1585
9. Chernow B, Anderson DM (1985) Endocrine responses to critical illness. Semin Respir Med 7:1–10
10. Chernow B, Roth BL (1986) Pharmacologic support of the cardiovasculature in septic shock. In: Sibbald WJ, Sprung CL (eds) New horizons: perspectives on sepsis and septic shock. Society of Critical Care Medicine, Fullerton, pp 173–202
11. Chernow B, Roth BL (1986) Pharmacologic manipulation of the peripheral vasculature in shock: clinical and experimental approaches. Circ Shock 18:141–155
12. Chernow B, Rainey TG, Lake CR (1982) Endogenous and exogenous catecholamines in critical care medicine. Crit Care Med 10:409–416
13. Chernow B, Zaloga GP, McFadden E, Clapper M, Kotler M, Barton M, Rainey TG (1982) Hypocalemia in critically ill patients. Crit Care Med 10:848–851
14. Chernow B, Smith J, Rainey TG, Finton C (1982) Hypomagnesemia: implications for the critical care specialist. Crit Care Med 10:193–196
15. Chernow B, Lake Cr, Zaritsky A, Finton CK, Casey L, Rainey TG, Fletcher JR (1983) Sympathetic nervous system "switch-off" with severe hypothemia. Crit Care Med 11:677–680
16. Chernow B, Lake CR, Casey L et al. (1984) The plasma catecholamine response to bacteremia in baboons. Clin Res 32:249A
17. Chernow B, Lake CR, Barton M, Chobanian S, Zaloga GP, Casey L, Fletcher JR (1984) Sympathetic nervous system sensitivity to hemorrhagic hypotension in the subhuman primate. J Trauma 24:229–232
18. Chernow B, Reed L, Geelhoed GW, Anderson M, Teich S, Meyerhoff J, Beardsley D, Lake CR, Holaday JW (1986) Glucagon: endocrine effects and calcium involvement in cardiovascular actions in dogs. Circ Shock 19:393–407
19. Colucci WS, Wright RF, Braunwald E (1986) New positive inotropic agents in the treatment of congestive heart failure – mechanisms of action and recent clinical developments. N Engl J Med 314:349–358
20. Dembo DH (1981) Calcium in advanced life support. Crit Care Med 9:358
21. Furman WL, Menke JA, Barson WJ, Miller RR (1984) Continuous naloxone infustion in two neonates with septic shock. J Pediatr 105:649–651
22. Griendling KK, Sastre A, Milnor WR (1984) Regional differences in alpha-1 adrenoceptor numbers and responses in canine aorta. Am J Physiol 247:H928–935
23. Hayes JS, Bowling N, Pollack GD (1985) Effects of beta-adrenoceptor down-regulation on the cardiovascular responses to the stereoisomers of dobutamine. J Pharmacol Exp Ther 235:58–65
24. Hieble JP, Sulpizio AC, Nichols AJ, DeMarinis RM, Pfeiffer FR, Lavancy PG, Ruffolo RR Jr (1986) Pharmacological differentiation of pre- and post-junctional alpha2-adrenoceptors. J Hypertens 4:S189–S192
25. Higgins TL, Chernow B (1987) Pharmacotherapy of circulatory shock. Dis Mon 23:311–361
26. Higgins TL, Sivak ED, O'Neil DM, Graves JW, Foutch DG (1983) Reversal of hypotension by continuous naloxone infusion in a ventilator-dependent patient. Ann Intern Med 98:47–48
27. Holaday JW, Faden Al (1984) Naloxone and thyrotropin releasing hormone have additive effects in reversing endotoxic shock. In: Advances in endogenous and exogenous opioids. Proceedings of the international narcotic research conference, Kyoto, Japan, 26–30 July 1984
28. Houston MC, Thompson WL, Robertson D (1984) Shock-diagnosis and management. Arch Intern Med 144:1433–1439
29. Janson C, Birnbaum G, Baker FJ (1983) Hypophosphatemia. Ann Emerg Med 12:106–116
30. Lefkowitz RJ, Caron MG, Stiles GL (1984) Mechanisms of membrane-receptor regulation. N Engl J Med 310:1570–1579

31. Legan E, Chernow B, Parrillo J et al. (1985) Activation of phosphatidylinositol turnover in rat aorta by alpha$_1$-adrenergic receptor stimulation. Eur J Pharmacol 110:389–390
32. Leier CV, Heban PT, Huss P, Bush CA, Lewis RP (1987) Comparative systemic and regional hemodynamic effects of dopamine and dobutamine in patients with cardiomyopathic heart failure. Circulation 58:466–475
33. Malchoff CD, Hughes J, Sen S et al. (1986) Depamine inhibits the aldosterone response to upright posture. J Clin Endocrinol Metab 63:197–202
34. McMillan M, Chernow B, Roth BL (1986) Hepatic alpha1 adrenergic receptor alteration in a rat model of chronic sepsis. Circ Shock 19:185–193
35. Murphy RA, Mras S (1983) Control of tone in vascular smooth muscle. Arch Intern Med 143:1001–1006
36. Nishizuka Y (1984) Turnover of inositol phospholipids and signal transduction. Science 225:1365–1370
37. Reid JL, Hamilton CA, Hannah JAM (1983) Peripheral α1- and α2-adrenoreceptor mechanisms in blood pressure control. Chest 83:302–304
38. Richard C, Ricome JL, Rimaiho A, Bottineau G, Auzepy P (1983) Combined hemodynamic effects of dopamine and dobutamine in cardiogenic shock. Circulation 67:620–626
39. Rocha-e-silva M, Negraes GA, Soars AM et al. (1986) Hypertonic resuscitation from severe hemorrhagic shock: patterns of regional circulation. Circ Shock 19:165–175
40. Roth BL, Nakaki T, Chaung D-M et al. (1984) Aortic recognition sites for serotonin (5HT) are coupled to phospholipase C and modulate phosphatidylinositol turnover. Neuropharmacology 23:1223–1225
41. Ruffolo RR Jr, Kopia GA (1986) Importance of Receptor Regulation in the pathophysiology and therapy of congestive heart failure. Am J Med 80:67–72
42. Ruffolo RR Jr, Messick K (1985) Effects of dopamine, (+/−)-dobutamine and the (+)- and (−)-enantiomers of dobutamine on cardiac function in pithed rats. J Pharmacol Exp Ther 235:558–565
43. Ruffolo R Jr, Morgan EL (1984) Interaction of the enantiomers of 3-O-methyldobutamine, a metabolite of dobutamine, with α- and β-adrenoreceptors in the cardiovascular system of the pithed rat. J Auton Pharmac 4:295–302
44. Schadt JC, Gaddis RR (1985) Endogenous opiate peptides may limit norepinephrine release during hemorrhage. J Pharmacol Exp Ther 232:656–660
45. Schaer GL, Fink MP, Parrillo JE (1985) Norepinephrine alone versus norepinephrine plus low-dose dopamine: enchanced renal blood flow with combination pressor therapy. Crit Care Med 13:492–496
46. Tannen RL (1983) Effects of potassium on blood pressure control. Ann Intern Med 98:773–780
47. Thijs LG, Teule GJ, Bronsveid W (1984) Problems in the treatment of septic shock. Resuscitation 11:147–155
48. Vatner DE, Vatner SF, Fujii AM, Homcy CJ (1985) Loss of high affinity cardiac beta adrenergic receptors in dogs with heart failure. J Clin Invest 76:2259–2264
49. Zaloga GP, Chernow B (1986) Hypocalcemia in critical illness. JAMA 156:1924–1929
50. Zaloga GP, Chernow B, Zajtchuk R, Chin R, Rainey TG, Lake CR (1984) Diagnostic dosages of protirelin (TRH) elevate BP by noncatecholamine mechanisms. Arch Intern Med 144:1149–1152
51. Zaloga GP, Delacey W, Holmboe E, Chernow B (1986) Glucagon reversal of hypotension in a case of anaphylactoid shock. Ann Intern Med 105:65–66
52. Ziegler MG, Chernow B, Woodson LC et al. (1986) The effect of propranolol on catecholamine clearance. Clin Pharmacol Ther 40:116

Sachverzeichnis

Adult respiratory distress syndrome
(ARDS) 34, 91, 153, 211
AIDS 206
Antibiotika 362, 366
   Resistenz 368
Antikörper 19

Bakterienkapseln 271

Chemotaxie 17

Darmflora 20

Endotoxin (siehe Sepsis Mediatoren)

Gastrointestinaltrakt 18

Händedesinfektion 69
Händekontamination 69
Harnwegsinfektion 67
Hauttestungen 14
Hospitalismuskeime 272
Hygiene 68, 71, 72

Immunantwort 19, 23
Immundefekte 203
Immunität 21, 22
Immunsuppression 20
Intraabdomineller Abszeß 60
Intrakutantest 15
Ischämie 185, 189

Kardiogener Schock 31
Kupffer-Zellen (siehe Sepsis Pathophysiologie)

Meningitis 212
Multiorganversagen 34, 176, 190 (siehe auch Sepsis Multiorganversagen)

Neurogener Schock 31
Nosokomiale Infektionen 66, 67

Peritonitis 317, 320, 322
Polymorphkernige Leukozyten 17, 200, 201
Proteinbiosynthese 365, 366

Recallantigene 17

Schock 188, 189, 192 (siehe auch septischer Schock)
selektive Darm-Dekontamination 72
Sepsis
   Ätiologie 12
   Antikörper 339
   atypische 29
   Behandlung (siehe Sepsis Therapie)
   bei Neugeborenen 236
   Definition 1, 2, 4, 26, 27, 237
   Diagnose 2, 4, 6, 8, 9, 41, 237
      Akridinorangefärbung 44
      Antigennachweis 44
      Antimicrobial Removal Device System (ARD) 42
      Bactec-System 43
      Biolumineszenzverfahren 47
      Blutbild 41
      Blutkultur 5, 42, 53, 162, 241
      Chemilumineszenztest 60
      Dijodtyrosin (DIT) 60, 62
      DNS-Hybridisierung 47
      Endotoxin 60, 162
      Entzündungszeichen 62
      Erregernachweis 243
      Fourier-Transform-Infrarot-Spektroskopie 51
      Gaschromatographie 48
      Gegenstromelektrophorese 45
      Impedanzmessung 50
      Isolatorsystem 43
      Koagglutination 45
      Massenspektrometrie 49
      mikrobiologischer Nachweis 62
      Mikrokalorimetrie 50
      PMN-Elastase 60
      Septichek-System 44
      Vorgeschichte 62
   entfernte Organsysteme 184
   Epidemiologie 8
   Erreger 11, 12, 13, 41, 67
      E. coli 10
      Enterobacter 10

Sepsis, Erreger
  gramnegative Stäbchenbakterien 8
  Pneumokokken 8
  Proteus 10
  Pseudomonas aeruginosa 10
  Resistenzverhalten 373
  Salmonella 10
  Staphylokokken 8, 10
  Streptokokken 8
 Frühdiagnose 305
 hämodynamische Veränderungen 108, 144
  arterieller Mitteldruck 144
  Auswurffraktion 117, 126, 128, 133
  Compliance 117, 119
  enddiastolisches Volumen 126, 128
  endsystolisches Volumen 126, 128
  Herzfrequenz 30, 144
  Herzfunktion 124
  Herzindex 125, 126, 167
  Herzinsuffizienz 126, 129
  Herzminutenvolumen 30, 58, 116, 144, 166
  Hypotension 30, 63, 116, 125
  Kontraktilität 116, 117, 119, 128
  Koronarperfusion 129
  myokardialer Perfusionsdruck 117
  peripherer Gefäßwiderstand 30, 58, 63, 117, 125, 144, 166, 167
  Schlagvolumen 125
  Volumenmangel 117
 Inzidenz 1, 5, 6
 körpereigene Abwehr 14, 21, 23
 Komplikationen 11, 12
 kompliziert 28
 laborchemische Befunde 240, 305
  anorganisches Phosphat 62
  Differentialblutbild 55
  disseminierte intravasale Gerinnung (DIC) 58
  Döhle-Körperchen 55
  Granulozyten 54
  Hypofibrinogenämie 58
  Hypophosphatämie 55, 56
  Kreatininclearance 55
  Laktat 146
  Leukozyten 54, 56, 62
  Linksverschiebung 55
  Thrombozyten 54–57, 62
 Mediatoren 3, 165, 198, 222, 223, 227, 391
  biogene Amine 224
  Cachectin 34, 214, 393 (siehe auch tumor necrosis factor)
  Cytokinine 392
  Eicosanoide 329, 331
  Endotoxin 34, 183, 329, 331, 341, 394, 395

  Exotoxin 271
  Fettsäurederivate 224
  Histamin 115, 138, 164
  Interleukin (IL) 164, 172, 215, 304
  Leukotriene 164, 172, 330
  Lymphokine 200
  Monokine 199
  Oligo- und Polypeptide 224
  Phospholipase A 183
  plättchenaktivierender Faktor (PAF) 164, 225
  Prostaglandine 138, 164, 172, 330
  Proteine 224
  Thromboxan 148, 159, 330
  tumour necrosis factor (TNF) 34, 164, 172, 225
  Zytokine 172
 Mediatorsysteme 159
 Metabolismus 1, 262, 379
  Fettstoffwechsel 383
  Kohlenhydratstoffwechsel 180, 384
  metabolische Azidose 145
  O_2-Verbrauch 137, 144, 145
  Proteinstoffwechsel 388
  Serumlaktat 145
  Spurenelemente 390
  Stoffwechselrate 380
  Thermoregulation 382
 Morbidität 15
 Mortalität 11, 13, 15, 108, 125
 Multiorganversagen (MSOF) 1, 2, 59, 110, 111, 113
 Organfunktion 1, 184, 193
 Pathogenese 1, 8
 Pathophysiologie 2, 26
  ACTH-Endorphin-System 33
  Adrenorezeptoren 115, 119
  Angiotensin II 115
  Antithrombin III 306
  Arachidonsäure 115
  arteriovenöses Shunting 138, 147, 159
  ATP-Spiegel 178, 179
  Bradykinin 138, 164
  C5a 134, 164, 170
  Dijodtyrosin 84
  disseminierte intravasale Gerinnung (DIC) 148, 212
  Energie-Phosphat-Verbindungen 178
  Fibronektin 213, 306
  gemischtvenöse Sättigung 145
  Gewebehypoxie 150
  Gewebeoxygenierung 137, 145, 148, 156
  Gewebshypoxie 3, 109, 110, 113, 114, 115, 118
  Hypoperfusion 3
  Insulinresistenz 181

Ischämie 169
Kallikrein-Kinin-Systeme 33, 115, 134, 306
kapilläre Lecks 138, 212
Katecholamine 88
Komplementsystem 32, 134, 279
Kortisol 82
Laktat-Pyruvat-Relation 178
Leberzellfunktion 182
Leukostase 170
Leukozytenaggregation 147
Leukozytenfunktion 198, 278
Makrophagen 182, 278
Maldistribution 3, 147, 169
Mikroembolisation 159
Mikrothrombosierung 147
Mikrozirkulation 3, 111–115, 138, 148, 153, 162, 164, 167
Monozyten 278
Myocardial depressant factor 112, 115, 119, 138
O_2-Abgabefähigkeit des Hämoglobins 138
O_2-Angebot (siehe O_2-Transport)
O_2-Bilanz 137
O_2-Distribution 137
O_2-Radikale 138, 171
O_2-Verwertung 138
O_2-Aufnahme 153
O_2-Ausschöpfung 144, 147
O_2-Diffusion 148
O_2-Extraktionsrate 153, 156, 158
O_2-Transport 116, 137, 144, 153
O_2-Versorgung 153
O_2-Verwertung 147
pathologische Abhängigkeit der O_2-Aufnahme 156
Prolaktin 89
Rechts-links-Shunt 138
Reperfusion 169, 171
Sauerstoffschuld 110
Schilddrüsenhormone 84
Toxine 392
Vasopressin 88, 115
Zyklooxygenasestoffwechsel 115
prädisponierende Faktoren 184, 273
  Anergie 9, 14, 15, 17, 22, 277
  Atelektasen 275
  Blasenkatheter 276, 295
  Eisen 290
  gastrointestinale Verletzung 274
  Glukokortikoide 207
  Hämatome 290
  Haut und Schleimhäute 273
  Hypogammaglobulinämie 208
  Immunität 243
  Immunosuppression 208
  Intensivpflege 276
  intravenöse Zugänge 275, 290
  intrinsische 276
  körpereigene Abwehr 14, 21, 23
  Mangelernährung 208
  Neutropenie 207
  Splenektomie 281
  Steroide 281
  Trauma 277
  Verbrennungen 208, 296
  Wundinfektionen 284
Prävention 269
Prognose 8
Prophylaxe
  Antibiotika 72, 294
  antimikrobielle Substanzen 283
  Ernährung 282
  Immunprophylaxe 350
  oropharyngeale Besiedelung 294
  second-look-Operationen 300
Remote Organ Failure 58
Risikofaktoren (siehe prädisponierende Faktoren)
Symptome 1, 27–29, 41, 53, 238, 239
  Diurese 54
  Fieber 33, 54
  gastrointestinale 30
  Gerinnungsstörungen 30
  Glukoseverwertungsstörung 54
  Hyperventilation 54
  Hypokapnie 54
  Hypotension 30, 54
  Hypothermie 54
  metabolische Azidose 54
  Schüttelfrost 33, 54
  Tachykardie 33, 54
  Tachypnoe 30, 33
  Verwirrung 29
Therapie 242, 244, 269, 307
  Acetylsalicylsäure 97
  Adrenalin 141, 144
  Albumin 255
  Amrinone 419
  Anti-E.-coli-monoklonale Antikörper 303
  Antibiotika 35, 72, 307, 372, 374
  Antiendotoxinantiserum 37
  antimikrobielle 35, 371
  Antischocktherapie 36
  Antisera 303
  Austauschtransfusion 247
  blinde Laparotomie 307
  Coreglykolipidantikörper 350
  Dobutamin 139
  Dopamin 144
  E.-coli-Antisera 303
  E.-coli-J5-Antikörper 353, 354

Sepsis, Therapie
  Ernährungstherapie 261
  erste Maßnahmen 248
  gefrorenes Frischplasma 302
  Glukagon 419
  Glukokortikoide 37
  Granulozytentransfusion 247
  Hydroxyäthylstärke 256
  Hyperimmunglobuline 356
  hypertone Kochsalzkolloidlösungen 258
  hypertone Lösungen 256
  Ibuprofen 97, 335
  Immunisation 302, 303
  Immuntherapie 245, 246, 350
  Indomethacin 97, 98, 335
  Katecholamine 141, 417, 418
  Keimelmination 245
  Kirstalloide 252
  Kolloide 252
  Kortikosteroide 97–101, 103–105
  Kryopräzipitate 302
  Methylprednisolon 37
  Milrinone 419
  Naloxon 38, 98, 401–404, 406–408, 410, 420
  nichtsteroidale antiinflammatorische Agenzien (NSAIA) 37, 97, 335
  Noradrenalin 140, 141
  Opiatantagonisten (siehe Naloxon)
  perkutane Drainage 307
  polyvalente Pneumokokkenvakzine 303
  positiv inotrope Substanzen 139
  Relaparotomie 60, 314
  spezifische Maßnahmen 248
  Thyreotropin-releasing-Hormon 405
  Tuftsin 304
  Vasopressoren 139, 141
  Volumenzufuhr 139
  Zyklooxygenaseinhibitoren 98
 unkomplizierte 28
 Zellfunktion 177
 Zellschaden 177
Sepsiserreger 78
septischer Schock 9
Streßulkusprophylaxe 72, 74

Venenkathetersepsis 67

Wundinfektion 67

zellvermittelte Immunität (CMI) 17
Zytomegalie (CMV) 22